La Revolu... Diabética del Dr. Atkins

El Innovador Programa para Prevenir
y Controlar la Diabetes de Tipo 2

Basado en las enseñanzas de
ROBERT C. ATKINS, M.D.

con

Mary C. Vernon, M.D., C.M.D.
y Jacqueline A. Eberstein, R.N.

Traducido por Santiago Ochoa

rayo

Un rama de HarperCollins*Publishers*

La información contenida en este libro no pretende ser un consejo médico ni un reemplazo de consultas médicas, y debe ser utilizada con la guía y la supervisión de un doctor. Al igual que con cualquier otro método para perder o mantener peso, consúltele antes de comenzar este programa. Su médico deberá estar al tanto de la condición médica que usted pueda tener así como de las medicinas y suplementos que esté tomando. Las personas que estén ingiriendo medicinas para la diuresis o para la diabetes sólo podrán comenzar este programa bajo la supervisión de un médico. Al igual que otros programas, las fases de pérdida de peso de este programa nutricional no deberían ser puestas en práctica por personas que estén recibiendo un tratamiento de diálisis, mujeres lactantes ni en estado de embarazo.

Diseño del libro por Katy Riegel

Este libro fue publicado originalmente en el 2004 en Estados Unidos por HarperCollins Publishers.

PRIMERA EDICIÓN RAYO, 2004

Impreso en papel sin ácido

Library of Congress ha catalogado la edición en inglés.

ISBN 0-06-073365-9

05 06 07 08 09 DIX/RRD 10 9 8 7 6 5 4 3 2 1

Sólo hay una persona a quien podemos dedicar este libro: Bob Atkins. Su visión nos inspiró y marcó nuestra práctica profesional. Su valor, pasión, perseverancia y deseo para salirse de los parámetros convencionales nos ha impulsado a nosotros—y a muchos otros—a continuar con su legado.

Índice

Agradecimientos

Tal como es la tradición Atkins, la producción de este libro tan complejo fue un esfuerzo de equipo, dirigido por Michael Bernstein, el más antiguo vicepresidente de Atkins Health and Medical Information Services en el Atkins Nutricional, Inc. (ANI). Olivia Bell Buehl, vicepresidente y directoria editorial, coordinó las operaciones cotidianas. Paul D. Wolf, presidente y director general de nuestra compañía, y Scott Kabak, presidente y director general de operaciones, fueron responsables en gran parte de que este proyecto se pusiera en marcha.

Para asegurarse de la exactitud de la información nutricional, la dietista Colette Heimowitz, M.S., vicepresidente y directora de enseñanza e investigación, revisó el manuscrito y trabajó muy de cerca con nosotros en este proyecto. La experta, Marlene Koch, R.D., certificada en dietética, desarrolló todos los programas de alimentación—y las recetas que les acompaña—que permiten a las personas que tienen que limitar rigurosamente su consumo de carbohidratos puedan disfrutar de comidas sabrosas, variadas y fácil de preparar. La dietista y coordinadora de enseñanzas e investigación, Eva Katz, M.P.H., R.D., se pasó un sinnúmero de horas consultando informes científicos—la mayoría de los cuales son generalmente difíciles de encontrar—y asegurándose de la exactitud de todas las referencias. Leyla Muedin y Shannah Jonson, R.D. la asistieron en esta difícil tarea. Leyla también repasó los archivos de los pacientes del Dr. Atkins para encontrar aquellos cuyas experiencias clínicas representaban los miles que consultaron con el Dr. Atkins para trastornos de azúcar de la sangre y cuestiones parecidas.

La escritora colaboradora, Sheila Buff, puso nuestras ideas en palabras, revisando el manuscrito pacientemente mientras refinábamos el contenido. La editora colaboradora, Lynn Prowitt-Smith le dió una última pulida al manuscrito para ayudar a simplificar un tema que suele ser complicado de explicar.

La experta en nutrición y editora ejecutiva Christine Senft, M.S., y Rachel Fireman, gerente de contenido del sitio Web, con la colaboración de Kathy Maquire, ayudaron a encontrar a muchas de las personas cuyas experiencias se relatan en este libro. Janet Cappiello Blake, Catherine Censor, y Mary Selover—todas escritoras independientes—entrevistaron a estas personas y escribieron los estudios de casos prácticos. Un agradecimiento especial a todas las personas que compartieron sus historias con nosotros. La editora superior de alimentos, Allison Fishman, analizó los programas de alimentación e hizo valiosas sugerencias. Rally Staikopoylos, editora asociada de alimentos, supervisó la prueba de todas las recetas.

El director médico de Atkins Nutritionals, Stuart L. Trager, M.D., revisó el manuscrito entero. También contribuyó con sugerencias útiles para el programa de buen estado físico, ya que es triatleta. Igualmente, Stephen Sondike, M.D., pediatra, investigador y miembro del Atkins Physicians Counsil, sometió a investigación los capítulos de obesidad y diabetes infantil. Matt Spolar, el científico de alimentos y vicepresidente de desarrollo de producto de Atkins Nutritionals, y su socio Paul Bruns, Ph.D., contribuyeron pericia importante sobre las complejidades de los sustitutivos de azúcar y siempre estuvieron dispuestos a contestar todo tipo de preguntas recónditas.

Por último, este proyecto no hubiese sucedido sin los esfuerzos generosos de nuestra editora, Sarah Durand, y su equipo en William Morrow. Un agradecimiento especial a Jane Friedman, Cathy Hemming, Michael Morrison, Libby Jordan, Lisa Gallagher, Debbie Stier, Kristen Green, Kim Lewis, Christ Tanigawa, Lorie Young, Juliette Shapland, Betty Lew, Richard Aquan, Barbara Levine, y Jeremy Cesarec.

—M.C.V. y J.A.E.

Me gustaría también darle las gracias a Tricia Thomann, R.N., Melissa Transue, R.N., y a Heather Yates, P.A., así como al resto de mi equipo tan dedicado, cuyo apoyo me permite fingir que puedo estar en tres lugares al mismo tiempo. También estoy endeudada con mi familia, pacientes, y socios por su apoyo. Eric Westman, M.D., siempre estuvo disponible si tenía una pregunta que requería de una respuesta inmediatamente.

—M.C.V.

Quiero darle las gracias a mi esposo, Conrad, por su paciencia y comprensión durante las largas noches y los fines de semana que este proyecto consumió.

—J.A.E.

Prólogo

Durante más de veintinueve años trabajé al lado del Doctor Atkins, cumpliendo diversas funciones como consejera nutricional y como directora de educación médica del Centro Atkins para la Medicina Complementaria, hasta su muerte en abril de 2003. Desde el comienzo de nuestra relación, tuve la certeza de que la misión de Bob era erradicar las epidemias de la obesidad y la diabetes. Su deseo de hacer algo para ponerle fin a esta crisis se hizo más evidente aún durante la última década de su vida, cuando le diagnosticó diabetes a una gran cantidad de personas, muchas de ellas todavía jóvenes.

Les hablaré un poco de mí. Durante los primeros cinco años, luego de haberme graduado como enfermera, trabajé dentro de los establecimientos médicos convencionales en áreas como cuidados intensivos y recuperación. Comencé a trabajar con Bob accidentalmente. En mi entrevista inicial le dije directamente que era muy escéptica acerca de su programa nutricional. Acepté sin mucho entusiasmo su oferta para que trabajara como enfermera, y pensé que no duraría mucho.

Al cabo de pocas semanas, me sorprendí al ver con mis propios ojos los beneficios que obtenían sus pacientes. No sólo perdían peso sin sentir hambre, sino que varios aspectos de su salud presentaban una mejoría innegable. Estos logros estaban claramente relacionados con los cambios alimenticios, pues Bob aún no había implementado las terapias complementarias.

Al igual que muchas mujeres jóvenes, yo me preocupaba por mi peso. Comencé a engordar cuando tenía doce años, y durante mucho tiempo traté de controlar mi peso dejando de comer y haciendo dietas bajas en calorías. Siempre que aumentaba diez libras o más, hacía algo para controlar mi peso, ya que me asustaba el historial de diabetes y de obesidad mórbida que había en mi familia. Como enfermera que soy, sabía muy bien adónde podía llegar.

Aunque podía perder esas diez libras de más con facilidad, siempre me sentía con hambre y con ansias de carbohidratos cuando seguía esas dietas. También sentía síntomas como irregularidad en los latidos del corazón, palpitaciones, temblor en las manos, insomnio, debilidad y otros síntomas que una persona de veinticinco años no debería sentir.

Ninguno de los médicos que consulté me preguntó una sola vez sobre mi alimentación o antecedentes familiares. Tampoco se me ocurrió nunca que mis síntomas estuvieran relacionados con mis esfuerzos por perder peso. Luego de descartar una hiperactividad de mi tiroides o un tumor adrenal, los médicos me trataron con medicamentos para el corazón. Yo estaba convencida de que ese no era mi problema, y pronto dejé de tomarlos.

Volví a sentir los mismos síntomas pocos meses después de estar trabajando con Bob. Cuando le conté mis antecedentes familiares y los resultados de laboratorio, me preguntó por qué nunca me había hecho un examen de tolerancia a la glucosa (TTG). Yo no tenía ninguna respuesta. En esa época, la hipoglucemia—el único motivo para que alguien se hiciera dicho examen—era considerada como un diagnóstico "de moda" y no era tomado en serio, así que nunca me recomendaron este examen.

Bob siempre les pedía a sus pacientes que se hicieran el TTG como parte de los procedimientos habituales, así que hice lo mismo y finalmente fui diagnosticada: tenía el azúcar sanguíneo seriamente inestable y, de acuerdo a los parámetros actuales, tenía diabetes, a la "avanzada" edad de veinticinco años.

Tengo que agradecerle a Bob por su valor, compromiso y perseverancia en sus principios, así como por mi buena salud actual. Comparto esta información personal porque sé lo que significa enfrentar los aspectos médicos que discutiremos en este libro, y porque quiero que todos ustedes sepan que pueden tener éxito, así como yo lo tuve.

Cuando Veronica—la viuda de Bob—me pidió que colaborara en este libro, me sentí profundamente honrada. Y aunque es muy difícil llenar el lugar de Bob, estoy convencida de que puedo transmitir el mensaje tal como él mismo lo hubiera expresado. De hecho, luego de haber trabajado a su lado durante tantos años, encuentro que utilizo sus mismas frases y palabras, pues estoy muy familiarizada con su enfoque sobre la obesidad y la diabetes. Sus lineamientos básicos están expresados en su libro *La Nueva Revolución Dietética del Doctor Atkins,* así como en una infinidad de artículos que publicó, en ponencias que realizó en encuentros médicos, en programas radiales que tenía y sobre todo, en la información que dejó.

Cuento con la suerte de tener como socia en este proyecto a la doctora Mary Vernon, M.D., C.M.D., médica familiar y dirigente de la Sociedad Americana de Médicos Bariátricos. Bob tuvo una influencia notable en su forma de asumir la medicina. Era un personaje inmenso, pero por muchas razones, Mary me hace acordarme de él; tiene el mismo entusiasmo y se interesa e interactúa con sus pacientes. Al igual que él, ella posee una curiosidad natural y un gran deseo de aprender de sus pacientes y colegas, está abierta a explorar opciones diferentes y ha demostrado tener una fe en sus principios igualmente inquebrantable: comenzó a implementar el Método de Carbohidratos Controlados del Doctor Atkins mucho antes de que fuera totalmente avalado por diversas investigaciones, pues ella veía que les funcionaba a sus pacientes. Por último, pero no menos importante, tengo que agregar que Mary no sólo es tan inteligente como Bob sino que tiene el mismo amor por su trabajo y el mismo deseo de ayudar a que las personas se sientan mejor.

Este libro es la extensión natural de la práctica médica de Bob. Durante décadas, y aunque no era lo usual dentro de los círculos médicos, él les ordenaba varios exámenes de insulina y de azúcar sanguíneo a los pacientes que le consultaban debido a sus numerosos problemas de salud. Además de los síntomas de sus pacientes, sus resultados de laboratorio le permitían ver la relación entre los valores del azúcar y los lípidos sanguíneos y el deterioro del mecanismo del azúcar sanguíneo que termina por producir la diabetes. Él predijo las epidemias de obesidad y de diabetes antes de que se hablara sobre este tema. Además, se preocupaba especialmente por lo que estaba sucediendo con la salud de los jóvenes.

Bob creía tener la respuesta—no sólo para el tratamiento—sino principalmente para su prevención; creía que la diabetes podía tratarse con eficacia, siempre que el paciente estuviera dispuesto a hacer lo necesario para alcanzar y mantener un peso moderado. Si eso sucede, es muy probable que el páncreas pueda recuperarse y continúe con sus funciones. En este sentido, es absolutamente esencial controlar el consumo de carbohidratos.

Su misión más importante era trabajar de cerca con sus pacientes y hacer que fueran conscientes de los riesgos, para que ellos pudieran prevenir la aparición de la diabetes y sus serias consecuencias. Ésta es la filosofía que exploraremos en este libro. Aunque Bob escribió más de doce libros, siempre hablaba de escribir uno sobre la prevención de la diabetes para culminar así el trabajo de toda su vida. Sin embargo, no vivió lo suficiente para escribir *La Revolución Diabética de Atkins*, pero los que trabajamos con él y entendemos su compromiso y valor lo hemos hecho en su lugar, por medio de este libro, y creo que es el legado más apropiado para un hombre tan visionario como él.

Bob tenía una idea muy clara acerca de este libro y ya había elegido su contenido. Su emoción por este proyecto era contagiosa, él y yo pasamos muchas horas hablando sobre la forma en que él lo concebía. Aunque la doctora Mary Vernon y yo escribimos este libro, la información dietaria y los principios nutricionales provienen directamente de las enseñanzas de Bob y de mi experiencia de haber trabajado a su lado durante varias décadas.

Somos las autoras de este libro, pero queremos que usted sea consciente de que es *su* voz la que habla. La mayoría de los casos personales fueron tomados directamente de sus archivos médicos. (Para efectos de claridad, los casos observados directamente por la doctora Mary Vernon aparecen en cursivas, seguidos de su nombre.) Tenemos una deuda de gratitud con los individuos que han compartido sus casos en este libro.

Las enseñanzas del Doctor Atkins pueden ayudarle a ser un aliado en el cuidado y mantenimiento de su salud. Usted también tendrá oportunidad de aprender sobre el riesgo que tiene de contraer diabetes y lo que debería hacer al respecto, así como tomar medidas preventivas para usted y su familia. Realizar cambios en el estilo de vida no es tan fácil como tomarse un medicamento, pero los resultados serán mucho mejores y tendrán un impacto muy positivo en todos los aspectos de su vida.

Sé que Bob hubiera pensado que había cumplido su misión si usted, con la ayuda de un profesional de la salud, utiliza la información suministrada por este libro y realiza cambios permanentes en su estilo de vida que se convertirán en la base de la solución a sus problemas de salud. Si hace esto, usted será parte de la solución masiva a las epidemias de obesidad y diabetes que se están convirtiendo rápidamente en una pesadilla para la salud pública.

—Jacqueline A. Eberstein, R.N.
Directora de Información Nutricional
Servicios Informativos de Atkins para
Asuntos Médicos y de la Salud

Introducción

Quiero compartir con ustedes algunas de las escalofriantes estadísticas que podrían tener un efecto devastador en sus vidas:

- Uno de cada tres niños nacidos en el año 2000 contraerá diabetes.[1]
- La diabetes es la causa principal de enfermedades coronarias.[2]
- Alrededor del 75 por ciento de las personas diabéticas morirán de enfermedades coronarias.[3]
- Según los cálculos del Centro para el Control y Prevención de Enfermedades (CDC), la diabetes ha aumentado en casi un 50 por ciento durante los últimos diez años en los Estados Unidos, y se espera que de continuar las tendencias actuales, la incidencia de la diabetes aumente un 165 por ciento para el año 2050.[4]
- Los costos de las recetas para la diabetes crean una carga financiera tan grande que uno de cada cinco adultos diabéticos tiene que reducir sus medicamentos.[5]
- Los costos médicos de la diabetes en los Estados Unidos fueron de $92,000 millones. Si a esto se le agregan los costos indirectos que suman $40,000 millones debido a discapacidades, inasistencia laboral y muerte prematura, el costo total asciende a $132,000 millones.[6]
- En términos generales, el riesgo de muerte que tienen las perso-

nas diabéticas es casi el doble de aquellas que no padecen de esta enfermedad.[7]

Millones de personas y sus familias forman parte de estas estadísticas. Mi trabajo como médica es sólo un microcosmos de una crisis inminente en el campo de la salud. Como médica familiar, todos los días veo personalmente el impacto tan devastador que tienen estas estadísticas en mis pacientes y que, como usted aprenderá en este libro, está íntimamente ligado al hecho de tener sobrepeso o de ser obeso. El peso excesivo y los desequilibrios metabólicos derivados de él les afecta la salud y, en algunos casos, les cuesta la vida.

Desde hace varios años he estado interesada en la nutrición de carbohidratos controlados. Durante mi práctica como médica familiar vi que mis pacientes no lograban sus objetivos cuando yo les hacía las recomendaciones que me habían enseñado en la universidad. Noté que necesitaban controlar su peso y su metabolismo. Me sentía impotente, pues no podía sugerirles nada que tuviera un impacto significativo en su mejoría. El consabido programa bajo en grasas y en calorías para perder peso era muy difícil de seguir. Se quejaban de sentir hambre y de irritabilidad; yo necesitaba una herramienta eficaz para ayudarles a controlar su apetito para que ellos pudieran perder peso a largo plazo y mantenerlo controlado.

Investigué todas las posibilidades que existían para controlar el peso y el metabolismo. Eventualmente, me concentré en la medicina bariátrica, en el tratamiento de la obesidad y en los problemas relacionados con esta afección. (Actualmente soy médica bariátrica certificada.) Como todos los médicos, estudié el metabolismo en la universidad, y vi el papel que cumplen los carbohidratos en el almacenamiento de grasas. Me di cuenta que la información se aplicaba directamente a mis pacientes, y ahora quiero que entiendan bien esto. Gran parte de este libro está dedicado a transmitir, en términos muy simples, las complejas funciones bioquímicas de la producción de insulina y en la regulación del azúcar sanguíneo.

Decidí examinar las herramientas disponibles para el control de carbohidratos antes de pretender reinventarlo todo. Revisé todos los programas conocidos que regulan el consumo de carbohidratos. El Método Nutricional de Atkins me sedujo porque me pareció simple (no se necesitaba calculadora ni báscula) y también porque podía individualizarse. Si utilizaba el enfoque nutricional de carbohidratos controlados, que tiene un efecto natural en la supresión del apetito, yo podía ayudar a mis pacientes.

Me sorprendió la notable mejoría que tuvieron en factores de riesgo como lípidos y cardiovasculares, así como en el control de la insulina y del azúcar sanguíneo. También comencé a escuchar que mis pacientes decían las mismas cosas que el Doctor Atkins había escrito en sus libros. Me decían que sus niveles de energía habían aumentado, que su temperamento era más estable, y que sentían mayor bienestar y menos dolores, reflujo estomacal o indigestión. Los resultados de mis pacientes me convencieron de que yo iba por el camino indicado.

Conocí a Bob en el año 2000, durante un encuentro médico de carácter didáctico sobre los carbohidratos reducidos que tuvo lugar en la ciudad de Nueva York. Allí hablé con otros médicos, cuyos pacientes estaban teniendo el mismo éxito. También me encontré con investigadores como los doctores Eric Westman y William S. Yancy, Jr., de la Universidad de Duke. Ellos eran algunos de los doctores que habían realizado pruebas médicas cuyos descubrimientos demostraron la seguridad y eficacia del Método Nutricional de Atkins en el control del peso y en la mejoría de factores de riesgo cardiovascular. Cuando le conté mis experiencias, el doctor Westman aceptó analizar los resultados de mis pacientes, lo que terminó por demostrar mis observaciones. Relaté mis exitosas experiencias médicas con pacientes que tenían diabetes de tipo 2 en la edición del otoño de 2003 de *Metabolic Syndrome and Related Disorders*.

Otros investigadores de instituciones igualmente prestigiosas tampoco tuvieron prejuicios acerca del Método Nutricional de Atkins. En el 2002, los dos primeros estudios que lo respaldaban se publicaron en revistas médicas o fueron presentados en congresos médicos. (Actualmente existen veinticinco estudios que respaldan dicho método,* y me siento orgullosa de ser la autora de dos de ellos.) Aunque muchas personas han tenido éxito con Atkins y han seguido el método desde hace varios años, la publicación de un artículo por el escritor científico

---

* Para una lista de los estudios que respaldan el control de los carbohidratos en la nutrición y que han sido publicados hasta la fecha, vaya a la página 000.

Gary Taubes en *The New York Time Magazine* en julio de 2002 fue un momento decisivo. Se titulaba "What If It's All Been a Big Fat Lie?" (¿Y qué si todo ha sido una gran mentira?). El artículo dejaba en claro que las dietas bajas en grasa tenían unas bases científicas casi inexistentes y que, de hecho, las últimas investigaciones respaldaban el control de carbohidratos. Fue muy importante que un autor tan respetado hubiera publicado esa información en una revista tan prestigiosa.

Volví a encontrarme con Bob en septiembre de 2002, cuando dio una conferencia en el encuentro anual de la Sociedad Americana de Médicos Bariátricos. El doctor Westman y yo presentamos la información que teníamos sobre el Método Nutricional Atkins, en el que comparábamos sus beneficios con los de una dieta de calorías restringidas. En términos generales, había un interés enorme en los nuevos descubrimientos que respaldaban el Método Atkins y a Bob. Era obvio que se sentía recompensado por estas manifestaciones, y nos dijo: "¿Se dan cuenta? Hace mucho tiempo que había descubierto esto." Luego, en varios almuerzos en compañía de su esposa, Bob y yo compartimos nuestras experiencia médicas, y él se dio cuenta de que yo entendía completamente su método y que tenía su mismo interés por los pacientes.

Seguimos hablando durante varios meses y él estuvo al tanto de mis ponencias y revisó con entusiasmo mis experiencias médicas. Luego me hizo un verdadero honor: cuando visité el Centro Atkins para la Medicina Complementaria en noviembre de 2002, me pidió que me uniera a su equipo. Coincidencialmente, tuve el placer de estar con Bob el día en que la investigación del doctor Westman, que comparaba el Método Nutricional de Atkins con las recomendaciones realizadas por la Asociación Americana del Corazón (AHA), fue presentada en el encuentro anual de esta asociación. Finalmente, se presentó una fabulosa prueba controlada y al azar, que arrojó resultados semejantes a los que ya había obtenido el Doctor Atkins, quien realmente se alegró de que su experiencia médica hubiera sido científicamente confirmada.

Bob y yo seguimos considerando la posibilidad de que yo me uniera a su equipo hasta el momento en que sufrió el accidente que le costó la vida. Es lamentable que a veces las cosas no salgan como se tienen planeadas. Ahora, en lugar de ser su colega en el Centro Atkins, soy miembro del Consejo Médico de Atkins (APC), cuyos miembros tienen una amplia experiencia en áreas como endocrinología, cardiología, pediatría, salud femenina, bariatría y ortopedia. Como parte de los Servicios Informativos de Atkins para Asuntos Médicos y de la Salud, este grupo humano está comprometido a educar a la comunidad médica, a los consumidores de servicios de salud y a aquellas personas que establecen los parámetros del exitoso programa de carbohidratos controlados, que juega un papel fundamental en el tratamiento de las epidemias de obesidad y de diabetes. Como parte de éste compromiso, el APC ya ha presentado la Pirámide Nutricional del Estilo de Vida Atkins como unos parámetros dietarios alternativos. Como miembro de APC, tengo el honor de ser la coautora de este libro y de ayudar a divulgar los conocimientos adquiridos por Bob durante el trabajo que realizó a lo largo de su vida, y en ese sentido, asumo esta tarea con todo el respeto posible. Podría haber aprendido mucho más de él, pero en esta ocasión rindo honor a su legado ayudando a concluir su último y más importante trabajo. Los otros miembros del APC seguramente publicarán otros trabajos en el futuro.

No tendría la arrogancia de asumir sola un proyecto tan importante; este libro es posible gracias a la colaboración de Jacqueline Eberstein. Ella puede transmitir todos sus años de experiencia clínica con las mismas palabras que hubiera utilizado Bob, pues vivió con él toda una época llena de descubrimientos. Sabe de memoria todo lo que hay que saber para implementar un programa nutricional de carbohidratos controlados, y a medida que hemos trabajado juntas en este libro, nos hemos sorprendido con mucha frecuencia acerca de las similitudes que encontramos en nuestras experiencias profesionales de todos los días.

Otra persona que también es fundamental en transmitir el legado de Bob es, por supuesto, su esposa, Verónica. Durante el tiempo que estuvieron juntos, ella no sólo fue su esposa, sino que también parti cipó activamente en muchos aspectos de su vida, como por ejemplo, en un libro de recetas culinarias. Los dos se comprometieron a desarrollar investigaciones independientes sobre la nutrición de carbohidratos controlados, y para tal fin, establecieron la Dr. Robert Atkins Foundation, de la que Verónica es presidente. Se ha donado dinero para el fomento de las investigaciones a instituciones como Duke University, Albert Einstein College of Medicine, Ball State University, University of Connecticut, Pennsylvania Hospital, University of Kansas y el Beth Israel Deaconess Medical Center.

Como médica especializada en la medicina bariátrica, reconozco la necesidad de personalizar el tratamiento de cada paciente. Individuos con enfermedades crónicas como diabetes, hipertensión y enfermedades cardiovasculares deben trabajar con sus médicos buscando un tratamiento que específicamente los beneficie a ellos. El contenido de este libro les ofrece información acerca de un programa que muchos piensan que funciona. Aunque este libro está escrito en un lenguaje sencillo pare que aquellos que no son profesionales lo entiendan, de ninguna manera pretende tomar el lugar de la relación entre paciente y médico.

Me alegra enormemente poder ofrecerles a mis pacientes opciones de estilos de vida que les producirán mejorías en su salud. Jackie y yo creemos que este libro les ofrecerá a *usted* y a *su* profesional en el cuidado de la salud información que les ayudará a obtener los mismos resultados. Después de todo, y como el pionero de la medicina complementaria que era, el legado más valioso de Bob es el regalo del conocimiento. Él realmente practicaba el "arte de la medicina," que es la base del verdadero interés por los pacientes.

—Mary C. Vernon, M.D., C.M.D.
Miembro del Consejo Médico de Atkins

Primera Parte

El Azúcar Sanguíneo y su Salud

Capítulo 1

LAS ENCRUCIJADAS DE LA DIABETES

Nos sentimos frustrados cuando somos víctimas de enfermedades como el cáncer, el mal de Alzheimer, o en mayor medida, algunos tipos de enfermedades del corazón que amenazan nuestras vidas. Sin embargo, existe una enfermedad asesina bastante común frente a la cual tenemos mucho por hacer. Quizá se soprenda, pero la diabetes de Tipo 2 es una enfermedad epidémica que puede prevenirse casi por completo. Claro, nadie elige adquirir diabetes de manera consciente. Varios factores, algunos de los cuales—pero no todos—están bajo nuestro control, se mezclan para crear el infortunado escenario. Pero si todos cuidáramos nuestro organismo y estuviéramos atentos a los factores que podemos controlar, la epidemia de diabetes no existiría. ¿Creen que estamos sobredimensionando las cosas? De ninguna manera. De hecho, lo que esperamos haber creado con este libro es una guía realista y práctica para erradicar la diabetes de Tipo 2 en todas y cada una de las personas.

De acuerdo con los Institutos Nacionales de Salud, en el año 2002 se pensó que un número récord de americanos—18.2 millones, equivalente al 6.3 por ciento de la población—tenía diabetes. De éstos, 13 millones fueron diagnosticados, mientras 5.2 millones probablemente tienen diabetes pero no han sido diagnosticados.[1] Ello quiere decir que millones de americanos están recorriendo a ciegas este peligroso camino. Lastimosamente, y de acuerdo a nuestra experiencia, podemos afirmar que muchos profesionales de la salud bien intencionados les dan a sus pacientes la información y la consejería usuales, que a veces terminan por perpetuar la enfermedad que se supone deben curar o prevenir. Por esta razón, el Doctor Atkins consideró que era crucial escribir este libro.

En los años 2002 y 2003, la Asociación Americana de Diabetes (ADA) redefinió y estandarizó el criterio sobre las anormalidades del azúcar en la sangre. Infortunadamente, ninguno de estos cambios sirvió para detectar esta anormalidad con mayor antelación. Nuestro objetivo es *identificar* a los pacientes con estos problemas metabólicos antes de que lleguen a tener el nivel "oficial" de azúcar en la sangre definido como diabetes.[2-4]

Sin embargo, si usted sabe qué es lo que debe hacer, podrá identificar los síntomas de problemas con bastante anterioridad y actuar de forma inmediata. Si está leyendo este libro, es claro que usted está preocupado por su salud o por un ser querido. De cualquier forma, felicitaciones por leer este libro.

Le indicaremos cómo hacer cambios relativamente simples en su estilo de vida, que reducirán significativamente su riesgo de adquirir diabetes, incluso si ya tiene algunos síntomas. Y si usted ya ha sido diagnosticado con dicha enfermedad, este libro le ayudará a mitigar sus efectos o a detener su evolución.

Aunque nosotros podemos ser su guía en el camino hacia una mejor salud, es usted quien debe tomar el control de su destino, elegir las mejores opciones y ponerlas en práctica. Imagínese que está ante una encrucijada en el mapa de su vida. Usted tiene dos caminos por delante: uno conduce casi inevitablemente a la diabetes y a varios problemas de salud; el otro conduce a una salud óptima. ¿Cuál escogería usted?

EL CAMINO CORRECTO

Les hablaremos de la opción que el Doctor Atkins les recomendó a sus pacientes durante varias décadas. Ésta difiere significativamente de la que se les ha enseñado a la mayoría de los profesionales de la salud, y más bien identifica los riesgos de diabetes tan pronto como es posible, se concentra en la prevención e involucra cambios permanentes en el estilo de vida para tratar los problemas metabólicos subyacentes que conducen a la diabetes. Estos cambios en el estilo de vida pueden ser tan simples como decidir lo que usted come, que es infinitamente preferible a tomar una gran cantidad de drogas caras y potencialmente peligrosas. Aquellos que han leído otros libros del Doctor Atkins reconocerán un punto que él ha recalcado por décadas: en vez de tratar los síntomas, su enfoque corrige el problema en sí mismo.

Finalmente, esta opción disminuye o elimina la necesidad de medicamentos para su tratamiento en aquellas personas cuyas anormalidades de azúcar en la sangre están más avanzadas o para quienes ya tienen diabetes. (¿Sabía usted que, de hecho, algunos de estos medicamentos hacen más difícil perder peso? Es como un círculo vicioso.) Bien sea que usted esté comenzando a preocuparse por la diabetes o que ya haya sido diagnosticado, controlar los carbohidratos será la solución que lo sacará del camino de la autodestrucción y lo llevará al de la recuperación y a tener una salud excelente.

La decisión de mejorar su salud es obvia, pero para seguir este "camino correcto"—y permanecer en él—necesita instrucciones claras y un buen mapa. Esto es lo que le da el Programa Atkins™ para el Control del Azúcar Sanguíneo (PACAS), un programa altamente individualizado para el control de peso y el manejo permanente de los factores de riesgo de la diabetes y las enfermedades cardiovasculares. Este programa funciona, y no sólo para nuestros pacientes.

Estoy de acuerdo. He sido testigo de la mejoría que le ha cambiado la vida a pacientes como esta mujer de cuarenta y cinco años de edad. Ruth L. pesaba 375 libras, tenía un índice de masa corporal (IMC) de 60.5 y una diabetes de Tipo 2 que estaba descontrolada. A pesar de que Ruth tomaba tres medicamentos diarios para controlar su nivel de azúcar en la sangre, su hemoglobina glicada (A1C) era de 11 (más de dos veces la normal, y que mostraba muy poco control del azúcar en la sangre). El día que comenzó el programa le suspendí todos sus medicamentos para el azúcar en la sangre. Después de dos meses, su A1C había descendido a 7.7. Luego de 18 meses, había perdido 132 libras y sus resultados de laboratorio eran normales, con un A1C de 5.4. Lo cierto es que Ruth sigue sin tomar medicamentos para el azúcar de la sangre. —MARY VERNON, M.D.

ESTADÍSTICAS MUNDIALES SOBRE LA DIABETES

La epidemia de la diabetes está creciendo a pasos agigantados alrededor del mundo. De acuerdo con la Organización Mundial de la Salud (OMS), en el año 2000, el número total de personas en el mundo con diabetes de Tipo 2 fue superior a los 176 millones. Se estima que ese número aumentará a unos 370 millones de personas en el año 2030. Para el 2025, la incidencia mundial de diabetes en adultos se habrá incrementado en un 35 por ciento, y el número de personas con diabetes en un 122 por ciento.[5] Los países con mayor número de diabéticos en el 2030 serán: India (unos 80.9 millones), China (unos 42 millones) y Estados Unidos (unos 30 millones).[6]

El PACAS elabora los conceptos básicos de carbohidratos controlados a partir del famoso Método Nutricional Atkins™ y lo individualiza específicamente para personas como Ruth, que tiene o se encuentra en riesgo de diabetes y de anormalidades en el azúcar sanguíneo.

Cuando usted tome la dirección correcta, el programa le ayudará a permanecer en él y a realizar un seguimiento de su progreso a medida que supera obstáculos significativos. El PACAS incluye un programa nutricional de carbohidratos controlados; suplementos de vitaminas, minerales, otros nutrientes y ejercicio—todo esto ajustado a sus necesidades—.

Para comenzar, usted necesita saber más acerca de esta peligrosa enfermedad. Comencemos con lo básico.

¿QUÉ ES LA DIABETES?

Es definida como una afección en la que los niveles de azúcar sanguíneo o glucosa están por encima del rango normal. En la minoría de los casos esto ocurre porque su cuerpo está dejando de producir la hormona insulina, la cual lleva la glucosa a sus células, donde puede ser

LA DIABETES GESTACIONAL

Cada año, un 4 por ciento de mujeres embarazadas, o al menos 135,000 mujeres en los Estados Unidos, desarrollan diabetes gestacional.[7] Si usted tiene más de veinticinco años de edad, es obesa, tiene problemas de azúcar en la sangre o de presión sanguínea, antecedentes familiares de diabetes o pertenece a algún grupo étnico, puede estar en riesgo de adquirir diabetes gestacional.

La diabetes gestacional puede ser un problema serio, ya que es posible que el bebé tenga mucho sobrepeso, lo cual causa dificultades durante el parto, incluyendo un mayor riesgo de parto por cesárea. Además, las mujeres son más propensas a desarrollar hipertensión durante el embarazo y a seguir padeciéndola después del parto.[8] Los bebés también tienen riesgos: si están expuestos a altas concentraciones de glucosa antes del nacimiento, pueden tener problemas para mantener su nivel de azúcar en la sangre en los primeros días después del nacimiento. También son más propensos a tener problemas respiratorios y si nacen prematuramente necesitan oxígeno artificial.

La diabetes gestacional generalmente puede ser controlada por medio de la dieta y el ejercicio durante el embarazo. Los niveles de azúcar en la sangre usualmente vuelven a equilibrarse después del parto. Sin embargo, si usted tuvo diabetes gestacional, tiene un 20 a 50 por ciento de posibilidad de contraer diabetes de Tipo 2 en los cinco a diez años siguientes.[9] Además, su bebé puede ser más propenso a tener sobrepeso y contraer diabetes más adelante en la vida, porque ha heredado sus tendencias metabólicas.

convertida en energía. Esto es conocido como diabetes de Tipo 1, a veces llamada diabetes juvenil o diabetes mellitus dependiente de la insulina (IDDM). En la diabetes de Tipo 1, las células beta del páncreas dejan de producir la hormona insulina, la cual es necesaria para transportar la glucosa (azúcar sanguíneo) a las células, donde es quemada para producir energía. La diabetes de Tipo 1 usualmente comienza en la niñez; actualmente, las personas con este tipo de diabetes

SÍNDROME POLIQUÍSTICO DE OVARIOS

Las mujeres que tienen síndrome poliquístico de ovarios (SPO) corren el riesgo de contraer diabetes de Tipo 2. Así como la diabetes, el SPO se asocia con una mayor resistencia a la insulina y una alta secreción de ésta.[11]

El SPO es un desequilibrio hormonal que puede causar menstruación irregular, infertilidad, aumento de peso y exceso de crecimiento de pelo. Es sorpresivamente común, se calcula que hasta el 11 por ciento de todas las mujeres de veinte a cuarenta años de edad padecen este síndrome.[12] Afortunadamente, el SPO responde muy bien al programa de carbohidratos controlados. Muchas de nuestras pacientes con SPO vuelven a tener niveles normales de azúcar en la sangre al poco tiempo de hacer Atkins; sus otros síntomas también mejoran. Incluso, algunas pacientes quedan encinta cuando siguen el programa.

Se ha demostrado que el 35 por ciento de las mujeres con SPO podrían contraer diabetes cinco a diez veces más rápido que las mujeres que no padecen el síndrome.[13]

requieren una administración de insulina y una alimentación cuidadosa de por vida a fin de preservar su vida. La diabetes de Tipo 1 es responsable del 5 al 10 por ciento de todos los casos de diabetes.[10] En la mayoría de los casos, la causa de la diabetes de Tipo 1 es una enfermedad auto inmune causada por el organismo, que ataca y destruye equivocadamente las células del páncreas que producen insulina. La diabetes de Tipo 1 usualmente ataca de repente—la persona puede parecer estar bien un día y sufrir alguna enfermedad grave pocas semanas o días después.

Puesto que la diabetes de Tipo 2 es la más común, y debido a que puede ser prevenida y tratada a través de la dieta y cambios en el estilo de vida, será el tema central de este libro. A pesar de que algunos de los consejos que aquí ofrecemos también pueden servir de ayuda a personas con diabetes de Tipo 1, cuando hablamos sobre diabetes nos referimos básicamente a la diabetes de Tipo 2.

Entre el 90 y 95 por ciento de las personas con diabetes padece la de Tipo 2, una enfermedad muy diferente a la de Tipo 1.[14] En la gran mayoría de los casos de diabetes de Tipo 2 todavía se produce insulina; de hecho, puede producirse en grandes cantidades, pero las células responden más lentamente a su presencia en la corriente sanguínea. Esta respuesta lenta se llama resistencia a la insulina. Si usted tiene diabetes de Tipo 2, con el paso del tiempo y a medida que sus células se vuelven más resistentes a la señal de insulina, el azúcar sanguíneo se eleva por encima de los niveles normales. ¿Qué es lo que sucede? Es como si la insulina tocara a la puerta de las células y le pidiera a la glucosa que la dejara entrar, pero las células no le abren la puerta. Entonces la cantidad de glucosa circulante en la sangre aumenta—usted se vuelve hiperglicémico—y esto causa mucho daño. Para forzar a la glucosa a entrar a las células, su páncreas secreta más insulina. Eventualmente, el páncreas se vuelve incapaz de producir semejantes niveles de insulina, y a manera de remedio, deberá suministrarse insulina para controlar el azúcar sanguíneo.

Los Niños y la Diabetes

Hasta hace poco, la diabetes de Tipo 2 era básicamente un problema que sufrían principalmente los adultos mayores; era muy raro que niños o personas menores de cuarenta años tuviesen diabetes de Tipo 2. Sin embargo, actualmente incluso los niños están siendo diagnosticados con esta enfermedad. Algunos expertos estiman que hasta un 45 por ciento de todos los niños que han sido diagnosticados recientemente con diabetes padecen la de Tipo 2.[15] Los niños contraen esta enfermedad por las mismas razonoes que los adultos: obesidad, un estilo de vida sedentario y una dieta rica en carbohidratos. Los niños con diabetes de Tipo 2 son más propensos a tener una historia familiar de esta enfermedad. Los niños con diabetes enfrentan un futuro con serios problemas de salud que probablemente reducirán sus años de vida y afectarán significativamente la calidad de ésta. Afortunadamente, como explicaremos en el Capítulo 25, el Programa Atkins para el Control del Azúcar Sanguíneo es muy efectivo para las personas jóvenes.

LO MALO DE LOS LÍPIDOS

El término "lípidos sanguíneos" (lípido es otra palabra para designar la grasa) es utilizado en general para describir diversos tipos de colesterol y grasa que se encuentran normalmente en la corriente sanguínea. Las personas con problemas de azúcar en la sangre o diabetes, generalmente también padecen de trastornos en sus lípidos sanguíneos. Explicaremos detalladamente el tema de los lípidos más adelante, especialmente en el Capítulo 9 (enfermedades del corazón), pero veamos ahora los principales tipos de lípidos:

Colesterol. Técnicamente, el colesterol no es una grasa. Es una sustancia cerosa muy semejante a ésta, pero la principal diferencia es que usted no quema el colesterol para obtener energía en sus células como sí lo hace con la grasa. El colesterol es esencial para su salud. Entre muchas de las funciones que ejerce en su cuerpo, se utiliza para elaborar las membranas celulares, formar la capa aislante de las células nerviosas y fabricar muchas hormonas, incluyendo las sexuales: la testosterona, el estrógeno y la progesterona.

Lipoproteína de baja densidad o colesterol LDL. Su hígado recubre el colesterol ceroso con proteínas para que pueda circular por el organismo. El colesterol LDL con frecuencia es llamado el colesterol "malo"— de forma simplista—porque los altos niveles de éste en la sangre se asocian estadísticamente con un incremento en el riesgo de enfermedades cardiacas.

Lipoproteína de alta densidad, o colesterol HDL. Llamado con frecuencia colesterol "bueno" porque lleva el colesterol de vuelta al hígado, donde puede ser procesado como bilis y ser excretado.

Triglicéridos. Son pequeñas gotitas de grasa que se encuentran en la corriente sanguínea. Los triglicéridos se almacenan como grasa corporal.

El Costo Humano

El desequilibrio metabólico aumenta sus niveles de azúcar sanguíneo y causa muchos otros problemas graves de salud, como la hipertensión, lípidos sanguíneos anormales, ceguera, gangrena en las extremidades (que conducen a la amputación) y un mayor riesgo de cáncer.[16] De hecho, la peligrosa combinación de altos niveles de insulina y de azúcar sanguíneo puede afectar todas las células de su organismo, motivo por el cual la diabetes y sus complicaciones son la sexta causa de muerte en los Estados Unidos.[17]

El Costo Financiero

La diabetes es muy costosa. En el 2002, los costos directos de tratamiento de la enfermedad fueron de $92,000 millones sólo en los Estados Unidos. Los costos indirectos ocasionados por discapacidad, trabajo perdido y muerte prematura, fueron de $40,000 millones adicionales, aumentando el costo total de la diabetes a $132,000 millones en sólo un año.[18]

Y el precio pagado por las personas con diabetes y sus familias, el cual es devastador en lo que a calidad de vida se refiere, es peor aún que el costo monetario.

FACTORES DE RIESGO DE LA DIABETES DE TIPO 2

La acumulación gradual de varios factores de riesgo conduce a un largo camino que desemboca en diabetes. Esos factores de riesgo son:

Obesidad. De todos los factores de riesgo de diabetes, el mayor es tener sobrepeso o ser obeso. El riesgo es mucho mayor si su exceso de peso se acumula alrededor de su abdomen. Pero en general, cuanto más pesado esté, mayor será su riesgo.

Dieta. Una dieta rica en carbohidratos de baja calidad y con un alto índice glicémico, especialmente los alimentos azucarados y almidonados, contribuye fuertemente a la obesidad y a la diabetes.

Vida sedentaria. La falta de ejercicio y un mal estado físico son los mayores factores de riesgo de la diabetes. Un estilo de vida sedentario incrementa la resistencia a la insulina y contribuye a la obesidad y a la pérdida de masa muscular.

Herencia. Tener un pariente cercano, especialmente un papá o un hermano con diabetes de Tipo 2, incrementa el riesgo. Pero no piense que está a salvo si no tiene antecedentes familiares: Hemos visto muchos pacientes, incluso algunos muy jóvenes, que van camino a la diabetes debido a su dieta y estilo de vida poco saludables.

Factores étnicos. Algunos grupos étnicos, incluyendo los afroamericanos, asiáticoamericanos, latinoamericanos, indígenas americanos e isleños del Pacífico tienen una gran incidencia de diabetes de Tipo 2.

Historia de la diabetes gestacional. Las mujeres que han tenido diabetes gestacional o que han tenido un bebé que haya pesado más de nueve libras son más propensas a contraer diabetes de Tipo 2 en el futuro.

Síndrome metabólico. También conocido como el síndrome X, este grupo de síntomas incluye obesidad abdominal, hipertensión y lípidos anormales, que son señales de un mayor riesgo de enfermedad cardiaca, prediabetes y diabetes.

Azúcar sanguíneo alto. Si usted tiene altos niveles de azúcar sanguíneo, tendrá un mayor riesgo de contraer esta enfermedad con el paso del tiempo así sus niveles sean inferiores a los de una persona diabética. Mientras tanto, los múltiples daños ocasionados por los niveles de azúcar en su sangre ya han empezado su peligrosa evolución.

Lípidos sanguíneos anormales. La combinación de triglicéridos altos y colesterol HDL bajo es una importante señal de advertencia de que usted puede tener un metabolismo anormal del azúcar sanguíneo.

Hipertensión. El azúcar sanguíneo alto y la hipertensión suelen ir de la mano. Cada uno de estos factores es señal de advertencia del mismo problema metabólico subyacente.

Edad. Envejecer incrementa el riesgo de diabetes de Tipo 2, especialmente si se combina con cualquier otro factor de riesgo.

En los últimos capítulos de este libro analizaremos en detalle estos factores de riesgo y lo que usted puede hacer al respecto. Por ahora, lo más importante es recordar que la diabetes de Tipo 2 casi siempre tarda años en desarrollarse y está relacionada principalmente con el sobrepeso. La mayoría de las personas tienen más de un factor de riesgo y síntomas que aparecen mucho antes que la diabetes sea diagnosticada. Ésta es una tragedia y a la vez una esperanza para este problema metabólico. Es una tragedia, porque a menudo los síntomas tempranos son ignorados, hasta que la diabetes se desarrolla—para ese entonces, el proceso que lleva a la diabetes de Tipo 2 puede haber resultado en un daño serio. Pero es también una esperanza, porque mientras más pronto se reconozcan esos síntomas tempranos y se ponga en acción el Programa Atkins de Control del Azúcar Sanguíneo (PACAS), más pronto puede aumentar sus posibilidades de detener esta devastadora enfermedad.

¿CUAL ES SU RIESGO DE CONTRAER DIABETES?

Responda este cuestionario para tener una idea:

Tengo sobrepeso.	Sí ❑	No ❑
Tengo exceso de peso alrededor de mi cintura.	Sí ❑	No ❑
Mi dieta es rica en carbohidratos como pan, papas y pasta.	Sí ❑	No ❑
Como bocados almidonados y/o dulces todos los días.	Sí ❑	No ❑
Hago menos de tres horas de ejercicio a la semana.	Sí ❑	No ❑
Soy afroamericano, asiáticoamericano, latinoamericano, indígena americano o isleño del Pacífico.	Sí ❑	No ❑
Mi mamá, papá, hermano o hermana han tenido o tienen diabetes.	Sí ❑	No ❑
Tuve diabetes gestacional.	Sí ❑	No ❑
Mi azúcar sanguíneo es alto.	Sí ❑	No ❑
Mi presión sanguínea es alta.	Sí ❑	No ❑
Mis triglicéridos están elevados.	Sí ❑	No ❑
Tengo más de 45 años.	Sí ❑	No ❑

Mientras más respuestas afirmativas tenga, mayor será la posibilidad de que usted contraiga diabetes o de que ya la tenga. Si ha respondido afirmativamente a más de cinco respuestas, hable con algún médico lo más pronto posible para saber si tiene diabetes.

Capítulo 2

EL CAMINO EQUIVOCADO: UN LARGO RECORRIDO HACIA LA DIABETES

El largo y lento proceso del desarrollo de la diabetes de Tipo 2 puede tomar años. Los síntomas pueden desarrollarse tan gradualmente que usted no los nota, al menos no inicialmente. De hecho, muchos casos de diabetes son diagnosticados sólo porque la persona fue al médico por otra dolencia. Su organismo puede tener problemas para regular la insulina y los niveles de azúcar en la sangre mucho antes que usted pueda notar cualquier síntoma de diabetes.

COMPRENDA EL PROBLEMA DEL AZÚCAR EN LA SANGRE

Hemos utilizado los términos *glucosa sanguínea* y *azúcar sanguíneo* varias veces, y lo seguiremos haciendo. Veamos más de cerca la glucosa y la forma en que la utiliza el cuerpo. Es una forma simple del azúcar, uno de los combustibles primarios del organismo para obtener energía, y se deriva primordialmente de los carbohidratos. (La grasa es la fuente adicional de energía que tiene su cuerpo.) Así, la glucosa sanguínea es la cantidad de azúcar presente en la corriente sanguínea en un momento dado. Esta cantidad puede variar un poco a lo largo del día; generalmente es más alta después de las comidas, y más baja entre éstas. En circunstancias normales, el cuerpo también puede elaborar glucosa a partir de las proteínas dietarias, de tal forma que su nivel de azúcar sanguíneo pueda mantenerse.

Aunque los términos *glucosa sanguínea* y *azúcar sanguíneo* se utilizan a menudo de forma intercambiable, la glucosa y el azúcar no son exactamente la misma cosa. Pero ya que la glucosa y el azúcar de la sangre son términos utilizados para describir la cantidad de glucosa en su corriente sanguínea, utilizaremos los dos términos alternativamente.

Si su mecanismo de azúcar sanguíneo funciona normalmente y usted come alimentos ricos en carbohidratos, como un plato de espaguetis, su cuerpo comienza a convertir la pasta almidonada en glucosa en el instante en que entra a su boca. (Usted mismo puede comprobar esto si mastica un espagueti cocido y lo mantiene un momento en la boca. A medida que las enzimas de su saliva comienzan a disolver los carbohidratos, notará un leve sabor azucarado.) El carbohidrato sigue siendo disuelto por su sistema digestivo, pero un poco de glucosa entra a la corriente sanguínea casi inmediatamente.

¿CÓMO DEBERÍA SER?

Cuando su azúcar en la sangre comienza a elevarse, el páncreas libera la suficiente cantidad de insulina para contrarrestarla. El organismo prefiere mantener el nivel de glucosa dentro de un rango medianamente estrecho, de modo que libera insulina rápidamente para llevar la glucosa dentro de las células, donde puede ser convertida en energía. Si hay más glucosa de la que pueden manejar las células, el organismo almacena esa cantidad adicional como glucógeno en el hígado y en las células musculares, para futuras necesidades energéticas. Una vez que las zonas de almacenamiento de glucógeno están llenas, cualquier glucosa restante se almacena como grasa corporal.

Normalmente, después de ingerir una comida que contiene proteína, grasa y carbohidratos, usted esperaría que la glucosa y la insulina aumentaran como es debido y luego disminuyeran lentamente durante las horas siguientes, sin mayores cambios que puedan tener consecuencias.

Así es como *debería* funcionar. Sin embargo, si usted está en riesgo de contraer diabetes, su azúcar sanguíneo e insulina pueden comenzar—de forma gradual—a desequilibrarse mutuamente. Es un proceso lento que ocurre por etapas y en donde las dos sustancias se funden una con otra de modo imperceptible.

HITOS EN EL CAMINO HACIA LA DIABETES

A pesar de que la evolución hacia la diabetes es lenta y peligrosa, el Doctor Atkins observó, luego de evaluar durante décadas a pacientes con anormalidades del azúcar en la sangre, que ésta puede dividirse en seis etapas diferentes. Sus observaciones son similares a aquellas realizadas por otros investigadores en esta área.[1] Las primeras seis etapas son consideradas como hitos en el camino hacia la diabetes:

1. Resistencia de las células a la insulina.
2. Resistencia a la insulina con hiperinsulinemia (producción de gran cantidad de insulina).
3. Resistencia a la insulina con hiperinsulinemia e hipoglicemia reactiva (baja azúcar en la sangre).
4. Resistencia a la insulina e hiperinsulinemia con trastornos en la tolerancia a la glucosa (ahora llamada prediabetes).
5. Diabetes de Tipo 2 con resistencia a la insulina, y una alta producción de insulina.
6. Diabetes de Tipo 2 en la que no hay producción de insulina o es extremadamente baja.

Discutiremos en mayor detalle estas seis etapas en el transcurso de este libro, comenzando por las primeras tres etapas de resistencia a la insulina, a medida que empeora y lleva a la producción excesiva de insulina e hipoglicemia.

LA EVOLUCIÓN DE LA RESISTENCIA A LA INSULINA

Los primeros pasos en el camino de la diabetes usualmente comienzan con un consumo excesivo de carbohidratos o con una dieta rica en azúcares que conduce a un exceso de glucosa que está siendo acumulada como grasa. ¿Cuál es el resultado? El aumento de peso. A medida que usted sube de peso se vuelve gradualmente resistente a la insulina, lo que significa que sus células comienzan a responder menos a los efectos de la insulina. ¿Por qué? Es una muy buena pregunta, y a pesar de su importancia, la ciencia médica todavía no tiene una buena respuesta. (Actualmente muchos investigadores creen que una de las causas subyacentes es la inflamación, pero recién se está comenzando a comprender cuál es el origen de ésta.) [2-4]

Su resistencia a la insulina será mayor a medida que acumule grasas. Aunque no todo el que tiene sobrepeso es resistente a la insulina, cuanto más sobrepeso tenga, mayor probabilidad tendrá a ser resistente a la insulina. Por otro lado, en algunas personas la resistencia a la insulina comienza con un peso corporal normal y puede empeorar debido a una dieta rica en carbohidratos, aunque el peso corporal se mantenga normal. Para estas personas, la resistencia a la insulina quizá se deba a factores genéticos o a otros que aún no se han comprendido bien. Afortunadamente, un estilo de vida de carbohidratos controlados beneficia a casi todas las personas que sean resistentes a la insulina, así tengan sobrepeso o no. Esto se debe a que si se controlan los carbohidratos, las células recobrarán su capacidad para responder apropiadamente a la insulina, incluso si el paciente no necesita perder peso. [5,6]

Para compensar la resistencia a la insulina, el páncreas secreta insulina adicional en un intento por forzar a las células a recibir glucosa y a mantener su azúcar sanguíneo dentro del rango normal, es decir, lo que los médicos denominan como hiperinsulinemia, un exceso de insulina en la sangre. Lo que ocurre luego es que el leve aumento y caída de glucosa e insulina en su corriente sanguínea se desequilibra después de una comida. Para reducir los altos niveles de glucosa, el páncreas produce una gran cantidad extra de insulina.

Con el paso del tiempo, su azúcar sanguíneo y su producción de insulina se desequilibran cada vez más. El azúcar de su sangre se eleva, el aumento de insulina tarda más, y cuando esto ocurre, usted produce más insulina de la necesaria. Cuando finalmente la insulina es producida, su glucosa disminuye por debajo del nivel normal, causando una hipoglicemia reactiva o un bajo nivel de azúcar sanguíneo.

Si usted tiene hipoglicemia, podría experimentar varios síntomas, incluyendo incrementos y disminuciones en sus niveles de energía, temblores, irritabilidad e incluso dificultad para pensar con claridad. Probablemente también sentirá ansias de sus carbohidratos favoritos, a medida que el organismo intenta elevar de nuevo el nivel de azúcar sanguíneo, lo que lo subirá de nuevo en la montaña rusa del azúcar sanguíneo. El caso más dramático en este aspecto entre los pacientes del Doctor Atkins fue el de Warren S., de treinta y cinco años de edad, quien acudió a él porque las fluctuaciones del azúcar sanguíneo estaban causándole ataques de pánico, mareos, dolores de cabeza y otra serie de síntomas molestos. Dos semanas después de haber comenzado con el programa de control de carbohidratos, le dijo al Doctor Atkins: "Soy una persona diferente." Y lo era, sus síntomas habían mejorado casi de inmediato.

HACIA LA PREDIABETES

Las primeras tres etapas de la evolución hacia la diabetes pueden durar meses o incluso años, antes de que usted pase a la siguiente. Sin embargo, después de un tiempo, ni aún toda esa insulina adicional puede hacer que la glucosa entre en las células. La cantidad de azúcar en su sangre comienza a subir más allá de lo normal. Para entonces, habrá alcanzado la cuarta etapa: usted no sólo tendrá hiperinsulinemia sino también hiperglucemia, es decir, altos niveles de azúcar sanguíneo. Lo que algunas personas desarrollarán luego es lo que se llama una curva de altibajos. Una o dos horas después de comer un alimento rico en carbohidratos, el azúcar se eleva más de lo debido, causando síntomas tales como la somnolencia o un fuerte deseo de hacer una siesta. Esto es seguido por un fuerte aumento en la producción de insulina, la cual causa hipoglicemia, con los síntomas descritos anteriormente. Esta etapa, en la que el azúcar sanguíneo sobrepasa temporalmente los 140 mg/dL (miligramos por decilitro) dos horas después de una prueba de tolerancia a la glucosa, pero es inferior a los 200 mg/dL, se denomina como mala tolerancia a la glucosa. (En el Capítulo 6, Diagnóstico: Diabetes, explicaremos en mayor detalle cómo medimos los niveles de azúcar y cuál es su significado.)

A medida que la afección aumenta, su azúcar sanguíneo en ayunas (la cantidad de azúcar en su sangre después de ocho o doce horas de ayuno) comenzará a aumentar lentamente. Si su azúcar sanguíneo en ayunas alcanza un nivel entre 100 mg/dL y 125 mg/dL, quiere decir que usted tiene trastornos de glucosa en ayunas o prediabetes. El Doctor Atkins observó que los individuos que tienen esta afección también podrían tener niveles de azúcar sanguíneo por encima de lo normal después de ingerir una comida rica en carbohidratos. Florence S. es un buen ejemplo. A la edad de sesenta y un años, con 5 pies y 3 pulgadas de estatura, pesaba 141 libras. Tenía síntomas de síndrome metabólico y tomaba varios medicamentos para la hipertensión y los lípidos anormales. Durante la prueba de tolerancia a la glucosa (TTG), su azúcar en ayunas estaba en 114, síntoma de prediabetes; media hora después del TTG, su nivel de azúcar era de 198, una hora después era de 215, dos horas después era de 173, tres horas después era de 83, cuatro horas después era de 76 y cinco horas después era de 89. Como usted aprenderá más adelante, este patrón de azúcar sanguíneo es lo que el Doctor Atkins denominó como curva de altibajos.

Si tiene tolerancia anormal a la glucosa o glucosa alterada en ayunas, usted padece lo que se conoce como prediabetes. Y esto es delicado, tanto que tendremos que dedicar todo el Capítulo 5 a hablar de la prediabetes y de la incidencia en su salud.

A menos que se tomen medidas para detener el ciclo subyacente de resistencia a la insulina y de hiperinsulinemia, el mecanismo compensatorio de la sobreproducción de insulina seguirá funcionando. A medida que su resistencia a la insulina se vuelve más severa, sus niveles de azúcar sanguíneo se harán cada vez más difíciles de controlar y su páncreas se afectará progresivamente. Sin una intervención apropiada, usted pasará de la prediabetes hacia la siguiente etapa: la diabetes de Tipo 2.

LLEGANDO A LA DIABETES

La etapa 5 representa una fase temprana de la verdadera diabetes. En esta etapa, su azúcar sanguíneo en ayunas usualmente está en 126 mg/dL o más, y su azúcar sanguíneo después de las comidas estará por encima del rango normal. En este punto, la mayoría de las personas continúa teniendo niveles altos de producción de insulina, combinado con resistencia severa a la misma.

Si no se toman medidas drásticas, las grandes cantidades de insulina que su páncreas tiene que producir eventualmente llevarán a una pérdida de la función de las células beta pancreáticas. De hecho, esta función podría verse tan afectada que su páncreas produciría poca o nada de insulina, en cuyo caso usted requeriría una administración diaria de insulina para sobrevivir. Cuando esto ocurre, usted habrá alcanzado la etapa 6: la diabetes insulino-dependiente.

En muchos casos, y sólo luego de que usted ha llegado a estas dos últimas etapas, se hace finalmente un diagnóstico de diabetes de Tipo 2 y será difícil ignorarlo, pues el azúcar sanguíneo en ayunas estará dentro del rango diabético de 126 mg/dL o más, y se dan los síntomas clásicos de incremento de sed, hambre y micción. También puede presentarse una pérdida de peso inexplicable y visión borrosa. En ese caso, la resistencia a la insulina, la hiperinsulinemia y la hiperglucemia habrán estado presentes por mucho tiempo, tal vez durante años, haciendo daño de forma silenciosa.

¿ES USTED UN DIABÉTICO NO DIAGNOSTICADO?

De acuerdo con la Asociación Americana de Diabetes, de los 18 millones de americanos con diabetes de Tipo 2, de 5 a 8 millones no saben que la padecen. Le diremos por qué es tan importante un diagnóstico temprano: la retinopatía (un daño de los vasos sanguíneos de los ojos), comienza a desarrollarse al menos siete años antes de hacerse el diagnóstico clínico de diabetes de Tipo 2, con base en los síntomas o en exámenes estándar de la sangre.[7,8]

Algunos diabéticos que desconocían tener esta enfermedad sabrán que la padecen de una forma desagradable, cuando estén en la sala de emergencias con un ataque cardíaco, un derrame, una enfermedad renal u otros problemas vasculares. Otras personas sabrán la verdad cuando visiten al médico por otra dolencia y un examen de sangre rutinario revele su enfermedad. ¿Podría ser usted uno de ellos?

Ser diagnosticado con glucosa alta en ayunas es como cuando una mujer está embarazada: los síntomas se verán rápidamente. Eso fue lo que le sucedió a una paciente llamada Donna G. Había transcurrido menos de un año cuando su médico le dijo que tenía azúcar sanguíneo alto en ayunas, hasta cuando vio al Doctor Atkins para que le tratara su diabetes, que era de Tipo 2 y la tenía muy elevada. Si ella hubiera comenzado con el Programa Atkins cuando le diagnos-

EL AZÚCAR SANGUÍNEO SEGÚN LAS CIFRAS

De acuerdo con la Asociación Americana de Diabetes, las definiciones de glicemia (azúcar normal y anormal) son:

Azúcar Sanguíneo Normal en Ayunas (FBS). Aunque puede haber variaciones en los exámenes de laboratorio, el FBS normal está en un rango de 65 a 99 mg/dL (miligramos por decilitro), después de un ayuno de entre 8 y 12 horas. La medición sólo será exacta si usted no ha ingerido alimentos ocho horas antes del examen de sangre.

Glucosa Anormal en Ayunas (IFG). Es un nivel de glucosa sanguínea de entre 100 y 125 mg/dL (5.5 a 6.9 mmol/L—milimoles por litro—) después de un ayuno de al menos ocho horas. Si usted tiene IFG, entonces tiene prediabetes.

Tolerancia Anormal a la Glucosa (IGI). Usted tendrá esta anormalidad si dos horas después de ingerir una comida de prueba rica en carbohidratos su azúcar sanguíneo ha subido por encima de los 140 mg/dL pero se mantiene por debajo de 200 mg/dL. Si usted presenta tolerancia anormal a la glucosa, también tendrá prediabetes, tenga azúcar o no sanguíneo anormal en ayunas.

Diabetes. El azúcar sanguíneo en ayunas en 126 mg/dL o más, en dos mediciones después de ayunar durante por lo menos ocho horas, es síntoma de diabetes. Una medición alternativa es un nivel de azúcar sanguíneo posprandial de 200 mg/dL o más dos horas después de una comida rica en carbohidratos en dos días distintos, o resultados similares las dos horas durante un examen oral de tolerancia a la glucosa.[9]

ticaron glucosa sanguínea alta por primera vez, no habría llegado hasta ese punto. Pero haber seguido el Programa le ha ayudado un poco. Su glucosa en ayunas ha sido estable, alrededor de 100 mg/dL en los últimos años.

Los parámetros médicos actuales dicen que si usted tiene alguno de los factores de riesgo de diabetes, su médico debe revisar regularmente su nivel de azúcar sanguíneo en ayunas. Pero si ha puesto atención, ahora sabe que en el momento en que su azúcar sanguíneo en ayunas esté alto, el daño ya habrá comenzado. (Describiremos los exámenes para detectar las anormalidades del azúcar sanguíneo en el Capítulo 6: Diagnóstico: Diabetes).

La marcha progresiva hacia la diabetes y hacia el deterioro lento de la salud pueden parecer inevitables. ¡Pero no es cierto! Es posible frenar una evolución hacia la diabetes sin importar en qué nivel se encuentre. Mientras más pronto, mejor, pero así usted haya alcanzado la etapa 6 de la diabetes, el Programa Atkins para el Control del Azúcar Sanguíneo puede ayudarle a manejar la enfermedad y contribuir a detener algunas de sus peores consecuencias. Por favor siga leyendo, pues de esto se trata éste libro.

¿TIENE UN PROBLEMA DE AZÚCAR EN LA SANGRE?

Los efectos de la montaña rusa del azúcar en la sangre sobre su salud y su bienestar son claramente predecibles. Compare sus síntomas con la siguiente lista de los más comunes, propios de un azúcar anormal en la sangre. Evalúe cada síntoma según la forma en que lo sienta:

0 = nunca
1 = muy moderado y/o ocasionalmente
2 = moderado y/o hasta dos veces a la semana
3 = severo y/o más de dos veces a la semana

	0	1	2	3
Hámbre entre comidas				
Ansia de dulces				
Ansia de alimentos ricos en almidón				
Dolor de cabeza al despertar				
Sed insaciable				
Micción frecuente				
Irritabilidad antes de las comidas				
Temblores, especialmente cuando se tiene hambre				
Cansancio constante				
Sueño durante el día				
Sueño después de las comidas				
Dificultad para concentrarse				

Sume cada columna y luego multiplique la suma por el número indicado arriba de esa columna. Ahora sume todos los números. Recuerde, todas las respuestas en la columna 0 son iguales a 0. Si su calificación es 12 o más, probablemente usted está experimentando algunos problemas de azúcar en la sangre. Por favor, consulte con su médico sobre este asunto, especialmente si también tiene cualquiera de los factores de riesgo de diabetes.

UNA NUEVA VIDA SIN MEDICAMENTOS

Luego de una interrupción de treinta años, Ann McKay ha vuelto a seguir el mismo programa con el que tuvo éxito, y que le está ayudando a recobrar su salud.

> **Nombre:** Ann McKay
> **Edad:** 57 años
> **Estatura:** 5 pies,
>   0 pulgadas
> **Peso anterior:** 247 libras
> **Peso actual:** 205 libras

Toda la vida he tenido serios problemas de peso. De hecho, seguí el Programa Atkins por primera vez hace treinta y dos años, cuando se publicó el libro original del Doctor Atkins, La Revolución Dietética del Doctor Atkins. *Soy una enfermera certificada y en ese momento me encontraba trabajando en una unidad de cirugía. A pesar de que me estaba yendo bien con Atkins—perdía peso y me sentía bien—los cirujanos con los que trabajaba se oponían vehementemente al Programa. Constantemente me decían que me iba a enfermar y que mis riñones iban a sufrir un fuerte daño. Atkins era un concepto muy nuevo en ese momento y pensé: "Bueno, ¿y si ellos están en lo cierto?" Así que luego de doce semanas dejé el Programa. Desde entonces, y durante treinta años, he hecho todas las dietas que existen, sin ningún éxito real.*

En 1991, me pusieron en un tratamiento con Lupron (un medicamento) y me hicieron una histerectomía. Desde ese momento en ade-

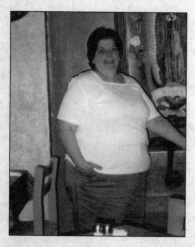

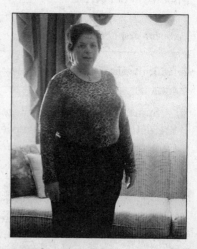

ANTES   **DESPUÉS**

lante, mi problema de peso sólo empeoró. No importaba qué tan poco comiera, qué dieta intentara, no podía perder nada de peso.

Hace dos años pesaba 247 libras—sólo mido cinco pies—y era talla 26. También descubrí que mi nivel de azúcar era de alrededor de 170 mg/dL. Cuando hablé con mi médico acerca de esto, me dijo que siguiera la dieta de 1,500 calorías diarias recomendada por la Asociación Americana de Diabetes (ADA). Yo le dije: "Bueno, he estado haciendo una dieta de 1,000 calorías casi toda mi vida, de una forma u otra, y no ha funcionado."

Estuve hospitalizada en la década de los setenta por mi problema de peso, y me pusieron en una dieta de 700 a 800 calorías diarias. Recuerdo que esperaba mi snack de soda Tab y palitos de apio que me traían a las ocho en punto. Era realmente triste. Estuve allí tres semanas y media y aumenté 5 libras.

Luego de esa experiencia, y no queriendo someterme a otra dieta baja en calorías, le pregunté a mi médico: "¿Qué tal Atkins?," y él dijo, "¡Oh, acabo de perder 40 libras con Atkins! Pero no te la recomiendo." Aparentemente estaba muy preocupado por mi historia médica, pues he tenido algunos problemas graves de salud. Creo que él no quería hacerme todos los exámenes que pensaba serían necesarios si yo seguía el programa Atkins. Entonces me dio la dieta de 1,500 calorías de la ADA y me dijo: "Ensaya ésta por dos semanas. Vuelve y decidimos cuál puedes comenzar." Yo sabía lo que quería decir: Me recetaría medicamentos para la diabetes.

Estaba muy enfadada cuando llegué a casa. Sabía que tenía el número telefónico del Centro Atkins en algún lugar y comencé a buscarlo en mis papeles. Cuando llamé, me contestó una enfermera y me desahogué con ella. "Acabo de salir del consultorio de mi médico y estoy muy enfadada y furiosa," le dije. "Sé que quiere tratarme con medicamentos para la diabetes. Además, lo he estado visitando para que me trate mi hipotiroidismo y siento que no lo está enfocando como es debido. Todos mis niveles hormonales son normales pero sé que algo anda mal con mi tiroides. Le pregunté si el Doctor Atkins todavía atendía pacientes; me dijeron que sí y suspiré de alivio. Ese día ella me envió un fax con un cuestionario, lo llené, y tres semanas después tuve mi cita. Me hicieron exámenes de laboratorio durante todo un día y al día siguiente vi al Doctor Atkins.

Me gustó el Doctor Atkins de inmediato. Me recordaba los tiempos de la medicina cuando yo era niña. Él era firme y seguro de sí mismo. "Su situación médica es compleja," dijo él, "y habría podido mejorarse desde hace varios años." Me hizo varias preguntas, observó mi plan de alimentación y me dijo que debía ir al Centro Atkins una vez al mes para un chequeo. Entonces, durante los siguientes seis meses, fui cada mes, un gran compromiso si se tiene en cuenta que me tardo tres horas y media para llegar allí. Afortunadamente, mi esposo estaba dispuesto a levantarse a las seis de la mañana para llevarme.

Cuando el Doctor Atkins me vio por primera vez, mi nivel de azúcar en la sangre era de 179, mi colesterol estaba en 215, mis triglicéridos en 158, mi HDL en 41 y mi LDL en 142 y mis otros resultados de laboratorio también estaban excesivamente descontrolados. Tal como lo había sospechado, mi tiroides no estaba bien, y el Doctor Atkins me suspendió los medicamentos y me puso en un tratamiento con sustancias naturales. Cuando lo visité por última vez, mi tiroides se había normalizado, mi colesterol había bajado a 160, mi azúcar sanguíneo estaba dentro del rango normal y los demás exámenes de laboratorio habían bajado de altos niveles de riesgo a unos normales. Yo peso 205 libras—42 libras menos de lo que pesaba antes—y sigo perdiendo aproximadamente ¼ de libra semanal. He perdido 72 pulgadas y ahora soy talla 16 o 18. Ha sido un proceso muy lento, pero hay que tener en cuenta el panorama general. Lo que importa no es tanto el cambio en mi peso, sino las mejorías en mi azúcar sanguíneo y en mi colesterol. Los exámenes de laboratorio que me hicieron recientemente mostraron que mi azúcar sanguíneo en ayunas era de 96, mi colesterol era de 164, mis triglicéridos eran de 72, el HDL era de 55 y mi LDL era de 95. El Doctor Atkins me dijo que cuando lo consulté por primera vez, yo estaba a tres meses de sufrir un paro cardiaco.

Gracias a Atkins, ahora hago ejercicio y puedo subir y bajar las escaleras de mi casa sin quedarme sin aire. Lo mejor de todo es que a la edad de cincuenta y siete años tengo una sensación de bienestar general que nunca antes tuve. También me gusta lo que veo en el espejo. Recientemente estaba haciendo maletas para un viaje a la Florida y me probé un top que era talla 2X o algo así. Me di vuelta y le dije a mi esposo, "¡Mira lo grande que se me ve!" Él me sonrió y dijo, "Se te iluminó la cara al decirlo." Guardaré ese top como recuerdo para nunca volver a esa talla.

Nota: Sus resultados individuales pueden ser diferentes de los que se muestran aquí.

Capítulo 3

SOPESANDO EL FACTOR DE RIESGO NÚMERO UNO

Como lo hemos señalado, el camino hacia la diabetes es largo y en cualquier momento usted puede volver a inclinar la balanza a su favor y detener la evolución. Esto se debe a que usted tiene un buen control sobre la mayoría de los factores de riesgo de diabetes. Las señales de alarma están a su alcance si usted tiene el conocimiento y la conciencia para reconocerlos. De hecho, si este libro realmente le ayuda a percibir estas señales antes de que usted o su médico lo hayan notado, habrá valido la pena la compra de este libro.

El riesgo número uno de desarrollar la diabetes, tanto para mujeres como para hombres, es la obesidad. Aunque no hay que ser obeso para ser diabético.[1] En las mujeres existe una clara relación entre el aumento de peso, la edad y el riesgo de contraer diabetes mellitus de Tipo 2. Mientras más joven sea la mujer cuando comienza a aumentar de peso, mayor será su riesgo de adquirir diabetes a lo largo de su vida. La buena noticia es que los estudios demuestran que las mujeres con sobrepeso que adelgazan pueden disminuir el riesgo.[2]

Los hallazgos encontrados sobre los hombres muestran las mismas tendencias. El Health Professionals Study (Estudio de los Profesionales de la Salud) de carácter longitudinal observó la relación entre obesidad y aumento de peso y la diabetes de Tipo 2 en más de 51,000 hombres que tenían entre cuarenta y setenta y cinco años de edad. Los investigadores encontraron que los hombres con un IMC de 35 o mayor eran 42.1 veces más propensos a desarrollar diabetes comparados con hombres que tenían un peso ideal y un IMC de 23 o menor.[3]

Otro factor que también ha demostrado contribuir a la prevención de la diabetes es evitar el sobrepeso en ciertas comunidades. Mantener un peso saludable reduciría en 62% la incidencia de diabetes de Tipo 2 entre mexicoamericanos y un 74 por ciento en blancos no latinos.[4] La genética y otros factores que discutiremos más adelante pueden conducir a una diabetes de Tipo 2 a personas cuyo peso corporal esté dentro de un rango normal.

¿QUÉ SIGNIFICA EL SOBREPESO?

¿Con cuánto peso puede correr riesgo? Eso depende. Los términos *peso normal, sobrepeso* y *obeso,* realmente son formas de describir rangos de peso, no pesos exactos. Por esto, la ciencia médica ha dejado de utilizar las gráficas de peso por estatura para determinar el nivel de exceso de peso de la persona. Las gráficas adoptaron un sistema universal que definía el rango normal de manera muy amplia y no tenía en cuenta la composición corporal.

Desde 1998, los médicos han utilizado los parámetros de peso corporal establecidos por los Institutos Nacionales de Salud. Estos parámetros se basan en lo que se denomina como el Índice de Masa

¿QUÉ SIGNIFICA SU IMC?

Los médicos utilizan el IMC para clasificar el peso de un individuo así:

Rango de peso normal: IMC entre 20 y 24.9
Sobrepeso: IMC entre 25 y 29.9
Obesidad: IMC de 30 o más
Obesidad extrema o mórbida: IMC de 40 o más[5]

Corporal (IMC). El IMC utiliza una fórmula matemática para comparar su estatura con su peso. (Hay una fórmula diferente del IMC para niños y adolescentes que encontrará en el Capítulo 24. Para encontrar su IMC, utilice la tabla en las páginas 30–31.)

Según esta tabla, una mujer de 64 pulgadas (5 pies y 4 pulgadas) de estatura y con un peso entre 110 y 144.9 libras está dentro del rango normal de peso para su estatura. Sin embargo, como regla general, usted querrá que su IMC esté entre 20 y 22, de manera que en este caso, ella debería pesar, idealmente, entre 116 y 128 libras. La diferencia en libras en los niveles de IMC tiene en cuenta las diferentes constituciones y tipos corporales. Si esta misma mujer pesara entre 145 y 173 libras, tendría sobrepeso; si pesara 174 libras o más, sería obesa. Para clasificarse como obesa mórbida, debería pesar más de 232 libras. (Los términos *obesidad extrema* y *mórbida* se utilizan para personas que tienen un sobrepeso tan considerable que éste interfiere con las funciones físicas básicas como la respiración.) La tabla de IMC le permite ver con rapidez y precisión dónde está ubicado usted en el rango del peso respecto a su estatura. Si tiene sobrepeso o es obeso, también le dará una idea del rango más saludable en el que usted debería estar.

Sin embargo, la tabla de IMC tiene algunas limitaciones. Si usted es muy musculoso, su IMC podría incluirse en la categoría de sobrepeso aunque usted estuviera en forma y tuviera un porcentaje de grasa corporal normal o bajo. Un problema más preocupante sería que usted se ubicara dentro del rango normal del peso de la tabla del IMC, así sea porque está débil debido a su mala salud, y en cuyo caso su peso debería ser mayor. Para aquellas personas que tengan más de sesenta y cinco años, los rangos de IMC serán un poco mayores.[6] No obstante, el IMC es una muy buena indicación de su peso, comparado con el rango normal.

Una manera más precisa de saber si usted tiene sobrepeso es averiguando su porcentaje de grasa corporal. Esta medición no se realiza por medio de un examen estandarizado en un consultorio médico normal, sino que requiere un equipo especial y no suele ser exacto. Sin embargo, es recomendable para monitorear el comportamiento de su peso, especialmente si usted hace ejercicio, para determinar si está perdiendo grasa y aumentando su masa muscular.[7]

Para utilizar esta tabla, encuentre su estatura (en pulgadas) en la columna de la izquierda. Luego en esa misma línea, busque su peso en libras. El número que encabeza esa columna es su IMC.

TABLA DEL ÍNDICE DE MASA CORPORAL (IMC)

		NORMAL					SOBREPESO						OBESIDAD			
IMC	19	20	21	22	23	24	25	26	27	28	29	30	31	32	33	34	35
ESTATURA (PULGADAS)					PESO CORPORAL (LIBRAS)											
58	91	96	100	105	110	115	119	124	129	134	138	143	148	153	158	162	167
59	94	99	104	109	114	119	124	128	133	138	143	148	153	158	163	168	173
60	97	102	107	112	118	123	128	133	138	143	148	153	158	163	168	174	179
61	100	106	111	116	122	127	132	137	143	148	153	158	164	169	174	180	185
62	104	109	115	120	126	131	136	142	147	153	158	164	169	175	180	186	191
63	107	113	118	124	130	135	141	146	152	158	163	169	175	180	186	191	197
64	110	116	122	128	134	140	145	151	157	163	169	174	180	186	192	197	204
65	114	120	126	132	138	144	150	156	162	168	174	180	186	192	198	204	210
66	118	124	130	136	142	148	155	161	167	173	179	186	192	198	204	210	216
67	121	127	134	140	146	153	159	166	172	178	185	191	198	204	211	217	223
68	125	131	138	144	151	158	164	171	177	184	190	197	203	210	216	223	230
69	128	135	142	149	155	162	169	176	182	189	196	203	209	216	223	230	236
70	132	139	146	153	160	167	174	181	188	195	202	209	216	222	229	236	243
71	136	143	150	157	165	172	179	186	193	200	208	215	222	229	236	243	250
72	140	147	154	162	169	177	184	191	199	206	213	221	228	235	242	250	258
73	144	151	159	166	174	182	189	197	204	212	219	227	235	242	250	257	265
74	148	155	163	171	179	186	194	202	210	218	225	233	241	249	256	264	272
75	152	160	168	176	184	192	200	208	216	224	232	240	248	256	264	272	279
76	156	164	172	180	189	197	205	213	221	230	238	246	254	263	271	279	287

Fuente: Adaptado de *Clinical Guidelines on the Identification, Evaluation, and Treatment of Overweight and Obesity in Adults: The Evidence Report.*

LA DIABETES Y EL IMC

El riesgo que tiene un individuo de contraer diabetes aumenta proporcionalmente al incremento de su IMC. En los Estados Unidos, dos

	Obesidad							Obesidad extrema										
36	37	38	39	40	41	42	43	44	45	46	47	48	49	50	51	52	53	54
							Peso Corporal (libras)											
172	177	181	186	191	196	201	205	210	215	220	224	229	234	239	244	248	253	258
178	183	188	193	198	203	208	212	217	222	227	232	237	242	247	252	257	262	267
184	189	194	199	204	209	215	220	225	230	235	240	245	250	255	261	266	271	276
190	195	201	206	211	217	222	227	232	238	243	248	254	259	264	269	275	280	285
196	202	207	213	218	224	229	235	240	246	251	256	262	267	273	278	284	289	295
203	208	214	220	225	231	237	242	248	254	259	265	270	278	282	287	293	299	304
209	215	221	227	232	238	244	250	256	262	267	273	279	285	291	296	302	308	314
216	222	228	234	240	246	252	258	264	270	276	282	288	294	300	306	312	318	324
223	229	235	241	247	253	260	266	272	278	284	291	297	303	309	315	322	328	334
230	236	242	249	255	261	268	274	280	287	293	299	306	312	319	325	331	338	344
236	243	249	256	262	269	276	282	289	295	302	308	315	322	328	335	341	348	354
243	250	257	263	270	277	284	291	297	304	311	318	324	331	338	345	351	358	365
250	257	264	271	278	285	292	299	306	313	320	327	334	341	348	355	362	369	376
257	265	272	279	286	293	301	308	315	322	329	338	343	351	358	365	372	379	386
265	272	279	287	294	302	309	316	324	331	338	346	353	361	368	375	383	390	397
272	280	288	295	302	310	318	325	333	340	348	355	363	371	378	386	393	401	408
280	287	295	303	311	319	326	334	342	350	358	365	373	381	389	396	404	412	420
287	295	303	311	319	327	335	343	351	359	367	375	383	391	399	407	415	423	431
295	304	312	320	328	336	344	353	361	369	377	385	394	402	410	418	426	435	443

tercios de los adultos hombres y mujeres diagnosticados con diabetes tienen un IMC superior a 27. Como puede ver en la tabla de IMC que aparece arriba, un IMC de 27 clasifica a una persona con sobrepeso, pero no como obesa.[8,9]

El Doctor Atkins decía que casi nunca vio a un paciente con un

INFORME DE INVESTIGACIÓN: MUJERES, AUMENTO DE PESO Y DIABETES

En un artículo publicado en 1995, unos investigadores estudiaron el peso y el aumento de éste como posibles factores de riesgo de contraer diabetes de Tipo 2. Observaron a más de 114,000 mujeres entre los treinta y los cincuenta y cinco años de edad quienes fueron parte del Nurse's Health Study, realizado entre 1976 y 1990.[10]

No es nada sorprendente que los investigadores hayan encontrado que el síntoma principal de diabetes entre estas mujeres era el índice de masa corporal. Cuanto más alto era su IMC, mayor era su riesgo. Incluso las mujeres que se encontraban en el límite superior del peso normal, cuyo IMC era de 24, tenían un alto riesgo.

Mientras más pese una mujer, mayor será su riesgo de diabetes, como se muestra en la siguiente tabla.

IMC	RIESGO DE DIABETES
22	< 1
25–26.9	8.1 veces mayor
29–30.9	27.6 veces mayor
35+	93.2 veces mayor

Los investigadores también observaron el aumento de peso que tuvieron las mujeres durante los catorce años del estudio. Comparadas con las mujeres cuyo peso se mantuvo más o menos igual o aumentó menos de 11 libras, las mujeres que presentaron un mayor aumento de peso tuvieron un mayor riesgo de diabetes, como se muestra en la siguiente tabla:

AUMENTO DE PESO EN CATORCE AÑOS	Y	RIESGO RELATIVO DE DIABETES
Hasta 11 lb. de aumento		1
De 11 a 17 lb. de aumento		1.9 veces mayor
De 17 a 24 lb. de aumento		2.7 veces mayor
44 lb. de aumento		12.3 veces mayor

Incluso en las mujeres que se ubicaron dentro de la categoría de IMC normal, un ligero aumento de peso incrementó su riesgo de diabetes. Las mujeres que comenzaron el estudio con un IMB entre 22 y 25 y aumentaron solamente de 11 a 15 libras (de 5 a 6.9 kg) durante los catorce años, tuvieron un riesgo de diabetes 1.6 veces mayor.[11]

IMC superior a 30 que no fuera camino a la diabetes o que ya no la padeciera.

Larry H. es un paciente notable en este sentido. Varios años antes de ver al Doctor Atkins, su médico le dijo que se encontraba al borde de la diabetes y lo puso en un tratamiento con varios medicamentos. Larry, quien tenía sobrepeso, se tomó los medicamentos pero no cambió su dieta rica en carbohidratos. Cuando llegó al consultorio, había subido de peso y su IMC era casi de 37. El Doctor Atkins lo examinó y supo que tenía diabetes de inmediato. Su azúcar sanguíneo en ayunas confirmó sus sospechas; era de 201 mg/dL.

LOS RIESGOS DEL SOBREPESO EN LA SALUD

Si tiene unas libras de más, usted está tentando al destino en más de una forma. Sobre todo, ser obeso incrementa de manera significativa su riesgo de desarrollar el síndrome metabólico y todas sus complicaciones potenciales. Es tan importante que usted comprenda esta condición, que hemos dedicado un capítulo entero a ella. Sin una comprensión de los cambios anormales en su química, le será imposible comprender por qué el control de los carbohidratos es fundamental para la prevención de la diabetes. El sobrepeso también está relacionado con enfermedades en la vesícula biliar, varias formas de cáncer, osteoartritis, asma, apnea durante el sueño, dificultades respiratorias, complicaciones en el embarazo, síndrome poliquístico de ovarios (SPO) y un mayor riesgo de intervención quirúrgica.[12]

Si tiene sobrepeso, bajos niveles de colesterol HDL y triglicéridos altos, existe una muy buena posibilidad de que usted también sea

AUMENTO EN EL RIESGO DE ENFERMEDADES
RELACIONADAS CON EL PESO

Enfermedad	IMC 25 O MENOS	IMC 25-30	IMC 30-35	IMC 35+
Artritis	1.00	1.56	1.87	2.39
Enfermedad cardiaca	1.00	1.39	1.86	1.67
Diabetes Tipo 2	1.00	2.42	3.35	6.16
Cálculos biliares	1.00	1.97	3.30	5.48
Hipertensión	1.00	1.92	2.82	3.77
Infarto	1.00	1.53	1.59	1.75

Fuente: The Lewin Group "Costs of Obesity," publicado en Sept. 2000, disponible en http://www.lewin.com/_Publications/Uncategorised/Publication-8.htm

insulino-resistente y tenga un alto riesgo de prediabetes o diabetes. Si a esto le suma una presión sanguínea alta o cualquier otro factor de riesgo de la diabetes, las posibilidades serán aún mayores. Aunque usted todavía no sea insulino-dependiente y tenga el colesterol y la presión sanguínea en niveles normales, no quiere decir que sea inmune a la diabetes o a otros problemas de salud. La tabla (direccional) muestra cómo tendrá mayor riesgo de contraer varias enfermedades crónicas si tiene sobrepeso o es obeso, comparado con su riesgo si su peso es normal (IMC de 24,9 o menos).

ESAS LLANTAS DESAGRADABLES

Puede parecerle extraño, pero tener la mayoría del exceso del peso concentrado en el área abdominal—a veces llamado como tener figura de manzana—aumenta el riesgo de diabetes. (Explicaremos en mayor detalle este importantísimo factor de riesgo en el siguiente capítulo.) Diversos estudios han mostrado que tener una gran diferencia en el radio entre cintura y caderas, o una cintura más ancha, es un poderoso síntoma de riesgo de diabetes. Aunque su peso esté dentro de lo normal para su estatura, la forma en que su grasa corporal está distribuida juega un papel importante. Cuanta más grasa abdominal tenga, mayor será su riesgo de diabetes.[13-15]

Además, cuando los investigadores comparan personas con el mismo IMC—en otras palabras, personas que tienen aproximadamente el mismo peso y estatura—invariablemente encuentran que los que tienen más grasa abdominal tienen los peores perfiles lipídicos.

ESTRÉS RELACIONADO CON LOS EXCESOS

Todos sabemos que el estrés es nocivo, pero las múltiples formas en que puede afectar su salud son realmente sorprendentes. Muchas personas adquieren sobrepeso cuando tienen mucho estrés; los altos niveles de estrés pueden llevar a la obesidad, que a su vez puede conducir a la diabetes. Vivir bajo mucho estrés en el trabajo es otro factor amenazante: su organismo produce amplias cantidades de hormonas del estrés como el cortisol. Entre otras cosas, las hormonas del estrés incrementan el apetito y aumentan los niveles de insulina, los cuales suelen producir deseos de consumir carbohidratos y dulces, y el ciclo se repite una y otra vez. Peor aún, el peso que usted aumenta tiende a acumularse en el área abdominal, lo cual, como ya hemos dicho, incrementa su riesgo de contraer diabetes.[16] Algunas personas comen cuando sienten estrés, otras beben más alcohol y otras hacen ambas cosas. El abuso del alcohol es otro factor de riesgo que puede conducirlo a la diabetes.[17]

Una de las razones es que un gran consumo de alcohol incrementa sus niveles de cortisol. Otra razón es que el abuso del alcohol a largo plazo puede afectar el páncreas y alterar la producción normal de insulina. El abuso del alcohol también afecta su hígado, y puesto que dicho órgano juega un papel importante en el control del azúcar sanguíneo, esto puede contribuir a la diabetes. Sumando a ese ciclo nocivo, el abuso del alcohol puede hacer que usted suba unas cuantas libras de más.

Como puede darse cuenta, el sobrepeso puede ser el mayor factor de riesgo de diabetes de Tipo 2, pero no es el único. Tener cualquier factor de riesgo es una señal de advertencia de que probablemente usted ya va camino a una diabetes. Sin embargo, mientras más factores de riesgo tenga y mayor tiempo pase, mayor será la posibilidad de que usted desarrolle esta enfermedad. En el próximo capítulo analizaremos un conjunto de factores de riesgo de enfermedad que usted podría tener si sigue por el camino de la diabetes.

¿ENTIENDE EL ÍNDICE DE MASA CORPORAL?

1. Usted está en el rango de peso normal cuando su IMC es: _____
2. Usted está en el rango del sobrepeso cuando su IMC es: _____
3. Usted está en el rango de obesidad cuando su IMC es: _____
4. Usted está en el rango de obesidad mórbida cuando su IMC es: _____

Respuestas

1. 20–24.9 2. 25–29.9 3. 30–39.9 4. 40 o más

¿Cuál es mi posición en la tabla de IMC?

Mi peso: _____

Mi estatura: _____

Mi IMC:

Normal _____

Sobrepeso _____

Obeso _____

Capítulo 4

UN QUINTETO MORTAL: CONOZCA EL SÍNDROME METABÓLICO

El síndrome metabólico es un grupo de cinco factores de riesgo diverso que al combinarse indican que usted es propenso a contraer diabetes, hipertensión y enfermedades en las arterias coronarias (del corazón).[1]

Si usted tiene este síndrome y no hace nada al respecto, es casi seguro que terminará con una enfermedad que pondrá su vida en riesgo. Como las prácticas médicas actuales no recomiendan exámenes para determinar los niveles de insulina/azúcar en la sangre lo más rápido posible—aunque el Doctor Atkins creía que deberían hacerlo—cada uno de ustedes debe actuar inmediatamente y estar atento. Todos debemos ser compañeros activos en el cuidado de nuestra salud si vamos a confrontar efectivamente la epidemia de lo que el Doctor Atkins definió como "diabesidad." Los síntomas del síndrome metabólico se deben identificar rápidamente y tomarse en serio. Si le enseñamos a reconocer las señales de alerta de este peligroso síndrome, usted podrá tomar medidas para detenerlo de inmediato. Confiamos en que una vez usted termine de leer este libro, entenderá por qué realmente la mejor solución—realmente la única—es controlar los carbohidratos con el Programa Atkins para el Control del Azúcar Sanguíneo (PACAS).

¿CÓMO EMPIEZA TODO?

Así como la diabetes, el aumento de peso es un proceso gradual. Las libras de grasa pueden cambiar sigilosamente a través de los años sin que se noten. Sin embargo, antes de que usted suelte un par de agujeros de su cinturón, esas libras de más ya habrán comenzado a afectar su salud.

Solemos pensar en el exceso de peso como una forma simple que tiene el organismo para almacenar grasa adicional—y pensamos que esos rollos de carne son una especie de bancos de almacenamiento flojos. De hecho, su grasa corporal no se queda quieta allí; es metabólicamente activa y constantemente secreta sustancias químicas como hormonas y citoquinas. Estos mensajeros químicos son miembros inocentes del sistema corporal de comunicación normal entre las células. Así como una infección en su dedo causa inflamación, calor y enrojecimiento en el área, esta sobrecarga de secreciones químicas producen lo mismo en su endotelio (las células que forran sus vasos sanguíneos) debido al exceso de grasa en el cuerpo. La diferencia es que usted no puede ver ni sentir la inflamación. El proceso es complejo y ocurre lentamente al principio, pero comienza casi al mismo tiempo que usted gana esas libras de más.

Las células del endotelio regulan la forma en que los nutrientes y otras sustancias de su corriente sanguínea llegan a las células. Cuando el endotelio se inflama, los procesos normales del organismo comienzan a afectarse. A medida que usted continúa aumentando de peso, especialmente debido a un estilo de vida sedentario y a una dieta rica en carbohidratos, la inflamación empeora y el efecto sobre su endotelio se vuelve más severo. Usted desarrolla una disfunción endotelial (DE). ¿Y adivine qué va de la mano con la DE? La resistencia a la insulina. De hecho, es el caso de la gallina y el huevo: la DE y la resistencia a la insulina están entrelazadas de tal forma que es difícil decir cuál estimula a cuál.[2,3]

ACUÑANDO UN TÉRMINO

Durante varias décadas, los médicos notaron un patrón común en un gran porcentaje de pacientes. Las personas con sobrepeso tendían a sufrir hipertensión, diabetes y enfermedades cardiacas. El Doctor Atkins observó una relación entre el exceso de grasa, la resistencia a la insulina, la enfermedad cardiaca y la diabetes. Sin embargo, no fue sino hasta la década de 1980, cuando algunos investigadores perceptivos, particularmente el doctor Gerald Reaven de la Universidad de Stanford, comenzaron a relacionar más puntos. Lo que ellos notaron fue que los pacientes que tenían obesidad abdominal, hipertensión, triglicéridos altos, colesterol HDL bajo y algunas veces azúcar sanguíneo alto en ayunas, eran mucho más propensos a contraer diabetes de Tipo 2, hipertensión y enfermedad arterial coronaria.[4]

Los médicos llaman síndrome a un grupo de señales y síntomas relacionados entre sí, de manera que el doctor Reaven acuñó el término para este grupo de señales como síndrome X. Aún se le llama así en algunas ocasiones, pero hoy en día la mayoría de los investigadores y médicos lo llaman síndrome metabólico. Pese a que muchos médicos con orientación nutricionista han estado diagnosticando este síndrome—con o sin nombre—el establecimiento médico americano sólo aceptó su existencia en el año 2001, cuando el tercer Panel de Tratamiento del Adulto (PTA III) del Programa Nacional de Educación sobre Colesterol (PNEC), lo definió oficialmente. En aras de continuar con el enfoque a base de medicamentos para el tratamiento de la enfermedad, que es la característica principal de la medicina Occidental, el PTA III estableció que el control del síndrome metabólico era algo secundario para controlar el colesterol LDL. Este enfoque no tiene en cuenta el desequilibrio subyacente que lleva al síndrome metabólico. Discutiremos este aspecto más adelante, en el capítulo sobre la enfermedad cardiaca.[5]

La Organización Mundial de la Salud (OMS) dio otra definición del síndrome metabólico en 1999. De cierto modo, las dos definiciones son diferentes, pero emplearemos la del PTA III, ya que es la utilizada en los Estados Unidos.[6] (Vea la página 41 para la definición de la OMS.)

PARÁMETROS PARA EL SÍNDROME METABÓLICO

Usted padece oficialmente el síndrome metabólico si tiene tres o más de estos síntomas:

- Obesidad abdominal: Una cintura cuyo diámetro sea mayor de 40 pulgadas (102 cm) en hombres y 35 pulgadas (88 cm) en mujeres. (Discutiremos este importante factor de riesgo en la página 125.)
- Triglicéridos altos: 150 mg/dL o más.
- Colesterol HDL bajo: Menos de 40 mg/dL para los hombres y menos de 50 mg/dL para las mujeres.
- Hipertensión: 135/85 mmHg o más.
- Azúcar sanguíneo alto en ayunas: 110 mg/dL o más.[7]

¿Cuántas personas encajan dentro de estos parámetros? Demasiadas. Hoy en día, alrededor del 25 por ciento de todos los adultos americanos padecen síndrome metabólico. Cuanta más edad tenga usted, más propenso estará: El 44 por ciento de la población estadounidense mayor de cincuenta años encaja dentro de estos parámetros.[8]

En realidad, es probable que más del 44 por ciento de la población padezca este síndrome. La definición del PTA III no incluye la resistencia a la insulina como un síntoma, y sólo tiene en cuenta el azúcar de la sangre en ayunas. Desafortunadamente, cuando usted tiene un azúcar sanguíneo alto, probablemente ha tenido resistencia a la insulina por muchos años y su organismo se ha afectado durante todo ese tiempo. El Doctor Atkins atendió a muchos pacientes con sobrepeso leve y presión sanguínea y triglicéridos relativamente altos. A pesar de que ellos no tenían síndrome metabólico según la definición formal del término, ya estaban en las etapas iniciales. Una intervención temprana es la clave para preservar su salud y salvar vidas.

EL SÍNDROME METABÓLICO Y LA PREDIABETES

El síndrome metabólico y la prediabetes son esencialmente intercambiables. Ambos son precursores de una diabetes crítica. Sólo alrededor del 13 por ciento de las personas que llegan a contraer diabetes no se ajustan a la definición formal del síndrome metabólico.[11] Como cardiólogo que era, el Doctor Atkins reconoció hace mucho tiempo el vínculo entre el aumento de peso, la resistencia a la insulina y el ulterior desarrollo de la diabetes y la enfermedad del corazón. Si usted no tiene altos niveles de azúcar en la sangre, los otros síntomas del síndrome metabólico harán que usted tenga un mayor riesgo de contraer

LA DEFINICIÓN DE LA OMS

En 1998, la Organización Mundial de la Salud propuso una definición del síndrome metabólico, la cual es ampliamente utilizada fuera de los Estados Unidos.[9] Existen algunas diferencias significativas dentro de los componentes de las definiciones de la OMS y la del PTA III utilizadas en los Estados Unidos. La definición de la OMS hace mayor énfasis en el azúcar de la sangre, utiliza un límite máximo superior para la presión sanguínea alta e incluye la presencia de pequeñas cantidades de proteína en la orina, conocida como microalbuminuria.

Según la definición de la OMS, usted padece de síndrome metabólico si tiene trastornos en la tolerancia a la glucosa, trastornos de la glucosa en ayunas, diabetes o resistencia a la insulina, además de dos o más de los siguientes síntomas:[10]

- Hipertensión: 140/90 mmHg o más
- Triglicéridos altos: 150 mm/dL o más (1.7 mmol/L o más)
- Colesterol HDL bajo: 35 mg/dL o menos (0.9 mmol/L o menos) para hombres; 39 mg/dL (1.0 mmol/L) para mujeres
- Obesidad central: Relación cintura/caderas superior a 0.90 para hombres; 0.85 o más para mujeres y/o un IMC superior a 30
- Microalbuminuria: Tasa de excreción de albúmina urinaria de 20 µg/min o más, o una relación de albúmina/creatinina de 30 mg/g o más

enfermedades del corazón y paro cardiaco. Si tiene en cuenta que los triglicéridos elevados y el bajo HDL, que son parte del síndrome metabólico, son resultado de un metabolismo anormal de la insulina/glucosa, la relación es clara.[12] Estas señales de alarma están mezcladas, son interdependientes y, cuando usted presenta algunas de ellas, el panorama es como una bomba de tiempo.

CAUSAS Y CONSECUENCIAS DEL ESTILO DE VIDA

Los dos principales factores del estilo de vida que causan el síndrome metabólico son exactamente los mismos que pueden conducir a la diabetes: una dieta rica en carbohidratos e inactividad física.

Pero así como el estilo de vida juega el papel más importante en el desarrollo del síndrome metabólico, también puede jugar el papel más importante en la prevención o reversión del mismo. Teniendo en cuenta ese estilo de vida, veamos de cerca los cinco síntomas del síndrome metabólico:

Obesidad Abdominal

Comúnmente les dicen rollitos, llantas o panza cervecera. Los médicos le llaman obesidad troncal, obesidad abdominal, obesidad central o adiposidad visceral. Cualquiera que sea el nombre, su abdomen protuberante se debe al almacenamiento de grasa alrededor de sus intestinos y órganos abdominales, así como debajo de su piel. La grasa acumulada de esta forma es mucho más peligrosa para su salud que la almacenada bajo la piel de sus caderas y muslos.[13-15] Los médicos utilizan la relación cintura/caderas (RCC) o diámetro de la cintura para definir el punto en el cual el almacenamiento de grasa abdominal representa un riesgo para su salud. Esto se debe a que una gran cantidad de grasa abdominal hace que el diámetro de su cintura sea mayor que el de sus caderas. Para calcular su RCC, mida su cintura a la altura del ombligo y las caderas, luego divida el número de la cintura por el de las caderas. Por ejemplo, si su cintura mide 36 pulgadas y sus caderas 40, su RCC es 0.9. Mientras mayor sea su RCC, su cuerpo tenderá a presentar forma de "manzana." Una manera menos científica de evaluarse es mirar su perfil corporal en un espejo. Si su silueta es más voluminosa en la zona media de su cuerpo que en las caderas, usted tiene forma de "manzana." Si su silueta es más voluminosa en las caderas, entonces su cuerpo tiene forma de "pera." Si usted tiene forma de "manzana," correrá un mayor riesgo de presentar problemas de salud relacionados con el azúcar de la sangre, que alguien con un cuerpo en forma de "pera," aún si ambos tienen la misma estatura y peso.[16]

Ahora, si usted tiene un cuerpo en forma de "pera," no crea que está fuera de peligro: usted tiene un mayor riesgo de problemas de salud que aquellas personas con peso normal, especialmente si su IMC es superior a 30, así la mayoría de su peso esté concentrada en las caderas.[17] No importa en qué lugar de su cuerpo esté acumulada, cuanta más grasa tenga, más probabilidades tendrá de padecer el síndrome metabólico.

El devastador efecto de la grasa abdominal podría llevarlo a una situación paradójica: Es posible que usted tenga el peso normal para su estatura y contextura o que sólo tenga un ligero sobrepeso, pero aun así usted será lo que se conoce como "metabólicamente obeso."[18]

Tengo un paciente que ilustra perfectamente la obesidad metabólica. Selma M. tenía cuarenta y ocho años de edad, medía cinco pies y tres pulgadas de estatura, pesaba 158 libras y su IMC era de 28 cuando la vi por primera vez. Selma tenía sobrepeso sin ser obesa, pero tenía el peor perfil lipídico imaginable. Su colesterol HDL era de sólo 20, mientras sus triglicéridos estaban por las nubes: 2,208. La puse bajo el Programa Nutricional de Atkins y los cambios que presentó durante el año siguiente fueron admirables. Apenas bajó una libra de peso, pero su colesterol HDL subió a 31 y sus triglicéridos bajaron a tan sólo 147. Lo que es aún mejor, su grasa corporal disminuyó de 36 a 27.5 por ciento. Después de casi cinco años, ha perdido un total de 10 libras, tiene un colesterol total de 149, triglicéridos de 84 y un HDL de 39. Debo agregar que ella comenzó un programa de ejercicios en el 2002, por lo que estos notables resultados se debieron solamente a su programa alimenticio.
—MARY VERNON, M.D.

No comprendemos exactamente por qué la grasa abdominal es tan perjudicial. Tampoco entendemos por qué algunas personas son más sensibles a la grasa abdominal. Sin embargo, y así como Selma, algunas personas desarrollarán problemas graves y delicados de lípidos y de azúcar sanguíneo si su sobrepeso se concentra en el torso, así sea poco. Es importante tener en cuenta que a pesar de estar en el límite superior normal, a veces será razón suficiente para que aparezca el síndrome metabólico, especialmente si usted tiene exceso de peso en la zona media del cuerpo.

La buena noticia es que el PACAS revierte el síndrome metabólico, sin importar cuál sea su peso o cómo esté distribuido. Numerosos estudios han mostrado que perder peso y hacer ejercicio moderado todos los días (el cual aumenta la masa muscular), puede ser suficiente para ayudarle a perder una parte de esa grasa abdominal y evitar la posibilidad de padecer el síndrome metabólico.

El Doctor Atkins observó con frecuencia este fenómeno en sus pacientes, y Marty K. es un buen ejemplo. Cuando el Doctor Atkins lo vio por primera vez, medía cinco pies y ocho pulgadas, pesaba 208 libras y ya había sido diagnosticado con síndrome metabólico y resistencia a la insulina. Su médico de cabecera lo había sometido a una dieta baja en grasas y proteínas (lo que por definición es una dieta rica en carbohidratos). Todo lo que este médico le hizo a Marty fue dejarlo sin energía, hasta el punto de que casi no podía caminar y mucho menos hacer ejercicio. Cuando él se dio cuenta de que no sólo no estaba perdiendo peso, sino que comenzaba a tener episodios hipoglicémicos, decidió buscar otra alternativa y visitó al Doctor Atkins. Marty fue puesto de inmediato bajo el programa de carbohidratos controlados. En cinco semanas había perdido peso y sus episodios hipoglicémicos se detuvieron, su azúcar y sus lípidos sanguíneos mejoraron notablemente y pronto se sintió con la energía suficiente para iniciar un programa de ejercicios. Esto aceleró su pérdida de peso y mejoró aún más sus lípidos y su azúcar sanguíneos.

Triglicéridos Elevados

Los triglicéridos en la sangre no son más que pequeñas gotas de grasa. Cuantas más floten por su corriente sanguínea, mayor será su riesgo

INFORME DE INVESTIGACIÓN:
LOS PELIGROS DE UNA PANZA VOLUMINOSA

¿Cuánto aumenta su riesgo de contraer enfermedades del corazón y diabetes si tiene el síndrome metabólico? Mucho, de acuerdo con los resultados de varios estudios. Veamos uno reciente, el "Estudio de prevención coronaria del oeste de Escocia." Este estudio observó a más de 12,000 hombres que tenían el colesterol LDL ligeramente alto. Al comienzo del estudio, ninguno de ellos tenía diabetes ni había sufrido ataques cardiacos, pero alrededor del 26 por ciento padecía síndrome metabólico según la definición del Programa Nacional de Educación sobre el Colesterol. Cuando terminó el estudio, cerca de cinco años después, los hombres con síndrome metabólico habían desarrollado enfermedad cardiaca a una tasa casi el doble que la de aquellos que no lo padecían. En otras palabras, su riesgo de enfermedad del corazón debido al síndrome metabólico equivalía a tener diez años más de su edad actual o a ser fumadores. La tasa de diabetes fue aún más impresionante: los hombres con síndrome metabólico tuvieron un riesgo 3.5 veces mayor de contraer diabetes que los hombres que no tenían el síndrome. Cuando los investigadores observaron a aquellos que tenían cuatro de los cinco síntomas del síndrome metabólico (en vez del mínimo de tres), el riesgo de diabetes se disparó a 24.5 veces más que el que tenían los hombres sin el síndrome metabólico.[19]

Al Doctor Atkins no le sorprendió eso, pues había observado esta relación durante muchos años, ya que para su evaluación estándar de anormalidades de la insulina y la glucosa utilizaba exámenes más exhaustivos que los recomendados. Él desarrolló el PACAS para tratar este problema desde su origen, ya que lo más indicado es intervenir tan pronto como sea posible, especialmente cuando las consecuencias son severas, así como lo muestra claramente este estudio. Evitar estos lamentables resultados beneficia no sólo al paciente sino a toda nuestra sociedad, permitiendo que un mayor número de personas sean más productivas por más tiempo y evitando costos astronómicos en el tratamiento de ataques cardiacos, infartos y diabetes.

de sufrir un ataque cardiaco. Si su nivel de triglicéridos es de 150 mg/dL o más, su riesgo es definitivamente alto; cuanto más suba, mayor será su riesgo. El Doctor Atkins creía que el peligro de los triglicéridos altos es tan serio, que el nivel óptimo debería ser menor a 100 mg/dL. Afortunadamente, los triglicéridos responden bien a los cambios en el estilo de vida. ¿Recuerdan a Selma M., que era un caso extremo, con un nivel de triglicéridos por encima de 2,000?

Una situación más común responderá igualmente bien al control de carbohidratos. Uno de los casos más notables es el de Muriel R. Cuando el Doctor Atkins la vio por primera vez, pesaba 150 libras y medía cinco pies. Con un historial de treinta años con diabetes de Tipo 2, tomaba cinco medicamentos. Sus lípidos iniciales mostraron un colesterol total de 318, triglicéridos de 1,455, un HDL de 63 y un azúcar sanguíneo en ayunas de 196. Después de tres meses, su colesterol había disminuido significativamente a 202, sus triglicéridos bajaron a 101, su HDL era 56 y su azúcar sanguíneo en ayunas descendió a 143.

Colesterol HDL Bajo

La lipoproteína de alta densidad (HDL) es usualmente llamada colesterol "bueno" porque elimina el colesterol de sus arterias y de otros lugares de almacenamiento y lo lleva de nuevo al hígado, donde es reciclado. Cuanto más alto sea su nivel de colesterol HDL, tanto mejor. Las personas con síndrome metabólico usualmente tienen niveles demasiado bajos: 40 mg/dL o menos para hombres y 50 mg/dL o menos para mujeres. Los factores del estilo de vida que disminuyen el HDL incluyen la adicción a la nicotina, la vida sedentaria y, por supuesto, una dieta rica en carbohidratos.[27-29]

La Hipertensión

Como su médico examina su presión sanguínea en cada visita y como usted también lo puede hacer, la hipertensión puede ser el primer síntoma del síndrome metabólico que usted logre detectar. Los parámetros médicos más recientes para diagnosticar la hipertensión, de acuerdo con el Instituto Nacional de Corazón, Sangre y Pulmón,

CARBOHIDRATOS ALTOS, TRIGLICÉRIDOS ELEVADOS

Se sabe que una dieta rica en carbohidratos aumenta los triglicéridos, independientemente de su peso o de si sus niveles de insulina son anormales o no.[20,21] Luego de haber tratado a miles de pacientes, sabemos que los triglicéridos disminuyen rápidamente y de manera consistente cuando se presenta una reducción en el consumo de carbohidratos. Controle sus carbohidratos y su número de triglicéridos disminuirá significativamente.

Según la Asociación Americana del Corazón, sustituir carbohidratos por grasas puede elevar los triglicéridos y disminuir el colesterol HDL ("bueno") en algunas personas.[22] La mayoría de los médicos insisten en decirle a los pacientes que aumentan de peso con mucha facilidad que supriman la carne y las grasas. Para algunos, este consejo es una receta para el desastre ¿por qué? Disminuir las grasas y proteínas en su dieta inevitablemente significa incrementar los carbohidratos. Esto hace que el metabolismo almacene grasas y tenga unos triglicéridos más altos. Además, la persona tendrá una sensación permanente de hambre y oscilaciones en su azúcar sanguíneo. Sin embargo, cuando esta situación se revierte, es decir, cuando se eliminan los carbohidratos y se reemplazan con una dieta de grasas y proteínas, ocurre lo opuesto. El metabolismo del azúcar se normaliza, los triglicéridos disminuyen, el colesterol HDL aumenta y la grasa corporal se pierde.[23-26]

Todos estos beneficios se dan sin que usted sienta hambre ni irritabilidad, características de los programas dietéticos bajos en grasas y en calorías. Si además hace ejercicio, optimizará los niveles de HDL y acelerará el proceso de disminución de grasa.

dicen que un ligero aumento de la presión sanguínea—entre 120/80 y 139/89 mmHg—se considera actualmente como prehipertensión.[39] Usted puede tomar medidas ahora mismo para evitar una futura hipertensión, pues la presión sanguínea responde muy bien a la pérdida de peso y al incremento del ejercicio.

EL LDL, LOS MEDICAMENTOS A BASE DE ESTATINAS Y EL SÍNDROME METABÓLICO

Quizá haya notado que un alto nivel de colesterol de lipoproteína de baja densidad (LDL), a menudo llamado colesterol "malo," pues sus altos niveles se asocian con enfermedades del corazón, no es uno de los síntomas del síndrome metabólico. Debido a la publicidad de los medicamentos a base de estatinas, que se supone disminuyen el colesterol LDL, usted podrá creer que tener altos niveles es casi una garantía de un ataque cardiaco, pero la verdad es otra. Una garantía más probable de un evento cardiaco, como lo han demostrado numerosos estudios, es la combinación de un HDL bajo y triglicéridos altos.

A pesar de toda la propaganda, los medicamentos a base de estatinas poco contribuyen a disminuir los triglicéridos o a elevar el HDL. Pero un programa alimenticio de carbohidratos controlados y una rutina de ejercicios serán muy benéficos en este sentido. Si usted controla los carbohidratos, comenzará a estabilizar sus niveles de azúcar en la sangre, aunque es probable que no pierda peso con mucha rapidez durante esta fase. Cuando el metabolismo del azúcar de la sangre se normaliza, los triglicéridos disminuyen. Al mismo tiempo, el HDL aumenta, aunque según la experiencia del Doctor Atkins, usted podría tardarse de tres a seis meses para alcanzar un nivel óptimo. En muchos pacientes, el LDL también disminuye. A veces se presenta un incremento temporal del LDL y del colesterol total; generalmente, estos niveles bajan cuando su metabolismo vuelve a equilibrarse.[30–38]

Sin embargo, y como aprenderá en el Capítulo 9, existen otros factores además del LDL, el HDL y del colesterol total. Mediante el control de los carbohidratos, usted ejerce una influencia sobre las asas complejas de retroalimentación en las hormonas y enzimas que controlan los lípidos sanguíneos. Por ejemplo, el control de los carbohidratos detiene la sobreproducción de insulina. Cuando hay menos insulina circulando en su corriente sanguínea, las enzimas de su hígado reaccionan de tal forma que la producción de lípidos sufre una alteración. Éste es el mismo mecanismo que pretende activar los medicamentos a base de estatinas, pero estimularlo sólo por medio de la dieta significa no preocuparse por los efectos secundarios generados por las drogas. Además de evitar efectos secundarios y el considerable costo de los medicamentos, usted obtiene el beneficio adicional de disminuir sus triglicéridos y aumentar su colesterol HDL, factores que pueden ser los mayores causantes de una enfermedad del corazón.

La presión sanguínea también responde a los beneficios del Programa Atkins para el Control del Azúcar Sanguíneo, al normalizar sus altos niveles de insulina, disminuyendo así la retención de sodio, lo que a su vez libera el exceso de líquidos. Para muchos de ustedes, esto significa que su presión sanguínea probablemente disminuya rápidamente. A medida que se progresa en la pérdida de peso y en la rutina de ejercicios, su presión sanguínea podrá normalizarse sin necesidad de medicamentos.

Azúcar Sanguíneo Alto en Ayunas

Un azúcar sanguíneo alto en ayunas (100 mg/dL o más) a primera hora de la mañana, luego de un ayuno de al menos ocho horas, es un síntoma de síndrome metabólico, posiblemente el que más alarme a su médico, especialmente cuando la prediabetes ha sido diagnosticada oficialmente. (Para mayor información vea el Capítulo 5 sobre la prediabetes.) Si realmente está prestando atención, notará que el criterio utilizado para determinar el síndrome metabólico es un nivel de azúcar en la sangre de 110 mg/dL o más. Sin embargo, la reciente definición de la prediabetes equivale a un nivel menor a 100 mg/dL.

Es muy importante tener en cuenta que el azúcar sanguíneo alto en ayunas (FBS) usualmente se presenta cuando las personas ya padecen síndrome metabólico y por lo general desarrollan primero los otros síntomas. Sólo el 13 por ciento de las personas con síndrome metabólico tenía azúcar sanguíneo en ayunas elevado o estaba bajo tratamiento para la diabetes.[40]

A pesar de ello, el Doctor Atkins encontró que la gran mayoría de sus pacientes mostraban un metabolismo anormal de insulina/azúcar sanguíneo cuando fueron evaluados por él. (Vea el Capítulo 6: Diagnóstico: Diabetes). El FBS sólo detecta este problema mucho más tarde, cuando el daño ya ha comenzado.

Si el síndrome metabólico está tan estrechamente asociado a la diabetes, ¿por qué el azúcar sanguíneo alto es a menudo el último síntoma en aparecer? Porque el proceso de inflamación, de resistencia a la insulina y los cambios en su perfil metabólico comienzan a manifestarse mucho antes de que las anomalías del azúcar en la sangre puedan detectarse mediante los exámenes de sangre más usuales. Por eso usted sólo necesita tener tres de los cinco síntomas para ser diagnosticado con síndrome metabólico, y es por esto que un alto nivel de azúcar sanguíneo no necesita ser uno de ellos. Durante décadas, el Doctor Atkins revisó el azúcar de la sangre y niveles de insulina de sus pacientes cinco horas después de suministrarles glucosa, y observó por cuánto tiempo puede presentarse un desequilibrio potencialmente peligroso del azúcar sanguíneo y la insulina antes de que su azúcar sanguíneo en ayunas aumente.

OTRAS SEÑALES DEL SÍNDROME METABÓLICO

Las personas con síntomas de síndrome metabólico registran niveles tres veces más altos de proteína C-reactiva (PCR)—indicadores confiables de inflamación—que las personas que no presentan ningún síntoma.[41] Cuantos más síntomas de síndrome metabólico tenga usted, mayor será su nivel de PCR en la sangre. Este importante indicador no debe pasarse por alto, especialmente si usted tiene otros síntomas de síndrome metabólico. (Hablaremos más acerca de esto en el Capítulo 9: La Conexión Cardiaca.)

Otro factor de riesgo importante asociado con el síndrome metabólico, es lo que los médicos denominan "estado protrombótico," en el que sangre será más propensa a formar un coágulo dentro de un vaso sanguíneo. Si eso ocurre en una arteria que nutre al corazón, causa un ataque cardiaco, si sucede en una arteria que nutre el cerebro, causa un derrame, y si se da en una vena de la pierna, se llama trombosis venosa profunda o TVP, y el coágulo puede alojarse en su corazón, pulmones o cerebro. Actualmente se utilizan los exámenes de sangre para detectar señales de estado pretrombótico. (Para mayor información, vea el Capítulo 9.)

ES SU ELECCIÓN: ¿CAMBIA SU ESTILO DE VIDA O SIGUE TOMANDO MEDICAMENTOS?

Quizá haya notado que a lo largo de este capítulo hemos hablado acerca de dos elementos que contribuyen al síndrome metabólico: Una dieta rica en carbohidratos y la falta de ejercicio. El tratamiento usual para el síndrome metabólico es una dieta baja en calorías y en grasas, basada en una pirámide nutricional que es errónea. (La Pirámide Nutricional del Estilo de Vida de Atkins, presentada a la USDA, al Departamento de Salud y Servicios Humanos y a los empleados de la Casa Blanca como una alternativa, figura en el Apéndice X.) Aunque las dietas de porciones controladas como la dieta de la Asociación Americana del Corazón pueden funcionar para algunas personas, no son eficaces para muchas otras. Estas dietas podrían empeorar el síndrome metabólico, pues promueven los carbohidratos y rechazan la grasa, a menos que uno sea capaz de perder peso con ese programa.[42]

Es posible que usted no pueda compensar los efectos negativos de una dieta como ésa, incluso si aumenta su nivel de actividad física. De hecho, las dietas bajas en calorías y en grasas pueden hacer que usted pierda más masa muscular que grasa, mientras que con la opción de los carbohidratos controlados y un incremento en las proteínas, su masa muscular aumentará.[43,44] Esto puede suceder cuando su médico le diagnostique el síndrome metabólico: usted sigue al pie de la letra la dieta convencional y el programa de ejercicios que su médico le recomienda, pero su salud no mejora. Es probable incluso que suba de peso y vea cómo empeoran otros síntomas de síndrome metabólico.

Entonces, su médico le da una receta tras otra y lo llena de medicamentos a base de estatinas para la hipertensión. Usted ingiere cuatro o cinco píldoras costosas varias veces al día. Su presión sanguínea y su colesterol LDL pueden disminuir un poco, pero su cuerpo se niega a perder peso e incluso puede aumentar. Sus triglicéridos y su colesterol HDL difícilmente cambian. Pero no sólo eso: todos esos medicamentos, además de los carbohidratos en su dieta, lo hacen sentirse cansado y débil, y usted no tiene energía ni deseos de hacer ejercicio.

Sin embargo, debido a que su presión sanguínea está baja y su colesterol LDL está ligeramente mejor, su médico está satisfecho. Desafortunadamente, es probable que usted no lo esté, y que al contrario, se sienta peor, pues no está solucionando el problema de fondo. Su dieta convencional rica en carbohidratos y baja en grasas, junto con los medicamentos, no son el camino para una buena salud.

EL ESTILO ATKINS

Un paso increíblemente pequeño puede ser suficiente para retrasar la evolución del síndrome metabólico. Una pequeña pérdida de grasa— tan sólo del 7 al 10 por ciento de su peso corporal—puede brindarle mejorías significativas. Si su metabolismo deja de almacenar grasa y en vez de esto la quema, el daño progresivo en su organismo podría detenerse. Practique ejercicio de 30 a 60 minutos diarios y le será más fácil apartarse de esa peligrosa tendencia.

¿Cómo puede hacer que esto suceda? Como hemos dicho, el síndrome metabólico puede detenerse o revertirse a través de un programa de control de carbohidratos combinado con ejercicio: El Programa Atkins para el Control del Azúcar Sanguíneo ha sido diseñado específicamente para combatir el síndrome metabólico y sus consecuencias predecibles. Si usted ya ha cruzado el umbral de la diabetes, el Programa podrá ayudarle a detener el proceso hacia la enfermedad cardiaca, el infarto y otros problemas, y conducirlo hacia una mejor salud.

¿TIENE USTED SÍNDROME METABÓLICO?

Responda estas preguntas para determinar si tiene el síndrome metabólico:

1. Mi cintura es superior a 40 pulgadas
   (hombres) o a 35 pulgadas (mujeres)   Sí ❑   No ❑
2. Mis triglicéridos tienen un valor de
   150 mg/dL o más   Sí ❑   No ❑
3. Mi colesterol HDL es de 40 mg/dL o menos
   (hombres) o de 50 mg/dL o menos (mujeres) Sí ❑   No ❑
4. Mi presión sanguínea es 130/85 o más   Sí ❑   No ❑
5. Mi azúcar sanguíneo en ayunas es
   110mg/dL o más   Sí ❑   No ❑

Si contestó afirmativamente tres preguntas o más, es probable que tenga el síndrome metabólico. Por favor siga leyendo este libro, pues tendrá más elementos para discutir con su médico.

UN ESTILO DE VIDA SALUDABLE ES "MÚSICA PARA LOS OÍDOS"

Ningún hombre en la familia de Ralph ha logrado pasar de los cincuenta años de edad. Entonces, cuando se trata de elogiar el Programa Nutricional Atkins, este *disc jockey* de cincuenta y un años de edad les da un "concierto" a sus oyentes: este programa le ayudó a perder 100 libras y a salvar su vida.

NOMBRE: Ralph Drake
EDAD: 51 años
ESTATURA: 6'1"
PESO ANTERIOR: 280 libras
PESO ACTUAL: 175 libras

PRESIÓN SANGUÍNEA ANTERIOR: 110/70
PRESIÓN SANGUÍNEA ACTUAL: 92/56
AZÚCAR SANGUÍNEO ANTERIOR: 88
AZÚCAR SANGUÍNEO ACTUAL: 84
COLESTEROL TOTAL ANTERIOR: 230
COLESTEROL TOTAL ACTUAL: 172
COLESTEROL LDL ANTERIOR: 170
COLESTEROL LDL ACTUAL: 118
COLESTEROL HDL ANTERIOR: 39
COLESTEROL HDL ACTUAL: 43
TRIGLICÉRIDOS ANTERIORES: 232
TRIGLICÉRIDOS ACTUALES: 69

Mi padre murió de un ataque cardiaco cuando tenía cuarenta y nueve años, y debido a mi historia de obesidad y asma severa, sé que no estaría aquí de no haber sido por el Doctor Atkins. Desde que me comprometí con el estilo de vida Atkins, en abril 1 de 2000, nunca he tenido mejor salud. Finalmente, después de años de padecer sobrepeso severo, entendí por qué las dietas bajas en grasa no funcionan. Yo perdí un total de 105 libras y mi asma, mi falta de aire y mis palpitaciones del corazón simplemente desaparecieron.

Trabajo como disc jockey en WDVR-FM en Hunterdon County, Nueva Jersey, y cada día le dedico una canción al Doctor Atkins. Los escuchas saben mi historia y me encanta enseñarles cómo adoptar el estilo de vida Atkins. Desearía que todas las personas con problemas de peso y de salud tomaran el mismo camino.

Me enteré del Doctor Atkins en 1977, cuando tenía veinticinco años. Trabajaba como director del servicio de comida en un hospital y pesaba entre 295 y 300 libras. Si miraba una foto mía ¡Me veía como de cuarenta años! Luego pensé en mi padre y visité a mi médico, quien me puso en una dieta baja en calorías.

Mi límite era de 1,800 calorías al día, y casi me vuelvo loco. Hacía trampa todo el tiempo. Mientras más trampa hacía, más enfadado me

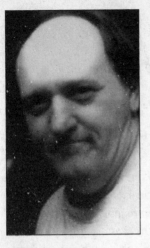

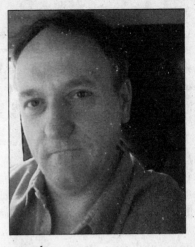

ANTES   **DESPUÉS**

sentía conmigo mismo por ser débil y estar fuera de control. Un día vi al Doctor Atkins en televisión. Dijo que controlar los carbohidratos era la clave para una buena salud y un peso normal. Esta era en una época en la que nadie creía en lo que él decía, pero me pareció que tenía sentido. Entonces compré un contador de gramos de carbohidratos, me puse un límite de 30 gramos de carbohidratos diarios y perdí 5 libras la primera semana. Aún no he leído La Revolución Dietética del Doctor Atkins, *pero puedo limitarme a 15 gramos de carbohidratos diarios. Comencé a perder 10 libras por semana. Luego compré el libro para seguir el Programa al pie de la letra. Por primera vez en mi vida comencé a respirar normalmente.*

Luego, en 1981, me divorcié y fui a trabajar como chef en un resort que se especializaba en comida macrobiótica. Este tipo de dieta parecía ser una opción saludable, pues estaba basada en vegetales orgánicos, cereales y productos de soya. Aumenté 10 libras y luego 20 sin darme cuenta. Cuando noté mi aumento de peso, volví al estilo de vida de carbohidratos controlados y perdí algunas libras. Luego tuve muchos altibajos. En 1991 sufrí un serio ataque de asma. Estuve cuatro días en cuidados intensivos. La única manera de controlar mi respiración era a través de esteroides, los cuales me hicieron sentir más apetito. Cuatro años más tarde mi peso era de 280 libras. En el 2000 me despertaba con dificultades para respirar y palpitaciones. Pensé que me iba a morir.

Me volví a casar en el año 2000 y esto me motivó a comprar La Nueva Revolución Dietética del Doctor Atkins. *El 1 de abril de 2000, les anuncié a mis escuchas que volvería a seguir el Programa Atkins. Tres días después mis ansias desaparecieron. Perdí 30 libras durante los primeros 45 días de la Inducción y permanecí casi un año en esta fase. Me arrepentí de no haberme comprometido antes con este programa luego de ver el peso que perdía.*

Me dio mucha alegría leer The New York Times *de julio 2 de 2002, que confirmaba que el Programa de carbohidratos controlados del Doctor Atkins era un estilo de vida saludable, a pesar de permitir grasas naturales y de controlar el consumo excesivo de frutas y cereales. ¡Finalmente, alguien explicaba por qué las dietas bajas en grasas no le han funcionado a tantas personas! Esto me dio nuevos argumentos contra mis amigos, familiares y otras personas pesimistas que me insistían que si seguía el Programa Nutricional de Atkins, éste me haría daño.*

He tenido otro divorcio doloroso. También cambié de trabajo y me mudé. Este tipo de estrés generalmente hace que la gente coma el tipo de comida equivocada y en cantidades mayores de las necesarias. Pero logré controlar el estrés por medio del ejercicio y decidí no volver a ser la persona enferma que fui antes. Mis gemelos, un niño y una niña de dos años de edad, me necesitarán durante los próximos veinte o treinta años. Tengo toda la intención de estar acá para ellos.

Nota: Sus resultados individuales pueden ser diferentes de los que se muestran aquí.

Capítulo 5

ADVERTENCIA: PREDIABETES

Como el término lo sugiere, no puede haber una advertencia más clara para impedir la diabetes de Tipo 2 que la cuarta de las seis etapas: prediabetes o, para decirlo en términos más técnicos, resistencia a la insulina con hiperinsulinismo y trastornos de la tolerancia a la glucosa. Por muchos años, antes de que se le diera un reconocimiento oficial, los doctores le dieron varios nombres a esta etapa, como síndrome de resistencia a la insulina, diabetes subclínica, diabetes en el límite o diabetes leve.

En los años 2002 y 2003, la Asociación Americana de Diabetes emitió unos parámetros actualizados para el diagnóstico y el tratamiento de la diabetes.[1] Entre otras cosas, los nuevos parámetros definieron formalmente la prediabetes. Usted tiene prediabetes si manifiesta uno o dos de estos problemas de azúcar en la sangre:

- Trastornos de azúcar sanguíneo en ayunas (también conocida como glucosa en ayunas afectada o IFG). Para medir el nivel de su azúcar de la sangre en ayunas (FBS), se toma una muestra de sangre en la mañana después de un ayuno mínimo de ocho horas. Normalmente, su azúcar de la sangre será inferior a 100 mg/dL. Si está entre 100 mg/dL (5.6 mmol/L) y 125 mg/dL (7.0 mmol/L), usted puede tener un trastorno en el azúcar sanguíneo en ayunas. Si sus resultados son superiores a esta cifra, podría tener diabetes. Una sola lectura alta en el examen de azúcar en la sangre en ayunas no es necesariamente una prueba definitiva de que usted tenga prediabetes. Sin embargo, si este examen vuelve a practicarse otro día y los resultados muestran el mismo aumento, será una prueba muy confiable.

- Mala tolerancia a la glucosa (IGT). Esta condición se define como aumento anormal del azúcar en la sangre después de haber ingerido una cantidad específica de carbohidratos. Las personas que tienen IGT no producen insulina después de una comida con la suficiente rapidez como para disolver el azúcar en la sangre, de manera que se vuelven hiperglicémicos una o dos horas después de las comidas (esto es conocido como hiperglicemia posprandial). La IGT tiene dos componentes: el aumento del azúcar sanguíneo que acabamos de discutir y la respuesta inicial lenta en su producción de insulina. Para diagnosticar IGT, los médicos utilizan el examen oral de tolerancia a la glucosa de dos horas. Su azúcar sanguíneo se mide después de un ayuno de ocho a doce horas. Luego, usted toma una bebida azucarada y se le mide el azúcar en su sangre una hora y dos horas después. Normalmente, su azúcar sanguíneo no pasará de 140 mg/dL (7.8 mmol/L) dos horas después de haber tomado la bebida. Si su azúcar sanguíneo sube más de 140 mg/dL (7.8 mmol/L), pero se mantiene por debajo de 200 mg/dL (11.1 mmol/L), usted tiene trastornos de tolerancia a la glucosa.[2] Entraremos en más detalles concernientes al examen oral de tolerancia a la glucosa de cinco horas en el Capítulo 6, Diagnóstico: Diabetes.

Estos límites máximos del azúcar sanguíneo para la prediabetes están basados en una extensa investigación sobre el organismo, que muestra que el daño a los pequeños vasos sanguíneos de los ojos y riñones comienza a ocurrir en estos niveles. En otras palabras, el daño causado por la hipoglicemia ya ha comenzado.

Es evidente que si usted tiene prediabetes, su condición médica es seria. Y si tiene sobrepeso, es casi seguro que desarrolle diabetes de Tipo 2 en los próximos diez años, a menos que tome medidas desde ahora.[3] La prediabetes debe ser su voz de alarma para tomar el control de su salud.

Cuando Justine M. vino a verme en 1996, tenía cincuenta y dos años, con cinco pies y una pulgada de estatura y un peso de 237 libras, y sus resultados de laboratorio eran casi normales, con un azúcar sanguíneo en ayunas (FBS) de 92. En 1997, su peso había aumentado a 248 libras y su FBS había subido a 109. Un año más tarde había aumentado otras 10 libras y su hemoglobina glicada (A1C) se había incrementado a un nivel diabético de 8.3. Me fue remitida tres años después, momento en el cual pesaba 306 libras. ¡Su cintura medía 60 pulgadas y su IMC era de 58! Justine estaba tomando dos medicamentos para el azúcar sanguíneo y otro para la presión. Ahora, dos años más tarde, pesa 191 libras, su cintura mide 41 pulgadas y ya no toma medicamentos. Sus resultados de laboratorio son los siguientes: FBS: 102; péptido c: 2.2; A1C: 5.7; colesterol: 159; triglicéridos: 42; HDL: 57 y LDL: 2.93. Ella se ve y se siente muy bien y sus gastos médicos han disminuido notablemente. —MARY VERNON, M.D.

EVALUACIÓN SUPERFICIAL Y DEMASIADO TARDE

Como el Doctor Atkins lo sabía luego de haber observado a sus pacientes durante varios años, los exámenes estándar de azúcar en la sangre no detectan a tiempo los cambios en los procesos de la insulina y la glucosa. Además, el examen de azúcar en ayunas no ha sido completamente comprobado. Usted ya sabe que este proceso puede ser diagnosticado y tratado en una etapa más temprana si su doctor sabe cómo examinarlo.

Hoy en día, los parámetros de la Asociación Americana de Diabetes recomiendan una rutina de exámenes de azúcar sanguíneo en ayunas a todas las personas mayores de cuarenta y cinco años. Si los resultados del examen son normales, éste debe realizarse de nuevo en un período máximo de tres años. Si usted tiene otros factores de riesgo de diabetes, se sugiere realizar estos exámenes antes de los tres años.[4] Desafortunadamente, es muy común que los parámetros de evaluación no siempre se sigan, razón por la que casi un tercio de los casos de diabetes en los Estados Unidos no son detectados. Si todas las personas que tienen sólo un factor de riesgo de diabetes fueran examinadas, se descubriría casi en el 100 por ciento de los casos.[5]

El problema es que algunos médicos no están siguiendo los parámetros de revisión actuales, pero incluso si los siguieran muchas personas no serían diagnosticadas a tiempo. Actualmente existe un examen de diagnóstico que el Doctor Atkins consideró inexacto pero que además se utilizó demasiado tarde. ¡No es de asombrarse que tanta gente esté sufriendo las consecuencias!

LA INCIDENCIA DE LA DIABETES

Casi todas las personas que desarrollan diabetes de Tipo 2 ya han padecido prediabetes. De acuerdo con los Institutos Nacionales de Salud, al menos 20.1 millones de personas en los Estados Unidos entre los cuarenta y setenta y cuatro años de edad tuvieron prediabetes durante los años 1988–1994.[6] Esto representa un 21.1 por ciento de la población. Pero hoy en día, muchas personas menores de cuarenta— incluso niños y adolescentes—tienen prediabetes. Esto significa que el número de personas con esta afección probablemente sea mucho mayor—quizá uno de cada tres americanos la padezca.

EL PODER DE PREDICCIÓN DE LA DIABETES

Existe una fuerte evidencia de que tener prediabetes es tan peligroso para su salud como tener diabetes. Si su azúcar sanguíneo sigue dentro del rango de la prediabetes, su riesgo de enfermedad cardiaca y de muerte aumentará considerablemente.[7,8] Recientemente, los investigadores encontraron que muchas personas hospitalizadas por ataques cardiacos tienen prediabetes o diabetes no diagnosticadas. Un estudio reciente en Suecia observó a 181 pacientes admitidos en un hospital por ataques cardiacos. Durante su estadía se encontró que el 31 por ciento tenía diabetes y 35 por ciento prediabetes, pero ninguno de ellos lo sabía. No se trataba de ninguna coincidencia. Tres meses después de haber sido dados de alta, los exámenes del azúcar sanguíneo se repitieron y los resultados confirmaron los iniciales. Los autores percibieron que, probablemente, la verdadera incidencia de diabetes en los pacientes admitidos por ataque cardiaco podría ser del 45 por ciento.[9]

Los resultados de este estudio corroboraron lo que el Doctor Atkins afirmó todo el tiempo: es absolutamente necesario que una evaluación y un tratamiento tempranos se conviertan en las prácticas habituales para evitar que aquellas personas que aún no han sido diagnosticadas con prediabetes sufran ataques cardiacos. Nos comprometemos a ofrecerle las herramientas para que usted no llegue a ese estado. La prediabetes no diagnosticada es casi una garantía de que el daño silencioso continúe hasta que desemboque en un serio problema cardiovascular. Queremos aseguranos que esto no le suceda a usted.

UN SALTO A LA DIABETES

Si usted tiene prediabetes y no sabe nada al respecto, ¿qué tan cerca está de avanzar hacia una diabetes de Tipo 2? El Doctor Atkins estaba convencido de que eso estaba prácticamente garantizado. Un estudio realizado en Holanda a un amplio número de personas mostró que en un período de seis años, el 64.5 por ciento de aquellos que tenían trastornos de glucosa y de glucosa en ayunas contraían diabetes. Para decirlo de otra manera, las personas con IFG e IGT tenían aproximadamente un riesgo diez veces mayor de contraer diabetes que aquellas personas que tenían el azúcar de la sangre normal.[10]

Durante su práctica, el Doctor Atkins veía con frecuencia este tipo de casos. Muchos de los pacientes acudían a él cuando ya habían desarrollado diabetes de Tipo 2, una situación que habrían podido evitar si hubiesen comenzado con un programa de carbohidratos controlados cuando fueron diagnosticados con síndrome metabólico. Un buen ejemplo de esta situación es Ruth T. Varios años antes de que el Doctor Atkins la viera, su médico le había dicho que tenía síndrome metabólico y le aconsejó perder peso. Sin embargo, ella fracasó con todas las dietas que intentó y cuando visitó al Doctor Atkins, ya era diabética. Fue sólo entonces cuando comenzó a seguir su Programa alimenticio que perdió peso y mejoraron sus niveles de azúcar y lípidos sanguí-

¿PODRÍA SER DIABETES DE TIPO 1?

Si le han diagnosticado prediabetes, usted también sabrá que tiene una gran probabilidad de contraer diabetes, a menos que sea capaz de realizar cambios inmediatos en su estilo de vida. Si comienza a tener síntomas como sed, hambre y micción frecuente, es muy probable que usted tenga diabetes de Tipo 2, pero también es posible que usted haya contraído tardíamente una diabetes de Tipo 1. Aunque esta enfermedad ataca a personas menores de veinticinco años, puede presentarse a cualquier edad. Cuando se presenta en personas mayores, generalmente se le conoce como diabetes autoinmune latente en adultos (LADA). Esta es una seria afección que necesita ser diagnosticada y tratada rápidamente para evitar complicaciones peligrosas. Si siente algún síntoma de diabetes, visite de inmediato a su doctor.

neos. ¡Si tan sólo hubiese tomado el camino de los carbohidratos controlados más temprano! Habría podido evitar fácilmente muchos años de infelicidad y el daño silencioso producido por sus altos niveles de azúcar en la sangre.[1]

Janet M. tenía treinta y nueve años cuando la vi por primera vez. Se quejaba de fatiga. En general, se sentía muy mal y había empezado a perder peso. Su azúcar sanguíneo inicial estaba en 326, lo que era una clara señal de diabetes. Su hemoglobina A1C era superior a 16 y un péptido c que no podía ser detectado, es decir, que ella no estaba produciendo insulina. Su colesterol era de 217, sus triglicéridos de 179, su HDL de 46 y su LDL de 135. Puesto que ella quería usar la menor cantidad de medicamentos posible, decidió comenzar a controlar sus carbohidratos, se suministró alrededor de diez unidades de insulina de efecto prolongado (NPH) dos veces al día, y se revisó cuidadosamente sus niveles de azúcar sanguíneo. Cuando le hicieron otra prueba de sangre tres meses después, su azúcar sanguíneo en ayunas se había normalizado en 96, su A1C se había normalizado en 5.3 y sus lípidos mejoraron. Su colesterol era

de 165, sus triglicéridos de 47, su HDL de 62 y su LDL de 93. Debido a su
diabetes de Tipo 1, volvió a ganar las 15 libras que había perdido.

—MARY VERNON, M.D.

¿TIENE USTED PREDIABETES?

¿Las siguientes afirmaciones describen su caso? Sus respuestas determinarán si tiene prediabetes:

1. **Tengo sobrepeso y mi exceso de grasa tiende a acumularse en el abdomen.**   Verdadero ❏   Falso ❏

2. **No hago mucho ejercicio.**   Verdadero ❏   Falso ❏

3. **Tengo dos o más síntomas de síndrome metabólico (vea el Capítulo 4).**   Verdadero ❏   Falso ❏

4. **El médico me ha dicho que tengo el síndrome metabólico.**   Verdadero ❏   Falso ❏

5. **El médico dice que mi azúcar sanguíneo en ayunas está por encima de 100mg/dL, pero por debajo de 1,125 mg/dL.**   Verdadero ❏   Falso ❏

6. **Me hicieron el examen oral de tolerancia a la glucosa y mi azúcar sanguíneo superó los 140 mg/dL pero no llegó a los 200 mg/dL.**   Verdadero ❏   Falso ❏

Si usted respondió "verdadero" en cualquiera de las cuatro primeras afirmaciones, es probable que tenga prediabetes. Si contestó "verdadero" a la quinta o sexta afirmación, es casi seguro que tiene prediabetes, y en ese caso necesita tomar medidas de manera inmediata para prevenir la diabetes de Tipo 2. Por favor siga leyendo este libro, pues le dará información que usted podrá discutir con su médico.

Capítulo 6

DIAGNÓSTICO: DIABETES

Es muy triste cuando tenemos que informarle a un paceinte que tiene diabetes de Tipo 2, pero más triste aún es saber que usted pudo prevenirla. Por eso escribí este libro. Quisiéramos que usted nunca tuviera que sostener esta difícil conversación con su médico, y si ya la ha tenido, que la *Revolución Diabética de Atkins* pueda darle nuevas esperanzas.

Si ya ha sido diagnosticado, muy posiblemente le han dicho que siga una dieta baja en calorías y en grasas, que tome los medicamentos recetados y se comprometa a hacer ejercicio con regularidad. A excepción del ejercicio, ése es un prospecto deprimente que implica privarse de alimentos, aunque sienta hambre, y que tenga que tomar medicamentos costosos que usualmente tienen efectos secundarios desagradables o incluso peligrosos. Afortunadamente, hay otra opción. Las enseñanzas del Doctor Atkins le ofrecen un estilo alimenticio fácil de seguir para que usted controle su diabetes. Estas enseñanzas también pueden mostrarle un futuro sin medicamentos o disminuir las dosis por lo menos. Usted tendrá que hacer ejercicio, pero le daremos sugerencias para que aprenda a disfrutarlo. (Vea los Capítulos 22 y 23.)

LA DIABETES EN CIFRAS

Oficialmente usted tiene diabetes de Tipo 2 cuando su azúcar sanguíneo en ayunas (FBS) es de 126 mg/dL o más en dos exámenes de sangre diferentes o cuando su azúcar sanguíneo es superior a 200 mg/dL dos horas después de una comida o en el momento de las dos horas en un examen de tolerancia a la glucosa. En este punto, usted estaría en la quinta etapa de la evolución: tendría azúcar sanguíneo significativamente alto, resistencia a la insulina y una alta producción de insulina. Si éste es su caso, esperemos que todavía pueda evitar la sexta etapa y la final: la diabetes de Tipo 2, en donde la producción de insulina es baja o virtualmente nula. No es agradable tomar medicamentos para la diabetes ni mucho menos aplicarse insulina diariamente. Así que le recomendamos que siga leyendo este libro hasta que aprenda a tomar las medidas necesarias y evite consecuencias negativas.

SEÑALES DE ADVERTENCIA DE LA DIABETES

Una gran cantidad de personas ha evolucionado hasta la diabetes de Tipo 2 sin darse cuenta. A continuación encontrará una lista con los síntomas más comunes que experimentan los pacientes diabéticos. Consulte a su doctor tan pronto como sea posible, a fin de evaluar cualquiera de los siguientes síntomas:

- Sed insaciable
- Hambre extrema
- Micción frecuente
- Pérdida de peso involuntaria
- Fatiga inusual
- Visión borrosa
- Irritabilidad
- Hormigueo o adormecimiento en manos y pies
- Infecciones frecuentes en la piel, la vejiga o las encías
- Cicatrización lenta de heridas o de contusiones

LA HERRAMIENTA MÁS IMPORTANTE

La característica principal del método del Doctor Atkins fue su énfasis en el papel desempeñado por la insulina y la glucosa, pues él creía que contribuían al mantenimiento de una buena salud, a la prevención de enfermedades e incluso al tratamiento de enfermedades crónicas. Debido a que la insulina es una hormona básica y esencial cuyo trabajo es regular la forma en que sus células utilizan la energía, cualquier trastorno en la función de esta hormona interferirá con su salud. Y en la sociedad actual, que es sedentaria y "carbohólica," un gran número de personas padece trastornos en la función de la insulina.

Debido a esto, el Doctor Atkins realizaba la curva de tolerancia a la glucosa de cinco horas y el examen de tolerancia a la insulina (TTG) casi sin excepción y sin importar el peso del paciente ni la razón de su visita. Éste no es un examen estándar, ya que es lento y costoso. Sin embargo, él creía que el TTG era la mejor forma de saber cómo reacciona su cuerpo a los carbohidratos. Un *solo* examen (el del azúcar sanguíneo en ayunas por ejemplo) es como tomarle una foto a su metabolismo, mientras que el TTG es como hacer una película completa de él.

Fue luego de observar los resultados de miles de pacientes y su correlación con los síntomas reportados, que el Doctor Atkins comprendió lo importante que era una alimentación de carbohidratos controlados en la prevención de la diabetes, la enfermedad cardiaca y el tratamiento de otros problemas crónicos de salud que nos perturban hoy en día. Mediante la observación de los cambios en los niveles del azúcar sanguíneo y la insulina que ocurren durante el examen, él comprendió la prontitud con la que podemos diagnosticar a aquellas personas en riesgo de desarrollar el síndrome metabólico. También concluyó que se pueden prevenir no sólo el síndrome metabólico sino también la evolución hacia la prediabetes y hacia la diabetes de Tipo 2, mediante una intervención y una educación adecuadas.

Si después de haber leído esto usted piensa que puede tener el síndrome metabólico o prediabetes, debería ser honesto consigo mismo y tener una seria conversación con su médico acerca de la necesidad de realizarse el examen de tolerancia a la glucosa de cinco horas.

DISCUTA EL TTG CON SU MÉDICO

¿Qué diría usted si su médico le dice que no necesita el examen de tolerancia a la glucosa? De cualquier modo, le sugerimos que se haga este examen. Ofrezca pagar la cuenta por anticipado. Llame a su compañía aseguradora y obtenga una carta indicando que ella pagará por el costo (en caso de que así fuera). Usted también puede ofrecerse a pagar un depósito y pedir la cuenta para que su compañía aseguradora la procese. La mayoría de los médicos estarían de acuerdo en ordenar el examen si el costo no los afectara directamente, pues algunos programas de seguros le cobrarían al doctor por ordenar un examen que no se considera "necesario en términos médicos." En este caso, su única opción es que usted pague la cuenta o que intente negociar un descuento por pago en efectivo.

PREPÁRESE PARA EL TTG

Para que los resultados de su examen de tolerancia a la glucosa sean exactos, usted necesitará comenzar a prepararse con algunos días de anticipación. El examen es preciso solamente cuando usted ha consumido 150 gramos de carbohidratos diarios o más durante varios días seguidos. Pero si está siguiendo la dieta americana estándar, usted consume una mayor cantidad y no tendrá que modificar su dieta a fin de prepararse para el examen. Sin embargo, si ha estado siguiendo un plan de alimentación bajo en carbohidratos, tendrá que suspenderlo y comer al menos 150 gramos de carbohidratos diarios durante cuatro días consecutivos. ¿Es ésta una razón para que usted se coma varias *donuts* con mermelada? De ningún modo. Utilice esos gramos de carbohidratos en los mejores alimentos posibles, como por ejemplo en panes integrales, frutas, papas, legumbres y vegetales ricos en almidón.

Distribuya los carbohidratos en sus comidas y acompáñelos con alimentos que contengan grasas y proteínas.

Usted debe ayunar por doce horas antes del examen. Puede tomar toda el agua que desee, incluso durante el examen, pero no podrá comer ni fumar durante éste. Algunos medicamentos recetados, tales como los diuréticos tiazídicos, los beta bloqueadores, los anticonceptivos orales, los esteroides y algunos medicamentos psicotrópicos pueden afectar los resultados del examen. Dígale a su doctor qué medicamentos está tomando y pregúntele si alguno de ellos puede afectar el examen.

LA PRUEBA DE TTG

Como acabamos de decir, si usted está restringiendo los carbohidratos, tendrá que prepararse con unos días de anticipación y consumir más carbohidratos para que el resultado del examen de tolerancia a la glucosa sea preciso. El TTG tiene tres componentes: mide los niveles de azúcar y de insulina en la sangre y la presencia o ausencia de azúcar en la orina. La primera muestra de sangre, tomada antes de ingerir la solución de glucosa, mide lo que se llama el *punto de referencia* del azúcar sanguíneo en ayunas. También se examina una muestra de orina para ver la presencia de glucosa (si se encuentra glucosa en la muestra de orina, su doctor debe revisar su azúcar sanguíneo en ayunas antes de proceder con el examen.) Su médico tiene dos opciones: darle una bebida de glucosa o proceder con el examen posprandial. En caso de que usted pueda proceder, deberá tomar una cantidad determinada de una solución muy azucarada para evaluar la respuesta de su organismo en las cinco horas siguientes.

Éstas son las mediciones que el Doctor Atkins hubiese tenido en cuenta durante un examen de tolerancia a la glucosa:

Tiempo	Azúcar en la sangre	Insulina en la sangre	Glucosa en la orina
Ayuna (comienzo)	x	x	x
½ hora	x		
1 hora	x	x	x
2 horas	x	x	x
3 horas	x		x
4 horas	x		
5 horas	x		

El Doctor Atkins les pediría a sus pacientes que llevaran un diario y que anotaran cualquier síntoma que experimentaran después de beber la solución de glucosa, así como cualquier síntoma que pudiera presentarse. Algunas personas se sienten bien durante el examen, pero la mayoría no. Es muy útil relacionar los síntomas con los resultados anormales del examen. El Doctor Atkins también concluyó que clasificar los síntomas puede ayudarles a entender a los pacientes que las migrañas, los dolores de cabeza o la irritabilidad intensa que hayan experimentado en el pasado pueden estar relacionadas con un patrón inestable de azúcar sanguíneo.

Si el azúcar sanguíneo aumenta demasiado rápido durante el examen, el paciente puede sentirse somnoliento, con nauseas, o tener dificultad para concentrarse. Más tarde, cuando el azúcar sanguíneo disminuya demasiado o muy rápidamente, el paciente puede experimentar irritabilidad, debilidad, palpitaciones, dolor de cabeza, ansiedad y otros síntomas. Cuantos más síntomas tenga el paciente, más intolerante es a los carbohidratos, aunque el azúcar sanguíneo y la insulina no se hayan descontrolado aún. La manera en que se sienta durante el examen es el reflejo de su organismo y de su enfermedad silenciosa. Los síntomas le ofrecen información muy valiosa sobre los altibajos de su insulina y su azúcar sanguíneo, así como del impacto que estas variaciones tienen en su organismo.

Linda K. era obesa y tenía fuertes dolores de cabeza (migraña). Cuando el Doctor Atkins le practicó el TTG, su insulina estuvo ligeramente alta al comienzo del examen y aumentó significativamente a medida que el examen avanzaba. Aunque sus niveles de azúcar sanguíneo no aumentaron por encima de lo normal, ella mostró los síntomas característicos. Por ejemplo, se mareó y le dio dolor de cabeza a la media hora. A las dos horas, aún presentaba esos síntomas— pero además tenía nauseas y se sentía agitada. A las cuatro horas del examen presentaba todos los síntomas anteriores, además de irritabilidad. Estos síntomas estaban relacionados con sus altos niveles de insulina, pero cuando comenzó a seguir el Método Nutricional de Atkins, perdió peso y, mejor aún, su insulina se normalizó y dejó de sentir migrañas cuando siguió su plan individualizado de carbohidratos controlados.

¿QUÉ MUESTRA EL TTG?

En el Capítulo 2 explicamos las etapas de las anomalías de la insulina y el azúcar sanguíneo que culminan en la diabetes de Tipo 2. Son tan importantes que las repetiremos de nuevo.

Éstas son las seis etapas iniciales y fundamentales en el camino hacia la diabetes:

1. Resistencia de las células a la insulina
2. Resistencia a la insulina con hiperinsulinemia (producción de grandes cantidades de insulina)
3. Resistencia a la insulina, hiperinsulinismo e hipoglicemia reactiva (azúcar baja en la sangre)
4. Resistencia a la insulina e hiperinsulinismo con mala tolerancia a la glucosa (prediabetes)

5. Diabetes de Tipo 2 con resistencia a la insulina y una alta producción de insulina

6. Diabetes de Tipo 2 con producción de insulina baja o virtualmente nula.

El TTG es importante porque revela los signos más tempranos del hiperinsulinismo, de la segunda a la sexta etapa, cuando se va camino a la diabetes. Los niveles de insulina pueden ser mayores de lo normal, incluso antes de que el azúcar sanguíneo se vuelva lo suficientemente inestable y cause diversos síntomas.

El caso de Joe B. ilustra claramente este punto: Joe tenía cincuenta y dos años de edad cuando fue por primera vez donde el Doctor Atkins. Medía cinco pies y siete pulgadas, pesaba 208 libras, sufría de hipertensión y presentaba los síntomas clásicos del síndrome metabólico. Su azúcar sanguíneo en ayunas era de 87 mg/dL y durante el TTG su azúcar sanguíneo aumentó a 158 al final de la primera hora. Sin embargo, su insulina estaba por las nubes. Al cabo de una hora, alcanzó los 347 µIU/mL, que indica hiperinsulinismo con resistencia a la insulina. Aunque a Joe se le hubiera realizado el examen estándar de FBS como parte de un chequeo anual, o incluso el TTG de las dos horas, su hiperinsulinemia habría pasado desapercibida hasta que su situación hubiera empeorado.

A menos que alguien que esté en la etapa dos realice cambios en su alimentación, seguramente evolucionará hacia la resistencia a la insulina, a una alta producción de ésta, y seguramente se presentará una hipoglicemia reactiva (etapa tres) con todos sus síntomas desagradables. El Doctor Atkins diagnosticaba hipoglicemia a partir de la prueba de tolerancia a la glucosa, cuando el azúcar de la sangre descendía 60 puntos o más de una hora a otra, o cuando había una diferencia de más de 100 puntos entre la lectura más alta y la más baja. Como lo indica claramente la etapa seis, la hipoglicemia no es una condición opuesta a la diabetes. Por el contrario, es la línea de continuidad que lleva inexorablemente a esta enfermedad.

La siguiente tabla y sus comentarios son un reflejo de lo que el Doctor Atkins consideraba como los niveles óptimos de azúcar en la sangre. Como puede ver, hay una diferencia entre lo que se considera como niveles normales y lo que él consideraba como óptimos.

EXAMEN DE TOLERANCIA A LA GLUCOSA—VALORES DE GLUCOSA E INSULINA

Tiempo	Valores normales de glucosa	Valores normales de insulina	Lo que significan los resultados
Ayunas	<126 mg/dL	<10 mIU/mL	Los resultados normales de glucosa son: 70–90, 111 o más = alteración, 126 o más = diabético. Los niveles de insulina superiores a 10 indican resistencia a la insulina.
½ hora	<200 mg/dL	40–70 IU/mL	Una respuesta a la glucosa realmente normal no excederá los 150.
1 hora	<200 mg/dL	50–90 mIU/mL	Algunos quieren disminuir el límite de glucosa a <180 para identificar etapas tempranas de diabetes. La insulina >80 indica resistencia a la insulina o un nivel cinco veces mayor del presentado en ayunas (i.e., ayuno de 11 horas, seguido de una hora <55)
2 horas	<140 mg/dL	6–50 mIU/mL	Una respuesta a la glucosa realmente normal es de 110 o menos. Insulina >60 es RI.
3 horas	<120 mg/dL		
4 horas	<120 mg/dL		

¿QUÉ SIGNIFICAN LOS VALORES DE INSULINA?

Cuando su insulina es observada en varios intervalos durante el examen de tolerancia a la glucosa, la cantidad de insulina en su sangre debería ser evaluada junto con sus niveles de azúcar sanguíneo.

La insulina se mide en Unidades Internacionales por mililitro, o μIU/mL. Una insulina sanguínea en ayunas normal, de acuerdo con la tabla anterior, (también llamada insulina plasmática en ayunas o insulina sérica basal en ayunas) sería de 10 μIU/mL o menos. A la media hora de iniciado el examen de tolerancia a la glucosa, la insulina normal aumentará entre 40 y 70 μIU/mL. (Nota: Aunque la tabla anterior enumera los niveles de insulina a la media hora, el Doctor Atkins creía poder obtener la información que necesitaba midiendo los niveles a la hora y a las dos horas.) A la hora, la insulina normal estará entre 50 y 90 μIU/mL. Sin embargo, las personas con resistencia a la insulina registrarán niveles al menos cinco veces más altos a los que presentan en ayunas. Por ejemplo, si usted comienza con un nivel de insulina sanguínea en ayunas de 11, tendrá resistencia a la insulina si su nivel de esta sustancia es de 55 μIU/mL o más una hora después de tomar la bebida de glucosa, así esté dentro del rango normal. Independientemente de cuál sea su nivel de insulina sanguínea inicial, un indicador de 80 μIU/dL o más a la hora de haber comenzado el examen indica resistencia a la insulina.

Los niveles de insulina usualmente comienzan a disminuir de nuevo dos horas después de haber comenzado el examen, cayendo en el rango de 6 a 50 μIU/mL. Si su nivel de insulina aún está en 60 μIU/mL o más, usted tiene resistencia a la insulina. La insulina de la sangre es un poco difícil de medir y los resultados suelen variar de un laboratorio a otro. (Compare sus resultados de insulina sólo con los resultados normales suministrados por el laboratorio que utiliza su médico).

Si ha llegado a la etapa tres, es casi inevitable que pase a la etapa cuatro si no hace cambios en su estilo de vida. En la etapa cuatro, el azúcar sanguíneo aumenta por encima del nivel normal, mientras que la resistencia a la insulina y la alta producción de ésta continúan empeorando. Es aquí cuando el TTG es especialmente valioso, si se le compara con las recomendaciones de la Asociación Americana de Diabetes.

Como parte de un examen anual típico, su médico probablemente sólo revise su azúcar sanguíneo en ayunas (FBS), pero no revisará sus niveles de insulina. En la etapa cuatro, es probable que su TTG esté aún dentro del rango normal. Obtener buenos resultados en su azúcar sanguíneo le dará una falsa sensación de seguridad, ya que usted seguirá con la ilusión de que su sobrepeso sólo es un problema estético. El efecto que produce el almacenamiento de grasas en su organismo no podrá ser visto sólo mediante el FBS.

El examen de FBS no mide lo que pasa con su azúcar sanguíneo después de una comida usual que contenga carbohidratos. Usted debería preocuparse por el exceso de insulina y por el daño silencioso producido por altos niveles de azúcar en la sangre. Usted estará produciendo más grasa y acumulándola en su cuerpo; al mismo tiempo, este proceso de almacenamiento está obstruyendo sus arterias. Su presión sanguínea puede aumentar, mientras la disfunción endotelial empeora. Además, es muy probable que a muchos de ustedes les parezca cada vez más difícil controlar las ansias de carbohidratos.

Si su doctor reconoce su riesgo de diabetes y quiere investigar más, probablemente le ordenará un examen de tolerancia a la glucosa de dos horas que *no* incluye mediciones de insulina. El examen medirá los niveles de azúcar en ayunas y dos horas después, seguido de una prueba oral de glucosa. Si a la segunda hora sus niveles de azúcar sanguíneo están entre los 140 mg/dL y 200 mg/dL, usted tiene mala tolerancia a la glucosa o prediabetes. Este es un diagnóstico útil pero incompleto. Debido a que sus niveles de insulina no se revisaron, usted no sabrá cuánta insulina está produciendo, y por ende, tampoco sabrá qué tan severa es en realidad su anormalidad metabólica. Sus valores de insulina podrían ser bastante altos, pero usted tampoco lo sabrá, pues el examen de las dos sólo mira el nivel de azúcar sanguíneo.

La prediabetes también es diagnosticada cuando el azúcar sanguíneo en ayunas está entre 100 mg/dL y 125 mg/dL, es decir, por encima de lo normal, pero no todavía en el rango diabético. Sin embargo, el examen FBS puede ser desorientador en esta etapa. Según el FBS, podría *parecer* como si usted tuviera prediabetes, cuando usted ya *tiene* una diabetes de Tipo 2.

Éste era el caso de Susan F., una mujer de cincuenta y tres años de edad que tenía el azúcar sanguíneo en ayunas en 117 mg/dL, un nivel más bajo que el de 126mg/dL establecido para la diabetes. Su médico de cabecera le había diagnosticado hipoglicemia hacía varios años y luego le dijo que tenía prediabetes. Ella visitó al Doctor Atkins porque una de sus prioridades era perder peso, pues pesaba 260 libras y medía cinco pies y una pulgada. Él estaba casi seguro de que Susan había evolucionado más allá de la prediabetes, y el examen de tolerancia a la glucosa comprobó que él tenía razón. Su azúcar sanguíneo se disparó a niveles diabéticos, y sus niveles de insulina estaban dentro de los más altos que él había visto. Sus altos niveles de insulina no la dejaban perder mucho peso al principio, pero después de cinco meses ella comenzó a perderlo lenta pero constantemente y muchos de los demás problemas de salud también comenzaron a mejorar.

Otra paciente, Patricia G., hubiera podido evitar su diagnóstico si hubiera visitado al Doctor Atkins más temprano. Cuando él vio a Patricia por primera vez, medía cinco pies y tres pulgadas y pesaba 268 libras. Ella había sido diagnosticada con síndrome metabólico y estaba tomando medicamentos para tratar su hipertensión y sus lípidos sanguíneos elevados. Debido una historia de diabetes en su familia, el Doctor Atkins sospechó que Patricia ya había pasado del síndrome metabólico a la diabetes, a pesar de que su azúcar sanguíneo en ayunas era de 111 mg/dL, es decir en el rango de prediabetes. El TTG demostró que él estaba en lo cierto. De hecho, ella tenía diabetes de Tipo 2 probablemente desde hacía varios años. Ella obtuvo muy buenos resultados cuando comenzó a controlar los carbohidratos. Durante los once meses siguientes perdió más de 20 libras y sus niveles de azúcar, presión sanguínea y lípidos disminuyeron notablemente.

Así que otra virtud del TTG es que puede detectar la diabetes "oculta," como sucedió en el siguiente caso, bastante inusual por cierto. Bernadette S. era una mujer muy alta; medía seis pies y una pulgada y pesaba 363 libras. Alguien que tenga un sobrepeso tan severo (un IMC de casi 50) tiene muchas probabilidades de ser diabético. Sin embargo, debido a que su azúcar sanguíneo en ayunas era normal, su médico de cabecera no investigó a fondo. El Doctor Atkins lo hizo y encontró que los resultados del TTG de Bernadette mostraban claramente que tenía diabetes de Tipo 2. Después de cinco meses de seguir el programa Atkins, Bernardette perdió casi 30 libras. Su azúcar sanguíneo en ayunas era normal y su hemoglobina glicada (A1C) (para mayor información vea el Capítulo 7) fue de 5.1, un resultado excelente que indicaba que su azúcar sanguíneo había sido normal durante los tres meses anteriores.

El TTG es también útil para revelar los cambios sutiles que se dan a medida que sus niveles de glucosa o insulina comienzan a aumentar. Incluso, un leve cambio hacia el límite superior normal puede ser motivo de preocupación, especialmente si usted también está aumentando de peso, siente ansias de carbohidratos y tiene una historia familiar de diabetes. Su azúcar sanguíneo no cambia de repente de niveles normales a unos que sean anormales; más bien es como una acuarela en la que un color se funde imperceptiblemente con otro.

A lo largo de sus muchos años de práctica clínica, el Doctor Atkins aprendió a reconocer estos cambios sutiles y a utilizarlos como una herramienta para diagnosticar las anomalías del azúcar sanguíneo, educar a los pacientes y prevenir la enfermedad. Un examen en el rango normal no necesariamente significa que un individuo sea el más saludable en términos metabólicos. Cuando el Doctor Atkins revisó los resultados del TTG, observó el patrón de cambio del azúcar de la sangre y los valores de insulina por medio de los resultados de cada hora, así como la forma en la que se sentía el paciente en diferentes momentos del examen.

Aunque existen unos valores aceptados que se utilizan para analizar los resultados del TTG (como se indica en la tabla de la página 72), el Doctor Atkins no veía las cosas tan radicalmente. Si hubiera encontrado a alguien con riesgo de problemas de azúcar en la sangre, estaría de acuerdo con lo mostrado en la tabla. Pero si el azúcar de la sangre del paciente aumentara por encima de los 150 mg/dL después de beber glucosa, el Doctor Atkins estaría atento a la posibilidad de que sus pacientes presentaran anomalías en el metabolismo de la insulina/glucosa. Cuanto más se acercara el azúcar sanguíneo a 200, más preocupado estaría. Además, él siempre tuvo en cuenta los síntomas que el paciente tenía durante el examen.

Cuantos más síntomas tenga el paciente, más intolerante será a los carbohidratos, aunque los niveles de azúcar sanguíneo e insulina aún no estén descontrolados. Lo importante es recordar esto: la manera en que usted se sienta durante el examen refleja el impacto que ha sufrido su organismo debido a los altibajos de su insulina y su azúcar sanguíneo.

EL JUEGO FINAL

La demanda excesiva de insulina, producida por el consumo de alimentos ricos en carbohidratos durante un largo período de tiempo, hace que las células beta productoras de insulina en el páncreas puedan desgastarse y dejar de producir suficiente insulina, o incluso detener su producción por completo. Esta es la etapa seis de la diabetes de Tipo 2, y si está en ella, usted necesitará, en términos generales, suministrarse insulina por el resto de la vida. Usted puede mejorar su situación aunque la enfermedad haya avanzado hasta este punto. Si deja de sobrecargar su páncreas con carbohidratos, su organismo podrá producir insulina de nuevo. Si aprende a controlar los carbohidratos y realiza otros cambios en su estilo de vida, podrá liberarse por completo de la insulina o necesitar una dosis mínima y evitar complicaciones como episodios hipoglicémicos que a menudo resultan de la administración de insulina.

¿ESTÁ USTED PRODUCIENDO INSULINA?

Si usted ha sido recientemente diagnosticado con diabetes, no es recomendable hacerse un examen de tolerancia a la glucosa debido al impacto que representa para su organismo. La pregunta clave es saber qué cantidad de insulina está produciendo su páncreas. ¿Produce cantidades altas, normales o bajas de insulina? La respuesta es importante, pues puede influir en el tratamiento que usted reciba.

En lugar del TTG, el Doctor Atkins recomendaría a sus pacientes un examen posprandial de dos horas. Ésta es una manera de determinar cuánto suben sus niveles de insulina y azúcar sanguíneo dos horas después de ingerir una comida rica en carbohidratos. Para realizar el examen posprandial de dos horas, usted debe ayunar doce horas antes del examen (se permite beber agua). A continuación, se toma una

OTROS EXÁMENES DE SANGRE

Además del TTG, el Doctor Atkins usualmente ordenaría:

- Un panel lipídico que consiste en colesterol total, triglicéridos, HDL y LDL;
- Exámenes químicos de rutina (también conocidos como un panel químico completo) incluyendo aquellos para las funciones del hígado, el riñón, el ácido úrico y electrolitos;
- CBC (recuento sanguíneo completo);
- Función de la tiroides incluyendo el TSH, T3 libre y T4 libre.

Como cardiólogo, él también evaluó los indicadores de riesgo cardiovascular como la proteína c–reactiva (hs–CRP), la homocisteína, la lipoproteína y el fribrógeno. Estos exámenes son cruciales para los pacientes que tienen lípidos altos, hipertensión, enfermedad cardiaca conocida o antecedentes familiares de enfermedad del corazón. Comentaremos en mayor detalle estos factores de riesgo en el Capítulo 9: La Conexión Cardiaca.

muestra de sangre del azúcar sanguíneo y de insulina. Luego se toma un desayuno rico en carbohidratos, como recomienda la Asociación Americana de Diabetes: seis onzas de jugo de naranja, un plato de avena, dos rebanadas de pan blanco tostado, café descafeinado o té endulzado con una cucharadita de azúcar. Dos horas después de desayunar, se mide nuevamente el azúcar de la sangre y la insulina.

Si al cabo de dos horas el nivel de insulina se ha duplicado con respecto al punto de referencia inicial, es evidente que su páncreas está produciendo insulina. Ésas son excelentes noticias, pues quiere decir que usted podrá controlar eficazmente su azúcar sanguíneo exclusivamente por medio del PACAS. Si el nivel de insulina no se ha duplicado a las dos horas, esto indica que su producción de insulina es baja. No se desespere. Puede que usted necesite medicamentos o incluso insulina adicional, pero de cualquier forma, el PACAS le será de gran ayuda.

Muchos de los pacientes del Doctor Atkins comenzaron el programa necesitando medicamentos para la diabetes y fueron capaces de reducir las dosis o incluso de dejar de tomar medicamentos por completo. (En el siguiente capítulo analizaremos más detalladamente el tratamiento con medicamentos para la diabetes de Tipo 2.)

LA PRUEBA DEL PÉPTIDO C

Otra forma indirecta de revisar su producción de insulina es mediante una prueba de sangre para el péptido c. Esta proteína se deriva de la producción de insulina, de modo que su nivel de péptido c indica la cantidad de insulina que produce su páncreas. Debido a que los rangos normales pueden variar de un laboratorio a otro, usted debe comparar sus resultados con los que le suministre su laboratorio. Cuanto más altos sean sus niveles de péptido c por encima de los normales, más hiperinsulinémico será usted.

Krystal M. tenía tan sólo diecinueve años cuando vino a verme, pero ya tenía un síndrome metabólico muy avanzado. Medía 5 pies y 8¾ pulgadas y pesaba 288 libras. Su nivel sanguíneo de péptido c era 9.8 ng/mL (más de dos veces el nivel normal), sus triglicéridos eran de 188, su colesterol total de 182, su HDL era de 33, su azúcar sanguíneo en ayunas de 95 y su A1C de 5.6. Además, ella tomaba dos medicamentos que dificultaban el control de su peso. Nueve meses después de haber comenzado el programa de control de carbohidratos, Krystal había perdido 40 libras de peso, 5¼ pulgadas en la cintura y mejorado sus valores en las pruebas de laboratorio; su péptido c fue normal; 3.6 ng/mL, sus triglicéridos estaban en 161, su colesterol total había disminuido a 161, su HDL fue de 35, su LDL de 113, su azúcar sanguíneo en ayunas disminuyó a 78 y su A1C fue de 4.6. Al segundo año, Kristal ya pesaba 186 libras y había perdido 15¼ pulgadas de cintura. Los valores de laboratorio de sus lípidos también mejoraron, pues sus triglicéridos fueron de 109, el colesterol total de 143, su HDL de 56 y su LDL de 65. —MARY VERNON, M.D.

Aunque el examen de péptido c indica la producción de insulina en el organismo, no mide la respuesta de la glucosa ante la presencia de insulina, como sí lo hace el TTG que realizaba el Doctor Atkins.

¿DIETA O MEDICAMENTOS?

Si usted ha sido diagnosticado con diabetes de Tipo 2, es muy probable que su doctor le recete inmediatamente por lo menos un medicamento para controlar el azúcar de su sangre. Son muchas las posibilidades de que se los recetan, si es que ya no está tomando medicamentos para la hipertensión y para los lípidos sanguíneos altos. Es probable que su médico le dé un folleto con la dieta sugerida por la Asociación Americana de Diabetes (ADA) para las personas con diabetes de Tipo 2. Usted creerá que necesita comenzar esta dieta baja en grasas y rica en carbohidratos. De hecho, su compañía de seguros de salud podría pagarle unas clases para que usted aprenda todo lo referente a una dieta "saludable."

Según el Doctor Atkins esto lo convertiría en un paciente eterno, destinado a enfrentar problemas crecientes y severos de salud con el paso del tiempo. Si usted tiene diabetes, su organismo no puede procesar normalmente los carbohidratos. ¿Tiene algún sentido recetar una dieta con 55 por ciento de carbohidratos o más? Claro que no. El tratamiento lógico es un régimen bajo en carbohidratos, que utilice proteínas y grasas para estabilizar el azúcar sanguíneo y preservar su función pancreática.

Durante varias décadas, el Doctor Atkins luchó contra el sistema médico en este sentido. Algunos años antes de su muerte, tuvo la satisfacción de ver que las investigaciones médicas cada vez confirmaban más sus ideas y que algunos de sus colegas habían señalado que una dieta rica en carbohidratos era impensable para aquellas personas con trastornos del azúcar sanguíneo. El doctor Gerald Reaven, que fue el primero en definir el síndrome X (ahora llamado síndrome metabólico), es uno de ellos. En un importante artículo escrito para cardiólogos en el año 2001, simplemente afirmó que "en ausencia de pérdida de peso asociada, la dieta baja en grasas y alta en carbohidratos usualmente recomendada, empeora los síntomas del síndrome X."[1]

En última instancia, es usted quien decide qué es lo mejor para su salud. Puede optar por el programa Atkins y mejorar su salud, o puede elegir las recomendaciones de la ADA. Si a pesar de todo lo que ha leído hasta ahora usted toma la opción de la ADA, tenga en cuenta que sus probabilidades de tener éxito son escasas.

Ésa no es sólo nuestra opinión sino también el resultado de un importante estudio que apareció en enero de 2004, en *Journal of the American Medical Association,* la más tradicional de las publicaciones médicas. Investigadores de los Centros para el Control y la Prevención de Enfermedades y del Instituto Nacional para la Diabetes y las Enfermedades Renales y Digestivas de los Estados Unidos, observaron la información sobre diabetes ofrecida por diversas encuestas a lo largo de doce años. Encontraron que sólo alrededor de un tercio de todos los adultos con diabetes de Tipo 2 cumplían los objetivos de los tratamientos para su azúcar, presión o lípidos sanguíneos. ¿Cuántos alcanzaban las metas de tratamiento para sus factores de riesgo? Apenas un 7 por ciento.[2]

¿Puede haber un ejemplo más claro de que someter a los pacientes con diabetes de Tipo 2 a la dieta de la ADA y bombardearlos con medicamentos es un completo fracaso? El tratamiento que reciben estas personas supone un mayor riesgo de múltiples complicaciones derivadas de la diabetes, sin mencionar otros problemas de salud y efectos secundarios producidos por el arsenal de medicamentos recetados.

Existen varias razones posibles para estas estadísticas tan catastróficas. La principal, por supuesto, es simplemente que las personas con diabetes no deberían seguir una dieta rica en carbohidratos. Una segunda razón es que, indudablemente, a muchas personas les es imposible cumplir con los parámetros alimenticios de la ADA, una dieta que parece diseñada para provocar hambre y ansias en pacientes con este patrón metabólico. La tercera posibilidad es que muchas personas erróneamente creen que sus medicamentos para la diabetes les permiten comer cualquier cosa que deseen sin producirles un efecto nocivo. Esto lleva al desastroso resultado de un mayor almacenamiento de grasas, un alto nivel azúcar sanguíneo y presión alta, problemas lipídicos y un mayor riesgo de sufrir un ataque cardiaco o un infarto. Y eso es sólo para los principiantes; más adelante podrán presentarse enfermedades renales, ceguera, amputaciones y otras complicaciones desagradables e incluso mortales.

Nosotros esperamos sinceramente que la creciente evidencia que existe a favor del enfoque bajo en carbohidratos para el tratamiento de la diabetes, se convierta en una prueba innegable que demuestre al sistema médico que ofrecer estas herramientas de diagnóstico y tratamiento beneficiará a sus pacientes.

¿ES USTED UN DIABÉTICO NO DIAGNOSTICADO?

Si piensa que tiene un caso no diagnosticado de diabetes, responda este cuestionario y comparta los resultados con su médico:

¿Cuáles de estos síntomas experimenta?

- Sed insaciable
- Hambre extrema
- Micción frecuente
- Pérdida de peso involuntaria
- Fatiga inusual
- Visión borrosa
- Irritabilidad
- Cosquilleo o adormecimiento en manos o pies
- Infecciones en la piel, la vejiga o las encías
- Cicatrización lenta de cortaduras o contusiones

Capítulo 7

CONTROLE SU DIABETES

Fueron muchos los pacientes que consultaron al Doctor Atkins sólo después de haber sido diagnosticados con diabetes. Es natural que sintamos temor cuando nos informan que tenemos una enfermedad delicada. Y generalmente, ese temor nos lleva a considerar tratamientos que los médicos tradicionales no recetarán. Es ahí cuando el Doctor Atkins entra en escena. Quizá el paciente haya escuchado una historia exitosa sobre alguien que siguió este tratamiento, o tal vez haya leído uno de sus libros y sintió que éste le hablaba. Pudo sentir que la medicina le había fallado y sólo quería recuperar su salud.

El Doctor Atkins tenía dos propósitos para sus pacientes con diabetes: primero, mediante la enseñanza del Programa Atkins para el Control del Azúcar sanguíneo (PACAS), les ayudó a controlar esta condición. Segundo, trabajó con ellos para disminuir la cantidad de medicamentos que tomaban diariamente. El éxito se logra cuando el paciente tiene su azúcar sanguíneo estable y no necesita medicamentos, o cuando los disminuye a la menor dosis posible. La mayoría de los pacientes del Doctor Atkins lograban esta meta en menos de un año. Muchos lograron también sus objetivos de pérdida de peso.

MONITOREE SU AZÚCAR SANGUÍNEO

Si usted tiene diabetes, su objetivo principal es disminuir su azúcar sanguíneo en ayunas por debajo de 126, o aún mejor, a 100 mg/dL o menos. Esto se dará poco después de que haya comenzado el PACAS, pero muchas personas tardarán algún tiempo para que su metabolismo de insulina/glucosa vuelva a funcionar normalmente. Después de todo, tardaron mucho tiempo en llegar a esta etapa de diabetes y no podrán revertir de la noche a la mañana los efectos producidos por altos niveles de azúcar sanguíneo que han estado presentes durante años.

Usted puede monitorear su progreso utilizando un glucómetro o medidor de glucosa en la sangre, que encontrará en farmacias o en tiendas de insumos médicos. Consulte con su médico o farmaceuta para escoger el que sea adecuado para usted y aprenda a usarlo correctamente.

Cuando comience a seguir el PACAS, su glucómetro será una herramienta muy útil para monitorear su progreso. Revise su azúcar sanguíneo en las primeras horas de la mañana, antes de beber o comer cualquier alimento—a excepción de agua—y lleve un registro de los valores numéricos. (Si usted está tomando insulina, probablemente necesita medir su azúcar sanguíneo varias veces al día: a primera hora de la mañana, antes de las comidas y antes de dormir.) Cuando cambie su forma de alimentación y comience a hacer ejercicio, usted verá cómo mejoran sus valores de azúcar sanguíneo. Una vez que haya logrado normalizarlos y disminuir sus niveles de hemoglobina glicada (A1C), usted no necesitará revisar su azúcar sanguíneo con tanta frecuencia (Para mayor información vaya a la página 85.) Se recomienda medir su azúcar sanguíneo cada día de por medio, a menos que su médico indique lo contrario. A medida que su azúcar sanguíneo continúe mejorando, puede proceder a revisarla sólo dos veces por semana. Continúe llevando un registro; creemos que obtendrá resultados satisfactorios.

Nota importante: Si su azúcar sanguíneo aumenta más de lo debido o disminuye menos de lo normal, consulte con su médico. Defina con él o ella cuál debe ser su nivel adecuado. Las enfermedades, infec-

ciones, cirugías o altos niveles de estrés pueden hacer que su azúcar
sanguíneo se eleve más allá de sus niveles normales. Si no se siente bien
o presenta nuevos síntomas, consulte con su médico.

LA PRUEBA DE A1C

La prueba de hemoglobina glicada (AI) es muy importante para hacer
un seguimiento de su azúcar sanguíneo y medir la cantidad de azúcar
que ha sido glicada a una molécula proteica llamada hemoglobina, la
cual se encuentra en las células rojas de la sangre. El A1C es también
conocido como examen de sangre con memoria, porque da una muy
buena idea del comportamiento de su azúcar sanguíneo en un período de tres meses. Éste es el método estándar utilizado para valorar
el "control glicémico" o qué tan cerca está el azúcar sanguíneo del
rango normal de una persona que ha sido diagnosticada con diabetes.
Un A1C normal en una persona saludable sin diabetes estaría en un
rango de 4 a 6 por ciento. Cuando es diagnosticada con diabetes por
primera vez, el A1C estará probablemente por encima de ese rango y
tal vez alcance un 15 por ciento. Cuanto más alto sea el A1C, mayor
será el riesgo de tener complicaciones relacionadas con la diabetes,
tales como enfermedad renal, ocular y daños en los nervios.

Según lo han establecido la Asociación Americana de Diabetes
(ADA) y otras organizaciones profesionales, el objetivo terapéutico
estándar para las personas con diabetes es un A1C de 7 por ciento o
menos. El Doctor Atkins trataba de que sus pacientes tuvieran niveles
de 6 por ciento o menos. Casi todos lograron valores de A1C significativamente bajos a los pocos meses de haber comenzado a controlar los
carbohidratos y hacer más ejercicio. Él recomendaba realizarse una
prueba de A1C cada tres meses, hasta que el paciente llegara a un nivel
deseable (A1C inferior a 7), y hacérsela dos o tres veces por año, a
menos que se registrara algún cambio.

LAS DOSIS DE MEDICAMENTOS PARA LA DIABETES

Si usted es diagnosticado con diabetes de Tipo 2, seguramente su doctor le recetaba la dieta rica en carbohidratos de la ADA y uno o más medicamentos para el control de su azúcar sanguíneo. Además, puede que le recete medicamentos para controlar sus lípidos y presión sanguínea.

El Doctor Atkins creía que los medicamentos para tratar las anomalías del azúcar en la sangre y la diabetes deberían ser evitados por completo. Sin embargo, si su diabetes está muy avanzada, los medicamentos pueden ser de hecho necesarios. Él no dudaba en recetados en casos delicados, pero sólo utilizaba dos medicamentos para el azúcar sanguíneo: metformin (Glucophage) y, de ser necesario, insulina.

¿Por qué el Doctor Atkins se abstuvo de recetar los otros medicamentos que suelen recetarse para controlar el azúcar sanguíneo? Le explicaremos: algunos de los medicamentos recetados para la diabetes de Tipo 2 estimulan al páncreas a producir más insulina y otros hacen que sus células se vuelvan más sensibles a esta sustancia. El hecho es este: ningún medicamento es tan efectivo como que usted controle los carbohidratos y haga más ejercicio. Lo que es peor, la mayoría de los medicamentos para la diabetes agravan su situación. ¿Por qué? Porque todos los medicamentos para la diabetes, a excepción del metformin, hacen casi imposible la pérdida de peso y más bien pueden producir un aumento de éste. Adicionalmente, algunos hacen que usted retenga agua, lo que empeoraría su presión sanguínea y requeriría más medicamentos. Casi todos los medicamentos para la diabetes lo sumergirán en un círculo vicioso que lo llevará a necesitar dosis cada vez mayores, en lugar de mejorar su salud.

Por lo tanto, el único medicamento (aparte de la insulina cuando era necesario) que el Doctor Atkins generalmente recetaba para las anomalías del azúcar en la sangre era el metformin (Glucophage), ya que es el único que no causa aumento de peso. El metformin es muy útil para las personas con niveles peligrosamente altos de azúcar en la sangre, y que necesitan disminuirla más rápidamente de lo que se podría obtener a través del ejercicio y de un cambio en la dieta. El Doctor Atkins no dudaba en recetarlo en combinación con el Programa Atkins para el Control del Azúcar Sanguíneo. A medida que la combinación comienza a tener efecto, la dosis de metformin puede ser reducida de manera gradual y ser abolida eventualmente. Sin embargo, algunas personas tendrán que consumirla indefinidamente.

Muchos de los pacientes que consultaban al Doctor Atkins por primera vez ya estaban tomando dos medicamentos para la diabetes por vía oral, casi siempre metformin en combinación con otro medicamento como el glyburide (Glucovance®), que estimula la producción de insulina. En la mayoría de los casos, él solo les recetaba metformin a sus pacientes. A medida que el PACAS comienza a disminuir el azúcar en la sangre, los medicamentos estimulantes de insulina pueden reducir *demasiado* el azúcar de la sangre, lo que causa una reacción hipoglicémica peligrosa. **Una precaución importante:** si usted toma alguno de estos medicamentos y va a comenzar con el PACAS, consulte primero con su doctor. Usted necesita planear una estrategia para disminuir sus medicamentos a medida que su nuevo programa alimenticio comienza a dar resultados. Por supuesto que será necesario seguir monitoreando sus niveles de azúcar en la sangre por su propia cuenta.

LA DECISIÓN DE LA INSULINA

Si ha avanzado hasta la sexta etapa de la diabetes de Tipo 2, las células beta en su páncreas estarán produciendo menos insulina de la que usted necesita. De hecho, luego de haber seguido una dieta rica en carbohidratos y tener altos niveles de azúcar en la sangre durante varios años, es posible que sus células beta no estén produciendo insulina. Sin embargo, como usted necesita esta sustancia para sobrevivir, probablemente tenga que administrarse esta poderosa hormona varias veces al día. Su dosis, el tipo y la frecuencia con la que utiliza la insulina, depende de varios factores. Todas las personas que necesitan insulina son diferentes y tienen que consultar con sus médicos para diseñar un programa individualizado que sea eficaz.

Como la insulina puede causar episodios peligrosos de hipo-glicemia y aumento de peso, el Doctor Atkins siempre trató de descontinuar o disminuir su dosis a los pacientes que la utilizaban. Afortunadamente, muchos pacientes llegaron a suspender su uso gracias al PACAS. (Lea la historia de Glenda Carter en la página 165, que es un ejemplo muy claro acerca de esta situación.) Sin embargo, no siempre será así. Suspender o disminuir la dosis de insulina tiene que manejarse de manera individual, trabajando con su doctor y monitoreando cuidadosamente su azúcar sanguíneo. Éste es un proceso complejo, así que nunca modifique su dosis de insulina sin antes consultar con su médico.

Si comienza a controlar sus carbohidratos y su azúcar sanguíneo bajo, romperá un ciclo vicioso instaurado en su organismo durante mucho tiempo. Cuando su azúcar sanguíneo finalmente se estabiliza, las células beta en su páncreas pueden reanudar su respuesta normal. La producción de insulina casi siempre mejorará; de hecho, puede incluso retornar a niveles normales.

¿QUÉ LE DEPARA EL FUTURO?

Las personas que son diagnosticadas por primera vez con diabetes de Tipo 2 suelen irse a casa llenas de ideas y fantasmas sobre el prospecto de tener que administrarse insulina de por vida, de heridas que no cicatrizarán o incluso del riesgo de sufrir amputaciones. Ésta es la peor eventualidad que puede sucederle y representa una posibilidad real, especialmente si usted continúa con el régimen alimenticio que lo condujo al aumento de peso y a la diabetes. Déjenos recordarle algo en caso de que sus niveles de azúcar en la sangre hayan estado muy altos: la dieta que le produjo estas anomalías incluye grandes cantidades de carbohidratos sin ningún valor nutricional, y podría hacer que su doctor le recete insulina innecesariamente.

Hemos observado que a muchas personas se les suministra insulina incluso cuando la producen en grandes cantidades. Esto se debe a que su azúcar sanguíneo es tan alto que los médicos asumen que ya no producen una cantidad suficiente de esta sustancia. Una vez más: la razón por la que el azúcar sanguíneo puede estar tan alto se debe a una dieta cargada de carbohidratos, lo que inevitablemente le disparará su azúcar en la sangre.

Desafortunadamente, la mayoría de los médicos asumen que sus pacientes necesitan insulina sin investigar más a fondo. (Por ejemplo, no realizan el examen posprandial de dos horas discutido en el Capítulo 6). Habitualmente le recetarán una poderosa hormona que quizá deba tomar por el resto de su vida sin saber realmente si era necesaria. El Doctor Atkins nunca entendió por qué no se realizaba este examen. Siempre que él considerara la posibilidad de recetarle insulina a un paciente, le ordenaba el examen posprandial de dos horas, que le permitía comparar el azúcar sanguíneo y los niveles de insulina en ayunas con los niveles alcanzados dos horas después de una comida rica en carbohidratos. Era así como él detectaba cuánta insulina se producía y cuál era la reacción del paciente a la glucosa.

Una de las desventajas de recetar la poderosa hormona de la insulina es que suele producir un aumento de peso si no se restringen los carbohidratos. A excepción del metformin, los medicamentos utilizados para estimular la producción e incrementar la sensibilidad a la insulina también crean dificultades para controlar el peso, lo que a su vez hace que sea difícil controlar otros aspectos de la diabetes. ¿Recuerda a Larry H., el paciente de quien hablamos en el Capítulo 3? Cuando el Doctor Atkins lo vio por primera vez, Larry había estado tomando glipizide (Glucotrol) durante un año. No sorprende que hubiera aumentado de peso en ese período, y que con cinco pies y nueve pulgadas de estatura, pesara 225 libras. Aparte de hacerle subir de peso, el glipizide no le estaba haciendo mucho *efecto*. Su azúcar sanguíneo en ayunas era apenas superior a 200 mg/dL y su hemoglobina glicada era de 7.3 por ciento. El Doctor Atkins inmediatamente reemplazó el glipizide por metformin. Al cabo de cuatro semanas, Larry comenzó a perder peso y su azúcar sanguíneo en ayunas disminuyó a 130 mg/dL, una mejoría notable. Sin embargo, a Larry aún le queda mucho camino por recorrer.

Por supuesto que algunos pacientes necesitan y necesitarán insulina. El PACAS puede ser de gran ayuda en este tipo de situación. Mediante el control de carbohidratos en la dieta, las personas que necesitan suministrarse insulina pueden tener un mayor control sobre su azúcar sanguíneo, así como la posibilidad de disminuir sus dosis de insulina, manejar su peso de manera más exitosa y evitar los peligrosos episodios de hipoglicemia que sufren tantos pacientes diabéticos que se suministran insulina.

Usted no tiene por qué tomar una larga lista de medicamentos, administrarse insulina ni tener mala salud. Aunque su diabetes haya avanzado al punto de necesitar insulina, aún es tiempo de hacer que sea más lenta o incluso detener la progresión de esta enfermedad.

En los dos capítulos siguientes discutiremos la hipertensión y la enfermedad del corazón, dos complicaciones muy comunes en la diabetes. Pero como aprenderá en los próximos capítulos, usted tiene el poder para limitar las complicaciones de la diabetes y mejorar su salud.

MEDICAMENTOS COMUNES PARA LA DIABETES DE TIPO 2

Aunque el Doctor Atkins usó muy pocos de los siguientes medicamentos, nosotros pensamos que es importante que usted entienda cómo funcionan y cuáles son sus efectos secundarios potenciales.

Los medicamentos para la diabetes de Tipo 2 se clasifican en dos grupos principales:

SULFONILUREAS. Estos medicamentos estimulan al páncreas para que libere más insulina. Entre éstos se incluye la chlropropamide (Diabinase), tolazamide (Tolinase), glipizide (Glucotrol), tolbutamide (Orinase), glimepiride (Amaryl), glyburide (DiaBeta, Micronase), glibenclamide y gliclazide.

Algunos de los efectos secundarios son: aumento de peso, retención de líquidos y un leve incremento del riesgo de un evento cardiaco como un ataque al corazón.

MEGLITINIDAS. Estos medicamentos estimulan sus células beta para producir insulina. Entre éstos se encuentran la repaglinide (Prandin), nateglinide (Starlix) y mitiglinide.

Algunos de los efectos secundarios son: diarrea, dolor de cabeza y un leve incremento del riesgo de un evento cardiaco como un ataque al corazón.

BIGUANIDAS. El único medicamento actualmente disponible de este grupo es el metformin (Glucophage). Aunque el mecanismo de acción no se ha comprendido completamente, el metformin probablemente actúa haciendo que sus células sean más sensibles a la insulina y reduciendo la producción de glucosa en su hígado. El metformin no causa aumento de peso ni retención de líquidos.

Algunos de los efectos secundarios son: náuseas, diarrea y un sabor metálico en la boca. (Hemos observado que la mayoría de las personas pueden mitigar los efectos gastrointestinales secundarios por medio de una dosis menor que se incrementa gradualmente hasta llegar a la cantidad prescrita.) Las personas con insuficiencia cardiaca o enfermedad renal no deben tomar este medicamento.

THIAZOLIDINEDIONES. También conocidos como TZDs o glitazones e incluyen rosiglitazone (Avandia) y pioglitazone (Actos). Estos medicamentos mejoran su sensibilidad a la insulina. Usualmente se prescriben en combinación con otros medicamentos para la diabetes.

Algunos de los efectos secundarios son: aumento de peso, retención de líquidos, anemia y problemas hepáticos. Estos medicamentos pueden ser muy peligrosos para las personas con insuficiencia cardiaca.

TERAPIA COMBINADA. La combinación de metformin y glyburide (Glucovance) suele utilizarse para incrementar la sensibilidad a la insulina y para que su páncreas libere más insulina.

Algunos de los efectos secundarios son: diarrea e hipoglicemia.

INSULINA. Si usted tiene una diabetes avanzada y produce poco o nada de insulina, tal vez requiera un suministro adicional de esta sustancia. Si usted está bajo tratamiento con insulina y está siguiendo el PACAS, usted necesitará programar con su doctor el ajuste de su dosis a medida que su azúcar sanguíneo comienza a estabilizarse naturalmente.

Efectos secundarios: generalmente la insulina produce un aumento de peso.

¿CUÁL ES SU COCIENTE INTELECTUAL SOBRE LA DIABETES?

Cuanto más sepa usted sobre el control de la diabetes, más fácil le será seguir el PACAS y evitar complicaciones. Evalúe sus conocimientos sobre diabetes resolviendo este cuestionario.

1. Consulte con su doctor si:
   a. Su medidor de azúcar sanguíneo no funciona.
   b. La lectura de su azúcar sanguíneo es normal.
   c. La lectura de su azúcar en la sangre es inusualmente alta o baja para usted.
   d. Olvida revisar su azúcar sanguíneo.

2. Mida sus conocimientos sobre el A1C:
   a. El A1C es un examen de la sangre.   Verdadero ❏   Falso ❏
   b. EL objetivo del A1C es que sea del 7 por ciento o mayor.   Verdadero ❏   Falso ❏
   c. El A1C mide el azúcar sanguíneo de ese día.   Verdadero ❏   Falso ❏
   d. El A1C mide el azúcar de la sangre durante los dos o tres meses pasados.   Verdadero ❏   Falso ❏

3. ¿Cuáles de los siguientes medicamentos para la diabetes no producen aumento de peso?
   a. Sulfonylureas como chlorpropamide (Diabinase), tolazamide (Tolinase), glipizide (Glucotrol), tolbutamide (Orinase)
   b. Metformin (Glucophage)
   c. Meglitinides como repaglinide (Prandin) y nateglinide (Starlix)
   d. Thiazolidinediones como rosiglitazone (Avandia) y pioglitazone (Actos).

4. La insulina puede necesitarse si:
   a. Su azúcar sanguíneo disminuye ostensiblemente.
   b. Las células beta en su páncreas no producen suficiente insulina.
   c. Su colesterol es muy alto.
   d. Las células beta de su páncreas no producen suficiente insulina.

Respuestas

1. c. 2. a. Verdadero; b. Falso; c. Falso; d. Verdadero. 3. b. 4. d.

Capítulo 8

FENÓMENOS PARALELOS: HIPERTENSIÓN Y ALTOS NIVELES DE AZÚCAR EN LA SANGRE

Son como las dos caras de la misma moneda: si usted tiene hipertensión, es muy probable que también tenga altos niveles de azúcar en la sangre, y viceversa. Esto se debe a que ambos son consecuencia del mismo desequilibrio metabólico. Corrija este desequilibrio y posiblemente ambos factores mejorarán.

FUNDAMENTOS DE LA PRESIÓN SANGUÍNEA

Comencemos por echar un vistazo a la presión sanguínea y al por qué de su importancia. Su presión es una medida de la fuerza que ejerce la corriente sanguínea contra las paredes de las arterias a medida que su corazón palpita y descansa. Se mide con dos números: con la presión sistólica, cuando su corazón se contrae y bombea la sangre, y con la presión diastólica, cuando su corazón se relaja entre latidos. El número sistólico siempre es el primero, seguido por el número diastólico, por ejemplo, 127 sobre 84, usualmente escrito como 127/84.

Cuando esos números son demasiado altos, usted tiene presión sanguínea alta, también conocida como *hipertensión*. La hipertensión está asociada a un incremento del riesgo de ataque cardiaco, insufi-

PARÁMETROS DE LA HIPERTENSIÓN

En los Estados Unidos, los parámetros oficiales para diagnosticar la hipertensión fueron establecidos por el Programa Nacional de Educación para la Hipertensión, una división del Instituto Nacional del Corazón, Pulmón y Sangre, y actualizados en el 2003. De acuerdo con los nuevos parámetros, la presión sanguínea se debe medir así:

- Normal: inferior a 120 sistólica y a 80 diastólica
- Prehipertensión: 120–139 sistólica y 80–89 diastólica
- Etapa 1 de hipertensión: 140–159 sistólica y 90–99 diastólica
- Etapa 2 de hipertensión: 160 o superior sistólica y 100 o superior diastólica [2]

ciencia cardiaca congestiva, infarto y daño renal. Hoy en día, alrededor de 50 millones de americanos—uno de cuatro adultos—tienen hipertensión.[1] La hipertensión es conocida como la "asesina silenciosa," porque no presenta ningún síntoma. Muchas personas no saben que padecen esta condición.

Según los antiguos parámetros que datan de 1997, lo que ahora se define como prehipertensión se definía como un nivel "normal alto." Debido a esta actualización de los parámetros, alrededor del 22 por ciento de los adultos americanos, o aproximadamente 45 millones de ellos, ahora se clasifican como hipertensos.[3] Los nuevos parámetros están basados en evidencias de que el daño en las arterias ocurre a unos niveles de la presión sanguínea que anteriormente los médicos consideraban como normales. Estos estudios también han demostrado que es muy probable que la prehipertensión derive en hipertensión y en otros problemas de salud, a menos que se hagan cambios para corregir la causa subyacente. Si se controlan los niveles de insulina y de peso con el PACAS, se estará haciéndole frente a los problemas de fondo que ocasionan una presión sanguínea alta.[4,5]

Así como la medicina convencional ha comenzado a comprender la importancia que tienen los niveles anormales de glucosa en la definición de la prediabetes, también se están revisando los valores de presión sanguínea para permitir una identificación y un tratamiento más tempranos de esta enfermedad potencialmente devastadora. El origen del problema de la presión sanguínea es el mismo desequilibrio metabólico que hemos discutido en capítulos anteriores: el consumo masivo de carbohidratos que produce una acumulación excesiva de grasas, que a su vez causa una inflamación a nivel celular. Tal vez recuerde lo que dijimos en el Capítulo 4 sobre la disfunción endotelial y su relación con las anomalías del azúcar en la sangre y la insulina. Puesto que las células endoteliales recubren los vasos sanguíneos, todos ellos están en riesgo de daño. Es debido a esto que estamos comprometidos a ayudarle a que sepa qué tan descontrolado tiene su azúcar sanguíneo y a superar este problema.

A primera vista, los nuevos parámetros parecen ser buenos. Nadie como el Doctor Atkins abogaba más por una temprana identificación de riesgos y de su tratamiento. Si estas revisiones conducen a realizar cambios en su estilo de vida por medio del ejercicio y de una alimentación saludable que ataquen el problema de raíz, estaremos tomando medidas eficaces contra las epidemias de la obesidad y la diabetes. Nuestro temor es que, por el contrario, estos nuevos parámetros y recomendaciones hagan que millones de americanos no mejoren su salud sino que por el contrario, terminen en la farmacia, llenos de medicamentos que son "paños de agua tibia" costosos y potencialmente peligrosos. (Para mayor información, vea el Apéndice 6, Medicamentos para la Hipertensión, en la página 513.)

En ese sentido, los nuevos parámetros son una bonanza para las compañías que fabrican medicamentos para la presión sanguínea. La mayoría de las personas con hipertensión necesitan de dos a tres medicamentos para reducir su presión y deben tomarlos indefinidamente.[7,8] Aún peor, es posible que las personas que tomen estos medicamentos—engañadas por una falsa sensación de seguridad— no se den cuenta de que el problema de fondo empeora silenciosamente aun cuando su presión sanguínea mejore.

OBTENGA UNA MEDICIÓN EXACTA DE SU PRESIÓN SANGUÍNEA

Normalmente, su presión sanguínea varía un poco—hasta 20 puntos o más—en el transcurso del día. Una sola lectura que indique una presión sanguínea alta no necesariamente significa que tenga hipertensión. Si su doctor sospecha que usted tiene hipertensión, la lectura de su presión sanguínea puede repetirse durante el transcurso de la visita al consultorio para asegurarse que no se debe al estrés de estar allí. Tal vez le solicite que monitoree su presión sanguínea en casa por algunos días o que regrese al consultorio para otra prueba. En algunas ocasiones, pueden pedirle que cargue un monitor que registre su presión sanguínea durante un lapso de veinticuatro horas.

Existen diversos brazaletes para niños y personas de diferentes complexiones, pues el brazalete estándar puede ser muy pequeño para aquellos con brazos gruesos y dará una lectura inexacta.[6]

LA RELACIÓN ENTRE LA PRESIÓN Y EL AZÚCAR SANGUÍNEO

La hipertensión suele ir de la mano de la obesidad, los altos niveles de azúcar en la sangre, el síndrome metabólico, la prediabetes y la diabetes, porque muchas veces tienen la misma raíz metabólica. Si usted padece alguna de esas condiciones, hay una buena posibilidad de que sea también hipertenso. Las personas con hipertensión son casi 2.5 veces más propensas a desarrollar diabetes que aquellas con presión sanguínea normal.[9] En un estudio realizado a casi 70,000 personas, el 30 por ciento de los hombres mayores de cuarenta años cuya presión sanguínea sistólica estaba entre 140 y 159 mm/Hg, tenían glucosa en ayunas alterada o prediabetes.[10]

Aunque la combinación de hipertensión y los altos niveles de azúcar en la sangre es muy común, también es bastante peligrosa. Si usted tiene ambas condiciones, corre un riesgo mucho mayor de lesiones en los vasos sanguíneos, que a su vez producen infarto, ataque cardiaco, insuficiencia renal, ceguera y amputaciones. Pero no se desanime; las investigaciones han demostrado que incluso pequeñas mejorías en la presión y el azúcar sanguíneos—junto con la pérdida de peso—pueden mejorar su posibilidad de evitar estas dolorosas consecuencias.[11] Claro que los estudios utilizados por la ADA restringieron las calorías en dietas bajas en grasas y nosotros hemos observado que los pacientes que siguen el Programa Atkins obtienen mejores resultados.

El aumento de riesgo que tienen las personas diabéticas de contraer las afecciones arriba mencionadas, comienza con una presión sanguínea de 120/70 o más, en otras palabras, tan pronto como se alcanza el nivel de prehipertensión. Es por esto que la mayoría de los expertos están de acuerdo en que las personas con anomalías del azúcar en la sangre deberían tener una presión sanguínea inferior a 130/80.[12] Permítanos recordarle que el Programa Atkins para el Control del Azúcar Sanguíneo está diseñado para tratar las anomalías metabólicas de fondo que son las grandes responsables de la hipertensión. Cuando los pacientes han estado siguiendo el Programa por algunos meses, no es inusual encontrar lecturas de presión sanguínea que reflejen una salud óptima—esto es, de 120/70 o menos—a menudo sin medicamentos. ¡Estos no son paños de agua tibia!

Cuando Dorothy W., de setenta y un años de edad, vino a su revisión anual, pesaba 151 libras y medía cinco pies. Aunque estaba tomando tres medicamentos para controlar su presión sanguínea, la tenía en 96/84, es decir, necesitaba un medicamento adicional, así como otro para sus lípidos, pues sus resultados de laboratorio mostraron lo siguiente: azúcar sanguíneo en ayunas: 122; hemoglobina glicada: 5.8; colesterol total: 282; triglicéridos: 485; HDL: 38. Su colesterol LDL no pudo ser evaluado debido a que tenía los triglicéridos altos.

Dorothy estaba interesada en disminuir sus medicamentos, de modo que comenzó el Programa Nutricional de Atkins bajo mi supervisión y yo la revisaba con frecuencia. Después de tres meses, durante los cuales reduje sus medicamentos, los triglicéridos de Dorothy disminuyeron a 86; su colesterol total bajó a 209; el HDL a 86 y el LDL a 57. Siete meses después, ella pudo suprimir uno de sus medicamentos para la presión sanguínea. Ahora pesa 123 libras, toma una pequeña dosis de un medicamento y su presión sanguínea es de 120/70. Su azúcar sanguíneo en ayunas es de 112; su péptido c es 2.3; su A1C es 5.1; su colesterol total es 197; sus triglicéridos es 39; su HDL es 74; y su LDL es 115.

—Mary Vernon, M.D.

EL TRATAMIENTO DE LA HIPERTENSIÓN SIN MEDICAMENTOS

¿Qué puede hacer usted para disminuir su presión sanguínea sin medicamentos? Probablemente ya sabe cuál es el único y más importante paso que puede dar: ¡Controlar los carbohidratos! Si controla la cantidad y la calidad de los carbohidratos que consume, usted ataca la anomalía metabólica causante del daño a los vasos sanguíneos, daño que da origen a la larga lista de complicaciones que acabamos de mencionar. Cuando usted controla los carbohidratos, la grasa deja de acumularse. En cambio, el nivel apropiado de consumo de carbohidratos permite que el cuerpo queme el exceso de grasa corporal para obtener energía.

Otros pasos importantes en su estilo de vida para reducir su presión sanguínea son:

- Una mayor actividad física: La falta de ejercicio, especialmente combinada con la obesidad, lo hace más propenso a desarrollar hipertensión. Hacer ejercicio disminuye su presión sanguínea, ayudándole a reducir sus niveles de azúcar sanguíneo y su resistencia a la insulina, lo que a su vez disminuye aún más su presión sanguínea. Antes de comenzar un programa de ejercicios, lea el Capítulo 22 y consulte con su médico.
- Limitar las bebidas alcohólicas: si su presión sanguínea está elevada y bebe alcohol, suspenda su consumo por completo y observe el impacto en su presión sanguínea. Si su presión sanguínea es anormal y/o tiene sobrepeso, probablemente usted no debería consumir nada de alcohol. (Para mayor información lea el Capítulo 19.)
- No fumar ni consumir nicotina en otras formas.

LA ALIMENTACIÓN Y LA PRESIÓN SANGUÍNEA

Tan pronto como usted comienza el Programa Atkins para el Control del Azúcar Sanguíneo (PACAS) y elimina de su dieta aquellos carbohidratos que no tienen ningún valor, su metabolismo se normalizará. Esto ayuda a disminuir su presión sanguínea de dos maneras: Primero, usted obtendrá mucho potasio, magnesio y calcio, pues su fuente primaria de carbohidratos son las verduras de hojas verdes y otras con un bajo índice glicémico (aquellas que tienen un efecto limitado sobre el azúcar sanguíneo.) Estos minerales han demostrado ser efectivos para disminuir su presión sanguínea.[13]

Segundo, controlar sus carbohidratos detendrá la retención anormal de sal y agua causada por sus antiguos hábitos alimenticios, pues la retención de líquidos puede elevar su presión sanguínea. Usted podría pensar que esto tiene que ver con la sal que contienen los alimentos. Aunque la sal en la dieta produce retención de líquidos en las personas con sensibilidad a esta sustancia, esto no significa que todas las personas que tengan hipertensión sean sensibles a la sal. Según las observaciones del Doctor Atkins y algunas investigaciones, una dieta rica en carbohidratos y altos niveles de insulina podrá causar una mayor retención de líquidos que la sal.[14] Hemos visto que casi nunca se necesita restringir la sal. De hecho, algunas personas necesitan una dosis adicional de sal (una taza de caldo será suficiente) para prevenir las náuseas o la debilidad cuando queman grasa rápidamente. Cuando usted controla los carbohidratos, su organismo se autorregula rápidamente, hasta alcanzar un equilibrio de sal y agua. Otras personas que han estudiado este programa alimenticio coinciden con esta recomendación.[15] Además, si sigue el PACAS, probablemente encontrará que sus papilas gustativas se vuelven más sensibles al sabor de la sal y el azúcar. De manera que en vez de salar su comida antes de probarla, déjese guiar por su nuevo sentido del gusto.

EL ESTRÉS Y LA PRESIÓN SANGUÍNEA

La palabra *hipertensión* suena como si tuviera algo que ver con el estrés. Es cierto que cualquier situación difícil hará que su presión sanguínea aumente. Sin embargo, este aumento casi nunca es temporal. Generalmente la presión sanguínea retorna a lo normal cuando usted deja de sentirse estresado, incluso si lo ha estado por días o semanas. Si usted se siente estresado, su cuerpo producirá más hormonas del estrés como el cortisol y la epinefrina. Estas hormonas lo harán sentir más alerta, aumentarán su presión, su azúcar sanguíneo y su ritmo cardiaco, y estimularán a su organismo para que obtenga energía de las grasas acumuladas y de los músculos. Estas hormonas aumentan su azúcar sanguíneo, de manera que haya suficiente glucosa disponible para las necesidades energéticas durante la crisis. ¿Cuáles son las repercusiones de esta producción hormonal? Las ansias de carbohidratos. ¿Recuerda haber comido alguna vez una bolsa enorme de papas fritas cuando tenía que entregar algo en su trabajo o en su colegio? [17,18]

En circunstancias normales, cuando su crisis ha terminado, una serie compleja de asas retroalimentadoras le dice a su cuerpo que apague las hormonas del estrés. Pero cuando el estrés es algo constante—como lo es a menudo en la vida moderna—el interruptor del estrés se queda atascado en la posición de "encendido." Si los niveles hormonales se mantienen altos, el organismo cae en un estado crónico de estrés bioquímico, y comienza a producir resistencia a la insulina, más hambre, ansias de carbohidratos y de otros alimentos de escaso valor nutricional, así como aumento de la presión sanguínea y de peso. Este aumento de peso relacionado con el estrés, que suele acumularse alrededor de su cintura, está relacionado con el síndrome metabólico. [19,20]

¿Cuál es la solución? Algunas opciones para combatir el estrés.

- Estabilice su metabolismo del azúcar en la sangre y la insulina siguiendo el PACAS.
- Comience o aumente su régimen de ejercicio, de acuerdo con los parámetros que aparecen en los capítulos 22 y 23.

- Establezca un horario regular para comer, ejercitarse y dormir.
- Realice actividades como yoga y meditación.
- Busque apoyo en sus amigos y familiares.
- Duerma bien. Si duerme poco, usted producirá más hormonas de estrés; tener más tiempo de sueño le ayudará a "apagar" el interruptor.[21, 22]

EL EJERCICIO Y LA PRESIÓN SANGUÍNEA

El ejercicio es una parte integral del PACAS y es crucial para disminuir su presión y azúcar sanguíneo. De hecho, un reciente meta-análisis de cincuenta y cuatro estudios masivos sobre el valor del ejercicio para la hipertensión demostró rotundamente que hacer ejercicio con frecuencia puede disminuir su presión sistólica en cerca de 4 puntos y su presión diastólica en aproximadamente 3 puntos. Lo mejor de todo es que usted obtendrá beneficios sin importar su edad o peso o qué tan alta sea su presión sanguínea.[16] Comprenda que usted no podrá solucionar todos los problemas causados por el consumo excesivo de carbohidratos sólo mediante el ejercicio. Éste debe hacerse en combinación con un programa nutricional de carbohidratos controlados para obtener un beneficio completo. (Vea los Capítulos 22 y 23 para más información sobre la importancia del ejercicio.)

LAS DESVENTAJAS DE LOS MEDICAMENTOS

Los parámetros actuales recomiendan que las personas diabéticas sigan un tratamiento con medicamentos tan pronto como su presión sanguínea alcanza el nivel de hipertensión de 130/90.[23] Si la presión sistólica de un paciente está entre 130 y 139, o su presión diastólica está entre 80 y 89, y si luego de tres meses de haber llevado un nuevo estilo de vida su presión sanguínea no ha mejorado, habría necesidad entonces de prescribirle medicamentos. Normalmente, esto significa tomar dos, o algunas veces tres medicamentos combinados. (Para ver una lista de farmacéuticos utilizados para la hipertensión, lea las páginas 103–105.)

Aunque los medicamentos para la hipertensión son eficaces, a menudo tienen efectos secundarios desagradables como tos seca, fatiga y disfunción eréctil. También pueden causar *hipotensión ortostática* (presión sanguínea muy baja cuando se está de pie) en algunas personas diabéticas. Esto ya es malo de por sí, pero si usted tiene anomalías en el azúcar, algunos medicamentos para la presión sanguínea, particularmente los beta bloqueadores (Inderal, Lopressort, Corgard, así como otros) y los diuréticos tiazídicos (medicamentos que hacen orinar más) pueden elevar su azúcar en la sangre aún más y ¡conducirlo a la diabetes! [24,25] Si usted mezcla un beta bloqueador y un diurético tiazídico, podría ser seis veces más propenso a contraer diabetes. También existen evidencias que sugieren que tratar a las personas con problemas del azúcar en la sangre exclusivamente por medio de un diurético tiazídico o con una combinación de beta bloqueador y un diurético tiazídico puede incluso incrementar el riesgo de un ataque cardiaco. [26,27]

Hemos visto a muchos pacientes que han empeorado su salud luego de haber tomado medicamentos para la hipertensión. Por ejemplo, en el caso de Allison C., su doctor no notó que su hipertensión era un signo del síndrome metabólico. No investigó más a fondo, es decir, nunca descubrió que Allison ya tenía altos niveles de azúcar en la sangre. En cambio, él trató su hipertensión como un problema aislado y le recetó un diurético tiazídico. Seguramente el medicamento le subió su azúcar sanguíneo hasta que se volvió diabética. Cuando ella fue donde el Doctor Atkins, él la hizo seguir el PACAS y suspendió sus medicamentos. Su presión y su azúcar sanguíneo disminuyeron.

Una vez dicho todo esto, existe un lugar para los medicamentos para la presión sanguínea. Disminuir su presión sanguínea de forma natural mediante la pérdida de peso, el ejercicio y otros cambios en el estilo de vida es algo que toma tiempo. Los riesgos de la hipertensión no controlada son muy delicados. Aunque usted debe evitar algunos medicamentos anti-hipertensivos si tiene azúcar sanguíneo alta, otros, como los inhibidores ACE, bloqueadores de canales de calcio y los bloqueadores de receptores de angiotensina (ARBs) no impactan su azúcar sanguíneo negativamente y pueden ser seguros para usted. Consulte con su médico sobre el uso de medicamentos hipertensivos y sopese cuidadosamente las ventajas y desventajas. Recuerde que a su doctor le recomiendan seguir ciertos parámetros que sugieren comenzar el tratamiento con diuréticos tiazídicos.

MEDICAMENTOS PARA LA HIPERTENSIÓN

Actualmente, los médicos tienen una impresionante variedad de farmacéuticos para tratar la hipertensión. He aquí un ejemplo del arsenal actual. (Nota: Cada vez que usted combina dos medicamentos, como suele suceder en el tratamiento de la hipertensión, aumentarán los riesgos de efectos secundarios y de reacciones adversas. Si combina más de dos medicamentos, la posibilidad de una consecuencia negativa aumenta considerablemente.)

Los Diuréticos

Son los medicamentos más recetados a los pacientes que sufren de hipertensión y hacen excretar más agua y sal. ¿Por qué son útiles estos medicamentos? Si usted está siguiendo una dieta rica en carbohidratos, los altos niveles de insulina pueden hacerle retener tanto agua como sal, lo que aumenta su presión sanguínea.[28] Los diuréticos revierten esta situación, aunque no resuelven el problema de fondo que está causando su hipertensión. Se clasifican en tres categorías:

- Tiazídicos: son algunos de los medicamentos más utilizados— especialmente al comienzo del tratamiento de la hipertensión— y causan un aumento moderado en la pérdida de agua, sal y minerales. Estos medicamentos pueden empeorar el metabolismo de la glucosa y causar diabetes de Tipo 2 y/o gota.
- Diuréticos de asa: los diuréticos de FBS causan mayor pérdida de sal y agua que los tiazídicos—tanto que estos medicamentos suelen suministrarse con un suplemento de potasio y pueden causar deshidratación severa.

- Espironolactona: este popular diurético hace que usted retenga potasio en lugar de eliminarlo, lo cual ayuda a prevenir un desequilibrio electrolítico peligroso. Debe ser utilizado con precaución en combinación con otros medicamentos para evitar la retención de potasio.

Los Beta Bloqueadores

Trabajan bloqueando un receptor que regula su ritmo cardiaco y la constricción de los vasos sanguíneos. Esto evita que su corazón funcione más rápido y relaje los vasos sanguíneos, pero tiene una desventaja significativa: el mismo receptor que se encuentra en las células de su corazón y sus vasos sanguíneos también está presente en las células adiposas.[29] Los beta bloqueadores impiden que su organismo remueva la grasa acumulada de las células adiposas, lo que puede hacer que muchos pacientes suban de peso y que su hipertensión se agrave. Si usted se suministra insulina, los beta bloqueadores pueden poner su vida en riesgo, pues impiden que su organismo reaccione normalmente a unos bajos niveles de azúcar sanguíneo. La combinación de insulina y de un beta bloqueador puede causar una peligrosa disminución de azúcar en la sangre que será muy difícil aumentar de nuevo.[30-32]

Los Bloqueadores de Canales de Calcio

Los bloqueadores de canales de calcio (amlodipine, lisinopril, bepridil, y otros) también son utilizados para tratar la hipertensión. Estos medicamentos relajan sus vasos sanguíneos, pero cuando se usan solos, es probable que no disminuyan su presión sanguínea lo suficiente. El efecto secundario principal es el estreñimiento.

Los Inhibidores ACE de la Enzima Convertidora de Angiotensina

Los inhibidores de la enzima transformadora de la angiotensina (inhibidores ACE) son populares entre los pacientes diabéticos porque no tienen ningún efecto sobre la insulina, el azúcar sanguíneo ni el peso, y también porque han demostrado que disminuyen el avance de daño renales. Sin embargo, el consumo de estos medicamentos suele causar una tos seca y persistente, es decir, que algunos pacientes con asma y otros problemas respiratorios no pueden tomarlos.

Los Bloqueadores de Receptores de la Angiotensina

Estos nuevos medicamentos son muy semejantes a los inhibidores ACE, y son conocidos como bloqueadores receptores de la angiotensina, o ARBs. Las personas que no pueden tomar inhibidores ACE, normalmente pueden tomar ARBs. Así como los inhibidores ACE, los ARBs ayudan a proteger los riñones en los pacientes con diabetes. Si usted toma este medicamento u otros de este tipo, necesita que su función renal sea monitoreada regularmente, porque puede causar trastornos en las funciones renales en personas con disminución del flujo de sangre hacia los riñones.[33,34]

Antes de recetarles farmacéuticos fuertes, el Doctor Atkins les pedía a sus pacientes que siguieran el PACAS hasta que pudiese evaluar su reacción. Un cambio en la alimentación es suficiente para disminuir la presión sanguínea de manera significativa. Pero los suplementos multivitamínicos y minerales y el ejercicio también son partes importantes del programa, y juegan un papel crucial en la disminución de la presión sanguínea. Él les recetaba suplementos adicionales dirigidos a sus necesidades individuales a los pacientes que tenían una mayor necesidad de disminuir su presión sanguínea.

El Doctor Atkins concluyó que las personas con hipertensión usualmente respondían bien a la combinación de varios suplementos diferentes, incluyendo el magnesio, el amino ácido taurina, los ácidos grasos esenciales y la coenzima Q10. (En el capítulo 21 hablaremos de estos suplementos y otros para la salud del corazón.)

El Doctor Atkins utilizaba dosis menores de suplementos si la presión sanguínea del paciente era ligeramente alta o si respondía bien al programa de control de carbohidratos y de ejercicio. Por supuesto, si la presión sanguínea de un paciente fuera tan alta que ella o él ya estuviera tomando medicamentos, o representara un riesgo inmediato, él

¿CUÁL ES SU COCIENTE INTELECTUAL SOBRE LA PRESIÓN SANGUÍNEA?

1. La presión sistólica es la presión:
   a. cuando su corazón late
   b. cuando su corazón se relaja entre latidos
   c. cuando su corazón se detiene
2. La presión sanguínea es inferior a 120/80. ¿Cuáles son las lecturas para las fases de la hipertensión?
   a. prehipertensión
   b. etapa 1 de la hipertensión
   c. etapa 2 de la hipertensión
3. El síntoma principal de la prehipertensión es:
   a. dolor de cabeza
   b. mareo
   c. cansancio
   d. náuseas
   e. ninguno de las anteriores
4. La hipertensión incrementa su riesgo de:
   a. enfermedad cardiaca
   b. infarto
   c. enfermedad renal
   d. enfermedad de los ojos
   e. todas las anteriores

Respuestas

1. a. 2. La prehipertensión es de 120/80 a 139/89; la etapa 1 de la hipertensión es 140/90 a 159/99; la etapa 2 de la hipertensión es 160/100 o más. 3. e. 4. e.

utilizaba medicamentos y mayores dosis de suplementos hasta que el PACAS hubiera hecho efecto. En muchos casos sus pacientes veían que su presión sanguínea alcanzaba niveles normales o cerca de lo normal en pocos meses o incluso antes. Él pudo mantener las dosis mínimas y frecuentemente logró que aquellos pacientes que necesitaban medicamentos para la hipertensión sólo tomaran uno.

Recuerde, si usted ya está tomando medicamentos para la presión sanguínea y comienza a seguir el programa de Atkins, probablemente tendrá que disminuir sus dosis a medida que se van dando los beneficios de controlar los carbohidratos. Establezca un programa por adelantado con su médico para ver cuáles medicamentos puede reducir a medida que su presión sanguínea mejora.

Jeff T., un profesor universitario, tenía un fuerte síndrome metabólico e hipertensión. Tomaba tres medicamentos al día para su hipertensión y decidió comenzar con el Programa Nutricional de Atkins, pero debido al poco tiempo disponible que tenía, no concertó una cita ni un programa de medicamentos. Suspendió todos sus medicamentos luego de hacer el programa Atkins por sus propios medios. Desafortunadamente, tuvo que ser hospitalizado, pues su presión sanguínea disminuyó bastante. Él se rió y me dijo, "¡Qué bien doctora, esto realmente funciona!"

Claro que funciona y es un buen ejemplo de por qué es tan importante tomarse el tiempo para trabajar de cerca con su médico a fin de planear una estrategia con antelación para disminuir los medicamentos.

—MARY VERNON, M.D.

A medida que su presión sanguínea mejora, lo mismo sucederá con su salud cardiaca, pero usted tendrá que mejorar otros aspectos de su salud cardiaca además de su presión sanguínea. Eso es lo que discutiremos en el próximo capítulo.

UN LOGRO "CENTELLEANTE"

Barbara Woodruff, tenía el síndrome metabólico y a pesar de estar tomando varios medicamentos para la hipertensión, no podía controlar su presión sanguínea. Perdió 70 libras, disminuyó significativamente su presión sanguínea y se sintió con altos niveles de energía. Ahora puede dedicarse a lo que le gusta hacer como técnica de juegos pirotécnicos.

NOMBRE: Barbara
    Woodruff
EDAD: 62 años
ESTATURA: 5 pies 1½
    pulgadas
PESO ANTERIOR: 216 libras
PESO DESPUÉS: 145 libras

La gente me mira y piensa que sólo soy una pequeña abuela de pelo gris que teje con agujas y que se ha semijubilado a Florida. Lo que no saben es que a los sesenta y dos años me siento tan llena de energía gracias al Programa Nutricional de Atkins que empleo mi tiempo libre lanzando juegos pirotécnicos.

Sí, leyeron bien. Soy una experta en juegos pirotécnicos. Los lanzo manualmente o por computadora; incluso hago coreografías para espectáculos musicales. ¡Es un hobby que simplemente adoro! No sería capaz de hacerlo si no hubiera sido por el Doctor Atkins. Yo adopté el estilo de vida

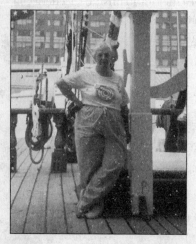

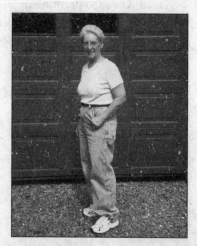

ANTES   **DESPUÉS**

Atkins el 1 de Abril, de 2001, y perdí 70 libras en menos de un año. Eso fue genial, pero mejor aún es que hubiera reducido significativamente mi presión sanguínea al mismo tiempo que mi nivel de energía aumentó enormemente. Una vez me encontraba trabajando en juegos pirotécnicos con un chico de veintitrés años de edad y literalmente lo dejé extenuado. ¡Renunció al final del día!

Si no hubiera controlado mi presión sanguínea (hoy tomo un solo medicamento para la presión sanguínea, en vez de tres), no podría estar cerca de los juegos pirotécnicos. Si sufriera un ataque cardiaco o un infarto en las afueras de la ciudad (donde se lanzan los juegos pirotécnicos), ¿quien sabe qué podría pasar? Nadie podría ayudarme porque incluso los bomberos tienen que estar a cierta distancia de los juegos pirotécnicos.

Trabajo en Disney World; tengo que estar de pie durante casi todo el día, y no hubiera tenido la energía para hacer esto si no hubiera sido por el estilo de vida de Atkins. Estoy tratando de hacer parte del equipo de juegos pirotécnicos de Disney World (mi trabajo soñado), pero por ahora estoy trabajando en una pastelería localizada en Main Street. La gente me pregunta, "¿No sientes deseos de comer todas estas delicias?" Puedo responderles con honestidad, "No, no me provoca." El Programa Atkins me ha quitado para siempre las ansias de azúcar. Si siento deseos de comer algo dulce, simplemente me como una barra Endulge™ de Atkins, que me deja completamente satisfecha.

Soy consciente siempre que tengo un pequeño desliz o cuando como muchos carbohidratos, generalmente durante las festividades. El corazón me late más rápido y mi cara se pone roja. Me doy cuenta cuando aumento cinco libras—mi peso normal es 145—porque comienzo a jadear cuando camino por los túneles de Disney, que son utilizados por los trabajadores para movilizarse rápidamente. Luego, regreso inmediatamente a la fase de Inducción y pierdo esas libras de más y me vuelvo a sentir muy bien al cabo de una semana.

Al igual que muchas mujeres, mi problema de peso comenzó después de tener hijos. Las libras aumentaban luego de cada embarazo. Me divorcié cuando tenía cuarenta y dos años y el estrés me produjo más aumento de peso. Luego me hicieron una histerectomía, comencé una terapia de reemplazo hormonal y aumenté 20 libras casi de la noche a la mañana. Algunos años más tarde, desarrollé hipertensión.

Cuando alcancé 216 libras, me dije, "No más." Había intentado hacer el programa Atkins y perdido 15 libras a comienzos de los años noventa. Pero me era difícil mantenerme en él, pues muchas personas me molestaban y me decían que el programa no seguía las recomendaciones gubernamentales sobre la pirámide nutricional. Además, me era difícil saber qué alimentos eran ricos en carbohidratos, pues en ese entonces las etiquetas contenían poca información.

Esta vez nadie iba a detenerme, ni siquiera mi doctor. Perdí alrededor de 12 libras durante la primera semana. Casi ocho semanas después me revisaron la presión sanguínea y había disminuido. Para el 1 de enero de 2002 había perdido 70 libras y me sentía de maravilla. Mi presión sanguínea había pasado de 160/90 a 145/85.

Actualmente es muy fácil llevar este estilo de vida, pues se consiguen muchos productos deliciosos y bajos en carbohidratos en las tiendas. Incluso los restaurantes hacen que sea más fácil, ya que ofrecen platos bajos en carbohidratos. Hago ejercicio todos los días y veo un programa de ejercicios en la televisión local.

Recientemente estudié para obtener la licencia de conducción comercial de la Florida, y la obtuve, así como una certificación para transportar materiales de alto riesgo. ¡Me encanta conducir el camión de dieciocho ruedas! También he comenzado a tejer, una actividad más típica de las abuelas. Apuesto a que usted nunca ha conocido alguien cuyos nietos vean espectáculos de juegos pirotécnicos y puedan decir, "¡Mi abuela los hizo!" Me alegra que los míos puedan decirlo.

Nota: Sus resultados individuales pueden ser diferentes de los que se muestran aquí. Como se dijo anteriormente, Atkins recomienda una evaluación inicial de laboratorio y seguimiento continuo en coordinación con su proveedor de salud.

Capítulo 9

LA CONEXIÓN CARDIACA

¿Está preparado para leer la estadística más alarmante que encontrará en este libro? Alrededor del 75 por ciento de las personas que tienen diabetes morirán de una enfermedad del corazón.[1]

El deterioro en el estado de salud—actualmente conocido como síndrome metabólico—que lo condujo al diagnóstico de la diabetes, eventualmente origina la formación de placas que contraen las arterias, lo que puede reducir el flujo de sangre hacia su corazón. En los peores casos, esto puede derivar en un bloqueo arterial y producir un ataque cardiaco. La mitad de los que no sobreviven a un ataque cardiaco mueren en menos de una hora, y muchos no alcanzan a llegar al hospital.[2] Aunque usted sobreviva a ese ataque, su músculo cardíaco nunca volverá a ser el mismo.

PROTEJA SU CORAZÓN

Como puede ver, la enfermedad cardiaca y la diabetes son un duo mortal. De hecho, si usted tiene diabetes, su riesgo de tener un primer ataque cardiaco es tan alto como el riesgo que tiene una persona no diabética que ya haya sufrido un ataque cardiaco.[3] En otras palabras, usted está automáticamente en riesgo de contraer una enfermedad del corazón cuando se convierte oficialmente en un paciente diabético, así nunca haya tenido ningún problema cardiaco. Durante varias décadas, en las que usted desarrolló gradualmente la diabetes, sus vasos sanguíneos fueron sufriendo progresivamente el tipo de daño que suele desembocar en un ataque cardiaco.

Puesto que usted puede controlar lo que ingiere, tiene una oportunidad única para elegir de inmediato un camino alternativo hacia una mejor salud. La enfermedad cardiaca y la diabetes no son inevitables; usted puede hacer mucho para minimizar su riesgo. Además de controlar su azúcar sanguíneo y su presión de la sangre, como ya lo discutimos, también necesita observar sus lípidos sanguíneos—el colesterol y las grasas en su sangre. Y en vez de confiar en los tratamientos farmacéuticos tradicionales basados en medicamentos que reducen el colesterol para nivelar los lípidos sanguíneos altos, ¿no sería mejor atacar de raíz el problema de fondo? Eso es lo que hará con el Programa Atkins para el Control del Azúcar Sanguíneo (PACAS).

Le daremos un ejemplo de lo efectivo que es este programa, aun para aquellas personas que han sufrido años de problemas de salud relacionados con su azúcar sanguíneo. Cuando Muriel R., de setenta y tres años (cuyo caso mencionamos en el Capítulo 4), consultó por primera vez al Doctor Atkins, había sido diabética de Tipo 2 por treinta años. Estaba tomando numerosos medicamentos para controlar su azúcar y lípidos sanguíneos, pero no le surtían ningún efecto. Su azúcar sanguíneo era alto, su colesterol total era 318 y sus triglicéridos estaban casi disparados: 1,455. Después de tres meses de seguir el PACAS perdió cinco libras, pero sus factores de riesgo de ataque cardiaco se redujeron considerablemente. ¡Su azúcar sanguíneo disminuyó, su colesterol total descendió a 202 y sus triglicéridos cayeron a 101! Muriel es un ejemplo clásico de que nunca es demasiado tarde para mejorar su salud.

ENTIENDA QUÉ SON LOS LÍPIDOS SANGUÍNEOS

A lo largo de este libro hemos hablado mucho acerca de sus lípidos sanguíneos: el colesterol LDL, el colesterol HDL y los triglicéridos. Ahora que estamos hablando sobre la salud de su corazón, es hora de verlos en más detalle.

INFORME DE INVESTIGACIÓN:
UN MAYOR RIESGO DE ENFERMEDAD CARDIACA

Cuando usted va rumbo a la diabetes, su riesgo de tener una enfermedad cardiaca es substancialmente mayor que el de las personas que no van por ese camino. ¿Qué tan alto es este riesgo? De acuerdo con los resultados del Nurse's Health Study realizado a 118,000 mujeres, la respuesta es: casi cuatro veces más. Los investigadores a cargo de este estudio observaron a las mujeres durante un período de veinte años. Al comienzo, alrededor de 1,500 ya tenían diabetes y 394 tenían historial de ataques cardiacos. En las dos décadas siguientes, casi 6,000 desarrollaron diabetes y 2,500 mujeres fueron diagnosticadas de nuevo con enfermedad coronaria. El estudio encontró que las mujeres con diabetes y con enfermedades cardiacas previas tenía una probabilidad 20 veces mayor de morir de cualquier enfermedad cardiovascular como infarto, y una probabilidad 25 veces mayor de morir debido a una enfermedad coronaria.[3,4]

No sólo las mujeres corren este riesgo. Los hombres maduros con altos niveles de azúcar sanguíneo tienen un mayor riesgo de morir, no solo debido a enfermedades cardiacas sino también a muchas otras causas aunque no padezcan diabetes. Sabemos esto gracias a un revelador análisis de tres estudios conducidos en Europa durante un largo tiempo. Alrededor de 17,000 hombres fueron observados cuidadosamente durante un período de veinte años. Los investigadores hallaron que entre los tres grupos, los hombres que se encontraban dentro del 20 por ciento del nivel más alto de azúcar sanguíneo considerado como normal, tenían un riesgo de mortandad 1.6 veces más alto que aquellos cuyo nivel de azúcar estaba en el 80 por ciento inferior del rango normal. Los hombres cuyos niveles de azúcar sanguíneo estaban en el 2.5 por ciento superior de la glucosa normal en ayunas y normal a las dos horas, tuvieron un riesgo 1.8 veces mayor de morir debido a enfermedades cardiacas que los hombres con niveles bajos o normales de azúcar en la sangre.[5]

Las personas con síndrome metabólico, prediabetes o diabetes de Tipo 2 casi siempre tienen un colesterol HDL bajo y triglicéridos altos y niveles normales o ligeramente altos de colesterol LDL. Tal como lo demuestran numerosas investigaciones, la combinación de un colesterol HDL bajo y triglicéridos altos es prácticamente una fórmula para un ataque cardiaco.[8-10] Si usted tiene problemas con sus lípidos, debe controlar sus carbohidratos, bien sea que necesite perder peso o no. Una dieta rica en carbohidratos está muy asociada con lípidos noci-

UN SILENCIOSO ASESINO

Los síntomas clásicos de un ataque cardiaco incluyen una sensación de opresión en el pecho, dolor en el pecho (angina) que se irradia hacia el brazo izquierdo o hacia la mandíbula y falta de aire. Sin embargo, es importante destacar que es posible que las mujeres y personas con diabetes no experimenten estos síntomas. Para ellos, los síntomas más probables pueden incluir náuseas y vómito, cansancio, sudoración y colapso. Los doctores los llaman ataques cardiacos silenciosos, pues son más peligrosos que aquellos que son más evidentes, ya que una posible intervención para preservar el corazón y salvarle la vida podría darse más tarde o nunca.

Lo importante es que usted no debe esperar hasta que sufra esta crisis. Si tiene síndrome metabólico, prediabetes o diabetes, consulte con su médico acerca de lo que debe hacer en caso de sentir cualquiera de estos síntomas. La medicina tradicional americana es realmente efectiva en estas situaciones de emergencia, pero usted debe reconocer los signos y obtener ayuda rápidamente.

Los ataques cardiacos no son el único problema. La obesidad puede forzar su corazón hasta el punto de que su capacidad para bombear sangre de manera eficiente se vea seriamente comprometida.[6] Este problema—la insuficiencia cardiaca—también puede ser causado por la hipertensión y la cicatrización de un ataque cardiaco. Entre el 20 y el 40 por ciento de las personas con insuficiencia cardiaca tiene diabetes.[7]

vos, y si controla sus carbohidratos, sus triglicéridos podrían disminuir, aumentar su HDL, disminuir su LDL y cambiar su producción general de colesterol hacia formas menos peligrosas.

¿ES NOCIVO EL COLESTEROL LDL?

Los altos niveles de colesterol LDL en su sangre están asociados con un mayor riesgo de enfermedad vascular como la enfermedad cardiaca y el infarto debido a la obstrucción de las arterias. Por eso, a menudo se le llama colesterol "malo." Sin embargo, decir que el colesterol LDL es malo, sería un enfoque simplista que es más útil para vender medicamentos que disminuyen el colesterol que para ayudar a evitar el taponamiento de las arterias. Si usted analiza detenidamente el colesterol LDL, verá que la situación es más compleja.

Los tipos de colesterol LDL pueden ser divididos en subfracciones basadas en el tamaño de las partículas del colesterol. Las partículas de lipoproteína de muy baja densidad (VLDL) son considerablemente grandes; las partículas de densidad intermedia (IDL) son más pequeñas, y las partículas de lipoproteínas de baja densidad (LDL) son las más pequeñas de todas. Mientras más pequeña sea la partícula, más aterogénica (que daña las arterias) será en términos potenciales.[11] En las personas con síndrome metabólico, prediabetes y diabetes, estas partículas del colesterol LDL tienden a ser básicamente pequeñas y densas, en vez de ser partículas más grandes, livianas y "esponjosas."

Esta situación obedece a razones más complejas, pero no tenemos suficiente espacio para extendernos más. Basta con decir que los altos niveles de insulina hacen que su organismo no produzca partículas más grandes y livianas, sino unas partículas de colesterol más pequeñas y densas. Disminuya su insulina mediante el control de sus carbohidratos, y su organismo seguramente producirá un colesterol más saludable; es decir, que estas partículas de colesterol se irán aflojando o "esponjando."[12]

¿Por qué estamos explicando este aspecto con tanto detalle? Si usted ha estado siguiendo el PACAS durante algunos meses, sus niveles de colesterol LDL probablemente serán iguales o podrían incluso elevarse un poco, aún si su colesterol HDL aumenta y sus triglicéridos disminuyen. La mayoría de las personas presentan un incremento de LDL modesto, temporal e inofensivo, y está más que compensado por el aumento en la relación de HDL/triglicéridos. Casi todas las personas que han seguido el PACAS apropiadamente han mostrado una normalización de sus valores de LDL en un lapso de tres a seis meses. Desafortunadamente, es muy probable que a su médico lo hayan adiestrado para que se alarme por los valores numéricos de LDL y para que le preste poca atención a otros cambios positivos en sus lípidos sanguíneos, y que tal vez reaccione si ve que sus niveles de LDL aumentan, o incluso si no disminuyen, y le formule medicamentos a base de estatinas.

Antes de tomar un medicamento para disminuir su colesterol LDL, pídale a su médico que revise más a fondo su LDL para encontrar las proporciones de partículas densas y livianas. Incluso si su valor numérico total de LDL ha subido, existe una buena posibilidad de que la proporción de partículas más livianas y esponjadas haya aumentado y evolucionado hacia lo que los médicos definen como Patrón A, gracias a los beneficios producidos por el programa de carbohidratos controlados. Estudios recientes han confirmado que el Programa Nutricional de Atkins puede hacer que su LDL evolucione hacia el de tipo favorable y "esponjoso." [13,14]

Usted también puede pedirle a su médico que le haga un examen de sangre para un tipo de lípido llamado *lipoproteína pequeña a* y que se identifica como lipoproteína(a), o lp(a) a modo de abreviación. Esta es otra forma de lípido sanguíneo que ha demostrado ser un factor de riesgo independiente para enfermedad cardiaca. [15] Sus niveles de lp(a) pueden ser altos aunque su colesterol LDL sea normal. La mayoría de los médicos creen que sus números de lp(a) se heredan y que no pueden ser modificados por la dieta ni por ningún otro medio, pero el Doctor Atkins reportó haber visto algunos casos en donde éste disminuyó—al igual que los niveles de insulina—cuando el paciente seguía un programa de carbohidratos controlados. La doctora Vernon ha observado lo mismo, como lo demuestra este ejemplo:

Un ejemplo de tal mejoría como resultado de cambios en la dieta ocurrió en uno de mis pacientes. Maureen Y., una mujer de veintiocho años que sólo pesaba 100 libras, disminuyó sus lipoproteínas(a) de un peligroso y

alto valor de 64mg/dL a un nivel más seguro de 36 mg/dL, simplemente controlando su consumo de carbohidratos. El proceso tomó seis meses, y sus otros lípidos sanguíneos, que eran altos, mejoraron también. Todo esto ocurrió sin que ella perdiera peso.
                                                        —MARY VERNON, M.D.

Las investigaciones en esta área aún están comenzando; sin embargo, todavía no existe la información suficiente para decir que sus indicadores de lp(a) pueden disminuir si sucede lo mismo con sus niveles de insulina.

¿POR QUÉ ES BUENO EL COLESTEROL HDL?

EL colesterol HDL, "bueno" o "protector," compensa el colesterol LDL. El colesterol HDL elimina el colesterol que no se ha utilizado de su corriente sanguínea y lo lleva de nuevo a su hígado. Cuanto más alto sea su nivel de HDL, más colesterol estará siendo removido de su corriente sanguínea antes de que tenga la posibilidad de oxidarse y dañar sus vasos sanguíneos; esto explica la creencia actual sobre por qué los altos niveles de HDL son protectores de sus arterias y su corazón.[16]

Así como el LDL, el HDL viene en partículas de diferente tamaño, o subfracciones. Las personas con síndrome metabólico no solo tienen bajos niveles de HDL, sino que sus partículas de HDL tienden a ser pequeñas y densas, justo como es el caso del LDL. Estas partículas, llamadas HDL_3, no son tan eficientes para transportar los lípidos almacenados a su hígado como la variedad grande y esponjosa (llamada HDL_2). Cuantas más partículas HDL_2 livianas y grandes tenga, menor será su riesgo de una enfermedad cardiaca. Y al igual que el colesterol LDL, los altos niveles de insulina modifican su producción de colesterol; usted ya no producirá las partículas HDL_2 sino las partículas más densas y pequeñas llamadas HDL_3. Disminuya su nivel de insulina siguiendo el programa de carbohidratos controlados y ayudará a modificar su producción de HDL hacia partículas HDL_2 más livianas y deseables.[17,18]

Los glóbulos de grasa de su sangre (conocidos como triglicéridos) a veces se conocen como triacilglicerol. Los niveles altos de esta sustancia no son deseables y el Doctor Atkins creía que el número óptimo debería ser inferior a 100. Es aquí cuando usted obtiene el beneficio real luego de controlar sus carbohidratos, pues los altos niveles de éstos en su dieta se convierten directamente en triglicéridos altos en la sangre.[19,20] Casi todas las personas que siguen el programa de carbohidratos controlados encuentran que sus niveles de triglicéridos disminuyen considerablemente. Hemos visto casos en los que los triglicéridos que se encontraban literalmente por fuera de la tabla disminuyeron a menos de 100 pocos meses después de haber comenzado a controlar los carbohidratos. Si sus triglicéridos disminuyen y su HDL aumenta, el riesgo de padecer afecciones cardiacas será mucho menor.[21,22]

LOS MEDICAMENTOS A BASE DE ESTATINAS Y SU COLESTEROL LDL

Como las personas diabéticas suelen tener niveles de colesterol LDL ligeramente altos o normales, se ha especulado hasta qué punto estos pacientes deberían disminuir sus niveles hasta un rango normal. Algunos investigadores dicen que sí y creen que todos los pacientes con diabetes deben tomar estatinas, aun cuando su LDL sea normal.

Pero nosotros le recomendamos que no se apresure. Algunos estudios sobre los medicamentos a base de estatinas muestran que una disminución modesta del LDL, así no se encuentre en el rango alto, podría ayudarle a algunas personas con diabetes a disminuir su riesgo de enfermedad cardiaca. Lo que no comprueban es que usted necesita tomar medicamentos a base de estatinas para que esto ocurra, aunque los pacientes en el estudio fueron tratados con estos medicamentos, que no fueron comparados con un programa de carbohidratos controlados. Los cambios alimenticios que controlan los carbohidratos son una manera muy efectiva de mejorar su perfil lipídico. ¿Por qué tomar entonces un medicamento costoso que puede causar dolor muscular, debilidad, problemas hepáticos y un posible aumento en el riesgo de insuficiencia cardiaca cuando usted puede lograr lo mismo con el PACAS? La mayoría de los pacientes que siguen el Programa Atkins pueden corregir sus lípidos a niveles normales o casi normales en un período de tres a seis meses, sin tener que tomar medicamentos.

Puede que algunos de ustedes—quienes tengan una fuerte tendencia hereditaria a presentar niveles extremadamente altos de colesterol y triglicéridos—no quieran estar en desacuerdo con su médico sobre lo referente a los medicamentos que disminuyen el colesterol. Aunque este sea el caso, tomar los medicamentos no debería ser obstáculo para seguir el PACAS. Muchos de ustedes se sorprenderán con los resultados que obtendrán en sus valores de lípidos y otros aspectos de la sangre, resultados que usted no obtuvo sólo después de haber tomado medicamentos. Una vez que su médico vea los resultados, él o ella querrán discutir un ajuste en sus medicamentos.

UNA SEGUNDA MIRADA A LOS MEDICAMENTOS A BASE DE ESTATINAS

Este popular grupo de medicamentos utilizados para tratar las anomalías lipídicas, (vea el sidebar en la página 121) se receta con frecuencia para pacientes con síndrome metabólico, prediabetes y diabetes. De hecho, si usted tiene colesterol alto, su doctor puede pensar que la única opción es recetarle estos medicamentos. Esto se debe a que, actualmente, los médicos están fuertemente presionados a seguir las recomendaciones del Programa Nacional Educativo sobre el Colesterol (PNEC), el cual les aconseja utilizar estos medicamentos.[23] Un gran número de investigaciones muestra que los medicamentos a base de estatinas disminuyen el colesterol. Sin embargo, el Doctor Atkins nunca tuvo necesidad de utilizarlos. Pídale a su médico que le dé una oportunidad para tratar de reducir sus factores de riesgo cardiovasculares sin medicamentos. Le diremos por qué:

Inicialmente se pensaba que los medicamentos a base de estatinas disminuían el colesterol debido al bloqueo de la producción de una enzima que su cuerpo utiliza para producir colesterol. Sin embargo, recientes investigaciones sugieren que es posible que gran parte de ese efecto no esté relacionado en lo absoluto con la disminución del colesterol. En cambio, los medicamentos a base de estatinas parecen trabajar disminuyendo la inflamación, especialmente en las células endoteliales que revisten sus vasos sanguíneos.

Cualquiera que sea la forma en que trabajan, estos medicamentos requieren un monitoreo cuidadoso y pueden causar efectos secundarios. Debido a que bloquean la síntesis de un componente llamado co-enzima Q10 (CoQ10 o *ubiquinona*) utilizada en sus células para el me-tabolismo energético, dichos medicamentos pueden causar daño hepático y muscular—incluyendo el daño al músculo cardiaco. Algu-nos expertos creen que esto podría producir una insuficiencia car-diaca congestiva, al menos en algunos pacientes.[24] El daño muscular puede ser tan severo que un medicamento a base de estatinas (Bay-chol) fue retirado voluntariamente del mercado después de causar al-gunas muertes. También pueden presentarse lesiones hepáticas. Los fabricantes de estatinas recomiendan exámenes de sangre cada tres a seis meses para monitorear posibles daños hepáticos.[25]

Si no hubiera ninguna otra forma de mejorar los lípidos, deberíamos estar de acuerdo en que los significativos riesgos de salud de los medicamentos a base de estatinas bien valen la pena. Pero he aquí la razón por la cual no estamos de acuerdo: el mismo efecto obtenido mediante los medicamentos puede ser logrado siguiendo el programa de carbohidratos controlados de Atkins. Esto se debe a que la dismi-nución de las concentraciones de insulina en el cuerpo, puede, teóri-camente, reducir la producción de una enzima llamada HMG Co-A reductasa—la misma enzima que combaten los medicamentos de es-tatinas—de manera simple y natural. ¿Y cuál es la herramienta más efectiva para disminuir la insulina a niveles normales? Controlar el consumo de carbohidratos.[26]

¿Qué sucede con la capacidad que tienen los medicamentos a base de estatinas para reducir la inflamación en el revestimiento de los vasos sanguíneos? El programa de carbohidratos controlados también puede ser útil en este aspecto. Los altos niveles de insulina aumentan la inflamación—y controlar los niveles de insulina mediante el control de los carbohidratos puede ayudar a controlar la inflamación en todo el cuerpo.[27,28] Además, al controlar los carbohidratos, su organismo elimina el exceso de grasas—cuyas secreciones contribuyen a la infla-mación de las células que revisten las paredes de los vasos sanguí-neos.[29] Súmele a esto el efecto benéfico de las grasas esenciales provenientes de alimentos y suplementos, los que disminuyen la infla-mación, y usted contará con una manera efectiva y natural de comba-tir la inflamación sin necesidad de tomar medicamentos, incluidos los de estatinas.

ALGUNOS MEDICAMENTOS POPULARES A BASE DE ESTATINAS:

Ingrediente genérico: atorvastatina
Marca: Lipitor

Ingrediente genérico: fluvastatina
Marca: Lescol

Ingrediente genérico: lovastatina
Marca: Mevacor

Ingredientes genéricos: lovastatina y niacina
Marca: Advicor

Ingrediente genérico: pravastatina
Marca: Pravachol

Ingrediente genérico: simvastatina
Marca: Zocor

TENGA CUIDADO CON SUS LÍPIDOS SANGUÍNEOS

En el 2001, el tercer Panel de Tratamiento para Adultos (ATP III) del NCEP, emitió nuevos parámetros para la evaluación y el tratamiento del colesterol sanguíneo elevado.[30] El Panel disminuyó significativamente los límites para el colesterol alto. Esto hizo que el número de americanos que serían candidatos para un tratamiento con medicamentos aumentara substancialmente—de un estimado de 15 millones de adultos bajo los antiguos parámetros de 1993, a unos 36 millones según los nuevos parámetros.[31] Al mismo tiempo, el Panel emitió nuevas recomendaciones sobre dietas bajas en grasas y ricas en carbohidratos. Los descubrimientos del Panel fueron un sueño hecho realidad para los fabricantes de medicamentos. Está casi garantizado que las re-

INFORME DE INVESTIGACIÓN: EL COLESTEROL Y LOS CARBOHIDRATOS CONTROLADOS

Dos estudios recientes y altamente significativos han mostrado que controlar los carbohidratos puede tener un fuerte impacto en los lípidos de la sangre. En el primer estudio, doce hombres con buen estado de salud y de peso normal siguieron una dieta muy baja en carbohidratos durante seis semanas. Al final de ese período, su colesterol HDL se elevó y sus triglicéridos bajaron. Tal vez aún más importante, entre los hombres que al comienzo del estudio tenían principalmente partículas LDL pequeñas y densas, el tamaño del LDL aumentó, y ellos mejoraron sus niveles de colesterol.[33] Un estudio similar realizado a diez mujeres saludables y con peso normal también mostró excelentes resultados. Sus triglicéridos bajaron y su HDL subió, y sus partículas HDL pasaron a ser del tipo más deseable: más grandes y esponjosas. Los efectos benéficos de un programa nutricional bajo en carbohidratos fueron incluso mayores para las mujeres que para los hombres. Tres de las mujeres con pequeñas partículas como punto de referencia presentaron un cambio hacia partículas más grandes y esponjosas.[34]

comendaciones alimenticias no funcionan, a no ser que el paciente pierda peso, lo que significa que más pacientes "necesitarán" medicamentos a base de estatinas.[32] Combinados con una aproximación más agresiva para reducir el colesterol, los nuevos parámetros le garantizan inmensos beneficios a las compañías de medicamentos en los años venideros.

Estos parámetros fueron desarrollados a partir de datos estadísticos en pacientes que siguieron la típica dieta americana rica en carbohidratos. Los parámetros tampoco tienen en cuenta el panorama total de lípidos, que incluye otros factores de riesgo cardiovascular como la homocisteína, la lipoproteína (a), el fibrinógeno y la proteína c-reactiva. Como usted ya sabe, sus células dejan de quemar grasas de inmediato cuando sienten la presencia de glucosa e insulina, y se pre paran para almacenarla. Para manejar efectivamente estos factores de riesgo, el problema debe ser corregido desde su origen. Si controla los carbohidratos, usted puede prevenir el efecto hormonal de almacenamiento de grasas producido por el exceso de insulina, lo que resulta en un aumento de los factores de riesgo cardiovasculares. Estos incluyen triglicéridos altos, HDL bajo y partículas lipoproteicas pequeñas, densas, peligrosas, en lugar de concentrarse en los valores de colesterol total y LDL.[35]

Aunque los parámetros del ATP III tengan sentido o no, son los que establecen los estándares para los médicos de todo el país. Vea la siguiente tabla para saber cuáles son estos parámetros:

EL SIGNIFICADO DE LOS LÍPIDOS

COLESTEROL LDL

Óptimo	100 mg/dL
Casi óptimo/más que óptimo	100–129 mg/dL
En el límite alto	130–159 mg/dL
Alto	160–189 mg/dL
Muy alto	190 mg/dL o más

COLESTEROL HDL

Bajo	menos de 40 mg/DL
Alto	60 mg/dL o más

COLESTEROL TOTAL

Deseable	Menos de 200 mg/DL
En el límite alto	200–239 mg/DL
Alto	240 mg/DL o más

TRIGLICÉRIDOS

Normal	Menos de 150 mg/dL
En el límite alto	150–199 mg/dL
Alto	200–499 mg/dL
Muy alto	500 mg/dL o más

Fuente: Programa Nacional de Educación sobre el Colesterol

CUANDO EL TLC ES NOCIVO PARA USTED

Las últimas recomendaciones dietarias del NCEP son conocidas como TLC, o Cambios Terapéuticos en el Estilo de Vida. La versión corriente de esta dieta baja en grasas y en colesterol no es muy diferente de la dieta que la NCEP ha estado promoviendo por años. Esta dieta sugiere mantener la grasa total del 25 a 35 por ciento de las calorías diarias y limitar el colesterol de la dieta a menos de 200 mg diarios, y recomienda obtener del 50 al 60 por ciento de las calorías totales de los carbohidratos. Esta aproximación errónea puede reducir ligeramente su colesterol LDL, pero a expensas de reducir también su colesterol HDL. No solo eso; la dieta TLC puede también hacer que su organismo produzca partículas más pequeñas y densas de HDL, algo que no es muy efectivo para limpiar el colesterol LDL de su sangre. Y por supuesto, si usted consume todos esos carbohidratos, probablemente sus triglicéridos se elevarán.

UNA FORMA EFECTIVA DE MEJORAR SUS LÍPIDOS SANGUÍNEOS

Atkins mejora todos los aspectos de sus lípidos sanguíneos de forma natural, y no arruina su cuerpo con medicamentos ni juzga los resultados exclusivamente por los números de un solo examen de sangre. El primer paso es controlar sus carbohidratos. Sus triglicéridos disminuirán a medida que su metabolismo de insulina/glucosa mejora. Incluso antes de que pierda las diez primeras libras, usted podría ver una mejoría inmediata en los niveles de triglicéridos. El HDL comenzará a aumentar, aunque de acuerdo a nuestra experiencia, puede tardarse entre tres y seis meses para llegar a su mejor nivel una vez que el metabolismo de la glucosa se haya normalizado. Al mismo tiempo, los niveles de partículas diminutas de LDL disminuirán, y las partículas LDL serán más grandes y esponjosas, las cuales, además, no son tan peligrosas para sus arterias. Si usted sigue el programa, su perfil lipídico casi con seguridad continuará mejorando.

Claudia W., una de las pacientes del Doctor Atkins, tenía sesenta y ocho años y el nivel de HDL más bajo que él jamás había visto— era de sólo 20 mg/dL. Ella comenzó a seguir el PACAS y tres meses después su HDL había aumentado a 70. De hecho, su caso ya era inusual, pero en un sentido saludable, porque su HDL era más alto que sus triglicéridos.

Aunque los cambios dietarios del PACAS son una manera efectiva de aumentar su HDL, el ejercicio y los suplementos proporcionan una mejoría adicional. ¿Se debe esto al ejercicio en sí, o es que el ejercicio ayuda a perder peso? Es difícil decirlo, porque en casi todos los estudios que han observado los efectos del ejercicio en el HDL, las personas han perdido peso. Es difícil separar los dos efectos, pero realmente no importa. Después de todo, perder peso también aumenta su nivel de HDL, además de todos los otros beneficios. Y no hay ninguna duda de que el ejercicio es benéfico para cualquier aspecto de su salud.

LA PELIGROSA QUÍMICA DE LA GRASA ABDOMINAL

Si usted creía que todo se debía a su colesterol, le diremos que estaba engañado. El colesterol es sólo una parte de la historia de enfermedad del corazón. ¿Sabía que es muy posible sufrir un ataque al corazón aunque sus niveles de colesterol estén dentro del rango normal?

Recuerde, un ataque al corazón se produce cuando se obstruye el flujo sanguíneo a las arterias del corazón, normalmente debido a un coágulo. El desequilibrio bioquímico propio del síndrome metabólico genera una gran tendencia a la coagulación de la sangre. Esto se debe parcialmente a que la grasa abdominal, que es un indicador tan predecible del síndrome metabólico, secreta químicos que elevan el nivel de los factores coagulantes en su sangre y hacen que sus plaquetas se vuelvan "más pegajosas" y más propensas a formar un coágulo. La reacción inflamatoria que ocurre en el síndrome metabólico—parcialmente debida a esos mismos químicos secretados—daña las células endoteliales que cubren sus vasos sanguíneos.[36] Ésta es una receta para la formación de coágulos de sangre, bloqueo arterial y trombosis venosa profunda. Si se había preguntado alguna vez por qué nuestra sociedad está sufriendo esta epidemia de infartos, ataques al corazón y coágulos de sangre en los pulmones (émbolos pulmonares), ya sabe la respuesta.

Sin embargo, hay buenas noticias; el Doctor Atkins observó en su práctica que cuando las personas con obesidad abdominal, síndrome metabólico, prediabetes o diabetes comenzaron a seguir el programa Atkins, casi siempre perdieron proporcionalmente más peso en el área abdominal. Aunque en muchos casos la pérdida total de peso es relativamente moderada, el efecto es poderoso si el peso se debe a las grasas almacenadas en el área abdominal: el colesterol HDL aumenta y los triglicéridos bajan más de lo que lograría con sólo perder peso. Otras sustancias peligrosas en su sangre, como los factores de coagulación, también pueden reducirse, porque usted tendrá una menor cantidad de esa grasa abdominal, que es la que los produce. Si a esto le suma ejercicio, que aparentemente también ayuda a eliminar la grasa, el efecto en sus lípidos y en sus factores coagulantes e inflamatorios será aún mayor. Perder unas pocas libras de grasa visceral podría ser suficiente para controlar su síndrome metabólico y mejorar su salud cardiaca.

OTROS FACTORES DE RIESGO

Es tanta la atención que se le ha prestado al colesterol como uno de los factores de riesgo para la enfermedad del corazón que otros factores de riesgo importantes tienden a ser ignorados, especialmente si su colesterol está en el rango normal. Veamos tres factores de riesgo independientes que el Doctor Atkins consideraba más importantes que el nivel total de colesterol.

Homocisteína

Es un producto normal del metabolismo del aminoácido metionina. Los altos niveles de homocisteína en su sangre son un factor de riesgo independiente para enfermedad del corazón debido a la obstrucción de las arterias. Esto incrementa automáticamente el riesgo de muerte por enfermedad del corazón para el estimado 25 por ciento de la población que tiene una tendencia genética a niveles elevados de homocisteína. Y si usted tiene esta tendencia genética además de diabetes, su riesgo es aproximadamente 2.5 veces mayor.[37] Un estudio reciente realizado en Finlandia encontró que hasta los niveles moderadamente elevados de homocisteína son un factor de riesgo independiente para ataques de corazón fatales en personas con diabetes de Tipo 2, aún cuando se tuvieron en cuenta otros factores de riesgo como el tabaquismo y los altos niveles de azúcar en la sangre. El estudio encontró que un alto riesgo comenzaba cuando los niveles de homocisteína eran de 15µmol/L o mayores un nivel que no es mucho más alto que el límite superior normal.[38]

Aunque tengan tendencia genética o no a presentar altos niveles de homocisteína, las personas con resistencia a la insulina o diabetes parecen más propensas a tener altos niveles de homocisteína que las personas con tolerancia normal a la glucosa. Además, las personas con diabetes y altos niveles de homocisteína son más propensas a tener complicaciones como enfermedades renales.[39] El Doctor Atkins trataba a estos pacientes que presentaban altos niveles de homocisteína por medio de los cambios alimenticios característicos del PACAS y también con suplementos adicionales de vitaminas B6, B12 y ácido fólico. Aunque el rango normal para la homocisteína es de 5.5 a 12.9 µmol/L, su meta era que sus pacientes tuvieran un nivel de 8 µmol/L o menos de homocisteína. La mayoría alcanzaron estos niveles.

Proteína c-reactiva (CRP)

Un nivel elevado de esta proteína, producida por su hígado, es síntoma de inflamación. Como se cree que la inflamación es uno de los problemas originales que generan obstrucción en sus arterias, los altos niveles de CRP en general parecen ser un buen signo de advertencia de enfermedades cardiacas. Por ejemplo, en el Physician's Health Study (Estudio de salud de médicos), los hombres que tenían mayores niveles de CRP al comienzo del estudio fueron mucho más propensos a sufrir ataque al corazón en los diez años siguientes que los hombres que tenían niveles normales de CRP, aunque según otros indicadores, como el colesterol, parecían ser igualmente saludables.[40] Los resultados para las mujeres en el estudio de investigación de enfermeras fue muy similar.[41]

Las personas con obesidad abdominal, mala tolerancia a la glucosa y diabetes de Tipo 2 generalmente tienen altos niveles de CRP.[42] (Otros factores, como alguna enfermedad aguda o el uso de algunas hormonas, también pueden elevar el CRP.) Pero de nuevo, hay razones para ser optimistas. Un estudio reciente realizado a mujeres con sobrepeso que tenían altos niveles de inflamación—según indicadores sanguíneos como el CRP—mostró que cuando pierden tan sólo 10 por ciento de su peso corporal por medio de la dieta y de un programa de ejercicios, esos indicadores descendieron de nuevo a niveles mucho más saludables. De hecho, sus niveles estaban muy cercanos a los de las mujeres con peso normal.[43] Y aunque algunos sectores señalan lo contrario, seguir un programa nutricional bajo en carbohidratos no aumenta los niveles de CRP.[44]

Fibrinógeno

Ésta es una proteína de la sangre que juega un papel crucial en el complejo proceso de la coagulación sanguínea. Cuando sus niveles de fibrinógeno son altos, su sangre puede coagularse fácilmente—y un coágulo que obstruye una arteria puede producir un ataque al corazón o un infarto. Las personas con síndrome metabólico, prediabetes o diabetes pueden tener altos niveles de fibrinógeno, al igual que un incremento de otras sustancias que aumentan la coagulación sanguínea.[45] Esta tendencia a la coagulación puede estar relacionada con el proceso inflamatorio que es parte del síndrome metabólico. (Al igual que con el CRP, otros factores como la terapia de sustitución de hormonas y los desequilibrios hormonales pueden aumentar los niveles de fibrinógeno.) Ésta es una de las múltiples razones por las que muchos médicos recomiendan aspirina en dosis menores como una forma de disminuir su riesgo de enfermedad del corazón. El Doctor Atkins concluyó que la aspirina—que puede causar sangrado gastrointestinal—no era necesaria para la mayoría de los pacientes. En cambio, él recetó suplementos de ácidos grasos para disminuir la adherencia de las plaquetas y también por sus efectos antiinflamatorios.

¡ANÍMESE!

Este capítulo lo explica claramente: primero, si tiene síndrome metabólico, prediabetes o diabetes, usted posee un alto riesgo de enfermedad del corazón. Segundo, y más importante aún, no importa cuál sea su nivel de diabetes, la enfermedad del corazón no es inevitable para usted. Si sigue el PACAS, usted comenzará a corregir los problemas metabólicos subyacentes que amenazan la salud de su corazón. Y una vez usted comience a controlar su consumo de carbohidratos y a normalizar su metabolismo, el riesgo de padecer enfermedades del corazón disminuirá de forma segura, natural y sin tener que tomar medicamentos peligrosos.

¿CUÁL ES SU RIESGO DE PADECER ENFERMEDADES DEL CORAZÓN?

Responda el siguiente cuestionario para determinar su riesgo de enfermedad cardiovascular.

1. Yo soy:
   a. hombre [1]
   b. mujer [0]
2. Mi edad es:
   a. menor de 40 años [0]
   b. 41 a 44 años [0]
   c. 45 a 49 años [1]
   d. 50 a 54 años [2]
   e. 55 a 60 años [3]
   f. 61 o más años [4]
3. Fumo o consumo otras formas de tabaco:
   a. sí [2]
   b. no [0]
4. Tengo prediabetes o diabetes:
   a. sí [4]
   b. no [0]

(continued)

5. Mi presión sanguínea es:
   a. normal (120/180) [0]
   b. pre–hipertensiva (130/190) [1]
   c. hipertensiva (140/90 o mayor) [3]
6. Mis triglicéridos son:
   a. deseables (150 mg/dL o menos) [0]
   b. altos (151 mg/dL o más) [1]
7. Mi colesterol HDL es:
   a. bajo (40 mg/dL o menos) [2]
   b. en el límite bajo (50 mg/dL o menos) [1]
   c. alto (60 mg/dL o más) [0]

Para determinar el riesgo de que desarrolle enfermedad del corazón, sume los números en corchetes de cada una de sus respuestas.

Puntaje:
0 a 6 = riesgo más bajo
7 a 10 = riesgo moderado
11 o más = riesgo alto

UNA NUEVA ESPERANZA DE VIDA

Joe McCoy sufrió un ataque al corazón a los cuarenta y cuatro años. Mientras seguía una dieta baja en grasas, el azúcar de su sangre y su presión sanguínea se descontrolaron. Pero actualmente son estables, todo gracias a Atkins.

NOMBRE: Joe McCoy
EDAD: 53 años
ESTATURA: 5 pies 10 pulgadas
PESO ANTERIOR: 278 libras
PESO ACTUAL: 196 libras

COLESTEROL TOTAL ANTES: 880
COLESTEROL TOTAL DESPUÉS: 168
PRESIÓN SANGUÍNEA ANTES: 200/130
PRESIÓN SANGUÍNEA DESPUÉS: 145/78
TRIGLICÉRIDOS ANTES: 6,600
TRIGLICÉRIDOS DESPUÉS: 273

Mi padre era médico, y ahora me doy cuenta que estaba adelantado a su época en lo referente a la dieta y a la nutrición. Mi hermano, hermanas y yo fuimos criados con una dieta de proteínas y vegetales. Nunca comimos pan ni postre en la casa, salvo por los pasteles de cumpleaños. Practiqué varios deportes en la secundaria, incluyendo fútbol, y nunca tuve problemas de sobrepeso.

Comencé a subir de peso luego de casarme, principalmente debido a la cocina casera de mi esposa, Karen, y a su delicioso e increíble pan. Sin embargo, pasaron quince años antes de que fuera consciente de que realmente necesitaba perder peso. Sufrí un ataque al corazón en 1995 y mi doctor me puso en una dieta baja en grasas. Yo había sido hipoglicémico antes del ataque y creo que el régimen bajo en grasas me condujo a una diabetes de Tipo 2 en 1999. ¡Mi hemoglobina glicada (A1C) estaba en 13! Mis niveles de azúcar sanguíneo estaban entre 500 y 600. También desarrollé neuropatía periférica, un efecto colateral común de la diabetes que causa adormecimiento y dolor en los pies y en las manos. Sentía tanto dolor que nunca se lo desearía a mi peor enemigo. Uno de mis amigos me sugirió ver a la doctora Mary Vernon, que trabaja en Lawrence, Kansas, en la misma ciudad en donde vivo. En ese entonces yo no sabía que ella era una abanderada del Método Nutricional Atkins.

La doctora Vernon me observó y me dijo, "Definitivamente, usted tiene el tipo corporal que se beneficiaría con un programa de carbohidratos restringidos." Mientras diseñaba mi programa alimenticio, me dijo que dejara de tomar Glucovance. No me sorprendí que me dijera que tenía que perder peso, pero no podía creer que me estuviera diciendo que dejara de tomar mi medicamento para la diabetes. Sin embargo, me sentía tan mal que decidí seguir sus recomendaciones. Tardé un mes en perder diez libras. Tres meses después habían mejorado mis niveles de azúcar en la sangre, mi colesterol y mis triglicéridos. Cinco meses más tarde me dio neumonía en ambos pulmones y pasé tres semanas en el hospital. Sé que me hubiera muerto si mi salud no hubiera mejorado tanto luego de hacer Atkins. Volví a seguir el programa Atkins cuando me recuperé, y al cabo de seis meses pesaba 220 libras. Necesité cambiar toda mi ropa. ¡Tendría que haber comprado unos tirantes porque se me caían los pantalones!

He estado pesando alrededor de 200 libras desde febrero del 2003, y aún mantengo mis gramos de carbohidratos netos en 20 diarios. Sin embargo, me gustaría perder otras 15 libras. Continúo midiéndome el azúcar sanguíneo todos los días y tomo una pequeña cantidad—de un cuarto a media tableta—de Glucovance, que me ayuda a mantener mi azúcar sanguíneo alrededor de 110. Mi cifra de A1C es de 3.5, lo que está bastante bien. Mis triglicéridos están un poco altos y me gustaría mejorarlos. También me han dicho que estoy muy bien del corazón. El dolor de la neuropatía no es ni la sombra de lo que era antes y uno de los nervios de mi mano se ha regenerado—espero que me suceda lo mismo con los

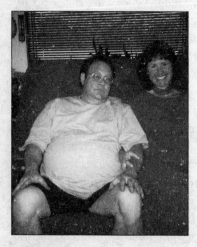

ANTES

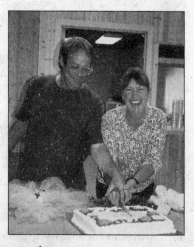

DESPUÉS

demás nervios. Debido a este problema, no puedo hacer ejercicio ni tra-
bajar de nuevo como mecánico de autos, pero sí puedo decir que tengo
una energía que no tenía antes de seguir el programa Atkins.

Cuando estaba gordo y enfermo de diabetes, rezaba para poder cono-
cer a mis nietos. Ahora, nuestro único hijo y su esposa pronto tendrán su
primer bebé, justo cerca de nuestras bodas de plata. Así es fácil entender
por qué mi esposa y yo recomendamos Atkins cada vez que podemos.

Nota: Sus resultados individuales pueden ser diferentes de los que se
muestran aquí.

Segunda Parte

Asuma el Control de Su Salud

Capítulo 10

EL PROGRAMA ATKINS PARA EL CONTROL DEL AZÚCAR SANGUÍNEO

Ahora que usted tiene una mejor comprensión de la evolución de esta enfermedad epidémica y de todos los riesgos asociados a ella, es posible que esté más que preparado para iniciar su nuevo camino, y esto nos alegra infinitamente. Cuanto más rápido comience a tratar su desequilibrio metabólico, tanto mejor.

Antes de decirle cuál es el mejor tipo de alimentación para su problema, le daremos una breve introducción acerca de la forma errónea de alimentación si usted tiene anomalías de insulina/azúcar sanguíneo. Si su médico le ha diagnosticado el síndrome metabólico, prediabetes o diabetes, es muy probable que su doctor le haya recetado una dieta respaldada por entidades como la Asociación Americana de Diabetes (ADA) y la Asociación Americana del Corazón (AHA.) ¡Seguramente ya no se sorprenderá si le decimos que eso es exactamente lo que usted *no debe* hacer!

Luego de haber tratado a pacientes con el síndrome metabólico, prediabetes y diabetes de Tipo 2 durante más de cuarenta años, al Doctor Atkins le quedó en claro que es posible que estas dietas bajas en grasas y en carbohidratos puedan hacerle sentir peor, y probablemente su azúcar, su presión sanguínea y sus cifras de lípidos también empeorarán. Tal vez usted haya descubierto esto por su propia cuenta y haya seguido los consejos de su médico, sólo para descubrir que ha ganado peso—es decir, grasa—y que su azúcar, lípidos y presión sanguínea han empeorado en vez de mejorar. Algunas veces, la falta de mejoría en sus pruebas sanguíneas puede hacer que su nutricionista le haga creer que usted no ha seguido sus recomendaciones, aunque usted sí lo haya hecho. Su doctor puede decirle que usted no tiene otra alternativa diferente a tomar medicamentos.

Los médicos que realmente entienden el metabolismo de los carbohidratos saben que esta secuencia de eventos—de la diagnosis a los cambios en la dieta que no funcionan a la medicación—es tan predecible como que el sol salga todos los días. Efectivamente, investigaciones recientes están confirmando los años de experiencia clínica del Doctor Atkins (vea la sección "Estudios que respaldan el Método Nutricional Atkins" en la página 485 para una lista completa de estudios recientes en este campo). Lo que sorprende es que gran parte del establecimiento médico persiste en esta forma obsoleta de pensar, cuando hay una creciente evidencia que apunta al hecho de que estos programas no son efectivos para la gran mayoría de pacientes.

Si usted tiene síndrome metabólico, prediabetes o diabetes, y quiere hacer todo lo posible para prevenir que su condición empeore— ¿y quién que tenga uso de razón no lo haría?—estas recomendaciones dietarias podrían impedírselo, pues simplemente son demasiado altas en carbohidratos. Usted ya vio en los primeros capítulos de este libro cuál es el efecto producido en su organismo por un exceso de carbohidratos. Veamos esto de nuevo, paso a paso:

1. Seguir una dieta rica en carbohidratos produce un rápido incremento en su azúcar sanguíneo. Para controlar este aumento, el organismo produce insulina para transportar el azúcar a las células.
2. A medida que las células se hacen más y más resistentes a la insulina, el páncreas aumenta su producción de esta sustancia.
3. Cuando el exceso de insulina surte efecto, el azúcar de la sangre desciende muy rápido y a niveles muy bajos, y usted se sentirá irritable, inquieto y con hambre.
4. Cuando el azúcar sanguíneo cae drásticamente, su orga-

nismo libera hormonas de estrés como la epinefrina y el cortisol.

5. Los efectos colaterales de esta reacción pueden generar una variedad de síntomas desagradables pero comunes: cambios de ánimo y energía, palpitaciones, ansias de alimentos, dificultad para concentrarse, irritabilidad, dolores de cabeza y hasta hipertensión.

Este ciclo es más común en individuos con sobrepeso, pero puede presentarse aún en personas delgadas, especialmente si siguen la dieta estándar americana (DEA), rica en carbohidratos refinados. El consumo excesivo de carbohidratos o el consumo frecuente de carbohidratos refinados dispara el mecanismo de almacenamiento de grasas. Recuerde: la insulina promueve el almacenamiento de grasas. Su cuerpo quema el azúcar (derivado de los carbohidratos) para producir energía y almacena el exceso en forma de grasas para utilizarlas en un futuro. Las grasas pueden acumularse en cualquier parte del cuerpo; alrededor del estómago, el hígado u otros órganos, incluso en las paredes de los vasos sanguíneos. Los triglicéridos son una forma en que las grasas son transportadas a su corriente sanguínea. Otras lipoproteínas también transportan grasas—y la insulina está parcialmente involucrada en su manufactura. Y cuando usted ingiere un tipo o una cantidad inapropiada de carbohidratos, la insulina aumentará, así como las grasas de su sistema circulatorio. Hablemos ahora sobre la nueva forma de alimentación, dieta, ejercicio y programa de suplementos que le darán un vuelco a su salud.

EL MÉTODO ATKINS

El Programa Atkins para el Control del Azúcar Sanguíneo (PACAS) está diseñado para ayudarle a controlar su metabolismo individual a través de alimentos y de un estilo de vida diferentes. Destacamos la palabra *individual* porque con el PACAS cada caso es distinto. Para muchos de ustedes, este programa será la verdadera herramienta para prevenir que su azúcar sanguíneo tenga un mayor impacto y para alejarlo definitivamente del camino de la diabetes. A quienes tienen etapas más tardías de estrés de azúcar sanguíneo (prediabetes) o diabetes completamente desarrollada les ayudará a controlar su azúcar sanguíneo e incluso a normalizarlo, es decir, que podrán reducir o suprimir algunos de los medicamentos recetados.

Tal y como el Doctor Atkins observó rutinariamente en sus pacientes, el PACAS aumenta la energía del paciente, disminuye dolores y molestias, mejora otros numerosos síntomas y mejora la calidad de vida en general. Así mismo, estudios publicados sobre personas diabéticas y con síndrome metabólico señalan mejorías en el azúcar y en los valores de lípidos sanguíneos si se sigue un programa de carbohidratos controlados. Esta aproximación dietaria le proporciona las herramientas que usted necesita para retomar el control de su metabolismo.

Ya que el PACAS está basado en el famoso Método Nutricional Atkins (ANA), comencemos por repasar este método seguro y eficaz de carbohidratos controlados que sirve para equilibrar su metabolismo, controlar su peso y mejorar su salud. Más tarde veremos cuál es la diferencia entre el PACAS y el ANA.

Si usted tiene sobrepeso o si sólo tiene un trastorno en el mecanismo de la insulina/glucosa, el ANA por sí solo probablemente le ayudará a perder peso y a disminuir y estabilizar sus niveles de azúcar sanguíneo y de insulina. Al mismo tiempo, usted mejorará su salud de otras formas importantes, porque la pérdida de peso y la normalización del azúcar sanguíneo ayudan a mejorar los lípidos, disminuir la presión sanguínea y reducir los índices de inflamación asociados con enfermedades cardiacas. Cuando su azúcar sanguíneo se estabilice, usted tendrá más energía y probablemente verá que su ánimo y agudeza mental también mejorarán.

Algunos de ustedes indudablemente saben que el ANA es un programa para bajar de peso. Para aquellos de ustedes que no lo sepan, podrán encontrar un breve repaso de las cuatro fases en la sección siguiente. Cuando se sigue el ANA, la grasa corporal desaparece lenta y suavemente y de manera segura; la mayoría de las personas no sienten ansias de alimentos luego de los primeros días. Usted progresa hacia su meta de una mejor salud sin sentir privaciones. Ésta no es una solución temporal: aprender a seguir Atkins le proporciona una herramienta para el control definitivo de su peso y metabolismo. A continuación encontrará un breve repaso del ANA.

LAS CUATRO FASES DEL MÉTODO NUTRICIONAL ATKINS

Primera Fase: Inducción. Para comenzar a perder peso, limite su consumo de carbohidratos a 20 gramos diarios. (Una forma simple para calcular los Carbohidratos Netos que tiene una comida completa es substraer los gramos de fibra del número total de gramos de carbohidratos en la porción. Los Carbohidratos Netos son los únicos carbohidratos que tienen un impacto apreciable en su azúcar sanguíneo.) Durante esta fase, que dura un mínimo de dos semanas, usted satisface su apetito con comidas ricas en proteínas y grasas naturales, al igual que con los carbohidratos contenidos en tres tazas de vegetales (rociados con aceite de oliva, vinagre, limón o su aderezo favorito bajo en carbohidratos.) Adicionalmente, usted puede consumir dos tazas de ensalada y una de verduras frescas y sin almidón, como el brócoli o el calabacín, o de 3 a 4 onzas de queso rancio, un puñado de aceitunas y medio aguacate al día.

Segunda Fase: Pérdida de Peso Progresiva (PPP). Cuando pasa a la fase PPP, su pérdida de peso disminuye deliberadamente mientras sigue consumiendo proteínas y grasas naturales, además de ensaladas verdes y verduras ricas en nutrientes y fibra. Mientras continúa perdiendo peso, usted incorporará gradualmente carbohidratos ricos en nutrientes. Cada semana, incrementará sólo 5 gramos de Carbohidratos Netos por medio de verduras, semillas o cereales, nueces e incluso frutas como bayas. Después de incorporar estos alimentos, algunas personas pueden reintroducir pequeñas porciones de legumbres (frijoles) y de otras frutas, hasta que la pérdida de peso se detenga. En este punto, reduzca 5 gramos de Carbohidratos Netos y deberá haber encontrado su Nivel Crítico de Carbohidratos para Perder Peso (CCLL), es decir, la cantidad de Carbohidratos Netos que puede consumir mientras continúa perdiendo peso. Para seguir progresando, mantenga su nivel de consumo de carbohidratos menor o igual a su CCLL.

Tercera Fase: Premantenimiento. Cuando se encuentre de 5 a 10 libras de su peso ideal, usted querrá reducir aún más su ritmo de pérdida de peso, para así afianzar sus nuevos y mejores hábitos alimentarios. (Podría tardarse un mínimo de dos meses en perder las últimas 10 libras.) Ahora puede ampliar sus alimentos con cantidades moderadas de vegetales como batatas dulces y guisantes, o incluso con algunos cereales completos que no sean refinados. Simplemente, cada semana, adicione a su programa otros 10 gramos diarios de Carbohidratos Netos—o dese gusto y consuma 20 o 30 gramos de carbohidratos de alta calidad dos veces a la semana—hasta que la pérdida de peso se detenga. Luego, reduzca 5 o 10 gramos y encontrará su CCLL exacto. Continúe en este nivel hasta que alcance su peso deseado. Cuando lo haya mantenido por un mes o más, usted encontrará su Equilibrio Atkins de Carbohidratos, o ACE, el número de gramos de Carbohidratos Netos que puede consumir sin ganar ni perder peso, y habrá llegado, oficialmente, a la fase de Mantenimiento de por Vida.

Cuarta Fase: Mantenimiento de por Vida Ahora que ha alcanzado su peso deseado, usted podrá disfrutar de una amplia variedad de deliciosas comidas. Claro que deberá vigilar su consumo de carbohidratos. Recuerde, este programa no se refiere exclusivamente a la cantidad de carbohidratos, sino también a su calidad. Acepte el hecho de que la comida chatarra es una cosa del pasado y utilice su capacidad de almacenamiento de carbohidratos con alimentos ricos en nutrientes y fibra. Entienda que según sea el caso, usted podrá incorporar o no cereales completos como avena, arroz oscuro, arroz salvaje, cebada y frutas ricas en carbohidratos (bananos) y vegetales (papas). Su ACE dependerá de su edad, sexo, nivel de actividad, condición hormonal y cualquier factor metabólico que tenga. La mayoría de las personas pueden aumentar su ACE si se ejercitan con regularidad.

Para más detalles sobre la pérdida de peso y la ciencia sobre el control en el consumo de carbohidratos para controlar el peso, tener una buena salud y prevenir enfermedades, lea los libros *La Nueva Revolución Dietética del Dr. Atkins, Atkins de por Vida* y *Lo Esencial de Atkins,* o visite nuestra página de Internet, www.atkins.com.[1-3] Le recomendamos que utilice el *Nuevo Contador de Gramos de Carbohidratos de*

Atkins para que pueda monitorear su consumo de carbohidratos con facilidad.[4]

EL PRÓXIMO PASO

Cuando se trata de perder peso, el ANA sirve para todos los casos. Y como adelgazar implica mejorar la salud—incluidas las anomalías del azúcar en la sangre—perder así sea un poco de peso es suficiente para que usted se sienta mucho mejor.

Pero si su estado de salud incluye síndromes metabólicos, prediabetes o diabetes, usted necesitará algo más que el ANA. ¿Por qué? Porque usted debe esforzarse en revertir los problemas de salud que se han desarrollado durante meses o años. Es ahí cuando el Programa Atkins para el Control del Azúcar Sanguíneo (PACAS) entra en escena. Al igual que en el ANA, la pérdida de peso es un componente crucial del programa, pero también existen otras metas igualmente importantes. De hecho, algunos de ustedes pueden tener un peso normal o estar un poco pasados de libras y seguir presentando anomalías del azúcar en la sangre, hipertensión, altos niveles de grasa en la sangre y otros síntomas de desequilibrios metabólicos.

El PACAS se concentra en equilibrar su metabolismo de nuevo, normalizando sus niveles de insulina/azúcar y sus lípidos sanguíneos, reduciendo otros síntomas asociados con posibles causas de enfermedades cardiacas, y disminuyendo su presión arterial de tal manera que usted perderá peso—si necesita hacerlo—cuando su metabolismo mejore.

UN POCO PUEDE HACER MUCHO

La pérdida de grasas acumuladas y una mayor capacidad de quemar grasas son muy importantes en su proceso diario para mejorar su salud. Sin embargo, la pérdida de peso puede ser un elemento secundario, comparada con los otros beneficios del PACAS. De hecho, es posible mejorar sus niveles de azúcar, lípidos sanguíneos y de presión arterial sin que pierda todo—o parte—de su exceso de grasas. Su camino para recuperar la salud empieza con mejorías que sucederán antes de que pierda peso. Hasta que esto ocurra, su pérdida de peso podrá ser lenta o inexistente, pero no hay razón para preocuparse. Más importante que empezar a notar la reducción de peso es que usted logre estabilizar su metabolismo. Por ahora, sus valores o resultados de laboratorio (los niveles de azúcar en la sangre, por ejemplo) son más importantes que la cantidad de grasa adicional que usted pueda tener. Cuando usted sigue el PACAS, esos valores pueden mejorar muy pronto, incluso antes de que pierda peso de manera significativa. Cuando esos números mejoren, quiere decir que usted puede reducir la dosis o incluso suspender algunas o todas las medicinas que pueda estar tomando.

Un paciente de setenta y cinco años llamado Jim H. consultó al Doctor Atkins. En ese entonces, Jim tomaba nueve medicamentos diferentes para controlar sus niveles de azúcar, su presión arterial, su nivel de lípidos en la sangre y otros alimentos. Después de seis meses de seguir el PACAS, redujo sus medicamentos a tres (y con una menor dosis) y sus niveles de azúcar en la sangre se estabilizaron. Jim sólo había perdido cinco libras hasta este momento.

Yo tuve una paciente que tampoco perdió mucho peso, pero el poco que rebajó marcó una gran diferencia en su salud. A los treinta y siete años, Maureen J. presentaba resultados de laboratorio propios de una persona que tuviera el doble de su edad. Pesaba 197 libras y media cinco pies con seis pulgadas, sus niveles de colesterol eran de 327, sus triglicéridos de 298, su HDL de 53 y su LDL de 214. Aún más, su presión arterial era de 138/80. La puse en la fase de Inducción del Método Nutricional de Atkins (ANA) durante dos semanas, luego pasó a ingerir 25 gramos de carbohidratos al día, y posteriormente 30. Al cabo de seis semanas, y a pesar de haber perdido sólo 10 libras, su mejoría era innegable: sus niveles de colesterol total se redujeron a 199, sus triglicéridos a 121; su HDL a 46 y su LDL disminuyó a 172. Y también bajó 2 pulgadas de cintura.

—MARY VERNON, M.D.

Recuerde, mucho antes de que los valores de laboratorio sean anormales, el cambio gradual de un estado óptimo de salud hacia un estado del aumento de riesgo y, finalmente, hacia un estado de enfermedad directa, ya se habrá puesto en marcha. Años antes que los exámenes revelen que tiene un problema, el daño en los vasos sanguíneos de su corazón, ojos, nervios, riñones y cerebro se habrán ido acumulando silenciosamente. Aunque algunos de estos cambios sean permanentes, la buena noticia es que usted puede mejorar su metabolismo *inmediatamente* si modifica sus hábitos alimenticios. Esto permitirá que su organismo se restablezca.

Por otra parte, si necesita perder peso, no tome esto como una licencia para que su meta final sólo sea perder unas cuantas libras. No permitiremos que lo asuma de este modo simplista. Usted se debe a sí mismo la tarea de perder esas libras de más que aumentan el riesgo de una prolongada lista de enfermedades y contribuyen a crearle problemas en su azúcar sanguíneo e insulina. Las grasas no sólo son un síntoma del problema; su exceso también contribuye a que éste se origine.

Es importante que usted entienda que estamos hablando de un cambio permanente en su estilo de vida. Si usted tiene tendencia a la diabetes o a síndromes metabólicos, puede controlar estos aspectos si le presta atención a su dieta, aunque sus problemas de azúcar en la sangre jamás desaparecerán por completo. Si vuelve a los anteriores hábitos de alimentación, volverán a aparecer los antiguos síntomas y riesgos. Si quiere controlar y mantener sus niveles de azúcar, deberá seguir los principios del PACAS por el resto de su vida.

EL PROGRAMA ATKINS PARA EL CONTROL DEL AZÚCAR SANGUÍNEO

El PACAS es muy simple: controla los carbohidratos—tanto la cantidad como la calidad—para controlar a su vez el azúcar en la sangre, los niveles de insulina y su metabolismo. Al igual que con el ANA, usted podrá consumir porciones saciantes de una amplia variedad de alimentos deliciosos y nutritivos, y jamás sentirá hambre. La diferencia está en que, además del control de carbohidratos, su dieta será rica en alimentos que han demostrado ser útiles en el control no sólo del azúcar en la sangre, sino también de sus niveles de lípidos, presión arterial alta y otros tantos problemas de salud que van de la mano con los síndromes metabólicos, la prediabetes y la diabetes. Dos de las razones

CONSULTE CON SU MÉDICO

El Doctor Atkins diseñó el PACAS para ayudar a solucionar los problemas relacionados con los síndromes metabólicos, la prediabetes y la diabetes de Tipo 2. Pero antes de empezar este programa, usted debe someterse a una revisión médica muy completa y discutir los resultados con su doctor.

El PACAS es seguro y efectivo, pero es posible que usted tenga algunos problemas de salud, como por ejemplo, serias enfermedades renales que harán de este un programa inapropiado para usted, a menos que sea recetado y monitoreado por un médico preparado en este tipo de tratamientos metabólicos. Usted también necesitará conocer sus resultados de laboratorio y otros indicadores importantes como sus niveles de insulina/azúcar, sus lípidos sanguíneos y su presión arterial *antes* de comenzar el programa. Finalmente, si usted toma medicamentos formulados, deberá hacer programas para poder realizar posibles cambios en sus dosis a medida que su metabolismo se regula.

por las que el Programa Atkins para el Control del Azúcar Sanguíneo es tan fácil de seguir es que los alimentos pueden adquirirse en cualquier supermercado y tienen un sabor delicioso.

TRÁCE METAS REALISTAS

En los primeros capítulos de este libro le explicamos lo que sucede en su organismo cuando aumentan sus niveles de insulina y de azúcar en la sangre. Teniendo en cuenta dicha información, veamos ahora cuáles son sus metas con el PACAS.

Mejora del Metabolismo.

Usted quiere sentirse bien, saludable y lleno de energía, tomar el menor número de medicinas posible y que su metabolismo vuelva a funcionar adecuadamente. Ése es el objetivo del PACAS. Usted ha ex-

BUSQUE UN MÉDICO ORIENTADO HACIA LA NUTRICIÓN

Muchos médicos les recomiendan a sus pacientes que hagan Atkins, pues un gran número de ellos son conscientes de que los estamentos científicos respaldan sus enfoques y conocen el beneficio que obtienen los pacientes. Aunque los temas de la nutrición de carbohidratos controlados y las dietas cetogénicas no suelen enseñarse en las facultades de medicina, su médico(a) puede tener experiencia en monitorear o en supervisar estos aspectos. Si su médico no tiene conocimientos o no se siente identificado con el método Atkins, posiblemente él o ella lo remita a un médico que si lo esté. De lo contrario, usted podrá conseguir un médico de estas características en los siguientes sitios que hacen énfasis en la nutrición. Tenga en cuenta que no todos los miembros de estas entidades están familiarizados con los programas nutricionales de carbohidratos controlados. (Vea la página 152, donde encontrará preguntas que le podrá hacer a un médico a fin de evaluar su experiencia y nivel de conocimiento con el método Atkins.)

American College for Advancement in Medicine (ACAM):
www.acam.org
American Society of Bariatric Physicians: www.asbp.org

perimentado por varios años las anomalías metabólicas que ya hemos discutido. Es posible que le tome cierto tiempo revertir esta situación, pero tendrá que cumplir con su parte: de usted depende aprender a regular su metabolismo por medio del control de carbohidratos, incluir el ejercicio en su vida diaria y tomar los suplementos necesarios que le ayuden a su organismo volver a la normalidad. Este libro, basado en la experiencia médica del Doctor Atkins, le mostrará el camino a seguir, pero es usted quien deberá mantenerse en él.

Insulina y Azúcar en la Sangre Estables

El Programa Atkins para el Control del Azúcar Sanguíneo está diseñado para mejorar los niveles de azúcar en la sangre. Con esto no queremos decir simplemente que se tomen medicamentos para reducir los niveles de azúcar en la sangre por debajo del número mágico de 100mg/dL. Mejor aún, Atkins diseñó el PACAS para tratar el problema principal; es decir, a la persona de una forma integral, no sólo los niveles de azúcar en la sangre. La meta es enseñarle un mecanismo para que usted mantenga su insulina/azúcar sanguíneo en niveles más estables y saludables.

Lípidos Sanguíneos Más Saludables

Un síntoma inicial que suele estar relacionado con el desequilibrio de la insulina y el azúcar en la sangre es el de los niveles anormales de lípidos, particularmente los triglicéridos altos y el HDL bajo, que son reconocidos como serios factores de riesgo de ataques o enfermedades cardiacas. Aún si sus niveles lípidos sanguíneos están dentro del rango normal, usted podrá tener un nivel alto de riesgo, porque los altos niveles de azúcar en la sangre convierten estas partículas grasas en formas más pequeñas, densas y peligrosas. (Para mayor información vea el Capítulo 9: La Conexión Cardiaca) Si usted controla los carbohidratos, podrá tener un perfil de grasas más deseable.

Presión Arterial Reducida

Los altos niveles de insulina y de azúcar en la sangre están relacionados con la hipertensión. Si usted regula sus niveles de insulina/azúcar en la sangre controlando sus carbohidratos, podrá detener las causas de la hipertensión. (Vea el Capítulo 8, Fenómenos Paralelos: Hipertensión y Azúcar Sanguíneo Alto.) El ejercicio y la pérdida de peso—en caso de ser necesaria—reducirán aún más su presión arterial.

Reducción de Medicamentos

El adulto promedio con diabetes de Tipo 2 toma varios medicamentos diferentes para tratar varios aspectos de la enfermedad que pueden ofrecer resultados temporalmente satisfactorios, ya que las pruebas de laboratorio *parecen* indicar una mejoría en la salud, pero lo cierto es que la mayoría de ellos no hace nada por resolver su verdadero problema. Además, todos esos medicamentos producen una espiral de empeoramiento de la salud. Reducir los medicamentos con la ayuda de su médico significa que sus riñones procesen una menor cantidad de químicos y un menor riesgo de que se presente una peligrosa interacción del medicamento. Usted pensará que estas interacciones son extrañas, pero no lo son; según un estudio publicado en *The New England Journal of Medicine*, alrededor del 25 por ciento de todas las recetas conducen a un problema indeseable.[5] Le diremos algo que quizá usted no sepa: en un estudio publicado en *The Journal of The American Medical Association*, que informaba sobre reacciones adversas a los medicamentos acaecidas en 1994 en los Estados Unidos, se encontró que alrededor de 100,000 pacientes hospitalizados murieron como consecuencia de una interacción con medicamentos, de tal forma que las medicinas recetadas y administradas legalmente están entre la cuarta y la sexta causa de muerte para ese año.[6]

Pérdida de Peso

¿Por qué hemos dejado esta meta tan importante para el final? Porque hasta que usted no pueda controlar sus niveles de azúcar en la sangre y tal vez hasta que no logre reducir o eliminar algunos de los medicamentos que está tomando, es difícil que pierda peso. La mayoría de los pacientes del Doctor Atkins con síndrome metabólico, prediabetes o diabetes perdieron peso de forma gradual una vez que comenzaron a seguir el programa. Aunque inicialmente la pérdida de peso puede ser muy lenta, por lo general se acelera cuando el paciente normaliza los niveles de azúcar e insulina en la sangre y reduce los medicamentos. Para aquellos que presenten el síndrome metabólico y que no estén tomando medicamentos, la pérdida de peso podrá darse rápidamente. Independientemente de que usted esté tomando medicamentos o de que tenga o no prediabetes o diabetes de Tipo 2, es probable que el proceso de pérdida de peso tarde un poco y se dé con lentitud.

Por lo pronto, usted obtendrá muchos beneficios, así pierda muy poco peso. Recuerde que se ha demostrado que un pequeño cambio en la cantidad de grasas acumuladas (sólo un 10 por ciento de su peso actual) ayuda a reducir el riesgo de ataques y paros cardiacos.[7] En última instancia, una vez que usted normalice su metabolismo de insulina/azúcar en la sangre, le será más fácil reducir sus reservas de grasa.

¿QUÉ ES LA CETOSIS?

Uno de prejuicios más comunes que se tienen sobre el ANA y el PACAS se relaciona con la producción normal de cetonas. Para entender por qué el PACAS es seguro para sus riñones y para el resto de su organismo, usted deberá saber un poco más sobre su metabolismo. Cuando usted reduce carbohidratos como lo indica el método de Atkins, su organismo empieza a quemar grasas para obtener energía, proceso conocido como lipólisis. Su organismo descompone las grasas y las convierte en químicos llamados cetonas, que son utilizadas por sus músculos y otras células para obtener energía. La mayoría de las células de su cuerpo pueden "quemar" glucosa o cetonas para producir energía, de modo que sus reservas de grasas pueden ser utilizadas para producir energía. Es así como usted pierde grasas cuando controla los carbohidratos. Cuando su organismo quema grasas rápidamente, algunas de las cetonas son expulsadas por medio de la respiración o la orina. El proceso es completamente normal; de hecho, nuestros organismos utilizan las cetonas para producir energía mientras dormimos. Cuando usted produce más cetonas de las que puede quemar y las cetonas adicionales son excretadas, se dice que usted entra en estado de cetosis, que se denomina con mayor exactitud como cetosis dietaria benigna. Recuerde, usted puede estar produciendo y quemando cetonas sin que aparezcan en la orina, lo que quiere decir que usted aún está quemando grasas sin "expeler" cetonas. (Ocasionalmente, las cetonas aparecen en la orina sin que haya pérdida de peso.)

La cetosis dietaria benigna es una función orgánica completamente segura. ¿Sabía que una persona normal puede presentar cetosis incluso si ayuna durante una sola noche? Los humanos estamos adaptados para vivir durante largos periodos de esta forma, y es así como somos capaces de sobrevivir a períodos de hambre. Vale la pena señalar que un ayuno de treinta días (tomando agua pero sin ingerir alimentos) aumenta las cetonas diez veces por encima de los niveles registrados por individuos que restringen carbohidratos.

La cetosis dietaria benigna suele confundirse con el peligroso estado metabólico denominado cetoacidosis, que puede presentarse en personas con diabetes de Tipo 1 con altos niveles de azúcar en la sangre, o en alcohólicos crónicos.

Pia S., de cuarenta y ocho años de edad, es un buen ejemplo de una mejoría en el metabolismo con una pérdida de peso mínima. Pia vino a verme cuando su azúcar sanguíneo en ayunas era de 370. Pesaba 217 libras cuando la vi por primera vez. Dos semanas después de comenzar el PACAS había perdido sólo 3 libras, pero su azúcar sanguíneo descendió a 268 y un mes más tarde bajó a 198, aunque su peso era el mismo. Al cabo de seis meses, su azúcar sanguíneo estaba en 150, su hemoglobina glicada (AIC) pasó de 12.5 a 7.6, su colesterol pasó de 242 a 156, sus triglicéridos pasaron de 118 a 63, su LDL pasó de 161 a 93 y su CRP pasó de 12.9 a 5.5. Además, su examen de orina de 24 horas para la microalbúmina (un examen que mide la función renal) pasó de 482.9 a 390.6. Aunque ella sólo perdió 10 libras, su cintura pasó de 45 pulgadas a 42. Luego de ocho meses, su azúcar sanguíneo en ayunas descendió a 120, y su peso era de 202 libras.   —MARY VERNON, M.D.

Los principios básicos del PACAS son innegables y han sido científicamente comprobados. ¿Pero puede usted poner en práctica la teoría y disfrutar de alimentos sin mayores problemas? Por supuesto que sí. Aprenderá a hacerlo en el siguiente capítulo.

¿CÓMO MEDIR LAS CETONAS?

La presencia de cetonas en la orina indica que usted está quemando grasas para obtener energía, una respuesta orgánica perfectamente normal para controlar su consumo de carbohidratos. Para determinar si hay presencia de cetonas, se pueden utilizar las tiras de prueba de lipólisis—también llamadas cintas de prueba de cetosis—que podrá adquirir en cualquier farmacia.

(continúa)

Si desea saber si está en cetosis, hágase pruebas de orina antes de cenar o dormir. Simplemente siga las instrucciones del paquete. Tenga en cuenta que el color de las cintas de prueba varía según la persona; a veces será púrpura oscura, otras de un rosa pálido y en algunos casos la tira no cambiará de color. Esto no quiere decir que usted no esté siguiendo adecuadamente el programa. Aún si está produciendo y quemando cetonas, y por lo tanto continúa quemando grasas, puede que usted no esté produciendo el número suficiente de cetonas para "derramar" en su orina. No se asuste. Si usted mejora sus niveles de azúcar en la sangre, peso y presión arterial, y logra controlar su apetito, la presencia de cetonas en la orina será irrelevante. Y si usted está consumiendo 50 gramos o más de Carbohidratos Netos, es posible que no siga produciendo más cetonas aunque siga perdiendo peso. De nuevo, esto es perfectamente normal.

¿SU MÉDICO SABE QUÉ ES EL PACAS?

Le sugerimos que trabaje con su médico mientras sigue el PACAS. Para encontrar un doctor que entienda el programa de carbohidratos controlados y tenga experiencia en el tratamiento de pacientes que siguen el Programa, hágale estas preguntas:

1. ¿Cuál es el tipo de dieta que usted recomienda?
2. ¿Qué experiencia tiene con pacientes que siguen una dieta de carbohidratos controlados?
3. ¿Ha trabajado con pacientes que siguen el programa Atkins?
4. ¿Utiliza suplementos nutricionales para los trastornos en los lípidos, en el azúcar sanguíneo y en la presión arterial?

Capítulo 11

ACTÚE

Usted ya tiene un conocimiento básico sobre de los problemas de insulina/ azúcar en la sangre, síndrome metabólico y diabetes. También hemos explicado cómo y por qué el Programa Atkins para el Control del Azúcar Sanguíneo (PACAS) puede ayudarle a mejorar su salud. Ha llegado el momento de decirle cómo poner el plan en acción y tener una vida más saludable.

PRIMERO LO PRIMERO

Como dijimos en el capítulo anterior, es importante que usted visite a su médico para que examine su estado de salud actual antes de comenzar el PACAS. Particularmente, usted necesita saber si tiene algún problema médico especial que requiera ser monitoreado, al igual que los resultados básicos de laboratorio.

Conozca sus Cifras

Usted medirá el éxito no tanto por la cantidad de libras perdidas sino por el mejoramiento en sus niveles de azúcar sanguíneo, presión arterial y lípidos sanguíneos. Si su objetivo es el control metabólico, usted utilizará los resultados del laboratorio y las medidas corporales tales como relación cadera/cintura para evaluar los resultados. Cuando visite a su doctor para un chequeo completo, serán las pruebas las que revelen sus datos básicos. Cuando repita estas pruebas después de seguir el PACAS durante tres meses, es probable que se sorprenda al ver la evidente mejoría en su metabolismo. Después de seis meses, es posible que se sienta más feliz aún. Como puede observar en el siguiente cuadro, la química sanguínea y las grasas son monitoreadas con prontitud. Estos tiempos son sólo parámetros. Su médico determinará los tiempos según sea su caso individual:

LOS EXAMENES IMPORTANTES

EXAMENES DE LABORATORIA	INICIO (PUNTO DE PARTIDA)	4–6 SEMANAS	3 MESES	CADA 3 MESES HASTA QUE SEA NORMAL	ANUALMENTE SI ES NORMAL
TTG con insulina*	x				
Exámenes de lípidos**		x	x	x	x
Factores de riesgo Cv†			x		

*Vaya a la página 69   **Vaya a la página 78   †Vaya al Capítulo 9

Si estas cifras empeoran o permanecen en niveles indeseables, será una clara indicación de que usted necesita regresar a un nivel más bajo de consumo de carbohidratos.

FAMILIARÍCESE CON EL PROGRAMA

Las fases básicas del PACAS son paralelas a aquellas del Programa Nutricional de Atkins (ANA). Sin embargo, como su objetivo principal es

normalizar su insulina/azúcar en la sangre, el tiempo que usted permanezca en cada una de las fases del programa, y cuándo decida avanzar a la siguiente fase dependerá de los resultados de laboratorio y no
de la pérdida de peso.

Todo Comienza con la Inducción

Empiece reduciendo su consumo diario de Carbohidratos Netos al
nivel de Inducción, que es de 20 gramos diarios, principalmente en
forma de verduras. Así, su metabolismo empezará a controlarse rápidamente. Mida su progreso inicial basado en las cifras. Una vez que su
azúcar sanguíneo se normalice, siga en el nivel de 20 gramos hasta que
comience a perder peso lenta pero constantemente. Muchos de los pacientes diabéticos permanecen en este nivel por semanas o incluso
meses, y unos pocos deben permanecer indefinidamente en éste.
(Vaya a la página 141 para encontrar una explicación sobre los Carbohidratos Netos).

Pase a la Fase de Pérdida de Peso Progresiva

Una diferencia que existe entre el ANA y el PACAS es que usted no
debe pasar a esta última fase hasta que su metabolismo no esté bajo
control. Cuando así sea, usted podrá aumentar lentamente los carbohidratos en su dieta. Si sus niveles de azúcar en la sangre y la presión
arterial aumentan o la pérdida de peso se detiene, significa que usted
ha ido demasiado lejos y muy rápido, y que su organismo no estaba
preparado para aumentar su presupuesto de carbohidratos.

Encuentre su ACE

Cuando usted sigue el ANA, el Equilibrio Atkins de Carbohidratos™
(ACE) es el número de gramos de Carbohidratos Netos que usted
puede consumir en un día y mantener su peso deseado. Sin embargo,
si usted ya tiene síndrome metabólico, prediabetes o diabetes, su ACE
será también la cantidad de carbohidratos con los que pueda mantener su azúcar sanguíneo en un nivel aceptable, mejorar sus lípidos
sanguíneos y mantener su presión arterial estable. Si usted tiene sobre-

peso pero aún no ha demostrado tener problemas de azúcar en la sangre, su Nivel Crítico de Carbohidratos para Perder Peso (CCLL) será mayor de lo que sería para una persona que tenga trastornos o problemas de azúcar en la sangre. (Vaya al Capítulo 10.) Lo mismo puede decirse de su ACE, una vez que usted haya alcanzado su peso deseado.

¿Cómo saber cual es el número apropiado para usted? Empiece por seguir la fase de Inducción que acabamos de describir. Cuando sus resultados de laboratorio hayan mostrado una mejoría, comience a agregar de nuevo carbohidratos a su dieta en incrementos de 5 gramos. En términos generales, usted puede aumentar semanalmente los carbohidratos en el ANA. Sin embargo, usted deberá proceder más lentamente en el PACAS e incorporar carbohidratos mientras examina su peso, azúcar en la sangre (si es posible) y presión arterial. Sabrá si ha sobrepasado su ACE, si:

- Vuelve a subir de peso.
- Su azúcar sanguíneo en ayunas aumenta.
- Su presión arterial aumenta.
- Siente más hambre y ansias de alimentos.

Si presenta alguno de esos síntomas de la disminución del control metabólico, reduzca su consumo de carbohidratos hasta que los síntomas mejoren. Cuando esto suceda, usted habrá encontrado su ACE. Para algunos de ustedes, ese número será de sólo 20 gramos al día; para otros podrá ser de 40 o incluso de 60 gramos diarios. A medida que siga el programa, pierda peso y elimine algunos de los medicamentos formulados que retrasen o eviten la pérdida de peso, usted podrá incrementar moderadamente su consumo de carbohidratos. Pero no olvide que si está leyendo este libro, usted será una persona muy sensible a los efectos de los carbohidratos en su dieta. Debido a ello, su ACE a largo plazo probablemente sea de un máximo de 60 gramos diarios, y posiblemente menos, incluso si pierde peso y normaliza sus niveles de azúcar.

Utilice su Escala Glicémica de Atkins (AGR)

Si usted sufre de síndrome metabólico, prediabetes o de diabetes de Tipo 2, necesita mantener su azúcar y sus lípidos en niveles normales mediante su consumo de carbohidratos. Cuando se trata de carbohidratos, la cantidad influye tanto como la calidad, y usted necesita elegir cuidadosamente los carbohidratos que tengan el menor impacto en su azúcar sanguíneo. Sabrá exactamente a qué nos referimos cuando lea el Capítulo 16. Para decirlo en términos simples, aproveche los gramos de carbohidratos de los vegetales bajos en éstos y de frutos secos en pequeñas cantidades. La mayoría de las personas podrá disfrutar de frutas bajas en índice glicémico; algunas incluso podrán consumir legumbres, otras verduras y, ocasionalmente, cereales integrales.

Hemos incluido las porciones de frutas en la siguiente tabla para que usted entienda el concepto de la AGR. (Otras porciones comienzan en la página 507.) Cuando usted está en las fases iniciales, descubrirá que puede ingerir una fruta que aparece en la columna 1, como fresas, antes de introducir las frutas que aparecen en la co-

1. Consuma con frecuencia	2. Consuma con moderación	3. Consuma ocasionalmente
Manzana	Albaricoques enlatados	Bananas
Moras	Albaricoques secos	Coctel de arándanos
Arándanos azules	Albaricoques frescos	sin azúcar
(blueberries)	Uvas verdes y rojas	Jugo de arándanos
Cerezas	Jugo de toronja	sin azúcar
Arándanos	sin azúcar	Coctel de frutas
(cranberries)	Jugo de kiwi	enlatado en almíbar
Toronja	Mango	Jugo de uvas
Naranja	Melón (cantaloupe)	Jugo de naranja
Melocotón	Melón (Crenshaw)	Ciruelas pasas
Pera	Melón (honeydew)	Pasas
Ciruela	Nectarina	
Granada	Papaya	
Frambuesas	Piña fresca	
Fresas	Sandía	
Mandarina		

lumna 2. Así mismo, las frutas de la columna 2 deben ser incorporadas antes que las que figuran en la columna 3. Usted querrá elegir básicamente las frutas que figuran en la columna 1, así esté manteniendo su peso ideal. Tenga en cuenta que el AGR es una guía general, aunque usted podrá encontrar ciertos alimentos en una columna, pero no necesariamente otros. Además, algunas personas nunca son capaces de pasar más allá de las dos primeras columnas, o aún de la primera.

Controle las Porciones de Carbohidratos

Si usted sigue el PACAS, sólo debería sentir hambre poco antes de las comidas, aun si está limitando el consumo de carbohidratos. Al restringir los carbohidratos y añadir grasas saludables, proteína y fibra a su dieta, usted se sentirá satisfecho sin comer grandes cantidades. (Obtendrá información más detallada sobre estos componentes alimenticios en los últimos capítulos). Cuando usted se alimenta de este modo, los alimentos son absorbidos lentamente durante el día, ofreciendo así una fuente continua de nutrición sin picos ni valles de azúcar sanguíneo. Le prometemos que una vez que entienda el papel que cumplen todos los componentes alimenticios para el mantenimiento de una buena salud, usted podrá seguir el PACAS sin sentir hambre ni privaciones.

Aunque la mayoría de ustedes no tendrán que contar las calorías cuando hacen Atkins, es importante llevar la cuenta de los gramos de carbohidratos, es decir, de sus porciones, porque los carbohidratos pueden sumarse rápidamente y usted necesitará limitar su consumo a 60 gramos diarios o menos. Recuerde: mientras más ejercicio haga, más liberal podrá ser el Programa. En el Capítulo 26 encontrará programas mensuales de alimentación para que comprenda cómo las porciones de carbohidratos pueden dejarle satisfecho.

Coma con Frecuencia

Saltarse las comidas o comer a deshoras puede bajarle el azúcar. Estos descensos en el azúcar sanguíneo y la respuesta hormonal del organismo producen un hambre excesiva y ansias de carbohidratos, así como cambios en el temperamento y en la energía que pueden dificultarle sus actividades cotidianas, e incluso hacerle subir de peso.

Para comenzar, ingiera al menos tres comidas y un *snack* a lo largo del día. Cada comida o *snack* debería contener proteínas y grasas. Consuma siempre los carbohidratos acompañados de proteínas o grasas, ya que si sólo come carbohidratos, podría disparársele el azúcar. Como usted sentirá menos hambre, asegúrese de comer lo suficiente en cada comida para sentirse satisfecho pero no lleno. Sin embargo, si usted lo prefiere, puede ingerir cinco o seis refrigerios pequeños durante el día que sean altamente nutritivos y bajos en carbohidratos, además de un *snack* en la tarde y otro en la noche. Eventualmente, usted encontrará los horarios que le sean más cómodos. Cuando tenga unos niveles de azúcar más estables, es muy probable que sienta menos deseos de comer *snacks*.

Independientemente del horario de alimentación que elija, es importante balancear los nutrientes a lo largo del día. Si reserva todos los carbohidratos para una sola comida, tenga la seguridad de que el azúcar se le disparará. En vez de esto, reparta los carbohidratos—y el resto de los alimentos—durante el día; así podrá controlar el azúcar y se alimentará mejor. Si usted come regularmente, continúe con su límite diario de Carbohidratos Netos, mezcle las proteínas con las grasas en cada comida o *snack* y reparta los nutrientes tan uniformemente como pueda a lo largo del día. Haga lo que sea más conveniente para usted.

Ingiera Alimentos Saludables

Muchos alimentos comunes y corrientes han demostrado ser particularmente útiles para aquellas personas que tienen diabetes y poca tolerancia a la glucosa. No es pura coincidencia que estos alimentos también sean bajos en carbohidratos y en el Nivel Glicémico de Atkins. Éstos son los alimentos ideales:

- Verduras ricas en antioxidantes y vitaminas, minerales y fibra como el brócoli, la coliflor y otras de la familia de las coles como la col rizada, coles crespas y otras verduras de hojas oscuras.
- Pescado, especialmente los de aguas frías como el atún, el salmón y las sardinas.

ESTRATEGIAS PARA UNOS *SNACKS* SALUDABLES

Cuando usted sigue el PACAS, los *snacks* entre comidas son una parte importante de su estrategia para mantener el azúcar estable. En vez de ingerir comidas basuras (como *donuts,* por ejemplo), usted podrá consumir *snacks* bajos en carbohidratos. Es decir, un *snack* que contenga grasas y proteínas (una pierna de pollo al horno o una loncha de queso, por ejemplo), y en algunos casos, una pequeña cantidad de carbohidratos (un puñado de arándanos con algo de proteína y/o grasas). Si reemplaza los carbohidratos de baja calidad por proteínas y grasas de alta calidad, usted saciará el hambre que siente entre comidas sin alterar sus niveles de azúcar. Si come carbohidratos con proteínas y/o grasas, y no sólo carbohidratos, permitirá que la glucosa entre a su corriente sanguínea. Esto le ayudará a controlar su azúcar, energía, apetito y temperamento.

- Alimentos ricos en calcio y bajos en carbohidratos como el queso, el tofu y verduras de hojas oscuras.
- Cereales integrales ricos en fibra, como la cebada, el bulgur, el arroz integral y el salvaje. Pero recuerde: como no todo funciona para todos, algunas personas tendrán que consumir estos alimentos ricos en carbohidratos muy ocasionalmente, o tendrán incluso que abstenerse de ellos.

En los últimos capítulos explicaremos detalladamente por qué estos alimentos son tan valiosos.

Consuma Grasas Saludables

Nos han repetido durante tanto tiempo que debemos limitar el consumo de grasas, que es posible que nos cueste entender que consumir *más* grasas puede ayudarnos a controlar el azúcar sanguíneo. En el Capítulo 12 le explicamos por qué las grasas no sólo son buenas, sino esenciales. Por ahora, les diremos que es sumamente importante tener un equilibrio de grasas saludables provenientes del huevo, el queso, las carnes rojas y blancas, de los aceites de oliva, linaza y maní, de los frutos secos, el aguacate y pescados grasos de agua fría como el salmón, el atún y las sardinas. Con el PACAS, usted consumirá los alimentos que tengan un balance favorable de grasas.

Cuente las Calorías si es Necesario

Los principios básicos del PACAS ayudan a una gran cantidad de personas a superar el síndrome metabólico, la prediabetes y la diabetes, simplemente controlando el consumo de carbohidratos. No obstante, a un pequeño número de personas no le bastará con controlar los carbohidratos. Sus organismos tienen tanta resistencia a la insulina, que necesitan suprimirlos completamente de su dieta para revertir dicha resistencia. Esto puede deberse a un medicamento formulado, pues muchas medicinas dificultan la pérdida de peso, probablemente porque aumentan la resistencia a la insulina.

Sin embargo, la restricción calórica no significa que usted tenga que pasar hambre; simplemente significa que deberá mantener los carbohidratos a un mínimo, reducir las porciones y llevar la cuenta del contenido calórico de lo que usted consume. Como regla general, una mujer que necesite restringir las calorías debería consumir entre 1,200 y 1,800 calorías diarias, y un hombre, entre 1,500 y 2,000.

Una nota importante sobre la restricción de calorías: un gramo de grasas contiene 9 calorías y un gramo de carbohidratos o de proteínas contiene sólo 4. Esto puede hacerlo caer en la trampa de creer que usted debe consumir más alimentos bajos en grasas y menos alimentos ricos en grasas: no lo haga, pues su cuerpo necesita esos gramos de grasas y proteínas para mantener niveles estables de azúcar y para proporcionarle los nutrientes esenciales. Usted debe consumirlos, pues ellos le harán sentirse satisfecho. Si reduce las grasas, hará lo mismo con las calorías, pero también sentirá hambre y estará desnutrido. ¿Qué sucede entonces? Usted sentirá ansias de carbohidratos, y si sucumbe a ellas, se le dispararán el azúcar y la insulina.

Si tiene que reducir las calorías, hágalo siguiendo el Programa Atkins. Continúe consumiendo porciones moderadas de grasas y proteínas saludables, pero disminuya el tamaño de las porciones, consuma pocos carbohidratos y asegúrese de ingerirlos por medio de verduras frescas. Consuma proteínas, grasas y fibra en cada comida. Restringir el tamaño de las porciones acelerará la pérdida de peso y contribuirá a mejorar su resistencia a la insulina. Una vez que tenga todo bajo control, usted podrá consumir porciones más grandes. Sólo recomendamos la opción de calorías reducidas cuando el control natural del apetito del ANA/PACAS, unido al ejercicio y al consumo de suplementos, no produzca la mejora inicial que se necesita en un caso individual. Algunos pacientes tienen una diabetes tan avanzada que necesitan acudir a todos los medios posibles para escapar del desastre metabólico.

Muévase

El ejercicio es tan esencial para el control del azúcar y para mejorar la resistencia a la insulina que no es opcional sino obligatorio. Si usted sigue los componentes dietarios del Programa, su salud mejorará rápida y considerablemente. Es muy fácil: todo lo que usted necesita para obtener unos beneficios muy significativos es caminar diariamente o hacer un ejercicio moderado todos los días durante treinta minutos como mínimo. Es mejor hacer ejercicio que no hacerlo. No hay excusas. Aun si está fuera de forma o tiene problemas de salud que limiten sus actividades, la información de los Capítulos 22 y 23 le ayudará a incorporar el ejercicio a su vida de manera segura y placentera.

EL PACAS Y LOS MEDICAMENTOS RECETADOS

Si reduce el consumo de carbohidratos, su necesidad de insulina (si la está tomando) y de otros medicamentos recetados seguramente disminuirá o desaparecerá. Consulte con su médico para que disminuya gradualmente sus medicamentos, mientras vigila su consumo de carbohidratos y retoma el control de su metabolismo. Cuando haya disminuido o eliminado los medicamentos, especialmente aquellos para el control del azúcar sanguíneo, y sus niveles de azúcar en ayunas se hayan normalizado (cuando estén por debajo de 100 mg/dL), usted podrá experimentar con su ACE, y es posible que pueda consumir unos pocos carbohidratos adicionales sin ganar peso ni registrar un aumento en sus niveles de azúcar.

Si toma medicamentos—ya sean recetados o de venta libre—coméntele al médico su decisión de seguir el Programa de Carbohidratos Controlados antes de comenzarlo, y para que él o ella monitoree su condición con frecuencia y vaya disminuyendo gradualmente sus dosis de medicamentos, evitando así cambios repentinos que puedan resultar excesivos o insuficientes.

Esperamos que se haya convencido de que el PACAS le ayudará a recuperar su salud al revertir los desequilibrios metabólicos. El Programa requiere un cambio permanente en su forma de alimentación y en la cantidad de ejercicio que hace. ¿Le parece difícil? Miles de pacientes del Doctor Atkins dicen justamente lo contrario. Una vez siguieron el Programa se sintieron tan bien que les resultó muy fácil comprometerse definitivamente con él, y estamos seguros de que lo mismo le sucederá a usted.

EVALÚE SU PROGRESO

Consulte con su médico sobre los exámenes que aparecen abajo (lea de nuevo los Capítulos 6, 7 y 8, que le explicarán en qué consisten y para qué sirven) antes de comenzar el Programa Atkins para el Control del Azúcar Sanguíneo. Anote los resultados iniciales y compárelos con los exámenes que se hará un año más tarde. Hemos incluido algunos intervalos, pero exámenes como los de la presión sanguínea, la relación cintura/caderas y los lípidos de rutina deben monitorearse con mayor frecuencia.

Valores iniciales	3 meses	6 meses	1 año
Peso	_____	_____	_____
IMC	_____	_____	_____

(continúa)

Relación cintura/caderas _____ _____ _____

Azúcar sanguíneo en ayunas _____ _____ _____

A1C _____ _____ _____

Presión sanguínea _____ _____ _____

Colesterol total _____ _____ _____

Colesterol LDL _____ _____ _____

Colesterol HDL _____ _____ _____

Triglicéridos _____ _____ _____

Lipoproteínas _____ _____ _____

Proteína c–reactiva _____ _____ _____

Homocisteína _____ _____ _____

Fibrinógeno _____ _____ _____

UNA ANFITRIONA CON SUERTE

Glenda Carter era el sueño de la industria farmacéutica. Tomaba medicamentos formulados para la diabetes, el colesterol alto, la hipertensión y la artritis, pero una reservación fortuita que hizo en su hotel le ayudó a liberarse de los medicamentos y a rebajar 56 libras.

NOMBRE: **Glenda Carter**
EDAD: **53 años**
ESTATURA: **5 pies, 3 pulgadas**
PESO ANTERIOR: **245 libras**
PESO ACTUAL: **189 libras**

PRESIÓN SANGUÍNEA ANTERIOR:
  165/110
PRESIÓN SANGUÍNEA ACTUAL: **100/60**
COLESTEROL TOTAL ANTERIOR: **220**
COLESTEROL TOTAL ACTUAL: **144**
HDL ANTERIOR: **48**
HDL ACTUAL: **52**
LDL ANTERIOR: **137**
LDL ACTUAL: **113**
TRIGLICÉRIDOS ANTERIORES: **313**
TRIGLICÉRIDOS ACTUALES: **128**

Tenía graves problemas de peso desde los trece años, y creo que en total he perdido unas 1,000 libras y he vuelto a subir otras 1,000. A la edad de treinta y siete años ya tenía problemas de presión y a los cuarenta y cuatro me diagnosticaron diabetes. Mi médico me puso en una dieta baja en grasas, la cual seguí casi todo el tiempo, pero no perdía peso. Sentía vergüenza cuando tenía consultas porque creía que el médico iba a pensar que yo estaba haciendo trampa con mi dieta y que le estaba mintiendo. Comencé a pedir citas para que me volvieran a formular medicamentos. Tomaba insulina para la diabetes, Cozzar y Lozol para la hipertensión, Lipitor para el colesterol y Vioxx para la artritis. ¡Me gastaba entre $600 y $700 mensuales en medicamentos! Como enfermera y terapeuta de la salud mental que era, puedo decirles que no estaba nada contenta con mi situación.

Mi vida cambió en agosto de 2003. Mi esposo Bob, y yo administrábamos un pequeño hotel cerca de Jasper, Alberta, en las Montañas Rocosas. Una mujer de Virginia me llamó para hacer una reservación. Como de costumbre, le pregunté si seguía alguna dieta en especial. Me dijo que seguía la dieta de Atkins. Yo había oído hablar de ésta en la década de los setenta; incluso la hice durante un tiempo, pero me pareció muy estricta. Ella me habló en detalle y me dijo que estaba segura que me funcionaría.

Al día siguiente, mi esposo y yo comenzamos a seguir el Programa, utilizando como guía el libro La Nueva Revolución Dietética de Atkins *y el Internet. Prometimos que seguiríamos el Programa sin contravenir ninguna de las reglas. Al cabo de treinta y dos horas tuve que suspender la insulina, pues mi azúcar bajó a 48: no podía creerlo. Mi doctora se había ausentado por tres semanas y fui a verla cuando regresó. Se sorprendió gratamente de mis resultados, pero estaba muy escéptica. "Glenda, esto te va a afectar los riñones." Me ofreció su apoyo para seguir el Programa si yo me hacía los siguientes exámenes cada cuatro semanas: A1C, lípidos, ALT, AST (exámenes del hígado) y creatinine para los riñones, glucosa en ayunas y potasio. Después de cuatro meses de magníficos resultados, ella no necesitó más pruebas; ya es una creyente.*

Bob y yo mantenemos nuestro nivel de carbohidratos entre 20 y 30 gramos diarios. Nunca me he sentido tan bien y dejé de tomar medicamentos. No extraño el pan ni la pasta. Desayuno huevos y salchicha dos veces por semana, los otros días como muffins *de linaza o semillas de linaza con fresas, crema batida y canela. El almuerzo puede ser una ensalada de salmón enlatado con mayonesa, cebolla y apio envuelto en hojas de lechuga. Si estamos trabajando afuera, comemos alimentos que antiguamente nos eran prohibidos, como lonchas de cerdo, salchichas,*

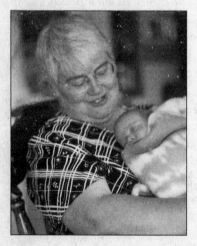

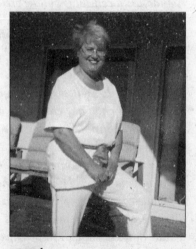

ANTES　　　　　　　　　**DESPUÉS**

aceitunas, quesos y dips con verduras. Una comida típica puede ser piernas de pollo al horno, ensalada de espinacas con aguacate y queso de cabra. Hay que tener imaginación para comer variado. Inventé una receta para reemplazar el puré de papas por coliflor, queso crema y crema agria. La ventaja de tener diabetes es que, teniendo que hacerme pruebas de sangre todos los días, puedo incorporar nuevos alimentos a mi plan de alimentación y ver cómo afectan mis niveles sanguíneos. Por ejemplo, el butternut squash era demasiado alto en carbohidratos, pero el espagueti squash me sentaba bien. Lo relleno con salsa de carne, le pongo queso Cheddar encima y lo preparo al horno. Es simplemente delicioso.

Dos meses después de haber comenzado el Programa Atkins, me compré una máquina Bow-Flex, en la cual hago ejercicio tres veces por semana (es como hacer shuffleboard en el hielo) durante el invierno. Antes, necesitaba hacer una siesta de dos horas diarias, pero actualmente descanso leyendo, pues me siento con mucha energía. La artritis ha desaparecido de mi espalda, rodillas, manos y pies. Sólo tengo dos dedos afectados, pero confío en que pronto me dejarán de doler.

En diciembre, cuatro meses después de haber comenzado el Programa, fui a comprar un vestido para una fiesta de Navidad. Fui a la misma tienda para mujeres obesas en donde había comprado mi ropa durante los últimos veinticinco años. Yo era talla 44, 3X o 4X. Todo lo que me probé me quedó grande. "Glenda, puedes comprar en una tienda normal," me dije sorprendida, sin saber adónde ir. Me dirigí a una tienda por departamentos y me compré un vestido negro y plateado talla 16 y un nuevo sostén que por fin no parecía un cabestro para caballos. Al cabo de seis meses, había perdido 56 libras. Bob, que mide seis pies y tres pulgadas, bajó de 275 a 220 libras durante el mismo período. Su cintura pasó de 44 a 36 pulgadas, y su meta es llegar a 190 libras.

Comencé a hacer un boletín de Atkins para propietarios de hoteles de Canadá y ya se han unido quince propietarios, varios de ellos diabéticos. Mi doctora me pidió que conformara un grupo de Atkins como voluntaria. Jasper es una población pequeña, pues tiene alrededor de 10,000 habitantes, pero en menos de veinticuatro horas se inscribieron dieciséis personas. Hace poco fui a un restaurante y una de las camareras me dijo, "Hola, señora de los carbohidratos bajos," así que sé que la voz se está regando. Me gustaría rebajar otras 30 libras y pesar 160; sé que es posible.

Me alegro de no estar tomando medicamentos, pues no tengo que prestarle atención a los horarios. Consumo alimentos nutritivos y luzco mejor que nunca antes. Hacer Atkins me ayudó a curarme.

Nota: Sus resultados individuales pueden ser diferentes de los que se muestran aquí. Como se dijo anteriormente, Atkins recomienda una evaluación inicial de laboratorio y seguimiento continuo en coordinación con su proveedor de salud.

Capítulo 12

LA IMPORTANCIA DE LAS GRASAS SALUDABLES

Las grasas dietarias son una de las herramientas más importantes para controlar la insulina y el azúcar sanguíneo. Eso puede parecer imposible, dado el mensaje simplista en contra de las grasas que nos han metido en la cabeza durante tantos años. Pero la verdad es que la mayoría de las grasas—de hecho, todas las naturales—son buenas de por sí. Es más, las grasas son absolutamente necesarias para la buena salud y para prevenir y tratar la diabetes.

LAS GRASAS DIETARIAS

Las grasas son sustancias orgánicas que no se disuelven en agua—recuerde que el aceite flota por encima del agua—pero que sí lo hacen con otras grasas. Los ácidos grasos (el término químico para definir las grasas) son cadenas extensas de átomos de carbono e hidrógeno con algunos átomos de oxígeno en uno de los extremos. (Hablando en términos técnicos, el oxígeno que se encuentra en el extremo es lo que convierte a la molécula en un ácido). El tipo de grasa está determinado por el número de átomos de hidrógeno que tenga la cadena, y por la localización de los mismos.

Las grasas naturales que consumimos normalmente se dividen en tres categorías básicas:

- *Grasas saturadas*. Casi todas estas grasas son sólidas a temperatura ambiente; la mantequilla, la manteca de cerdo y el sebo son algunas de ellas. Se consideran grasas sólidas porque la cadena de carbono e hidrógeno contiene la mayor cantidad posible de átomos, y por ésta razón se les denomina como "saturadas." Aunque solemos pensar que las grasas saturadas son las animales, algunas grasas vegetales como el aceite de coco y de palma también son altamente saturadas, y a diferencia de las grasas saturadas de origen animal conservan su estado líquido a temperatura ambiente.
- *Grasas monoinsaturadas (MUFA)*. Incluyen el aceite de oliva y las grasas de los frutos secos y las semillas. Los aguacates también contienen grasas monoinsaturadas. Se conservan en estado líquido a temperatura ambiente. Estas grasas son monoinsaturadas porque un átomo de carbono presente en la cadena tiene un enlace doble, lo que significa que a la cadena le falta un átomo de hidrógeno.
- *Grasas poliunstaruradas (PUFA)*. Estas grasas también se conservan en estado líquido a temperatura ambiente. Los aceites de canola, cártamo y linaza pertenecen a esta categoría. Estas grasas son poliunstaruradas porque más de un átomo de carbono en la cadena tiene un enlace doble, y por lo tanto faltan más átomos de hidrógeno. El número de enlaces dobles y su localización determinan el tipo de grasa poliunstarurada.

UN CURSO RÁPIDO SOBRE EL COLESTEROL

Ya hemos dicho muchas cosas en este libro sobre el colesterol y lo seguiremos haciendo en los próximos capítulos. Es hora de aclarar varias cosas acerca de esta sustancia controvercial aunque vital:

- El colesterol es una sustancia química y de textura cerosa manufacturada por el organismo. En realidad, no es una grasa, y su organismo no la quema para obtener energía.

LO ESENCIAL

Así como su organismo tiene que obtener vitaminas todos los días, y así como usted sólo puede obtenerlas a través de los alimentos y suplementos, su organismo también necesita ciertas grasas dietarias. Estos ácidos grasos esenciales—tal como los denominan los nutricionistas—son básicamente dos tipos de grasas poliinsaturadas: los ácidos grasos omega-3 (también conocidos como ácidos alfa-linolénicos o ácidos grasos n-3) y ácidos grasos omega-6 (también conocidos como ácidos alfa-linolénicos o ácidos grasos n-6). Estos ácidos grasos cumplen una serie de funciones corporales que son fundamentales. Se necesitan para producir membranas celulares y hemoglobina, la cual lleva oxígeno en los glóbulos sanguíneos, así como para producir eicosanoides y prostaglandinas, químicos naturales que cumplen un papel fundamental en la regulación de muchas funciones corporales como la inflamación.

Los ácidos grasos omega-3 se encuentran en el huevo, el pescado, los aceites vegetales, los frutos secos, las nueces y las verduras de hojas oscuras. Las principales fuentes de ácidos grasos omega-6 son los aceites vegetales de soya, canola y cártamo. El equilibrio entre estas grasas es bastante pobre en las dietas modernas. Debido a que los ácidos grasos omega-6 son grasas que se encuentran en aceites baratos y altamente procesados, los americanos consumen dieciséis veces más ácidos grasos omega-6 que omega-3, cuando la proporción debería ser de uno a uno.[1] Si suprime los alimentos procesados y con un alto contenido de carbohidratos de su dieta, usted reducirá el consumo excesivo de ácidos grasos esenciales y consumirá una cantidad que sea más saludable. Para mayor seguridad, considere la opción de tomar un suplemento de ácidos grasos esenciales (para más información sobre ácidos grasos esenciales lea el Capítulo 20).

Los ácidos grasos omega-9 no son esenciales, pero le recomendamos que consuma una buena cantidad. Algunas fuentes saludables de este tipo de grasas son el aceite de oliva extra virgen y el de ajonjolí, el maní, todos los frutos secos y el aguacate. Las carnes de aves y de cerdo también contienen ácidos grasos omega-9.

- El colesterol es esencial para varias funciones importantísimas que incluyen la producción de testosterona, estrógeno y progesterona, así como de paredes celulares, tejido cerebral y de vitamina D.
- Su organismo produce la mayoría del colesterol. Sin embargo, un pequeño porcentaje proviene de alimentos de origen animal como la carne, los productos lácteos y la yema del huevo.
- Su cuerpo produce colesterol—principalmente en el hígado—a medida que lo necesita, a un nivel de 800 a 1,500 miligramos diarios. Los americanos consumen en promedio entre 300 y 450 miligramos adicionales de colesterol cada día, pero menos de la mitad de esa cantidad—tal vez apenas un 10 por ciento—es absorbida por el organismo.

Para transportar el colesterol—que es ceroso—a través de la corriente sanguínea—que es líquida—el organismo lo transforma en lipoproteínas (complejos de colesterol y de proteínas.) Existen varias clases de lipoproteínas, pero las dos más importantes son las de baja densidad o colesterol LDL, y las de alta densidad o colesterol HDL. Le recordaremos que el colesterol LDL transporta la grasa y el colesterol desde el hígado, donde se produce la mayoría de esta sustancia, a las

EL COLESTEROL EN CIFRAS

Le recordaremos cuáles son los índices saludables de colesterol. Según las últimas recomendaciones del Programa Nacional de Educación sobre el Colesterol (NCEP III), sus lípidos deberían ser los siguientes:

- Colesterol total (HDL y LDL): 200 mg/dL.
- Colesterol LDL: 100 a 130 mg/dL.
- Colesterol HDL: 40 mg/dL o más para los hombres, 50 mg/dL o más para las mujeres.
- Triglicéridos: Menos de 150 mg/dL.

partes del organismo que lo necesitan. El colesterol HDL devuelve el colesterol que no ha sido utilizado al hígado, en donde casi la mitad es reciclado de nuevo en colesterol LDL; una parte es secretada en los ácidos biliares utilizados en la digestión y otra parte es reciclada para otros fines. Aunque es cierto que los altos niveles de colesterol LDL pueden ser nocivos, y que unos niveles bajos de colesterol HDL también son indeseables, la historia es mucho más compleja. (Vaya al Capítulo 9: La Conexión Cardiaca.)

GRASAS BUENAS Y GRASAS MALAS

Si usted entiende medianamente el tema de las grasas, probablemente haya comprendido lo básico, es decir, que las grasas saturadas son malas y que las grasas moninsaturadas y poliinsaturadas son buenas. Esta sobresimplificación—que es bastante común—puede ser muy engañosa. Por un lado, todas las grasas naturales son realmente una mezcla de diferentes tipos de ácidos grasos. La grasa de la carne de res, por ejemplo, contiene una mezcla de grasas saturadas e insaturadas. De hecho, contiene más grasas insaturadas (bien sea mono o poliinsaturadas) que saturadas. La grasa de la carne de res es sólida a temperatura ambiente, y sin embargo, es definida engañosamente como saturada.

Las advertencias alimenticias más usuales son particularmente duras con las grasas saturadas. Esto se debe a que una dieta rica en grasas saturadas y en colesterol provenientes de alimentos animales suele estar relacionada con enfermedades cardiacas. Sin embargo, esa relación es muy débil. La muy promocionada conexión entre las grasas saturadas y el colesterol en la dieta con los altos niveles de colesterol y enfermedades cardiacas es mucho menos sólida de lo que usted podría pensar. El prestigioso escritor de temas científicos Gary Taubes señaló esto en un artículo sumamente importante que fue publicado en *The New York Times Magazine* en julio de 2002, titulado, "What If It's All Been a Big Fat Lie?" (¿Y qué si todo ha sido una gran mentira?) Uno de los mayores problemas de los estudios que sostienen que las grasas saturadas elevan los niveles de colesterol es que no tienen en cuenta el consumo de carbohidratos. Las grasas saturadas pueden aumentar el colesterol sanguíneo, pero sólo cuando son consumidas dentro de una dieta rica en carbohidratos. Pero cuando el consumo de grasas saturadas se da dentro de una dieta baja en carbohidratos, éstas tienen muy poco impacto en los niveles de colesterol.[2,3]

Cuando usted restringe los carbohidratos, las grasas dietarias tienen poco o ningún efecto en el aumento de sus lípidos sanguíneos. Todos debemos consumir grasas balanceadas. Afortunadamente, la madre naturaleza nos facilita esto. Usted ya deberá saber, por ejemplo, que aunque una chuleta de cerdo de 3½ onzas contiene 22 gramos de grasas, sólo 8 son saturadas, 10 gramos son grasas monoinsaturadas y el resto son grasas poliinsaturadas. Usted no tiene por qué preocuparse por ingerir grasas balanceadas si consume varios alimentos ricos en proteínas, así como aceite de oliva, aceitunas, aguacate y frutos secos.

Tampoco existe ninguna razón importante para que usted limite las grasas saturadas si está siguiendo el PACAS como es debido. Existe muy poca evidencia que demuestre que el consumo de grasas saturadas, complementado con el de otras grasas naturales, sea perjudicial para la salud. De hecho, algunos estudios demuestran que si se controlan los carbohidratos, el consumo moderado de grasas saturadas puede aumentar los niveles de colesterol LDL, pero esto se compensa con un aumento en los niveles de colesterol HDL.[4] Y recientemente, los investigadores han descubierto—para su propia sorpresa—que una dieta rica en grasas totales o en cualquier tipo de grasas (incluidas las grasas saturadas) tienen poco o ningún efecto en el riesgo de infarto.[5]

Si le han diagnosticado el síndrome metabólico, prediabetes o diabetes, sus niveles de lípidos, insulina y azúcar sanguíneo no son los ideales. Pero evitar alimentos que contengan colesterol y grasas saturadas no es la respuesta: de hecho, sustituir estos alimentos ricos en grasas y proteínas por carbohidratos puede empeorar sus problemas de salud. Pero si usted balancea las grasas dietarias con el PACAS, mantendrá el azúcar bajo control y sus lípidos sanguíneos mejorarán.

LOS BENEFICIOS DE LAS GRASAS BUENAS

El efecto protector de las grasas dietarias fue señalado en uno de los estudios más importantes, realizado en 1987. Los investigadores com-

INFORME DE INVESTIGACIÓN: LA DIABETES Y LAS GRASAS

Durante mucho tiempo, las grasas en la dieta han sido responsabiliza-
das de producir diabetes. Cuando los investigadores han realizado un
análisis más cuidadoso, han encontrado que la evidencia apunta en la
dirección contraria. Las grasas dietarias *no* aumentan el riesgo de contraer diabetes. En cambio, incorporar el consumo de grasas a su dieta
debería ayudarle a prevenir dicha enfermedad. Para citar un ejemplo
reciente, los investigadores que revisaron las estadísticas del Nurse's
Health Study, encontraron, luego de observar a más de 84,000 mujeres
durante catorce años, que el consumo de grasas totales no está relacionado con un mayor riesgo de contraer diabetes de Tipo 2. También
encontraron que el nivel de grasas saturadas y monoinsaturadas consumidas no estaba relacionado con un riesgo significativo de contraer diabetes. Lo que sí descubrieron fue que un mayor consumo de grasas
poliinsaturadas disminuía el riesgo de contraer diabetes. De hecho,
bastó con aumentar el consumo de calorías diarias en sólo 5 por ciento
de grasas poliinsaturadas para que el riesgo de contraer diabetes se re-
dujera en un 35 por ciento. En otras palabras, las mujeres que obtenían
más grasas provenientes de pescados y de aceites vegetales presentaron
un menor riesgo de contraer diabetes.[6]

pararon los efectos de una dieta alta en grasas monoinsaturadas provenientes del aceite oliva en hombres y mujeres saludables, con los de
una dieta baja en grasas dietarias y rica en carbohidratos. Ambas dietas disminuyeron el colesterol LDL, pero la dieta baja en grasas y alta
en carbohidratos disminuyó el colesterol HDL y aumentó los triglicéridos, lo que sin duda alguna es un efecto indeseable.[7]

Si usted tiene síndrome metabólico, prediabetes o diabetes, probablemente tiene un HDL bajo, los triglicéridos altos y un LDL normal o
un poco alto. Se ha demostrado que una dieta baja en grasas y alta en
carbohidratos no es muy benéfica para sus lípidos sanguíneos.

LOS ACEITES PROCESADOS FRENTE A LOS NO REFINADOS

Casit todos los aceites que encontramos en los supermercados han sido altamente procesados con el fin de prolongar su duración y de ser sometidos a altas temperaturas, razón por la que es mejor evitar este tipo de aceites. Adquiera aceites vegetales o de frutos secos prensados en frío, pues no han sido sometidos a altas temperaturas ni tratados con químicos. Los aceites prensados en frío son preferibles porque retienen tanto el sabor como una mayor cantidad de nutrientes, y aunque han sido expuestos al calor, retienen más su sabor que los refinados. Para mantener frescos los aceites no refinados, cómprelos en pequeñas cantidades, refrigérelos después de abrirlos y guárdelos en envases oscuros y opacos, ya que las grasas se vuelven rancias cuando se exponen al calor o a la luz excesiva y cuando son reutilizadas o guardadas por mucho tiempo. Además, consumir grasas rancias puede aumentar el riesgo de enfermedades coronarias.

LA GRASA EN LOS FRUTOS SECOS

FRUTOS SECOS	GRASAS TOTALES (GRAMOS)	SATURADAS (GRAMOS)	MUFA (GRAMOS)	PUFA (GRAMOS)
Almendras	14.5	1	10	3
De Brasil	19	5	7	7
Anacardos	13	2	3	8
Avellanas	18	1	15	2
Macadamia	20	2.5	15	2.5
Maní	14	2	7	5
Pacanas	19	2	12	5
Pistachos	14	2	8	4
Nuez de Castilla	18	2	5	11

Nota: Las cantidades equivalen a una porción de 1 onza.
Fuente: USDA

CONSUMA FRUTOS SECOS

Si usted está siguiendo el PACAS, los frutos secos son el *snack* ideal. Estos deliciosos y crujientes alimentos están llenos de grasas insaturadas. De hecho, casi el 80 por ciento de las calorías de los frutos secos provienen de las grasas. (Vea la tabla anterior). Son muy bajos en carbohidratos, y como también son ricos en fibra, contienen pocos Carbohidratos Netos. Su índice glicémico es también bajo, y la mayoría de los frutos secos están en la columna de "Comer con frecuencia" del AGR (Nivel Glicémico de Atkins). (Igual sucede con las semillas grasas como las de girasol y de calabaza, que son deliciosas. El coco también pertenece a esta categoría.) La fibra de los frutos secos no sólo elimina los carbohidratos sino que también ayuda a que éstos entren con mayor lentitud en la corriente sanguínea, actuando como una especie de mecanismo retardante que transporta los carbohidratos de una forma lenta y continua. Los frutos secos también contienen una buena cantidad de minerales como el magnesio y el selenio, que pueden ser benéficos para las personas que tengan diabetes o estén en riesgo de contraerla.

CONSUMA OMEGAS

Los ácidos grasos omega-3 son una valiosa fuente de grasas poliinsaturadas. Se obtienen del pescado y de suplementos alimenticios elaborados con pescado o algas. Muchos estudios han demostrado que el aceite que contiene el pescado puede prevenir significativamente el riesgo de enfermedades coronarias.[8] El efecto de estos aceites es tan poderoso que la Asociación Americana para el Corazón realizó un compendio de investigaciones y recomendaciones en el 2002.[9-11]

El beneficio que tiene el pescado en las personas que sufren de diabetes también proviene de su contenido de ácidos grasos omega-3, que pueden elevar ligeramente el colesterol HDL, tener poco o ningún efecto en el colesterol LDL y reducir significativamente los triglicéridos. De hecho, en un meta-análisis realizado en 1998, veintiséis estudios demostraron que los suplementos de aceite de pescado, que no son otra cosa que ácidos grasos omega-3, reducían los triglicéridos en un 30 por ciento aproximadamente.[12] Los suplementos de omega-3 también contribuyen a disminuir las reacciones inflamatorias, que como usted sabe, son benéficas en el tratamiento de la enfermedad cardiovascular, la diabetes y del síndrome metabólico.[13]

Consumir pescados grasos de agua fría como salmón, macarela, anchoas, sardinas, arenque o anguila es una forma de obtener los beneficios de los ácidos grasos omega-3, así como tomar suplementos de aceite de pescado; sabemos que funciona porque la mayoría de los estudios están basados en personas que consumían pescado o aceite de pescado (que no se debe confundir con el aceite de hígado de bacalao.) Pero también hay fuentes vegetales de omega-3. Pruebas recientes que se le han practicado a los suplementos de aceites de pescado muestran que estos suplementos tienen un nivel más bajo de mercurio que el que se encuentra en la cantidad de pescado que se requiere para obtener igual cantidad de aceite.[15] Si le preocupa que los pescados son una fuente de contaminantes ambientales y/o su posible extinción, usted

LOS SUPLEMENTOS DE ACEITES Y SU AZÚCAR SANGUÍNEO

Algunos estudios sobre los ácidos grasos omega–3 han sugerido que consumir suplementos de esta sustancia puede elevar el azúcar sanguíneo, mientras que otros sostienen que los ácidos grasos omega–3 mejoran la sensibilidad a la insulina. Para descubrir la verdad, unos investigadores condujeron en 1995 una prueba controlada, al azar y con placebo, y utilizaron 4 gramos de aceite de pescado al día para algunos pacientes diabéticos y 4 gramos de aceite de maíz para los demás. Después de dieciséis semanas, el de aceite de pescado no tuvo ningún efecto negativo en el azúcar sanguíneo de las personas que lo consumieron. Sin embargo, mostraron una ligera disminución en su presión sanguínea y triglicéridos.[14]

puede obtener omega-3 de fuentes vegetales como las algas o el aceite de linaza. Al igual que el aceite de pescado, el de linaza o de otras plantas puede ayudar a controlar los lípidos sanguíneos y a prevenir ataques al corazón.[16,17]

LAS GRASAS PERJUDICIALES

Hablaremos ahora de las grasas trans, que son el tipo de grasas que usted debe evitar al máximo. Para entender por qué, necesita saber un poco más sobre este tipo de grasas que son ampliamente utilizadas.

Las grasas trans se presentan inicialmente como aceites vegetales poliunsaturados como el de maíz. El aceite es luego procesado para que más átomos de hidrógeno formen parte de las cadenas de ácidos grasos. Esta hidrogenación parcial hace que el aceite sea más espeso, más resistente a volverse rancio y que pueda soportar altas temperaturas. Las grasas trans son baratas y por ello son ampliamente utilizadas para freír, en los productos horneados, en *snacks* y margarinas.

El problema con las grasas trans es que pueden tener un efecto muy nocivo en los lípidos sanguíneos: aumentan el colesterol LDL y los triglicéridos, disminuyen el colesterol HDL y pueden contribuir directamente al desarrollo de enfermedades coronarias. Un estudio innovador publicado en 1994 mostró que, en términos generales, las personas que consumen más grasas trans presentan un mayor riesgo de paro cardiaco.[18,19]

Además, si una persona consume una gran cantidad de grasas trans procesadas, probablemente también consuma muchos carbohidratos de baja calidad, presentes en galletas dulces y saladas, ponqués, panes y *snacks*. Los últimos hallazgos de esta investigación indican que lo que afecta el riesgo de enfermedad cardiovascular es la calidad de las grasas antes que la cantidad.[20]

Al suprimir esos alimentos ricos en carbohidratos sin valor nutricional de su dieta (como lo hará si sigue el PACAS), usted eliminará automáticamente la mayoría de las grasas trans manufacturadas. Sin embargo, tenga en cuenta que estas grasas también son utiliza-

COCINAR CON GRASAS

Cuando usted saltea los alimentos o utiliza una freídora, el calor convierte una pequeña cantidad de aceite en grasas trans, pero es tan pequeña que no representa ningún problema. A fin de evitar la acumulación de grasas trans en el aceite con que cocina, no lo vuelva a utilizar (cosa que hacen muchas cadenas de comidas rápidas.)

das en la elaboración de margarinas, mantequilla de maní y mantecas de cocina. Recomendamos que reemplace esas grasas artificiales por mantequilla natural y aceites vegetales de alta calidad. (Vea la sección "Aceites procesados versus los no refinados" en la página 176.)

HAGA FUNCIONAR LAS GRASAS

Ya debería tener muy claro por qué las grasas buenas son tan importantes en el PACAS. Lo mejor de todo es que es muy fácil incorporarlas a su dieta. Utilizar aceite de oliva extra virgen en lugar del aceite vegetal refinado que probablemente esté utilizando en las ensaladas; no sólo es muy fácil, sino que le dará un mejor sabor a sus comidas. ¿Necesita saber cómo incorporar más frutos secos a su dieta? Cómalos como *snack*, unte una cucharita de mantequilla de maní sin azúcar—que no sea hidrogenada—a una barra de apio, rocíe las habichuelas con almendras en rodajas o prepare verduras salteadas y agrégueles almendras (Para más ideas, vaya a los Capítulos 26 y 27.) Obtenga más omega-3 en su dieta comiendo salmón enlatado una vez por semana al almuerzo, preparando pescado para la cena una vez a la semana y tomando suplementos de aceite de pescado. Estos cambios son sencillos, pero tendrán un profundo efecto en su salud. Y como aprenderá en el próximo capítulo, combinar estas grasas buenas con fuentes proteínicas es una de las mejores cosas que puede hacer por su salud.

ENCUENTRE LAS GRASAS

Para examinar sus conocimientos acerca de los diferentes tipos de grasa conteste estas preguntas:

1. Las verduras de hojas oscuras contienen grasas poliinsaturadas.   Verdadero ❏   Falso ❏

2. ¿Qué alimento no es una buena fuente de grasas monoinsaturadas?
   a. el aceite de oliva
   b. el salmón
   c. el aceite de maíz
   d. el aguacate

3. ¿Qué cantidad de grasa en una porción normal de carne es saturada?
   a. toda
   b. casi toda
   c. menos de la mitad

4. El colesterol se encuentra básicamente en los alimentos de origen animal.   Verdadero ❏   Falso ❏

5. Los ácidos grasos esenciales se encuentran en:
   a. pescados
   b. huevos
   c. frutos secos
   d. aceite de oliva
   e. todas las anteriores

Respuestas

1. Verdadero. 2. c. 3. c. 4. Verdadero. 5. e.

Capítulo 13

LA IMPORTANCIA DE LAS PROTEÍNAS

Las proteínas son el componente básico de todos los órganos corporales, así como la base del Método Nutricional Atkins (ANA) y del Programa Atkins para el Control del Azúcar Sanguíneo (PACAS). Juegan un papel fundamental en la estabilización de la insulina y del azúcar sanguíneo y le harán adelgazar con mayor facilidad.

INFORMACIÓN SOBRE LAS PROTEÍNAS

La mayoría del cuerpo humano está constituido por proteínas; casi la mitad de sus huesos y dientes están constituidos por proteínas, que están conformadas por cadenas de veinte aminoácidos y son extensas, dobladas, enrolladas y muy complejas. Los aminoácidos son pequeñas moléculas compuestas de átomos de nitrógeno, oxígeno, hidrógeno, carbono y, a veces, de sulfuro. Los aminoácidos se dividen en dos grupos: esenciales y no esenciales.

Los aminoácidos esenciales son aquellos que debemos obtener diariamente a través de los alimentos para tener una buena salud, así como también necesitamos vitaminas y ácidos grasos esenciales. Los aminoácidos no esenciales pueden ser obtenidos a través de los alimentos que consumimos, pero el organismo también los sintetiza de los aminoácidos esenciales.

Necesitamos todos los aminoácidos de las proteínas para formar nuevas células y mantener y reparar el organismo. Cada día, su organismo necesita producir millones de glóbulos rojos para reemplazar aquellos que se agotan, y eso no sucedería si su organismo no recibiera proteínas. También necesitamos proteínas para elaborar miles de enzimas, hormonas y otros mensajeros químicos que hacen que el organismo funcione adecuadamente. De hecho, la insulina es una proteína, una intrincada cadena compuesta de 51 aminoácidos diferentes.

¿QUÉ SON LOS AMINOÁCIDOS ESENCIALES?

Así como podemos elaborar cualquier palabra si combinamos las letras del abecedario, nuestro organismo puede manufacturar cualquiera de las miles de proteínas que necesita combinando los cerca de veinte aminoácidos diferentes.

Los aminoácidos esenciales son:

Histidina
Isoleucina
Leucina
Lisina
Metionina
Fenilalanina
Treonina
Triptófano
Valina

Los aminoácidos no esenciales son:

Alanina
Arginina (esencial para los bebés)
Asparagina
Ácido aspártico

Cisteína (parcialmente esencial; en algunas ocasiones podrá obtenerla de su dieta)

Ácido Glutamínico

Glutamina

Glicina

Prolina

Serina

Taurina (esencial para los bebés)

Tirosina (parcialmente esencial; en algunas circunstancias podrá obtenerla de su dieta)

A fin de elaborar tejidos, hormonas y otras sustancias, las células siguen instrucciones del ADN y convierten los diferentes aminoácidos en proteínas. Las cadenas de proteínas pueden ser tan cortas como dos moléculas de aminoácidos diferentes (péptidos) o tan complejas que contengan miles de moléculas de diferentes aminoácidos. Cuando los aminoácidos apropiados están unidos en la secuencia correcta, se enrollan y se doblan en la forma que tiene esa proteína en particular. Las nuevas proteínas que se han formado entran como una llave en una chapa, en receptores especializados que se encuentran en las células, o se enlazan con otras proteínas para desempeñar una función altamente especializada en el organismo. Y cuando dicha función se ha realizado, llegan otras proteínas y desintegran las proteínas "viejas" para que los aminoácidos remanentes puedan ser utilizados de nuevo. Sin embargo, no todos los aminoácidos esenciales pueden ser reciclados, y algunos son quemados para obtener energía, razón por la que usted necesita obtenerlos diariamente.

¿CUÁNTAS PROTEÍNAS NECESITA?

Aunque existe una fórmula para calcular la cantidad mínima de proteínas necesarias que se consumen en la típica dieta baja en grasas y alta en carbohidratos, la cantidad de proteínas que usted necesita para controlar la insulina, el azúcar sanguíneo y el peso en el PACAS no puede establecerse con una fórmula precisa. En lugar de esto, simplemente recomendamos que usted consuma una buena cantidad de alimentos deliciosos y ricos en proteínas, como aves, pescado, carne de res, de cerdo y huevos. Coma lo suficiente en cada comida o *snack* para sentirse satisfecho pero no repleto. Su cuerpo le dirá cuando ha comido suficiente cantidad, pues usted se sentirá satisfecho. Se sorprenderá de lo rápido que se sacia después de ingerir una comida rica en proteínas. Esto se debe a que las proteínas ayudan a mantener unos niveles adecuados de glucosa sanguínea para que su cuerpo funcione como es debido. Cuando deje de tener esos fuertes altibajos, usted se sentirá con más energía y menos hambre.

Pero a fin de cuentas, es posible que la cantidad de proteínas que usted consuma si sigue el PACAS no sea mucho mayor que la cantidad que consumía antes de comenzar el Programa. Cuando se ha estudiado el ANA, generalmente entre el 30 y el 35 por ciento de las calorías provienen de las proteínas. Además, esto tiene un "gancho" muy positivo: como usted comerá alimentos ricos en proteína en buena cantidad, y como las proteínas son saciantes y ayudan a controlar los altibajos de la insulina y del azúcar sanguíneo causantes del hambre excesiva, usted podrá sentirse satisfecho, razón por la que no necesitará ingerir grandes cantidades. De hecho, varios estudios han demostrado que las personas que necesitan reducir el consumo de carbohidratos terminan consumiendo menos calorías, pues se sacian con mayor rapidez.

FUENTES PROTEÍNICAS

La calidad de las proteínas que usted consume es tan importante como la cantidad. La proteína ideal es completa, es decir, que contiene una cantidad razonable de los nueve aminoácidos esenciales. La carne, las aves, el pescado, los huevos, los productos lácteos y otros alimentos de origen animal son proteínas completas, pero los cereales y las legumbres no lo son. Algunos alimentos de origen vegetal contienen los nueve aminoácidos esenciales, pero la mayoría de ellos contienen una cantidad muy baja de al menos un aminoácido. Por ese motivo, la mayoría de éstos alimentos no puede ofrecer la cantidad adecuada de todos los aminoácidos esenciales para satisfacer nuestros requerimientos proteínicos. Los cereales, por ejemplo, contienen muy poca

L-Lisina, y los frijoles son bajos en sulfuro, sustancia que contienen los aminoácidos L-Cisteína y L-Metionina. Pero aquellas personas que no consuman alimentos de origen animal pueden obtener los nueve aminoácidos esenciales si consumen varios alimentos de origen vegetal como frutos secos, semillas, legumbres y cereales integrales. El problema que tendrán las personas con trastornos en el metabolismo de la insulina y el azúcar sanguíneo es que los alimentos que contienen proteínas vegetales también contienen una gran cantidad de carbohidratos, lo que quiere decir que dichos alimentos no serán de mucha ayuda para mejorar sus altos niveles de insulina ni para normalizar el peso corporal.

Sin embargo, cuando se trata de seguir el PACAS, no todas las proteínas completas son iguales. La carne, las aves, el pescado, las carnes de caza y los huevos son proteínas puras. El queso es otra buena fuente de proteínas bajas en carbohidratos. Una onza de queso suizo, por ejemplo, contiene 9 gramos de proteína y sólo 1 gramo de Carbohidratos Netos. Tenga cuidado con los carbohidratos que contienen la leche y el yogur. Una taza de leche entera o de yogur sin sabor entero contiene 8 gramos de proteína, pero también contiene 11 gramos de Carbohidratos Netos. Si quiere obtener algunas de sus proteínas de la leche o del yogur, pruebe las nuevas "bebidas lácteas" y yogures con carbohidratos reducidos. La bebida láctea contiene proteínas extras y menos carbohidratos: 8 onzas contienen 12 gramos de proteínas y sólo 3 gramos de Carbohidratos Netos.

COMA HUEVOS

Los huevos son una fuente tan buena de proteínas que son el punto de referencia con el que se comparan todas las demás. Debido a que un huevo grande contiene alrededor de 215 mg de colesterol, algunos médicos recomiendan limitar o suprimir su consumo, pues creen que aumentan el colesterol sanguíneo. Eso es cierto, sólo que el colesterol que se aumenta es el HDL, que es precisamente el saludable.

En un estudio realizado en 1994, veinticuatro adultos que incorporaron dos huevos a su dieta diaria durante seis semanas mostraron un aumento del 10 por ciento en sus niveles de HDL, mientras que su colesterol total sólo aumentó un 4 por ciento. El cambio en la relación de colesterol total/HDL no fue significativo en términos estadísticos.[1]

Otros dos estudios publicados a partir de 1999 han concluido que los huevos no tienen ningún efecto negativo. En ambos estudios las personas comieron huevos y se les examinó la sangre. Un autor del estudio señaló que el manejo dietario de la obesidad y de la resistencia a la insulina debería hacer énfasis en la restricción calórica antes que en la restricción de grasas en la dieta.[2] En el segundo estudio, realizado a mujeres saludables y en estado posmenopáusico, el doctor Reaven señaló que una dieta que contuviera grandes cantidades de colesterol tenía poco efecto en los niveles de colesterol LDL. Estos resultados fueron reales, independientemente de que las pacientes tuvieran resistencia o sensibilidad a la insulina.[3]

Desafortunadamente, a muchas personas se les ha lavado el cerebro para que crean que los huevos son perjudiciales porque contienen colesterol. Un paciente, James R., visitó al Doctor Atkins para que le bajara sus lípidos sanguíneos. El Doctor le suspendió el medicamento a base de estatina que estaba tomando, lo puso bajo el Programa Atkins de carbohidratos controlados y le aseguró que podía comer huevos. James R. siguió el Programa, pero no creía que los huevos fueran un alimento seguro. Finalmente, un día comió dos huevos revueltos al desayuno y permaneció sentado los diez minutos siguientes, convencido de que le iba a dar un paro cardiaco. Por supuesto que eso no sucedió, y cuando fue a su próximo chequeo, sus lípidos eran mejores que en la época en que no comía huevos y tomaba el medicamento.

Las ventajas nutricionales del huevo son substanciales para los diabéticos, ya que contiene un índice glicémico muy bajo y es una buena fuente de proteínas de alta calidad, así como de vitamina B, D, E y K, de minerales como calcio, zinc, hierro, potasio y magnesio, y de ácidos grasos omega-3. La yema del huevo obtiene su color de carotenoides como la luteína y la zeaxantina que ayudan a proteger los ojos contra la pérdida de la visión, una condición conocida como degeneración macular relacionada con la edad.

LAS PROTEÍNAS Y SU AZÚCAR SANGUÍNEO

Ya hemos hablado de los beneficios que tienen las proteínas en el control y en la satisfacción del apetito, pero las ventajas de reemplazar los carbohidratos por proteínas van mucho más lejos. Consumir proteínas es darle la señal a su cuerpo para la formación de músculos.[4] Obviamente, esto es preferible a consumir carbohidratos refinados en abundancia, que le dan la señal a su organismo para que acumule grasas.

Una cantidad adecuada de proteínas también contribuye a mantener el azúcar sanguíneo bajo control. Esto ha sido demostrado en un estudio reciente que observó el efecto que tuvo una dieta rica en proteínas en el azúcar sanguíneo de personas con diabetes de Tipo 2. En dicho estudio, llevado a cabo durante cinco semanas, doce personas con diabetes de Tipo 2 llevaron una dieta en la que obtenían el 30 por ciento de las calorías de las proteínas, el 40 por ciento de los carbohidratos y el 30 por ciento de las grasas. Luego siguieron durante cinco semanas la dieta estándar recomendada por la Asociación Americana de Diabetes (15 por ciento de calorías provenientes de proteínas, 55 por ciento de carbohidratos y 30 por ciento de grasas). ¿Qué sucedió? Probablemente haya adivinado. Cuando los pacientes siguieron la dieta más rica en proteínas presentaron una disminución de sus triglicéridos, su azúcar sanguíneo fue significativamente más bajo y su hemoglobina glicada (A1C) se redujo. De hecho, el AC1 disminuyó 0.8 por ciento con esta dieta, una mejoría considerable, mientras que con la dieta estándar para los diabéticos disminuyó sólo 0.3 por ciento.[5]

Quisiéramos hacer un comentario sobre este estudio: los participantes consumieron una cantidad mucho mayor de carbohidratos que la que hubiera recomendado el Doctor Atkins a un paciente diabético. Sus pacientes mostraban generalmente una mayor disminución en el A1C y un mayor control del azúcar sanguíneo cuando restringían los carbohidratos al seguir el PACAS. Esto pone de manifiesto que la mejoría que tuvieron los pacientes del estudio, aunque notable, pudo haber sido mucho mayor si hubiesen reducido los carbohidratos.

Otros estudios han mostrado los beneficios que tienen las proteínas en el metabolismo del azúcar sanguíneo. Veamos los resultados de uno que fue realizado a mujeres obesas. Doce de ellas siguieron una dieta de proteínas moderadas y carbohidratos reducidos (40 por ciento de caloría de ellos) durante diez semanas. Otras doce siguieron la típica dieta americana, que contiene menos proteínas, y en donde el 55 por ciento de calorías provienen de los carbohidratos. Al cabo de diez semanas, las mujeres que siguieron la dieta rica en proteínas presentaron mejores resultados, tanto en la prueba oral de tolerancia a la glucosa como en el azúcar sanguíneo en ayunas. Comparadas con las que siguieron la dieta rica en carbohidratos, las que llevaron la dieta rica en proteínas presentaron niveles mucho más estables de azúcar en la sangre. Dicha estabilidad siguió mejorando a lo largo del estudio, mientras que las que consumièron más carbohidratos tuvieron más altibajos en el azúcar sanguíneo, Asimismo, las que consumieron más proteínas perdieron más peso.[6]

Estas mujeres todavía no eran diabéticas. Su mejoría se debió a que disminuyeron los carbohidratos y aumentaron las proteínas. Sin embargo, en ninguno de los estudios se disminuyó la suficiente cantidad de carbohidratos como para mostrar los resultados que obtuvo el Doctor Atkins luego de haber atendido a sus pacientes durante décadas.

¿ES PELIGROSO CONSUMIR MUCHAS PROTEÍNAS?

No existe ninguna evidencia de que la cantidad de proteínas consumidas cuando se siguen los lineamientos del PACAS sea nociva. De hecho, existen importantes indicios que señalan que ingerir una mayor cantidad de proteínas, especialmente cuando se utilizan para reemplazar los carbohidratos, es positivo para la salud. Para citar un buen ejemplo, veamos un estudio realizado en 1999, que examinó la dieta seguida por más de 80,000 mujeres que participaron en el Nurses' Health Study. Los investigadores estaban interesados en la relación existente entre el consumo de proteínas y el riesgo de un ataque cardiaco. Cuando compararon a las mujeres que consumieron más proteínas con las que consumieron una menor cantidad, encontraron que el primer grupo presentó la menor incidencia de ataques cardiacos. Las mujeres que consumieron más proteínas—sin importar que su dieta fuera alta o baja en grasas—redujeron el riesgo de ataques cardiacos de casi un 25 por ciento comparado con las que consumieron menos proteínas.[8]

Los investigadores encontraron algo similar en un estudio sobre la sal y la presión sanguínea realizado a 10,000 personas en todo el mundo, que observaba los factores dietarios que afectaban la presión sanguínea. Las personas que consumieron más proteínas tuvieron la presión más baja que aquellas que comieron menos proteínas. Este estudio confirma lo que habían señalado varios estudios anteriores.[9]

Claro que los resultados de estos estudios no significan que el consumo de proteínas evite la posibilidad de un ataque al corazón o de tener hipertensión, pero sugieren que consumir una buena cantidad de proteína ayuda a prevenir estos problemas, algo que no sucede si se limita el consumo de ellas.

PROTEÍNAS EN ABUNDANCIA Y SUS RIÑONES

De todos los mitos acerca de las dietas de carbohidratos controlados, el más común y el que tiene el sustento más débil es que si usted sólo consume carne, de alguna manera le producirá un daño a sus riñones. El PACAS es benéfico para sus riñones, pues le ayuda a perder peso y a reducir la presión y el azúcar sanguíneo. A diferencia de la desinformación que existe sobre este Programa, el Doctor Atkins recomendó comer una gran cantidad de alimentos proteínicos que incluyen las carnes rojas, sin limitarse a ellas.

De hecho, un estudio reciente demostró que los pacientes con enfermedades renales graves que ingirieron más proteínas y menos carbohidratos tuvieron un menor porcentaje de mortandad. En dicho estudio, un grupo de casi cien pacientes obtuvo entre 25 y 30 por ciento de sus calorías de las proteínas y 35 por ciento de carbohidratos; otro grupo de casi cien pacientes siguió la dieta estándar de proteínas limitadas para los pacientes con enfermedades renales, obteniendo sólo 10 por ciento de sus calorías de las proteínas y 65 por ciento de carbohidratos. Durante un período aproximado de cinco años, el grupo que consumió una mayor cantidad de proteínas mostró mejores resultados. A estos pacientes, que tenían serias enfermedades renales, se les restringió el hierro. Los investigadores concluyeron que ese método era entre 40 y 50 por ciento más efectivo que la restricción estándar de proteínas para prolongar las funciones renales, retardar la etapa terminal de enfermedad renal y reducir la incidencia de mortalidad debido a cualquier causa.[10]

He visto que varios de mis pacientes que tenían diabetes y padecían del síndrome metabólico lograron disminuir los niveles de proteína en la orina con un plan nutricional bajo en carbohidratos. Hemos mencionado los casos de dos de mis pacientes—Joe McCoy y Pia—en el Capítulo 13. Yo monitoreo la secreción de proteínas en la orina a todos los pacientes que tienen diabetes y síndrome metabólico, y todavía no he visto ningún caso en el que aumente la excreción de proteínas en la orina cuando el paciente hace Atkins. De hecho, he tenido varios pacientes con daños renales debidos a múltiples razones, cuya excreción de proteínas mejoró cuando controlaron el consumo de carbohidratos. Sigo practicándoles la prueba de proteínas en la orina de veinticuatro horas cada tres meses hasta obtener dos resultados estables. Este monitoreo puede ser menos frecuente según las circunstancias. Si llega un momento en que el paciente no muestra una mejoría en su función renal, es posible que haya necesidad de suministrarle un medicamento para proteger sus riñones.   —MARY VERNON, M.D.

¿Qué sucede si usted tiene diabetes de Tipo 2? ¿Consumir proteínas aumenta el riesgo de contraer enfermedades renales? Es muy improbable. Hay poca o ninguna evidencia que señale que un consumo normal o alto de proteínas aumente el riesgo de producir proteínas en la orina, una señal de enfermedad renal. Un artículo reciente señala que una restricción considerable de proteínas en pacientes con nefropatía diabética (enfermedad renal causada por la diabetes) no parece retardar el avance de la enfermedad renal, aunque sí produce desnutrición.[12]

La nefropatía es una delicada afección renal derivada de la diabetes, pero sólo alrededor del 20 por ciento de las personas diabéticas llegan a presentar serios problemas renales. Numerosos estudios han demostrado que las personas que desarrollan nefropatía no consumen más proteínas que aquellas que no tienen dicha enfermedad. Otros han señalado también que la mayor causa de enfermedades renales en las personas con diabetes no se debe al consumo de proteínas, sino a la combinación de hipertensión y de altos niveles de insulina y azúcar en la sangre, lo que puede ser fatal; ese trío puede causar un daño grave en los pequeños vasos sanguíneos de los riñones que filtran los desperdicios de la sangre. La enfermedad renal en las personas que tienen diabetes de Tipo 2 es el ejemplo perfecto de las consecuencias vasculares del síndrome metabólico. Si usted quiere prevenir alguna afección en los riñones, controle los carbohidratos: Es lo mejor que puede hacer para mantener unos vasos sanguíneos sanos, no sólo en los riñones, sino en todo el organismo.

LAS PROTEÍNAS Y SUS HUESOS

El otro mito común, después del que habla de la enfermedad renal con dietas de carbohidratos controlados, es el que dice que el consumo masivo de proteínas debilita los huesos porque filtra el calcio de éstos. Sucede justamente lo contrario: una dieta rica en proteínas fortalece los huesos y puede retardar el proceso que conduce a la osteoporosis, una afección que hace que los huesos sean más débiles, delgados y susceptibles de fracturarse con facilidad.

Veamos cómo surgió este mito. Varios estudios en las décadas de los setenta y los ochenta mostraron que una dieta rica en proteínas podía alterar la cantidad de calcio excretado del organismo, pero los resultados no fueron concluyentes. Por ejemplo, un estudio realizado en 1981 con jóvenes mostró que una dieta rica en proteínas aumentaba la secreción de calcio en la orina.[13] Sin embargo, otro estudio mostró que esta dieta no causaba una secreción excesiva de calcio.[14]

Algunos nutricionistas utilizan estos estudios inconcluyentes para "probar" que una dieta rica en proteínas es nociva para los huesos. Lo que estas personas no mencionan es la importancia que tienen las proteínas alimentarias en la formación y mantenimiento de huesos sanos a medida que envejecemos, algo que ha sido ampliamente demostrado en varios estudios recientes.

En un estudio cuidadosamente realizado a mujeres jóvenes en 1998 se compararon los efectos de la absorción de calcio de una dieta baja en proteínas con otra rica en éstas. ¿Cuál fue el resultado? La absorción de calcio proveniente de los alimentos fue mucho *menor* en la dieta baja en proteínas.[15]

Los resultados del Estudio Framingham sobre la Osteoporosis, publicado en el año 2000, mostraron que seguir una dieta rica en proteínas tiene un efecto *protector* en los huesos a medida que se envejece. De las 615 personas ancianas del estudio, aquellas que comieron una mayor cantidad de proteínas demostraron tener unos huesos más fuertes, mientras que las que consumieron menos proteínas tuvieron huesos más débiles. Durante los cuatro años que duró el estudio, las personas que consumieron menos proteínas perdieron—de manera significativa—más masa ósea que las que consumieron más proteínas. Esta relación se mantuvo vigente a pesar de la edad, el peso, el tabaquismo, el consumo de calcio o el consumo de estrógeno por parte de algunas mujeres.[16]

Una evidencia adicional de que la proteína ayuda al mantenimiento de los huesos apareció en el año 2002, cuando un importante estudio mostró que un alto consumo de proteínas, combinado con suplementos de calcio y de vitamina D *retarda* significativamente la pérdida ósea en adultos mayores. El estudio monitoreó a 350 hombres y mujeres de sesenta y cinco años o más durante un período de tres años. Todos los participantes siguieron su dieta habitual, pero la mitad fue seleccionada al azar para tomar dos suplementos que contenían 700 I.U. de vitamina D y 500 mg de calcio. El resto de los pacientes continuaron con su dieta y tomaron dos placebos. El estudio era ciego por partida doble; es decir, ni los pacientes ni los investigadores sabían en qué grupo estaban. Al cabo de tres años, los investigadores encontraron que entre las personas que tomaron los suplementos de calcio y de vitamina D, aquellas que además consumieron una mayor cantidad de proteínas tuvieron los huesos más sanos. En el grupo que tomó el placebo no hubo ninguna conexión entre la cantidad de proteína en la dieta y la cantidad de pérdida ósea.[17]

Lo que este estudio demuestra claramente es que cuando se combina una dieta rica en proteínas con un alto consumo de calcio, la absorción de este mineral aumenta y los huesos se mantienen más fuertes. No se necesita tomar una dosis muy alta de calcio. De hecho, los participantes que tenían huesos más fuertes tomaron un promedio de 1,300 mg de calcio al día, tan sólo 100 mg más que la cantidad recomendada diariamente para las personas mayores de cincuenta años.

Un estudio publicado en el 2004 fue diseñado para responder preguntas sobre el balance entre el calcio y las proteínas dietarias. Luego de haber estudiado a treinta y dos personas que siguieron dietas bajas y altas en proteínas durante sesenta y tres días, se concluyó que reemplazar calorías de carbohidratos por calorías de proteínas en la dieta puede tener un impacto favorable en el esqueleto de mujeres y hombres saludables. Este estudio respalda la idea de que reemplazar los carbohidratos por proteínas puede ser un aspecto importante para mantener unos huesos saludables.

LA HISTORIA DE LA SOYA

En 1999, la FDA aprobó un supuesto beneficio en la salud producido por la proteína de soya. La agencia le permitió a las compañías alimenticias poner una etiqueta en aquellos productos que suministraran al menos 6.25 gramos de proteína de soya por porción, en la que dijera que ese producto ayudaba a reducir el riesgo de enfermedades del corazón. ¿Significa entonces que usted debería consumir muchos alimentos que contengan soya? Sería difícil afirmarlo. Existe un posible aspecto negativo en el consumo de grandes cantidades de soya, pues entre otras cosas, puede aumentar el riesgo de cáncer de seno en mujeres de alto riesgo, como lo son las mujeres posmenopáusicas y las que tienen antecedentes familiares de esta enfermedad. Eso se debe a que la soya contiene una familia de sustancias conocidas como isoflavonas, las cuales tienen un efecto estrogénico en el organismo. En otras palabras, dichas sustancias tienen el mismo efecto que el estrógeno en el organismo, aunque en menor grado, razón por la que puede producir cáncer de seno a mujeres susceptibles. Hasta que aparezcan nuevas investigaciones, les recomendamos a aquellas mujeres que tengan riesgo de hiperestrogenismo no consumir más de dos porciones de productos de soya de cualquier tipo al día.[19]

Con el PACAS usted obtendrá todas las proteínas y todo el calcio que su cuerpo necesita. El calcio se encuentra en el queso (una sola onza de queso Cheddar contiene 204 mg de calcio) y en todas las verduras de hojas verdes, los frutos secos y los frijoles que usted consuma, y además de calcio usted obtendrá otros ingredientes que son importantes para la salud de los huesos, como magnesio, fósforo y ácido fólico. La vitamina D también se encuentra en varios alimentos, especialmente en los huevos, la mantequilla, el queso y el pescado. A fin de compensar las diferencias individuales en el consumo y la absorción, le recomendamos que tome un suplemento balanceado que contenga calcio y fósforo. (Hablaremos más detalladamente sobre los suplementos en el Capítulo 20.)

En lo que hace referencia a las proteínas, le sugerimos obtenerlas de varias fuentes, incluyendo ocasionalmente algunos alimentos que contengan soya. (Vaya al recuadro "La historia de la soya".) Como ya lo mencionamos en el Capítulo 12, comer pescado dos veces por semana es una buena fuente de proteínas de alta calidad y de ácidos grasos omega-3. Consumir una amplia variedad de proteínas le ofrecerá una gran variedad de nutrientes, sabores y posibilidades gastronómicas. Además, sus comidas serán interesantes.

Le recomendamos que consuma carnes y huevos orgánicos. Estos alimentos son un poco más costosos, pero compensan su alto costo pues tienen más sabor, y lo más importante es que no contienen hormonas ni antibióticos. (Además, si usted compra estos productos, contribuirá a mantener una agricultura sostenible.) No consuma muchas carnes procesadas como salami. Aun cuando compre marcas de calidad que no contengan carbohidratos de relleno, estas usualmente contienen nitratos y preservativos que sería mejor no consumir.

Para evitar el mercurio y otras toxinas que pueda contener el pescado, limite su consumo a dos porciones por semana. La FDA y la EPA anunciaron recientemente los beneficios que tiene el pescado; sin embargo, los niños pequeños y las mujeres que piensen tener hijos, que estén embarazadas o en estado de lactancia deberían tener cuidado para minimizar su exposición al mercurio. La sugerencia indica que dichos individuos deberían abstenerse de consumir tiburón, sierra, macarela "king" y *tilefish,* pues estos pescados contienen altos niveles de mercurio. Si van a consumir pescado, estas personas deberían consumir una buena variedad de pescados y mariscos, y limitar su consumo a dos veces por semana. Los cinco alimentos marinos más bajos en mercurio son los camarones, el atún enlatado *light* (el atún blanco *albacore* sólo debería consumirse dos veces a la semana), el salmón, el *pollack* y el bagre *(catfish).* Mire las recomendaciones realizadas por la EPA acerca de la pesca en lagos, ríos y costas de los Estados Unidos. Como ya lo hemos señalado, es probable que los suplementos de aceite tengan beneficios nutricionales y pocos riesgos negativos. (Vaya a la página 178.)

Esperamos que luego de haber leído este capítulo, así como el anterior, comprenda el papel tan importante que cumplen las grasas y las proteínas dietarias en el PACAS. Sin embargo, éste no sólo se trata de grasas y proteínas; otros alimentos que incluyen una gran variedad de verduras, cereales y frutas también son una parte importante del programa. Los seis capítulos siguientes le informarán sobre la maravillosa variedad de alimentos deliciosos, nutritivos y bajos en carbohidratos que usted puede comer.

ATKINS SIN CARNE

Las fotos de carnes jugosas aparecen con tanta frecuencia en artículos sobre el Doctor Atkins, que muchas personas terminan por pensar que sólo los carnívoros consumados pueden seguir el Programa. No es así. Muchas personas vegetarianas han mejorado su salud con Atkins. Las personas vegetarianas que consumen productos lácteos y huevos (lacto–ovo vegetarianos) no tienen ningún problema en obtener la suficiente cantidad de proteínas de alta calidad en reemplazo de los carbohidratos en sus dietas. Los vegetarianos estrictos que no consumen ningún producto de origen animal deben ser un poco más creativos para obtener proteínas, pero podrán hacerlo consumiendo alimentos que contengan soya, combinando cereales integrales, frutos secos y legumbres. Si usted no consume alimentos de origen animal, deberá tratar de obtener suficientes grasas y vitaminas como la B_{12}.

ELIJA LAS PROTEÍNAS

1. ¿Qué alimento no es una proteína completa?
   a. garbanzos
   b. huevos duros
   c. camarones
   d. pierna de pollo al horno
2. ¿Cuántos aminoácidos esenciales necesitamos?
   a. 6
   b. 9
   c. 22
3. Cuando está siguiendo el PACAS, usted:
   a. limita la proteína a 1 gramo por libra de peso corporal
   b. ingiere una buena cantidad de alimentos proteínicos para satisfacer el hambre
   c. ingiere igual cantidad de proteínas y carbohidratos
4. Las proteínas son buenas para:
   a. estabilizar el azúcar sanguíneo
   b. satisfacer el hambre
   c. formar los músculos
   d. todas las anteriores

Respuestas

1.a, 2.b, 3.b, 4.d.

Capítulo 14

EL NIVEL GLICÉMICO DE ATKINS

Nos hemos referido al Nivel Glicémico de Atkins (AGR) en los capítulos anteriores. Esta herramienta simple pero poderosa le ayudará a escoger los alimentos con carbohidratos que minimizan el impacto en el azúcar sanguíneo. Todos los carbohidratos que usted consuma en su dieta le producirán un aumento del azúcar sanguíneo, pero la proporción en que aumente dependerá en gran medida del tipo de carbohidratos. La solución para mantener ese aumento al mínimo es escoger carbohidratos con un AGR bajo. El AGR está basado en importantes y recientes investigaciones sobre los efectos que tienen los carbohidratos en el azúcar sanguíneo. Es un concepto que está a la vanguardia de la tecnología y que es fácil de entender.

CARBOHIDRATOS SIMPLES VERSUS CABOHIDRATOS COMPLEJOS

Hablamos bastante sobre los carbohidratos en este libro, pero ¿qué son? Es todo aquello que queda en un alimento luego de retirar las proteínas, las grasas, el agua y la ceniza (minerales). Es decir, que los carbohidratos son las partes azucaradas o almidonadas de un alimento, además de la fibra dietaria que pueden contener. Un concepto básico en nutrición durante varias décadas fue el de que los alimentos azucarados eran carbohidratos simples y los alimentos almidonados eran carbohidratos complejos. Se pensaba que los carbohidratos simples eran rápidamente digeridos, mientras los complejos eran más lentos de digerir. Esto significaría que los carbohidratos simples afectan el azúcar sanguíneo más rápidamente que los carbohidratos complejos. Pero ¿realmente es así?

Los investigadores comenzaron a dudar de esa premisa básica a comienzos de los años ochenta, y desde entonces una creciente avalancha de estudios científicos nos dice que la división tradicional de carbohidratos simples y complejos no es cierta. Por ejemplo, según la antigua teoría, comer un carbohidrato complejo y almidonado, como una papa horneada, debería aumentar lentamente el azúcar sanguíneo. Sin embargo, eso no es lo que sucede. De hecho, comerse una papa horneada elevará el azúcar sanguíneo más rápidamente que si se come unas cuantas cucharaditas de azúcar.

Desafortunadamente, los parámetros nutricionales actuales, que recomiendan consumir menos grasas y más carbohidratos, sugieren que todos los carbohidratos son casi iguales, pero no tienen en cuenta el impacto producido en el azúcar sanguíneo por los diferentes carbohidratos.

EL ÍNDICE GLICÉMICO

Existe una forma mucho más efectiva de saber cómo actúan los carbohidratos en nuestro organismo: utilizando lo que se conoce como el *Índice Glicémico*.[1] La idea detrás del Índice Glicémico (IG) es bastante simple; el IG mide la rapidez con la que un alimento que contiene carbohidratos afecta el azúcar sanguíneo. Como la glucosa pura eleva el azúcar sanguíneo muy rápidamente, 50 gramos de glucosa (unas 3 cucharadas) es la referencia alimenticia exacta para el Índice Glicémico, pues tiene cien puntos. (Las últimas versiones del Índice Glicémico utilizan una tajada de pan blanco como la referencia estándar.) El efecto que producen otros alimentos que contienen carbohidratos en el azúcar sanguíneo puede ser comparado entonces con el efecto de la glucosa o del pan blanco para determinar el Nivel Glicémico de cierto alimento. Por ejemplo, una manzana que contenga 50 gramos de carbohidratos elevará el azúcar sanguíneo al 55 por ciento del nivel que se obtiene luego de consumir 50 gramos de glucosa, es decir, que una manzana tiene un nivel glicémico de 55. (Para determinar el IG de un alimento, una persona ingiere una porción de un alimento lo suficientemente grande como para que contenga 50 gramos de carbohidratos, luego se le mide el azúcar sanguíneo, generalmente durante las horas siguientes.)

En vez de considerar los carbohidratos como simples o complejos, o como azucarados o almidonados, usted debería considerarlos como de efecto rápido o de efecto lento. Obviamente, si necesita mantener su azúcar sanguíneo en niveles normales, usted debería optar por los carbohidratos de efecto lento, es decir, por aquellos que tienen un bajo nivel de IG. Esos carbohidratos son digeridos lentamente y pueden causar un aumento gradual en el azúcar sanguíneo, seguido de una disminución gradual.

Se han realizado muchas investigaciones sobre el Índice Glicémico durante las últimas décadas, así que ya sabemos cuáles son los niveles de cientos de alimentos que contienen carbohidratos. Como regla general, los alimentos que tienen de 0 a 55 se consideran bajos en IG; los que están entre 56 y 69 se consideran que tienen un IG mediano; y los que tiene 70 o más son altos en IG. No deja de sorprender que existen ciertos alimentos con un nivel de IG superior a 100, lo que significa que aumentan el azúcar sanguíneo más rápido incluso que si usted ingiere glucosa pura. ¿Recuerda la papa horneada que mencionamos anteriormente? ¡Una papa rojiza sin grasa (sin mantequilla ni crema agria) tiene un nivel de Índice Glicémico de 111!

Una fuerte crítica que se le hace al concepto del IG es que no tiene en cuenta las combinaciones de comidas. Después de todo, no es muy probable que usted se coma sólo una papa horneada; generalmente será parte de una comida que incluye proteínas, grasas y tal vez fibra de otros alimentos, lo que retrasaría la digestión y la absorción de la glucosa. Eso es cierto, pero no demerita la utilidad del Índice Glicémico. Cuando los investigadores realizan estudios que incluyen diferentes comidas, utilizan una fórmula para calcular la cantidad y el tipo de carbohidratos presentes en ellas para tener en cuenta los efectos que tienen los otros alimentos.

LA CARGA GLICÉMICA

El Índice Glicémico es realmente una herramienta útil, pero tiene algunas limitaciones. Uno de los mayores inconvenientes es que está basado en porciones alimenticias que contienen 50 gramos de carbohidratos. En otras palabras, si un alimento es bajo en carbohidratos, la porción tendrá que ser grande. Además, incluso si se trata de un sólo alimento, el IG tampoco da cuenta completamente del contenido de fibra y grasas que retrasa la entrada de glucosa a la corriente sanguínea. Para algunos alimentos, una porción extra grande y el contenido de fibra alteran el Índice Glicémico y lo aumentan más de lo que realmente es.

Para no correr el riesgo de malinterpretar las cifras del IG, los investigadores han inventado un método más confiable aún: la Carga Glicémica (CG).[2,3] Las cifras de la CG son más realistas, pues tienen en cuenta el contenido de fibra y el tamaño de la ración del alimento. La CG de un alimento se calcula multiplicando el nivel del IG por la cantidad de carbohidratos por porción, y dividiéndolo luego por 100. Según ese cálculo, la CG de esa papa rojiza sería de 30.

La CG mide la cantidad de carbohidratos contenida en una porción normal, lo que hace de ésta una herramienta muy útil para decidir cuáles carbohidratos debería consumir. Sin embargo, el tamaño de las porciones utilizadas para medir el IG es pequeño, así que es muy fácil comer más y acumular carbohidratos más rápidamente de lo que usted cree. Incluso si consume carbohidratos de alta calidad, necesitará vigilar la cantidad de carbohidratos que consume.

UTILICE EL NIVEL GLICÉMICO DE ATKINS

¿Cómo escoger los carbohidratos y las cantidades más apropiadas sin utilizar calculadora, vasos medidores o contadores de carbohidratos? Simplemente utilizando el Nivel Glicémico de Atkins. Este sistema de tres niveles fue desarrollado por el Doctor Atkins y varios nutricionistas que trabajaban con él para clasificar los alimentos teniendo en cuenta su Índice Glicémico, Carga Glicémica y los Carbohidratos

Netos. Esta sencilla guía es muy útil para aconsejar a mis pacientes sobre las opciones de carbohidratos que tienen, y creemos que también será útil para usted. (Vaya a la página 506.)

El Índice Glicémico de Atkins divide los alimentos que contienen carbohidratos en tres categorías:

1. AGR bajo: consuma con frecuencia
2. AGR mediana: consuma con moderación
3. AGR alta: consuma ocasionalmente

Recuerde que la AGR está basada en el impacto que tiene un alimento en el azúcar sanguíneo y no en la cantidad de carbohidratos que contiene, así que es fundamental tener cuidado con los tamaños de las porciones y contar los carbohidratos diariamente. Un alimento como las lentejas puede tener una AGR baja por porción, pero cada porción de media taza contiene 12 gramos de Carbohidratos Netos. Por otra parte, un alimento con una AGR baja, como el brócoli, es muy bajo en carbohidratos, y debido a que es relativamente rico en fibra tiene un valor de cero en las escalas de IG y de CG.

Si combina las listas de la AGR que comienzan en la página 506 con su contador de carbohidratos, usted tendrá las herramientas necesa-

INFORME DE INVESTIGACIÓN: ENFERMEDADES DEL CORAZÓN, IG Y CG

Los investigadores han sabido durante años que una dieta rica en carbohidratos refinados puede elevar los triglicéridos, una peligrosa señal de padecer enfermedades del corazón. Recientemente comprendieron que una dieta rica en carbohidratos refinados también tiene un alto Índice Glicémico. Numerosos estudios han observado la relación entre una dieta alta en IG con enfermedades del corazón. No es ninguna sorpresa que la relación sea muy estrecha. En un estudio realizado en el 2000 que observó los resultados del Nurses' Health Study, las mujeres que siguieron una dieta de alimentos que tenían una mayor Carga

Glicémica fueron las que presentaron un mayor riesgo de enfermedades del corazón. Este grupo de mujeres tuvo casi el doble de riesgo de enfermedades del corazón que las mujeres que siguieron una dieta de alimentos con una Carga Glicémica más baja. Aunque las mujeres con un mayor peso presentaron el mayor riesgo, no tenían que ser obesas para que dicho riesgo aumentara. Una mayor probabilidad de enfermedades coronarias para las personas que siguieron una dieta alta en CG comenzaba en Índices de Masa Corporal de sólo 23.[4]

Otro estudio realizado en 2001, basado en información del Third National Health and Nutrition Examination Survey, observó la relación entre el Índice Glicémico y los niveles de colesterol HDL en la sangre. En dicho estudio participaron casi 14,000 personas, y por supuesto, las que seguían dietas más altas en alimentos con un mayor IG también tuvieron los niveles más bajos de HDL.[5] (Recuerde que el colesterol HDL es considerado como "bueno," y por lo tanto, unos niveles bajos son más peligrosos para el corazón.)

Como usted ya sabe, la combinación de colesterol HDL bajo y altos triglicéridos son señal de síndrome metabólico. En un estudio realizado en el 2001 a casi 300 mujeres, los investigadores encontraron que aquellas que siguieron una dieta compuesta por alimentos con una mayor Carga Glicémica presentaron un HDL más bajo y unos triglicéridos más altos, comparadas con otro grupo cuyas dietas estaban compuestas por alimentos que tenían una menor Carga Glicémica. La diferencia en los triglicéridos fue particularmente notable en las mujeres que tenían un mayor peso y que seguían dietas altas en IG, ya que su nivel de triglicéridos fue de 198, superior a 150, que es el recomendado. Los investigadores concluyeron que una dieta alta en CG es un factor potencial de riesgo para enfermedades del corazón, particularmente en mujeres que tienden a ser resistentes a la insulina.[6]

Una vez más, es reconfortante ver que todas estas investigaciones coinciden con las observaciones clínicas realizadas por el Doctor Atkins. La pregunta es, ¿cuándo van a reconocer los estamentos nacionales la importancia de controlar la cantidad y la calidad de los carbohidratos consumidos? Sin embargo, usted no necesita esperar: puede actuar ahora mismo para mejorar su salud.

rias para elegir los alimentos y los tamaños de porciones que le ayudarán a controlar el azúcar de su sangre. Como verá en las listas, usted no
correrá ningún peligro de pasar hambre o de cansarse de sus comidas,
aunque sólo consumirá alimentos que tengan una AGR baja. Y recuerde: Para que el ingreso de la glucosa proveniente de los alimentos
con carbohidratos sea más lento, incluso de aquellos que tienen una
AGR baja, consúmalos junto con otros alimentos que contengan proteínas y grasas.

Usted no tendrá problemas en adelgazar si utiliza las categorías de
la AGR para escoger sus carbohidratos. Más importante aún: Usted estará próximo a alcanzar niveles estables de azúcar sanguíneo, mejores
lípidos y un menor riesgo de padecer enfermedades del corazón.

"AÚN TENGO HAMBRE": UNA DIETA ALTA EN IG

Casi por definición, una dieta alta en IG conducirá a la obesidad, debido al gran efecto que tiene en el apetito. Le diremos por qué: cuando
usted consume alimentos que tienen un IG alto, su azúcar sanguíneo
se dispara. Esto hace que su páncreas secrete insulina para eliminar el
exceso de azúcar sanguíneo. Al mismo tiempo, su organismo suprime
el glucagón, una hormona cuya función es contrarrestar la disminución del azúcar sanguíneo. Entonces, luego de una comida alta en
IG, su organismo tendrá altos niveles de insulina y bajos niveles de
glucagón durante varias horas. Esto hace que el azúcar sanguíneo baje
demasiado, lo que le producirá hambre, mayor ansiedad de carbohidratos altos en IG, y usted terminará por comer demasiado y comenzar así el ciclo una y otra vez.

¿POR QUÉ LOS AMERICANOS SON OBESOS?

Si usted sigue el consejo de controlar el consumo de grasas en lugar de
los carbohidratos, probablemente terminará como una estadística más
de la epidemia mundial de obesidad, si es que ya no hace parte de ella.
Si reemplaza las grasas en su dieta por carbohidratos con un alto índice glicémico, caerá involuntariamente en la trampa de la obesidad.
Esos carbohidratos bajos en grasas que su médico le recomienda

consumir—papas, pasta, arroz y pan—son exactamente los mismos alimentos que tienen un alto Índice Glicémico. Eso hace que sean los alimentos más susceptibles de producirle hambre y que usted coma en exceso. Mire la lista que aparece a continuación, en donde figuran los veinte carbohidratos que más se consumen en los Estados Unidos, elaborada por el Nurses' Health Study en 1984, y que incluyen su Nivel Glicémico y su Carga Glicémica. ¿Habrá que preguntarse por qué abundan personas con cinturas tan voluminosas? Casi todos estos alimentos son ricos en carbohidratos, IG y CG y son pobres en nutrientes.

LISTA DE LOS ALIMENTOS MÁS POPULARES Y CON MAYOR CONTENIDO DE CARBOHIDRATOS

Alimentos	IG	CG
1. Papas cocinadas (Horneadas o en puré)	102	38
2. Pan blanco	100	13
3. Cereal frío para el desayuno	varía	varía
4. Pan oscuro	102	12
5. Jugo de naranja	75	15
6. Banano	88	24
7. Arroz blanco	102	46
8. Pizza	86	68
9. Pasta	71	28
10. English muffins	84	22
11. Ponche de frutas	95	42
12. Gaseosas	90	35
13. Manzana	55	12
14. Leche descremada	46	5
15. Pancake	119	67
16. Azúcar de mesa	84	3
17. Mermelada	91	12
18. Jugo de arándano	105	20
19. Papas fritas	95	33
20. Dulces	99	28

Nota: La referencia estándar es el pan blanco (IG = 100).

Desde la década de los setenta, numerosos estudios han demostrado que una dieta baja en IG aumenta la saciedad, disminuye el hambre y la cantidad de alimentos que consumimos. Le daremos un buen ejemplo: un estudio publicado en 1999, realizado con adolescentes obesos de sexo masculino, observó el efecto producido por el consumo de alimentos que contenían diferentes niveles de IG pero el mismo número de calorías. Los adolescentes consumieron estos alimentos al desayuno y al almuerzo, y fueron observados durante cinco horas para ver qué tan pronto sentían hambre y pedían *snacks*. Cuando los adolescentes consumieron los alimentos altos en IG, sintieron hambre en menos de tres horas y comieron *snacks* ricos en calorías. Cuando ingirieron comidas bajas en IG, sintieron hambre aproximadamente cuatro horas más tarde y consumieron 81 por ciento menos de calorías provenientes de los *snacks*.[4]

Esta reacción a una dieta baja en IG puede resultarle familiar. Es exactamente lo que sucede cuando usted comienza a seguir el PACAS, que por definición es una forma de alimentación baja en IG. Es evidente que controlar los carbohidratos aumenta la sensación de satisfacción, reduce el hambre y mejora su nutrición en general. Cuando usted escoge alimentos bajos en IG y AGR, consume menos carbohidratos en general. Los carbohidratos que usted consumirá serán de alta calidad, bajos en IG, provenientes de verduras frescas, frutas y alimentos poco procesados. Éstos son parte de una comida que contiene proteínas y grasas saludables. Usted se llenará rápidamente y permanecerá satisfecho por más tiempo, y obtendrá una gran cantidad de vitaminas, minerales y otros valiosos nutrientes contenidos en estos alimentos.

LA DIABETES Y UNA DIETA ALTA EN IG

Parecer ser evidente que si los alimentos altos en IG son una parte considerable de su dieta, usted aumentará el riesgo de contraer diabetes. Si reduce los alimentos altos en IG probablemente perderá peso, mejorará su resistencia a la insulina y sus lípidos sanguíneos y disminuirá el riesgo de enfermarse del corazón o de diabetes, y hasta podría llegar a prevenir esta última enfermedad.

¿Y si usted ya tiene diabetes? En ese caso, decirle adiós a una dieta alta en IG no será una opción sino una necesidad. Un importantísimo estudio aclara este punto. El estudio observó la forma en que dos dietas idénticas pero con diferentes IG afectaron a personas con diabetes de Tipo 2. Los veinte participantes fueron seleccionados al azar para que siguieran dietas previamente medidas con diferentes IG—altos o bajos—durante veinticuatro horas. Después de dicho período siguieron la otra dieta. Cada dieta era exactamente igual en términos de proteínas, grasas, carbohidratos y fibra dietaria. La modificación fue realizada con el propósito de cambiar los tipos de alimentos consumidos, y no para producir ningún cambio en el peso de los participantes. Los diferentes niveles de IG se debían a la forma en que se prepararon los alimentos ricos en almidón.

Cuando siguieron la dieta baja en IG, el azúcar sanguíneo de los pacientes fue un 30 por ciento inferior en promedio. En ambas dietas, el colesterol LDL disminuyó significativamente, pero disminuyó aun más con la dieta baja en IG. Quizá más importante aún que la disminución en el azúcar sanguíneo y en el colesterol LDL, fue el cambio en el activador inhibidor de plasmígeno 1 (PAI-1). Los altos niveles de PAI-1 significan que existe una mayor posibilidad de que la sangre se coagule y de que cause un paro cardiaco. Hay que señalar que las personas con diabetes tienden a tener niveles peligrosamente altos de PAI-1. Con la dieta baja en IG, el PAI-1 se normalizó, pero con la dieta alta en IG, permaneció igual.[8]

Podríamos extendernos mucho más sobre todos los estudios que muestran lo efectiva que es una dieta baja en IG en el control de la diabetes, pero creemos que usted ya ha entendido. Eso mismo sucede con autoridades en el campo de la salud alrededor del mundo. El concepto de IG ya es utilizado ampliamente a nivel internacional como la base para una alimentación saludable para personas que tengan o no diabetes.

Hay una excepción considerable: los Estados Unidos. La Asociación Americana de Diabetes (ADA) y otras organizaciones aún no creen que exista la suficiente evidencia científica a favor del concepto de Índice Glicémico. Creen que se debería enfatizar en la cantidad total de carbohidratos y de calorías en la dieta, y no en el tipo de carbohidratos ni en su procedencia, y que deberíamos obtener el 55 por ciento de calorías de los carbohidratos. También creen que el concepto del IG es demasiado complicado como para que lo pueda entender la mayoría de las personas. Es por eso que el sistema recomendado por la

ADA (que es complicado de por sí) incluye toda clase de alimentos altos en IG provenientes de carbohidratos refinados, razón por la cual no es de ninguna ayuda para la gran mayoría de personas que lo ponen en práctica. Pero nosotros creemos que usted es lo suficientemente inteligente para saber qué es lo que más le conviene. Utilizar el Nivel Glicémico de Atkins para elegir sus carbohidratos es sencillo y efectivo. Esperamos que usted haga esto y siga las recomendaciones dietarias que encontrará en los cinco capítulos siguientes.

¿PUEDE USTED ELEGIR EL ALIMENTO CON LA AGR MÁS BAJA?

¿Sabe usted utilizar el Nivel Glicémico de Atkins? ¿Sabría usted escoger la comida con menor Índice Glicémico?

1. **Elija sus vegetales:**
   a. col o frijoles horneados
   b. brócoli o papas horneadas
   c. boniato u hojas de mostaza
   d. maíz o coliflor

2. **Elija sus frutas:**
   a. naranja o toronja
   b. fresas o ciruelas *(prunes)*
   c. pera o uvas pasas
   d. ciruelas pasas o banano

3. **Elija sus cereales:**
   a. cebada u hojuelas de maíz
   b. pasta de soya o de semolina
   c. avena tradicional o *English muffins*
   d. arroz integral o blanco

4. **Otras opciones:**
   a. lentejas o frijoles horneados
   b. queso suizo o leche descremada
   c. nueces de macadamia o anacardos

Respuestas

1. a. col; b. brócoli; c. hojas de mostaza; d. coliflor. 2. a. toronja; b. fresa; c. pera; d. ciruela. 3. a. cebada; b. pasta de soya; c. avena tradicional; d. arroz integral. 4. a. lentejas; b. queso suizo; c. nueces de macadamia.

LUCHANDO POR SUS PROPIOS MEDIOS

Mark Anthony Montaquila sostiene que haber seguido una dieta baja en grasas le producía sueño después de las comidas, niveles indeseables de colesterol y de triglicéridos, y que no le dejaba formar músculos a pesar de realizar un vigoroso programa de ejercicios en el que se incluían las artes marciales. Atkins le mostró un nuevo camino y le ayudó a recobrar su salud y su estado físico, a la vez que contribuyó a disminuir su grasa corporal al 12 por ciento.

NOMBRE: Mark Anthony
   Montaquila
EDAD: 38 años
OCUPACIÓN: Funcionario
   de prisiones
ESTATURA: 5 pies,
   8 pulgadas
PESO INICIAL: 189 libras
PESO ACTUAL: 175 libras

Desde hace mucho tiempo practico y enseño Aikido, una disciplina de artes marciales sobre la que su fundador decía: "La verdadera victoria es la victoria sobre uno mismo." Tal vez fue ese principio el que me ayudó a seguir meticulosamente una dieta libre de grasas durante varios años, aunque no parecía producirme ningún beneficio.

Comía pasta y papas, evitaba el consumo de grasas y de carnes porque creía en el mito de las dietas libres de grasa. Pero no me gustaba mi as-

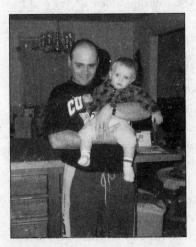

ANTES

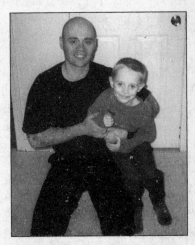

DESPUÉS

pecto. Siempre he hecho ejercicio y eso fue lo que me sacó de mis casillas. Practicaba boxeo, corría tres millas, pero todo era inútil: no podía adelgazar y esto se debía a que yo comía carbohidratos.

Pero peor incluso que mi aspecto era la forma como me sentía. No sabía por qué me quedaba dos horas dormido luego del desayuno y me daba sueño después de cada comida. Ahora miro hacia atrás y me doy cuenta que tenía el azúcar sanguíneo disparado. Desayunaba dos o tres tazas de café negro dulce que dejaba un residuo espeso en el fondo de la taza y algunos pancakes con sirope. Pensaba que eso estaba bien, pues estos alimentos no contenían grasa.

No tenía mayores problemas de salud. Mi presión era normal, y gracias a una intensa rutina cardiovascular, mi ritmo cardiaco estaba en los cuarenta. Sin embargo, no era lógico que tuviera el colesterol tan alto ni los triglicérido tan elevados, pues hacía mucho ejercicio. Me asustaba pensar que podría contraer diabetes cuando tuviera cuarenta años. A algunos de mis familiares les dio diabetes a esa edad y me imaginé que mi dieta, que era rica en alimentos con almidón, podría estar saboteando mi estilo de vida saludable. Si uno hace ejercicio da dos pasos adelante, pero si come mal, da tres pasos atrás.

Compartí mis inquietudes con mi hermano, quien me sugirió leer La Nueva Revolución Dietética del Dr. Atkins. Me convencí cuando leí el capítulo titulado "¿Es usted uno de ellos?." Leí un tercio del libro esa noche y decidí comenzar a hacer Atkins inmediatamente. Pasé a la Inducción y no tuve ningún problema en seguir esa fase. Me conmovió tanto lo que leí que me fue muy fácil dejar las pastas y el arroz. Nunca me hicieron falta, pues sabía el daño que causaban. No miré hacia atrás: tenía una misión.

En menos de tres meses, pasé de 189 libras a 159. Más tarde subí 15 libras de masa muscular, luego de levantar pesas. Mi café espeso y mis pancakes eran historia. Durante tres meses, desayuné todos los días con huevos y queso. Fue magnífico. Permanecí dos semanas en Inducción y luego fui añadiendo—gradualmente—pocas cantidades de carbohidratos, hasta llegar a mi actual nivel de aproximadamente 30 gramos diarios. Así mismo, comencé a tomar algunos de los suplementos recomendados por el Doctor Atkins: selenio, zinc, cromo y té verde. Muy pronto, mi colesterol y triglicéridos disminuyeron y mi energía aumentó.

La pérdida de peso me permitió muchas cosas maravillosas. En primer lugar, obtuve una certificación como entrenador personal y especialista en golf. Luego, realicé varios videos didácticos sobre este deporte y presenté mi propio programa sobre golf en la televisión local. Haber perdido peso me ha dado mucha seguridad, y el Doctor Atkins ha influido bastante en mí. Siempre luchó por sus principios, aun cuando el sistema médico lo atacó. Yo tenía unas ideas muy poco convencionales acerca de la práctica del golf y me inspiré en él para hacer los videos.

Los videos y la experiencia en televisión me ayudaron a ser un mejor presentador. Creo que eso es lo que me ha catapultado a mi trabajo actual. Hace un año, aproximadamente, fui contratado para enseñar fitness, nutrición y clases de bienestar en una prisión. Ése era mi sueño desde que entré a la academia. Tengo que darle mucho crédito al Doctor Atkins por mis éxitos. Mi vida ha cambiado por completo y todo porque compré su libro.

Nota: Sus resultados individuales pueden ser diferentes de los que se muestran aquí. Como se dijo anteriormente, Atkins recomienda una evaluación inicial de laboratorio y seguimiento continuo en coordinación con su proveedor de salud.

Capítulo 15

INFORMACIÓN SOBRE LA FIBRA

Cuando usted sigue una dieta rica en fibra, su azúcar sanguíneo será más estable y su comida lo llenará más. Y como los alimentos ricos en fibra también suelen ser ricos en vitaminas, minerales y otros nutrientes importantes, usted obtendrá una mejor nutrición si los consume.

¿QUÉ ES LA FIBRA?

La fibra dietaria proviene de alimentos vegetales y se dividen en dos categorías principales:

La fibra no digerible (o fibra insoluble) viene en forma de celulosa, y es la fibra de la que están constituidas las paredes celulares de los alimentos vegetales. La celulosa absorbe agua pero no se disuelve en ella. La fibra no digerible se encuentra en el salvado de trigo, los frutos secos, la piel de verduras y frutas, las verduras crujientes como el apio y el pimiento y en las de hojas verdes como la lechuga y las coles crespas.

La fibra digerible (conocida también como fibra soluble) viene en forma de varias gomas, pectinas, ligninas y otras sustancia naturales que se encuentran en los alimentos de origen vegetal. Aunque nunca es digerida (al igual que la fibra no digerible), no puede ser disuelta por el sistema digestivo, la fibra digerible se disuelve en agua y forma una capa gelatinosa y delgada en los intestinos. Los frijoles, la avena, el salvado, las manzanas y las peras son buenas fuentes de fibra soluble.

La mayoría de los alimentos de origen vegetal contienen por lo menos una o ambas formas de fibra. Cuanta más fibra contenga un alimento, habrá una mayor probabilidad de que usted se sienta lleno rápidamente y que esta sensación dure por más tiempo. Los alimentos altos en carbohidratos y bajos en fibra, como los *brownies*, por ejemplo, no satisfacen realmente la sensación de hambre por mucho tiempo. El azúcar de estos alimentos entra a la corriente sanguínea casi de inmediato, dándole una sensación momentánea de saciedad, que desaparece rápidamente cuando su azúcar sanguíneo disminuye. Usted podría comerse cinco *brownies* seguidos y continuaría sintiendo hambre, para no hablar de que se sentiría irritable, tembloroso y mentalmente nublado varias horas después.

¿Pero qué pasaría si usted come un *snack* rico en grasas y proteínas con un poco de fibra, como por ejemplo, una barra de apio con queso crema? Obtendría alrededor de 2 gramos de proteína, cerca de 10 gramos de grasa dietaria y casi un gramo de fibra del queso crema. Este *snack,* crujiente y fácil de preparar, lo dejará satisfecho sin subirle ni bajarle el azúcar sanguíneo. De hecho, le ayudará a estabilizarlo y no se sentirá con hambre ni irritable.

Como usted aprendió en el Capítulo 14, la fibra hace que la glucosa de los alimentos entre en su corriente sanguínea a un ritmo más lento. En términos generales, los alimentos que tienen un Índice Glicémico más bajo y una Carga Glicémica igualmente baja son también ricos en fibra. Repase las listas de AGR en la página 506, en la que encontrará una extensa lista de verduras ricas en carbohidratos como brócoli, repollo y calabacín en la columna "Consuma con frecuencia."

CARBOHIDRATOS NETOS: LA VENTAJA DE ATKINS

Hemos explicado los Carbohidratos Netos en capítulos anteriores, pero queremos profundizar en este importante concepto. Si usted sigue el Método Nutricional Atkins (ANA) o el Programa Atkins para el Control del Azúcar Sanguíneo (PACAS), no tendrá necesidad de

contar la fibra dietaria que tiene un alimento cuando calcule la cantidad de carbohidratos en una porción. En otras palabras, los Carbohidratos Netos son el contenido de los gramos totales de carbohidratos
por porción *menos* el contenido de fibra (también menos los alcoholes
de azúcar y glicerina que se encuentran en algunos alimentos con
pocos carbohidratos). ¿Por qué no necesita contar la fibra? Porque
aunque ésta es técnicamente clasificada como un carbohidrato, su organismo no puede disolverla y convertirla en azúcar sanguíneo.

En la mayoría de los casos, el número de gramos de Carbohidratos
Netos por porción será más bajo que el número de gramos de Carbohidratos Totales. Las únicas excepciones son los alimentos como los
huevos y el queso que virtualmente no tienen contenido de fibra. Los
gramos de Carbohidratos Totales y los Carbohidratos Netos son los
mismos para estos alimentos.

¿Cómo puede encontrar el contenido de fibra y de carbohidratos
de cierto alimento para calcular los gramos de Carbohidratos Netos?
Mire la tabla de Información Alimenticia que contienen los alimentos
empacados, y tenga cuidado en notar la definición de una porción
(que suele subestimarse), que se encuentra en la parte superior de la
lista. Luego lea un poco más abajo, donde aparece la lista de Carbohidratos Totales; esto le dará los gramos de fibra alimentaria por
porción. Poco más abajo de la lista de Carbohidratos Totales, encontrará los gramos de fibra dietaria por porción. Para calcular los Carbohidratos Netos por porción, reste la fibra por porción de los
Carbohidratos Totales de esa porción. Un buen ejemplo serían los
carbohidratos contenidos en una onza de nueces de macadamia.
Esta porción contiene 3.2 gramos de carbohidratos y 1.9 gramos de
fibra. Para calcular los Carbohidratos Netos, réstele 1.9 gramos a 3.2
y el resultado será 1.3 gramos de Carbohidratos Netos por porción
($3.2 - 1.9 = 1.3$). Los Carbohidratos Netos son menos de la mitad de
los Carbohidratos Totales.

Por supuesto que usted sólo tendrá que leer la Información Nutricional si los alimentos son empacados. Cuando se trate de alimentos
como vegetales frescos o cuando coma por fuera, necesitará una pequeña ayuda adicional. Le sugiero que mantenga a mano el pequeño
libro *El Nuevo Contador de Gramos de Carbohidratos de Atkins* o que

consulte el contador de carbohidratos en www. atkins.com, el cual es gratuito.[1]

Podríamos pensar que un alimento alto en carbohidratos y fibra es más aceptable cuando se ve desde la perspectiva de los Carbohidratos Netos. Sin embargo, la gran mayoría de las veces no sucede así. Los alimentos que son promocionados por su alto y saludable contenido en fibra suelen ser muy altos en Carbohidratos Netos. Por ejemplo, media taza de cereal de salvado (que no se debe confundir con salvado no procesado) tiene unos 15 gramos de Carbohidratos Totales pero sólo 3 gramos de fibra, así que los gramos de Carbohidratos Netos por porción serán unos 12 gramos. Si su límite de carbohidratos es de 60 gramos de Carbohidratos Netos o menos por día, esos 12 gramos de carbohidratos serán una buena parte de su cantidad diaria permitida.

Si usted tiene diabetes y mide la respuesta de su azúcar sanguíneo con un glucómetro, esté atento a cualquier signo de aumento cuando consuma un alimento rico en carbohidratos sin importar el contenido de fibra. Si tiene preguntas sobre el efecto de un nuevo alimento, mida su azúcar sanguíneo noventa minutos después de cada comida. Lo ideal es que usted mantenga el azúcar sanguíneo por debajo de 140 mg/dL luego de este intervalo. Si su azúcar aumenta más de esa cifra, probablemente debería evitar ese alimento. Pero ¿para qué arriesgarse a un aumento en el azúcar sanguíneo y a la disminución de azúcar que seguramente sentirá después? En lugar de esto, lea la lista de AGR para que elija bien sus carbohidratos.

¿CUÁNTA FIBRA ES SUFICIENTE?

Los actuales parámetros alimenticios del Instituto de Medicina recomiendan que las mujeres obtengan entre 21 y 25 gramos de fibra al día, y que los hombres obtengan entre 25 y 35 gramos al día.[2] No es nada extraño que, dada nuestra dieta abundante en carbohidratos refinados, un americano promedio obtenga sólo 16 gramos de fibra al día.[3] Aunque es evidente que el americano promedio no está recibiendo la suficiente cantidad de fibra para cumplir con estas recomendaciones, es difícil calcular el número exacto de fibra que necesitamos consumir. Recuerde que estas recomendaciones han sido formuladas a partir de estudios realizados a personas cuyas dietas no restringían el consumo de carbohidratos.

Si usted consume al menos cinco porciones normales de verduras frescas y ensalada al día, es posible que no esté obteniendo la cantidad de fibra dietaria recomendada, pero es posible que, si lo hace de la manera adecuada, esté recibiendo una excelente nutrición, probablemente mejor que la de la gran mayoría de estadounidenses. Usted comerá cinco porciones diarias, aunque necesite restringir los carbohidratos al nivel de Inducción de 20 gramos.

Como mínimo, la cantidad de fibra en su dieta debería ser la necesaria para mantener un movimiento intestinal adecuado. Dicha cantidad puede variar considerablemente de una persona a otra. Si sigue el Programa Atkins para el Control del Azúcar Sanguíneo, usted podría terminar consumiendo más fibra que con la dieta alta en carbohidratos que seguía anteriormente. Una vez que usted elimine los carbohidratos refinados y empiece a comer muchas verduras y frutas con un índice glicémico bajo, frutos secos y semillas, habrá realizado entonces un cambio muy positivo. (Vea la lista de AGR en la página 506.)

Usted podría tomar un suplemento de fibra para aumentar su consumo de fibra dietaria. Recuerde que cualquier cambio dietario puede alterar temporalmente su movimiento intestinal. Trate de tener un movimiento intestinal que sea adecuado para usted; la mayoría de las personas lo tienen al menos cada día de por medio. Si ha tenido episodios frecuentes de diarrea antes de comenzar el PACAS, podría tener menos deposiciones sueltas.

A Sheila, una paciente mía, le extirparon parte del colon. Se abstuvo varios años de comer lechuga y otras verduras frescas y crudas, pues le daba diarrea cuando comía estos alimentos. Comenzó el PACAS para apoyar a un familiar que lo estaba haciendo para solucionar problemas metabólicos. Se sorprendió, pues sus episodios de diarrea desaparecieron cuando comenzó a controlar los carbohidratos. Pudo reincorporar ensaladas y verduras frescas sin tener que ir seguido al baño. —MARY VERNON, M.D.

Para que sus movimientos intestinales sean normales, tome ocho vasos de agua de 8 onzas al día y haga ejercicio con frecuencia. Como usted sabe, estos son componentes esenciales del ANA y del PACAS. Pruebe varias verduras hasta encontrar las opciones ricas en fibra que sean de su agrado. Por ejemplo, usted puede reemplazar alguna de las verduras para ensalada por chicoria, pues una taza contiene 7 gramos de fibra y sólo 1 gramo de Carbohidratos Netos, mientras que una taza de lechuga romana picada tiene sólo 1 gramo de fibra y casi ½ gramo de Carbohidratos Netos. Con pequeños cambios de este tipo, usted puede satisfacer sus necesidades de fibra sin que sus Carbohidratos Netos diarios aumenten significativamente.

Para añadir más fibra dietaria, consuma una porción de semillas trituradas de linaza o de salvado sin procesar. Estos excelentes remedios naturales para el estreñimiento se encuentran en cualquier tienda de productos naturales. Agréguele 2 cucharaditas de semillas de linaza a un vaso de agua y bébalo en la tarde; o rocíelas en su ensalada de la cena y probablemente verá los resultados al día siguiente. La ventaja de las semillas de linaza es que además de la dosis de fibra, usted recibirá una cantidad adicional de ácidos grasos omega-3, así como magnesio y zinc. Si no le gustan las semillas de linaza o le parecen difíciles de consumir, otra alternativa es un suplemento de fibra a base de cáscaras de psyllium (Fiberall, Metamucil), que ayuda a formar masa. Para evitar los azúcares agregados, adquiera estos productos en polvo, sin azúcar ni sabor, y siga las instrucciones que aparecen en la etiqueta. Como la fibra digerible de las semillas de linaza y de las cáscaras de psyllium pasa a través del organismo en lugar de ser absorbida, los Carbohidratos Netos por porción son casi de cero. (Tome su dosis de semillas de linaza y de cáscaras de psyllium con algunas horas de diferencia con respecto a cualquier medicamento o suplementos, pues si los toma al mismo tiempo, la fibra podría bloquear la absorción de los medicamentos o suplementos.)

Un aumento muy rápido en el consumo de fibra, bien sea mediante alimentos ricos en esta sustancia o de suplementos, puede causar molestias digestivas como gas, hinchazón, calambres y diarrea. Para minimizar cualquier problema, aumente el consumo gradualmente, añadiendo pequeñas cantidades de fibra cada pocos días, y así su sistema digestivo tendrá la oportunidad de adaptarse.

Cuando usted consume verduras frescas y bajas en carbohidratos, frutos secos, semillas y frutas con un bajo índice glicémico, no sólo recibirá la fibra de una manera natural, sino también muchos otros nutrientes. Lea el próximo capítulo para saber más y entender lo variada y deliciosa que será su dieta cuando comience el PACAS.

¿CUÁL ES SU COCIENTE INTELECTUAL SOBRE LA FIBRA?

1. Los dos tipos de fibra alimenticia son:
   a. digerible y no digerible
   b. comestible y no comestible
   c. fructosa y sucrosa

2. ¿Cómo calcular los Carbohidratos Netos por porción de comida?
   a. restándole los carbohidratos a la fibra
   b. restándole la fibra a los carbohidratos
   c. sumando la fibra y los carbohidratos
   d. dividiendo los carbohidratos por la fibra

3. ¿Cuáles alimentos son una buena fuente de fibra digerible?
   a. chicoria
   b. arvejas
   c. manzanas
   d. frijoles

4. ¿Cuáles alimentos son una buena fuente de fibra no digerible?
   a. apio
   b. frutos secos
   c. *collards*
   d. naranjas

Respuestas

1. a. 2. b. 3. todas las anteriores. 4. a, b, c.

Capítulo 16

LA COSECHA ABUNDANTE

Las verduras ofrecen una sorprendente variedad de sabores, colores y texturas, además de muchos otros aspectos positivos. Un principio básico del Programa Atkins para el Control del Azúcar Sanguíneo (PACAS) es que usted sustituye alimentos de baja calidad y pobres en nutrientes (como los carbohidratos refinados) por alimentos de alta calidad y ricos en nutrientes, y la mayoría de las verduras se encuentran en esta última categoría.

Con reemplazar sus carbohidratos de baja calidad por verduras de alta calidad será suficiente para que vea una mejoría en el azúcar de la sangre. Es una situación en la que usted gana por partida doble: cuando consuma una gran variedad y cantidad de verduras, se dará cuenta de que tienen un sabor tan agradable que no extrañará los carbohidratos. Además, las verduras están repletas de nutrientes que casi siempre están ausentes de la mayoría de los carbohidratos refinados. Son una poderosa fuente de fibra, que ayuda a estabilizar los niveles del azúcar sanguíneo. Si su límite diario de carbohidratos se lo permite, podrá disfrutar los mismos beneficios consumiendo frutas bajas en índice glicémico.

INFORME DE INVESTIGACIÓN: LAS VERDURAS Y LA SALUD DEL CORAZÓN

Además de ayudar en la prevención y en el tratamiento de la diabetes, esas porciones de espárragos, brócoli, coliflor y semejantes son esenciales para prevenir enfermedades cardiovasculares. Si padece el síndrome metabólico, prediabetes o diabetes, usted sabe que tiene un riesgo mucho mayor de enfermedades y de paros cardiacos, y que necesita toda la ayuda posible. Veamos los resultados de un estudio reciente que examinó la conexión entre el consumo de verduras y frutas con el riesgo de enfermedades cardiovasculares. El estudio, publicado en el 2002 en el *American Journal of Clinical Nutrition,* observó a casi 10,000 adultos que habían sido monitoreados por casi veinte años como parte de la Primera Encuesta Nacional sobre Salud y Nutrición.[1]

Los participantes que consumieron verduras tres o más veces al día tuvieron 42 por ciento menos de riesgo de morir de infarto, comparados con los que consumieron verduras una vez al día o los que no consumieron ninguna. El primer grupo también tuvo un riesgo 27 por ciento menor de morir por una enfermedad cardiovascular, 24 por ciento menor de morir debido a problemas causados por obstrucción de las arterias y 15 por ciento menor de morir de cualquier causa.[2]

SENTANDO LAS BASES

Las verduras frescas y las frutas bajas en índice glicémico son un aspecto importante del PACAS, pues ayudan a estabilizar los niveles de azúcar sanguíneo, siempre que usted las consuma en lugar de carbohidratos refinados. Las personas que opten por esta alternativa desde temprano podrían evitar el riesgo de desarrollar problemas en el azúcar sanguíneo.

Un estudio publicado en 1999 contribuyó a respaldar aún más la importancia que tiene consumir verduras. 1,100 personas llenaron un cuestionario sobre la frecuencia con la que consumían ciertos alimentos, a la vez que se les hizo una prueba de tolerancia a la glucosa. Los que comieron ensaladas y verduras crudas tuvieron una incidencia significativamente menor de diabetes de Tipo 2 que los que comieron ensaladas y verduras crudas esporádicamente. Hay que destacar que no hubo una diferencia que fuera notable en términos estadísticos en las mediciones de glucosa de quienes comieron frutas.[3] Esto confirma los beneficios que el Doctor Atkins observó en sus pacientes cuando consumieron la cantidad mínima recomendada de verduras. Cuando usted hace Atkins adecuadamente, debería comer un mínimo de cinco porciones de verduras al día.

LAS VERDURAS Y SU AZÚCAR SANGUÍNEO

¿Qué tienen las verduras que son tan buenas para la salud? Que casi todas son muy bajas en carbohidratos, y la mayoría de las que no contienen almidón tienen un bajo Índice Glicémico y una Carga Glicémica igualmente baja. Con sólo reemplazar los alimentos ricos en carbohidratos y en CG por otros bajos en carbohidratos y en CG—sustituir brócoli por una papa horneada, por ejemplo—usted mejorará sus niveles de azúcar sanguíneo. Además, estos alimentos están llenos de fibra, antioxidantes, vitaminas, minerales y fitonutrientes. Sabemos que estos nutrientes son especialmente importantes si usted tiene el síndrome metabólico, anomalías en el azúcar sanguíneo o diabetes.

COMA FRUTAS CON MODERACIÓN

Antes de seguir hablando de los verduras, vamos a desviarnos un poco para hablar de las frutas. En términos generales, las frutas contienen más carbohidratos que una porción igual de verduras. Es por esta razón que cuando usted come frutas, deberían ser parte de un *snack* que contenga también proteínas y grasas, o comerlas luego de una comida con proteínas y grasas, a manera de postre. Si hace esto, el azúcar que contiene la fruta no entrará tan rápidamente a su corriente sanguínea. Tenga cuidado con las porciones de frutas, pues algunas tienen un alto contenido de carbohidratos. La típica porción de fruta en el PACAS es una manzana pequeña, media naranja o media taza de uvas rojas o de arándanos *(blueberries)*.

Cuando usted llegue a la fase del Programa en la que puede añadir frutas, empiece con las que aparecen en la categoría "Consuma con frecuencia" de la lista de AGR. (Mire las listas de AGR que aparecen en la página 506.) Si usted necesita limitar los carbohidratos, estos alimentos deben ser gustos ocasionales, acompañados siempre de proteínas y grasas. Las pocas frutas que aparecen en la categoría "Consuma ocasionalmente," como el banano y las uvas pasas, están casi prohibidas si su límite de carbohidratos es de 60 gramos o menos al día.

Cuando comience a incorporar frutas a su dieta, añada unas pocas porciones por semana y observe con mucho cuidado sus síntomas y la reacción de su azúcar sanguíneo. Si ve que sube por encima de

¿QUÉ ES UNA PORCIÓN?

Insistimos en que coma al menos cinco porciones de verduras bajas en carbohidratos y en Índice Glicémico, y un poco más si se lo permite su límite de carbohidratos. También le recomendamos que si consume entre 20 y 40 gramos de Carbohidratos Netos diarios, no coma más de dos porciones de fruta (aparte de aceitunas, aguacate o tomates, que son considerados como verduras pero que en realidad son frutas). ¿Qué es una porción? En el PACAS, una porción de verduras equivale a 1 taza de verduras crudas de hojas verdes o a ½ taza de verduras sin almidón y cocinadas, como el brócoli o los repollitos de Bruselas. En el caso de verduras como tomates o espinaca, que se reducen notablemente cuando se cocinan, mídalas crudas para evitar un consumo excesivo de carbohidratos. Una porción de frutas equivale a una fruta pequeña: una manzana o ½ taza de bayas. Tenga cuidado con los tamaños de las porciones y consulte su contador de gramos de carbohidratos cuando no esté seguro.

140 mg/dL noventa minutos después de una comida, o si siente síntomas que usted asocia con altibajos de azúcar en la sangre, suprima las
frutas. Es probable que su metabolismo no haya mejorado aún lo suficiente para aceptar los niveles de azúcar que tienen las frutas. En ese
caso, si ha llegado a un punto en el que quiere añadir más carbohidratos a su cantidad diaria permitida, sería mejor que consumiera verduras bajas en Índice Glicémico y que incorporara frutas en pequeñas
cantidades en un futuro.

Si tiene problemas con su metabolismo de insulina/azúcar sanguíneo, debería consumir una porción de fruta al día cuando más. A medida que pase el tiempo, quizá pueda aumentar la cantidad de fruta
que coma, pero probablemente siempre tenga que prestarle atención a
los tamaños de las porciones.

¿CÓMO VAMOS?

¿Cómo vamos luego de una década de propaganda y de educación pública sobre el valor nutricional de las verduras y las frutas? No muy
bien. De acuerdo con un estudio realizado en el año 2000, entre 1990 y
1996 sólo el 45 por ciento de los americanos consumió cinco o más
porciones al día. Este es un incremento, pues entre 1989 y 1991 el porcentaje fue de 32 por ciento.[4] Aunque esto denota cierto progreso, lo
cierto es que más de la mitad de los adultos americanos consumen
menos de la cantidad mínima recomendada.

Pero aquí va una mala noticia: la calidad nutricional de esas frutas
y verduras es baja. Sólo cinco frutas, verduras y otros vegetales fueron responsables de más del 30 por ciento del consumo: lechuga
iceberg, tomates, papas fritas, bananos y jugo de naranja. En otras
palabras, una buena cantidad de los alimentos y vegetales que consumen los americanos promedio son muy bajos en nutrientes (la
lechuga *iceberg*) o muy altos en carbohidratos (bananos y jugo de
naranja) o poseen estas dos características (papas fritas). Aunque el
tomate es muy bajo en carbohidratos y es una buena fuente de vitamina C, licopeno y fibra, la cantidad diaria consumida en promedio
fue de sólo media porción, es decir, el tomate que viene en las hamburguesas de las cadenas de comida rápida.

En el mismo estudio, los investigadores encontraron que las papas blancas representaron el 30 por ciento de los vegetales consumidos por una persona promedio. De este porcentaje, una tercera parte fue a través de papas fritas, y el brócoli sólo representó el 0.4 por ciento del consumo de vegetales. ¡Sólo el 3 por ciento de los americanos come brócoli en un día normal! Aunque los nutricionistas clasifican la papa como un vegetal, realmente pertenece a la misma categoría que otros carbohidratos con alto IG, como la pasta, en términos de reacciones glucémicas. Comer papas es casi lo mismo que comerse una porción equivalente de azúcar pura. De hecho, es peor: una papa horneada o una porción de papas fritas le dispararán sus niveles de azúcar sanguíneos y de insulina a un nivel mayor y más rápido que si se come una barra de dulce.[5]

¿Cómo se compara su consumo de verduras y frutas con el del americano promedio? Si usted está siguiendo el Programa Atkins para el Control del Azúcar Sanguíneo como se recomienda, estará muy por encima del promedio. Su consumo de vegetales de alta calidad no sólo es mucho mayor, sino que también es mucho más variado. Eso quiere decir que usted está obteniendo una mayor cantidad de vitaminas, minerales, antioxidantes y fitonutrientes que ayudan a combatir casi todas las enfermedades fatales conocidas.

VARÍE SUS VERDURAS

Está bien; es comprensible que el brócoli y la espinaca no sean sus alimentos preferidos. Podemos cansarnos hasta de los alimentos favoritos si los comemos todo el tiempo. Dele gusto a sus papilas gustativas y opte por la variedad. Actualmente existe una gran variedad de verduras en casi todos los supermercados. ¿Está cansado de los repollitos de Bruselas? Pruebe los chayotes (una especie de calabaza de Centroamérica), guisantes u hojas de nabo. O ensaye con una mezcla de verduras y prepárelas salteadas. Le alegrará saber que la cocción casi no afecta la fibra. De hecho, muchas verduras ricas en fibra son más fáciles de digerir cuando se cocinan, así que podrá agregarlas a las sopas, estofados y cacerolas. En el Capítulo 27 encontrará deliciosas recetas para preparar verduras. Visite también nuestra página www. atkins.com.

Preferiríamos que no bebiera la mayoría de las frutas y de verduras, pues se pierde la valiosa fibra. Las frutas contienen una cantidad mucho mayor de carbohidratos, especialmente en forma de fructosa, y agregarle tanta azúcar a su corriente sanguínea puede producirle un fuerte aumento del azúcar sanguíneo. Tenga cuidado con las bebidas de frutas, pues suelen contener una pequeña cantidad de fruta, pero mucha agua y azúcar en forma de sirope de maíz alto en fructosa.[6–8]

DÍAS DE ENSALADAS

Si sigue el PACAS, usted puede y debe consumir una gran cantidad de ensaladas, pues son una forma excelente de consumir una mayor cantidad de esas verduras ricas en fibra que, como decimos constantemente, son bajas en carbohidratos. Generalmente, 1 taza de cualquier verdura de ensalada tiene menos de 1 gramo de Carbohidratos Netos. Usted puede agregarle sus aderezos favoritos y bajos en carbohidratos a las ensaladas. Ésta es una buena forma de consumir grasas saludables como aceite de oliva. (Para saber más sobre grasas dietarias, lea de nuevo el Capítulo 12.)

Desgraciadamente, la verdura que más se consume en las ensaladas es la lechuga *iceberg*, la variedad que posiblemente tiene menos fibra y nutrientes. Es difícil evitar esta clase de lechuga cuando usted come por fuera, pero si está en casa puede preparar ensaladas mucho más nutritivas y atractivas si ensaya con otras variedades de lechuga que se encuentran en todos los supermercados. También puede agregarle más fibra, sabor y poder nutritivo a sus ensaladas si les mezcla algunos frutos secos y semillas—por ejemplo, almendras en rodajas y semillas de girasol—pero sólo si usted se mantiene dentro de su límite diario de carbohidratos.

LOS ANTIOXIDANTES Y LOS RADICALES LIBRES

Los trillones de células de su organismo trabajan incansablemente durante cada segundo. Una de sus funciones es producir energía mediante la quema de glucosa o de grasas. Una consecuencia perfectamente natural de este proceso son los radicales libres, átomos inestables a los cuales les falta un electrón. Cuando esto sucede, ese átomo se mueve en busca de otro electrón que pueda atrapar, y a menudo roba el electrón de otra molécula, dañándola en el proceso. Para neutralizar los radicales libres antes de que puedan capturar electrones de lugares en donde pueden causar daños, su organismo utiliza antioxidantes. Estos químicos capturan a los radicales libres y los neutralizan rápidamente mediante un proceso complejo. Para asegurarse de que estos defensores puedan hacer su trabajo como es debido, su cuerpo necesita muchas vitaminas, particularmente betacaroteno (el precursor natural de la vitamina A), vitamina C y E, y minerales de traza, especialmente selenio y zinc.

Todos nosotros producimos radicales libres constantemente; son una parte normal de nuestro metabolismo, y generalmente, nuestro organismo es capaz de ocuparse de ellos. Sin embargo, el proceso de metabolizar grandes cantidades de carbohidratos genera una tendencia oxidante debido a la abundante producción de radicales libres. El exceso de grasa corporal también se suma a su producción de radicales libres, agregándole así una carga adicional a su sistema antioxidante. Además, si usted tiene sobrepeso y es resistente a la insulina (aunque no lo sepa todavía), podría tener un exceso de glucosa circulando en su corriente sanguínea, lo que produce *muchos* más radicales libres y oxidación. De hecho, muchos investigadores creen que el estrés oxidativo producido por los radicales libres es altamente responsable de muchas de las complicaciones que se presentan en la diabetes y en las enfermedades del corazón. Este tipo de estrés también puede acelerar la destrucción de las células betas de su páncreas, las cuales producen insulina.[9]

Los radicales libres también están involucrados en la formación de lo que se conoce como AGEs (Productos terminales de glicosilación avanzada). Con el paso del tiempo, la glucosa se adhiere a las proteínas corporales y las pega unas con otras. El resultado de esto es la forma-

ción de los AGEs, que se cree dañan los pequeños vasos sanguíneos de
sus ojos, riñones y cualquier otro órgano. Muchos investigadores
creen que los radicales libres también participan en este proceso.[10]

Por supuesto que perder peso y mantener su insulina y azúcar
sanguíneo bajo control son las formas más efectivas de reducir la producción de radicales libres. También le será útil comer verduras y frutas frescas ricas en antioxidantes y complementar esto con su límite
individualizado de carbohidratos. Si usted sigue el PACAS, su producción de radicales libres debería disminuir automáticamente, pues
su oxidación de carbohidratos también disminuirá.[11] Los suplementos también le serán de ayuda: en el Capítulo 20 hablaremos más
detalladamente acerca de ellos.

INFORME DE INVESTIGACIÓN: LOS ANTIOXIDANTES Y EL SÍNDROME METABÓLICO

Un estudio reciente que comparó adultos con y sin síndrome metabólico mostró que las personas que tenían el síndrome presentaban niveles
más bajos de antioxidantes importantes, especialmente de vitaminas C
y E. Los investigadores concluyeron que además de ingerir alimentos
ricos en nutrientes, el consumo de suplementos podría ayudar a elevar
los niveles de antioxidantes en aquellos adultos que tengan un alto estrés oxidativo causado por el síndrome metabólico. Usted sabe que si
controla los carbohidratos, controlará también el síndrome metabólico.[12] Seguramente hay otro elemento en juego: La razón por la cual las
personas con el síndrome metabólico consumieron menos verduras se
debió a que ingirieron más carbohidratos. Sus dietas basadas en carbohidratos (llenas de alimentos como papas fritas) encienden el fuego
de la carga oxidativa y utilizan los antioxidantes de manera masiva.
Como si esto fuera poco, estas personas no reciben la suficiente cantidad
de antioxidantes, pues todos los carbohidratos que consumen se han en-
cargado de eliminar la mayoría de los nutrientes. Esta mezcla—un
mayor nivel de carga oxidativa y un menor consumo de antioxidantes—
produce daños adicionales en los vasos sanguíneos.

LA RELACIÓN ATKINS

Todas las verduras y frutas contienen una buena cantidad de antioxidantes, pero algunas contienen más que otras. Si usted está limitando sus carbohidratos, haría bien en escoger las frutas y verduras que sean más ricos en antioxidantes y más bajos en carbohidratos. Debido a que calcular esto por sus propios medios sería un complicado ejercicio químico, nosotros lo hemos hecho por usted a través de la Relación Atkins, una lista en donde figuran las diez verduras y frutas más nutritivas. Esta lista le dirá cuántos oxidantes recibirá por cada "dólar" de carbohidratos. (Mientras más alta sea la relación Atkins, mayor será la cantidad de antioxidantes con respecto a los carbohidratos.) En lo posible, consuma al menos dos porciones diarias de estos alimentos, siempre y cuando no vea cambios en sus niveles de azúcar en la sangre ni otros síntomas desagradables. (Lea el Capítulo 19, en donde encontrará bebidas ricas en antioxidantes.)

OTRAS SUSTANCIAS SALUDABLES

El Magnesio

La fibra y los antioxidantes que contienen las verduras y frutas hacen que sean alimentos importantes en el Programa Atkins para el Control del Azúcar Sanguíneo, pero también existen otras razones. Ésta le gustará: generalmente, las verduras y frutas son una buena fuente de magnesio. Por razones que no se han entendido completamente, muchas personas que tienen diabetes y anomalías en el azúcar sanguíneo tienen bajos niveles de magnesio, mineral que se necesita para una gran variedad de procesos corporales rutinarios (hablaremos más de esto en los Capítulos 20 y 21.)[13] El consumo de magnesio puede contribuir a un mejor control del azúcar sanguíneo. Algunos alimentos ricos en magnesio son el brócoli, el quingombó, la espinaca y la col suiza. Los frutos secos y los frijoles también son una buena fuente de magnesio, al igual que las frutas, pero éstas no contienen tanto como las verduras. Además, los frijoles son relativamente altos en carbohidratos.

VERDURAS

ALIMENTOS	RELACIÓN ATKINS	CARB. TOTALES (GRAMOS)	CARB. NETOS
Ajo (1 diente)	23.2	1g	0.9g
Lechuga (1 hoja)	8.2	1g	0.5g
Col rizada	6.5	3.4g	2.1g
Cebolla (1 cucharada)	6.2	1.1g	1g
Espinaca	5.0	5.1g	2.2g
Brócoli	3.2	4.9g	2.2g
Pimiento rojo (crudo)	2.5	4.8g	3.3g
Repollitos de Bruselas	2.3	6.8g	4.7g
Remolacha	2.1	6.1g	4.7g
Coliflor	1.8	2.6g	0.9g

Todas las porciones equivalen a ½ taza cocinada, excepto cuando se especifique lo contrario.

FRUTAS

Arándanos	2.3	10.2g	8.3g
Fresas	2.3	5.1g	3.4g
Moras	2.2	9.2g	5.4g
Ciruela	1.0	3.7g	3.3g
Naranja	0.8	10.6g	8.4g
Kiwi	0.5	11.3g	8.7g
Toronja	0.5	9.5g	7.8g
Uvas rojas	0.5	14.2g	13.4g
Tomate	0.5	4.2g	3.2g
Uvas verdes	0.4	14.2g	13.4g

Todas las porciones equivalen a ½ taza cruda.

Los Fitonutrientes

Todos los alimentos de origen vegetal contienen una gran cantidad de otros químicos naturales que se conocen como fitonutrientes o flavonoides. Estas sustancias son las que generalmente le dan el color y el sabor a los alimentos, pero también tienen efectos benéficos. La lista de fitonutrientes es extensa, y cada vez aumenta debido a las continuas investigaciones en este campo tan fascinante. A continuación mencionaremos algunos fitonutrientes importantes:

- *Licopeno.* Los tomates contienen abundantes cantidades de esta sustancia, que puede ser útil en la prevención del cáncer.
- *Resveratrol.* El vino tinto y las uvas rojas son las mejores fuentes de este fitonutriente. Los altos niveles de esta sustancia están asociados con una disminución en el riesgo de enfermedades del corazón.
- *Quercetina.* Este poderoso antioxidante se encuentra en el ajo y en la cebolla: puede ser útil en el tratamiento de alergias y en el mejoramiento del sistema inmunológico.
- *Luteína y zeaxantina.* Estos fitonutrientes, que se encuentran en verduras de hojas verdes oscuras como la col rizada y las coles crespas, ayudan a proteger los ojos contra la degeneración macular relacionada con la edad, la causa principal de ceguera en adultos mayores.[14]

Todo esto y mucho más es el premio que usted recibe al eliminar los carbohidratos de baja calidad y reemplazarlos con alimentos de origen vegetal, los cuales son ricos en fibra y en nutrientes.

¿Necesitamos decir más? Creemos que no: la evidencia es bastante convincente. Y ahora que usted ya sabe por qué necesita consumir todos estos vegetales frescos, en el próximo capítulo le explicaremos cómo elegir otros carbohidratos saludables.

¿CUÁL ES SU COCIENTE INTELECTUAL SOBRE LOS VEGETALES?

1. Una porción estándar de vegetales equivale a:
   a. 1 pinta
   b. 9 pedazos
   c. ½ taza
   d. 100 gramos
2. Los vegetales son una buena fuente de:
   a. fibra dietaria
   b. vitamina C
   c. magnesio
   d. fitonutrientes
   e. todas las anteriores
3. ¿Cuál de estos vegetales no está en la lista de carbohidratos bajos, IG y CG bajos?
   a. repollitos de Bruselas
   b. brócoli
   c. papa
   d. hortalizas
   e. repollo
4. Las cinco verduras más ricas en antioxidantes son:
   a. calabacín
   b. repollo
   c. ajo
   d. hojas de lechuga
   e. cebolla
   f. habichuelas verdes
   g. col rizada
   h. coliflor
   i. espinaca
   j. zanahoria

Respuestas:

1. Pregunta capcios: c (Sistema inglés de medidas) y d (sistema métrico decimal). Ambas son correctas. 2. a. 3. c. 4. c, d, g, e, i.

UN HOMBRE CON UNA MISIÓN

Steve Horstman había luchado inútilmente para adelgazar desde su infancia. Cuando se dio cuenta de que era un adicto a los carbohidratos, dio los pasos necesarios para salvar su vida.

NOMBRE: Steve Horstman	
EDAD: 37 años	
ESTATURA: 6 pies 1 pulgada	
PESO ANTERIOR: 571 libras	
PESO ACTUAL: 250 libras	
COLESTEROL TOTAL ANTERIOR (HACE 6 MESES): 230	
COLESTEROL TOTAL ACTUAL: 151	
LDL ACTUAL: 85	
HDL ACTUAL: 66	
TRIGLICÉRIDOS: 132	
PRESIÓN SANGUÍNEA (HACE 6 MESES): 140/90; ritmo cardiaco en reposo: 88	
PRESIÓN SANGUÍNEA ACTUAL: 115/65; ritmo cardiaco en reposo: 56	

Comencé a hacer Atkins el 28 de abril de 1999. Nunca olvidaré esa fecha, que tiene para mí el mismo valor que el día en que nacieron mis hijos. He pesado más de lo normal y ensayado todas las dietas posibles desde niño, pero siempre perdía peso y lo ganaba de nuevo, y el ciclo se repitió innumerables veces. A finales de los ochenta tuve un poco más de éxito: llegué a pesar 200 libras a fuerza de pasar hambre. Ahora que lo pienso, terminé por eliminar los carbohidratos sin darme cuenta. Pero me mantenía siempre tan hambriento que no era capaz de seguir así y me convertí en un escéptico de todas dietas.

Un día, mi esposa Melissa compró La Nueva Revolución Dietética del Dr. Atkins, lo puso sobre mi mesa de noche sin decir nada, y permaneció dos días allí. Al tercer día no tuve que ir a trabajar y estaba almorzando en casa; recuerdo que me comí seis perros calientes y me bebí dos latas de Coca-Cola. Me gusta leer mientras como, y entonces decidí darle una mirada al libro. Cuando terminé el capítulo "¿Es usted uno de ellos?," dije: "¡Claro! ¡Ese soy yo!" A las 6:30 p.m. ya había leído el libro dos veces y comencé a leerlo por tercera vez. Llamé a mi esposa al trabajo y le dije: "Ensayemos esta dieta." Ella decidió celebrar y llegó a casa con filetes de carne y colas de langosta para nuestra primera cena Atkins.

Al día siguiente fui a pesarme en la tienda local de Burlington, Kentucky, un suburbio de Cincinnati, que sólo tenía una antigua báscula para cereales. Era la única opción que yo tenía, pues las básculas convencionales no pasan de 300 libras. Creí que iba a pesar un poco más de

400 libras, pero la báscula marcó 571 libras. También tenía 70 pulgadas de cintura y había comenzado a desarrollar todos los síntomas propios de la diabetes de Tipo 2.

Aunque todavía era muy escéptico con el programa, decidí intentarlo y consumir menos de 20 gramos de Carbohidratos Netos al día, tal como lo exige la fase de Inducción.

Volví a pesarme nueve días después en la misma báscula y vi que había rebajado 30 libras. "Está bien. Seguiré este programa," me dije. Luego vi una báscula electrónica en una tienda GNC que resistía mi peso. Seguí yendo todos los días para medir mi progreso. Perdí 100 libras en los dos primeros meses. Entonces comencé a hacer ejercicio, caminaba hasta la esquina de la calle en donde vivía y regresaba; tenía que detenerme a mitad del camino. Permanecí en Inducción durante un año y adelgacé 273 libras. He estado controlando mis carbohidratos en la fase de Pérdida de Peso Progresiva y he perdido 48 libras desde entonces. Aún me falta rebajar 25 libras para alcanzar mi peso ideal de 225.

Ahora me asombra recordar mis hábitos alimenticios. No desayunaba, pero me iba a almorzar a un restaurante de comida rápida y me comía cuatro sandwiches, dos porciones grandes de papas fritas y una Coca-Cola grande. Luego iba a otro restaurante de comida rápida, me comía otros tres o cuatro sandwiches, una bolsa de anillos de cebolla y otra Coca-Cola grande. Iba a dos lugares diferentes porque me avergonzaba de la cantidad de comida que ingería y también porque buscaba cierta variedad de sabores. Me comía cuatro o cinco sandwiches de mermelada y mantequilla de maní, o un paquete grande de Doritos mientras esperaba que estuviera lista la lasaña y el pan con ajo que cenaría después. Creo que todos los días bebía el equivalente a doce Coca-Colas grandes.

Ahora me encantan las verduras. El brócoli, la coliflor, los espárragos, las espinacas y muchas otras verduras son alimentos nuevos para mí. Aunque no me gustan los días fríos de invierno, sigo caminando con mi esposa, quien ha perdido alrededor de 100 libras con Atkins y quiere rebajar otras 35. Caminamos de tres a cuatro millas, cinco o seis días a la semana. Sé que necesito realizar alguna actividad aeróbica para aumentar mi ritmo cardiaco, y eso es lo que planeo hacer.

Ahora me parece muy divertido comprar ropa. Antes tenía que comprarlo todo por catálogo. El día en que finalmente pude comprarme unos jeans *normales sin banda elástica en la cintura en una tienda normal fue muy importante para mí. Ahora tengo 38 pulgadas de cintura. Pasé de camisas 6X a* extra-large. *Antes calzaba 14, ahora calzo 11½. Y la talla de mi anillo bajó de 14 a 11½; me queda tan grande que lo llevo en el dedo gordo.*

Casi siempre he trabajado como administrador de restaurantes. Hace poco, una joven vino a aplicar para un trabajo. "¿Sabes quién soy?," le pregunté. "Trabajaste cuatro años conmigo." Como no me creía, le mostré mi identificación y a ella le dio tanta alegría de verme tan bien que comenzó a llorar y luego me abrazó.

Me he convertido en una especie de celebridad, pues he aparecido en el Today Show *y en las noticias locales. Una semana luego de haber salido en las noticias, fui a comprar alimentos y varios productos Atkins. Comencé a hablar con la administradora, quien se encontraba en la caja y le pregunté si los productos bajos en carbohidratos se estaban vendiendo bien. "Más tardo en colocarlos en los estantes que la gente en llevárselos desde que ese tipo salió en la televisión." "Yo soy ese tipo," le dije, y ella me pidió que le diera mi autógrafo.*

Le he servido como consejero a unas cien personas sobre este Programa. Todas las personas que hagan Atkins—y que lo hagan como es debido—pierden peso. Me he convertido en un contador ambulante de

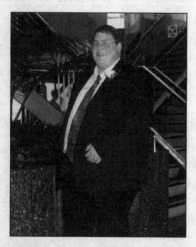 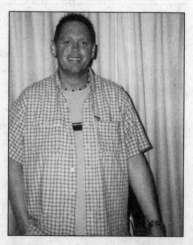

ANTES   **DESPUÉS**

carbohidratos. He ayudado a otras personas a que descubran los carbohi-dratos ocultos en los alimentos que consumen. "Puedes mentirle a quien-quiera, menos a ti mismo," les digo. Mis tres hijos se sienten muy orgullosos de mí. Cuando la más pequeña—que tiene nueve años—ve una foto vieja de mí no puede recordar que yo hubiera sido tan gordo. Diabetes, paro cardiaco, infarto: si no fuera por Atkins probablemente mis hijos ya no me tendrían.

Nota: Sus resultados individuales pueden ser diferentes de los que se muestran aquí. Como se dijo anteriormente, Atkins recomienda una evaluación inicial de laboratorio y seguimiento continuo en coordina-ción con su proveedor de salud.

Capítulo 17

CONTROLE SUS CARBOHIDRATOS ¡Y DISFRÚTELO!

Definitivamente, no todos los carbohidratos son iguales. Los carbohidratos adecuados y en cantidades moderadas pueden ayudarle a estabilizar su azúcar sanguíneo, e incluso a prevenir la diabetes; los carbohidratos inadecuados (especialmente cuando se consumen en exceso) pueden aumentarle su insulina y azúcar sanguíneo a niveles incontrolables.

Podemos ver los carbohidratos de varias formas diferentes. Los parámetros tradicionales los dividen en simples y en complejos. Pero, como ya lo hemos dicho, estos términos se prestan para confusiones. Por ejemplo, las bayas son catalogadas como carbohidratos simples debido a que la fructosa—el azúcar de las frutas—se disuelve con facilidad. Mientras tanto, una barra de granola, rica en carbohidratos y en azúcar agregada, es catalogada como un carbohidrato complejo porque contiene cereales integrales que no se disuelven con la misma facilidad. En este caso, la recomendación nutricional de consumir más carbohidratos complejos equivale a ingerir más alimentos perjudiciales y menos alimentos saludables.

CARBOHIDRATOS BUENOS Y CARBOHIDRATOS MALOS

Como ya aprendió en la Escala Glicémica de Atkins (AGR) en el Capítulo 14, la Carga Glicémica (CG) y el Índice Glicémico (IG) son formas mucho más efectivas de considerar los carbohidratos en su dieta. Veamos ahora en mayor profundidad los carbohidratos para poder entender mejor por qué sugerimos que consuma algunos carbohidratos con frecuencia, otros con moderación y ciertos carbohidratos muy ocasionalmente o nunca. No importa a qué categoría pertenezcan los carbohidratos que consuma algún día en particular, usted deberá llevar la cuenta de sus Carbohidratos Netos dentro de su límite personal.

Hemos repetido varias veces por qué los carbohidratos pueden elevarle su azúcar de la sangre. Eso es cierto, pero tampoco significa que todos los carbohidratos sean dañinos. Los carbohidratos que le aumentan el azúcar sanguíneo con mucha rapidez e intensidad son alimentos muy altos en IG y en CG. La mayoría de las veces se trata de alimentos altamente procesados, refinados y bajos en fibra: Arroz blanco, pan elaborado con harina blanca refinada, pasta, papas fritas, sémola de maíz, etcétera. Pero también debemos tener cuidado con los carbohidratos no refinados que tienen un IG alto, como los frijoles, el arroz salvaje y el mijo. Aunque de por sí son alimentos buenos, es importante que las personas que tienen problemas de azúcar sanguíneo consuman carbohidratos refinados, ricos en fibra y bajos en IG, precisamente los que tienen una AGR baja. En las secciones "Consuma con frecuencia" y "Consuma con moderación" de la AGR, encontrará muchos carbohidratos deliciosos y no refinados: calabaza de corteza verde, lentejas, maní y nectarinas por ejemplo.

AGREGUE LOS CARBOHIDRATOS CON PRECAUCIÓN

Sin embargo, todos los carbohidratos cuentan, y aún las porciones grandes de alimentos bajos en AGR pueden causar un aumento indeseable en el azúcar sanguíneo. Para que el impacto sea más moderado, incorpore porciones de alimentos con un nivel bajo o mediano de AGR a su dieta, como parte de una comida que contenga también pro-

CÓMO COMBATIR EL ANSIA DE CARBOHIDRATOS

Algunas personas tienen mucha dificultad para comer así sea una pequeña porción de un carbohidrato de alta calidad como arroz integral, pues les despierta su ansiedad de carbohidratos. Esto puede desviarlo peligrosamente del PACAS y subirlo de nuevo a la montaña rusa del azúcar sanguíneo. ¿Qué sucede entonces? Usted podrá tener cambios en los niveles de insulina y en el azúcar sanguíneo, cambios de humor, aumento de peso, gases e inflamación del estómago y ansiedad de alimentos. En resumen, comer ese tipo de carbohidratos pueden detonarle su adicción (es hora de llamar a las cosas por su nombre) y echar por tierra todos los logros que usted había obtenido.

Cuando sienta que los carbohidratos lo "llaman," adopte estas estrategias:

- Reconozca que siente tentación. Luego, recuerde de manera consciente lo bien que se siente cuando limita los carbohidratos en su dieta. Si eso le ayuda, dígalo en voz alta.
- Coma un *snack* que contenga grasas y proteínas. Sus ansias pueden deberse a un bajo nivel de azúcar sanguíneo; el *snack* se lo estabilizará.
- Considere la posibilidad de ingerir comidas más pequeñas que contengan proteínas, grasas y fibra con mayor frecuencia y en horarios regulares. No deje que le dé mucha hambre.
- Reemplace la comida que usted ansía por un alimento bajo en carbohidratos. Si siente un deseo irrefrenable de chocolate, pruebe una barra o un batido de chocolate que sea bajo en carbohidratos.

Si usted entiende qué le produjo ansia luego de que ésta haya desaparecido, podría evitar esta situación en un futuro. ¿Pasó mucho tiempo sin comer y fue eso lo que le bajó el azúcar sanguíneo? Trate de no pasar varias horas sin comer una comida o un pequeño *snack*—una tajada de carne de pavo, una pierna de pollo o una pequeña porción de queso, por ejemplo. ¿Comió porque tenía ansiedad o estrés, no porque tenía hambre? Saber por qué está comiendo puede serle útil, y si descubre que lo hace porque siente estrés, cómase un *snack* rico en proteínas, pues le ayudará a disipar el ansia producida por el estrés. ¿Está permitiendo que alguien lo presione a comer? Tal vez haya comentarios como éste: "Vamos, un poco de esto no te hará daño." Usted sabe muy bien que un poco *sí* puede hacerle daño. Simplemente responda: "Ahora estoy teniendo más cuidado con lo que como."

teínas, grasas y fibra dietaria. Mientras hace esto, revise su peso, niveles de azúcar sanguíneo y triglicéridos, el control de su apetito, así como posibles síntomas. Si deja de adelgazar repentinamente o vuelve a engordar, si siente ansiedad y hambre, o si se le sube el azúcar sanguíneo o los triglicéridos, reduzca las porciones de alimentos que contengan carbohidratos. No obstante, si sus indicadores permanecen estables, consuma alguna porción ocasionalmente. Sin embargo, deberá tener muchísimo cuidado con los tamaños de las porciones. Por ejemplo, la porción estándar de calabaza de corteza verde cocinada es de sólo ½ taza. Si tiene mucha sensibilidad a los carbohidratos, tendría incluso que limitar esa cantidad y consumirla sólo unas pocas veces a la semana. En el Capítulo 27 encontrará programas de comidas y recetas que le darán ideas sobre cómo utilizar pequeñas porciones de verduras ricas en carbohidratos, legumbres (frijoles) e incluso cereales.

ELIJA BIEN LOS CEREALES

Incluso los cereales no procesados son relativamente altos en Carbohidratos Netos por porción. Sin embargo, algunos son relativamente bajos en IG y en CG, razón por la cual algunos cereales integrales como la *kasha* (alforfón grueso) y el *couscous* están en la categoría de "Consuma con moderación" en la lista AGR. Sin embargo, las personas que necesitan mantener sus carbohidratos entre 20 y 40 gramos al día, probablemente no puedan cosumirlos. Si todavía está en la fase de Pérdida de Peso Progresivo del Programa Atkins para el Control del Azúcar Sanguíneo, o si su azúcar sanguíneo está fuera de control, deberá tener mucho cuidado al incorporar cereales de nuevo a su dieta.

La avena tradicional y la cebada, cereales que figuran en la categoría "Consuma con frecuencia" de la lista AGR, son ricos en beta glucano, un tipo de fibra digerible. El beta glucano impide que los carbohidratos en la avena y la cebada tengan un fuerte impacto en su azúcar sanguíneo y también ayudan a que su absorción de carbohidratos de otros alimentos sea más lenta.[1] Cuando usted pueda manejar los cereales integrales, un poco de cebada es el complemento ideal para sopas y cacerolas, y la avena—el tradicional alimento para reconfortar— será un desayuno caliente y saciante o un buen *snack*. Sin embargo, la única avena que tiene propiedades benéficas es la entera. Busque la avena tipo *steel-cut, old-fashioned* o *rolled* y disfrute su textura masticable y su sabor almendrado. Las avenas instantáneas o de preparación rápida son elaboradas mediante un proceso que remueve una gran cantidad de fibra y de beta glucano, lo que hace que los carbohidratos entren muy rápidamente a su corriente sanguínea. Además, la avena instantánea viene con edulcorantes y otros aditivos llenos de carbohidratos.

CEREALES PARA EL DESAYUNO

Muchos cereales instantáneos para el desayuno dicen ser saludables, pero bastará una mirada rápida a la etiqueta para darnos cuenta que casi siempre son elaborados con cereales refinados y azúcares agregados, y que muchos también contienen grasas trans. Las hojuelas de maíz tienen un IG más alto que una tajada de pan blanco.[2] Si su límite diario de carbohidratos es superior a 60 gramos de Carbohidratos Netos, usted puede desayunar con un buen cereal integral de vez en cuando. Pero revise la etiqueta de los ingredientes y recuerde combinar los cereales con proteínas y grasas, así como estar atento a sus síntomas y niveles de azúcar. Algunas opciones recomendadas son el Fiber-1, la avena tradicional y el *müesli* sin azúcar (una mezcla de avena, germen de trigo, otros cereales y frutos secos). Otra alternativa es probar uno de los cereales para desayuno bajos en carbohidratos

INTOLERANCIA A LOS ALIMENTOS

Una sorprendente cantidad de personas tiene intolerancia a los cereales y a la levadura, la cual es utilizada en la elaboración de panes y otros productos a base de cereales y en alimentos fermentados como el yogur. Algunos de los síntomas son diarrea, agriera, gases e inflamación estomacal, dolor de cabeza, cansancio crónico y niveles inestables en la insulina y en el azúcar de la sangre. Paradójicamente, la intolerancia a los alimentos puede producir ansiedad por el mismo alimento que ocasiona los síntomas. En el caso de la sensibilidad al trigo (una de las más comunes), esto se traduce a menudo en ansias de alimentos altos en carbohidratos como panes, *bagels* y pasta, que agravan la inestabilidad del azúcar sanguíneo. La intolerancia a los alimentos, también conocida como sensibilidad a los alimentos, puede ser detectada llevando un diario alimenticio, el cual le permitirá asociar los síntomas con el consumo de algún alimento específico. Realizar un período de prueba en el que usted elimine el alimento nocivo de su dieta puede ayudarle a confirmar una intolerancia o sensibilidad.

Si usted nota que ciertos síntomas mejoran durante la fase de Inducción, en la cual usted no consumirá casi ninguno de esos alimentos nocivos, y decide consumir una mayor cantidad de carbohidratos, considere la posibilidad de eliminar cualquier alimento que haya introducido recientemente a su dieta, pues podría ser el responsable. Luego de un período libre de síntomas, podría añadir esos alimentos perjudiciales en pequeñas cantidades de cuando en cuando, mientras que no experimente los síntomas.

que reemplazan los cereales por soya o frutos secos. ¿Con qué acompañar el cereal? Existen varias opciones además de la leche, que contiene azúcar de lactosa, lo que la hace alta en carbohidratos (y mucha gente tiene problemas para digerirla). Puede sustituir la leche por crema entera o diluirla en agua, por leche de soya baja en carbohidratos o por una bebida láctea baja en carbohidratos.

LOS FRIJOLES BLOQUEADORES DE ALMIDONES

Un extracto elaborado con frijoles blancos se vende actualmente como "bloqueador de almidones." Estos productos, ampliamente promocionados, se supone que "neutralizan" los almidones de los alimentos ricos en carbohidratos. Según la propaganda, todo lo que usted debe hacer es tomarse un par de píldoras al comienzo de cada comida y éstas bloquearán alrededor del 75 por ciento de las calorías que usted obtiene de los carbohidratos. Estos productos "bloqueadores de almidones" contienen una sustancia que se encuentra de manera natural en los frijoles blancos (así como en otros frijoles y en el trigo) que inhiben o bloquean la amilasa, una enzima que su cuerpo utiliza para disolver los carbohidratos en el tracto intestinal. De hecho, los suplementos bloqueadores de almidones funcionan de una forma similar al medicamento acarbose (Precose o Glyse en los Estados Unidos, y Glucobay en Europa).

Tanto los suplementos como los medicamentos formulados tienen serios inconvenientes. No fueron diseñados para ayudar a perder peso sino para controlar el azúcar sanguíneo, pero eso no es obstáculo para que fabricantes inescrupulosos promuevan dichos suplementos como si contribuyeran a adelgazar, sin importar lo que usted coma. Ningún estudio sobre el acarbose ha demostrado que ese medicamento ayude a rebajar peso, aunque unos pocos estudios han señalado que algunas personas con intolerancia a la glucosa tienen menos probabilidades de contraer diabetes si toman este medicamento.[3,4] Los efectos colaterales producidos por el bloqueo de la digestión de carbohidratos podrían ser bastante molestos; se pueden presentar episodios de diarrea y de gases. El 77 por ciento de las personas que ingieren acarbose sufren de flatulencia.

LOS FRIJOLES Y EL AZÚCAR SANGUÍNEO

Los frijoles, las arvejas y las lentejas—también conocidas como legumbres—vienen en varios colores, sabores y son otra deliciosa fuente de carbohidratos bajos en CG. (Técnicamente hablando, el maní es una legumbre, pero se dice que es un fruto seco debido a razones prácticas.) Al igual que los cereales integrales, los frijoles son ricos en fibra digerible y no digerible, en vitaminas, minerales y en otros nutrientes.

Otra ventaja a su favor es que tienen un nivel muy bajo en la Escala del IG, y su alto contenido de fibra significa que también son muy bajos en CG. En la lista de AGR, la mayoría de los frijoles, incluyendo el tofu (queso de soya) y la leche de soya sin azúcar figuran en la categoría "Consuma con frecuencia." Algunos pocos, que tienen niveles más altos de IG y de CG, como los frijoles de soya horneados, los garbanzos y los frijoles rojos figuran en la categoría "Consuma con moderación." Los frijoles que usted debería evitar son los horneados y otros semejantes, pero no porque sean frijoles. Los frijoles horneados, a la barbacoa, y otros similares contienen melaza y otros azúcares agregados que son abundantes en carbohidratos vacíos, lo que podría subirlo de nuevo en la montaña rusa de la insulina y el azúcar sanguíneo.

El lado negativo es que los frijoles son relativamente altos en Carbohidratos Netos, lo que quiere decir que usted debería consumir porciones de ½ taza aproximadamente, y sólo si su límite diario de carbohidratos se lo permite. La mejor estrategia es encontrar formas de utilizar pequeñas porciones de frijoles. Por ejemplo, agregue garbanzos a una ensalada, lentejas a una sopa de carne con verduras o frijoles negros cocinados a un salteado de cerdo y verduras.

EVITE LOS CEREALES Y OTROS ALIMENTOS

Vuelva a ver los cereales que figuran en la lista de AGR en las páginas 509–510. Muchos de ellos, incluyendo el arroz integral y tortas de arroz integral, figuran en la categoría "Consuma con moderación." En la categoría de los vegetales de la lista en las páginas 506–508, también verá que el maíz tierno y las papas blancas en cualquier forma (fritas, horneadas o en puré) se encuentran en la categoría "Consuma ocasionalmente." Todos estos alimentos son muy ricos en carbohidratos y relativamente pobres en nutrientes. Además, sus niveles de IG y de CG son muy altos. Aunque usted haya logrado un peso ideal y unos niveles de azúcar normales, le recomendamos que consuma esos alimentos muy esporádicamente, como si se trataran de pasteles de cumpleaños, pues nunca deberían volver a ser parte de su dieta sin que usted sufra consecuencias inmediatas. Eliminar estos alimentos casi por completo de su dieta puede implicar cierto esfuerzo, pero cuando usted vea la mejoría que el PACAS tendrá en su salud, le parecerá que ya no hay espacio en su plato para esos carbohidratos de baja calidad.

¿CUÁL ES SU COCIENTE INTELECTUAL SOBRE CARBOHIDRATOS?

1. ¿Cuáles frijoles son preferibles?
   a. lentejas o arvejas negras
   b. garbanzos o frijoles rojos
2. ¿Cuáles cereales debería elegir?
   a. arroz blanco o cebada
   b. avena tradicional o instantánea
   c. arroz integral o alforfón grueso (kasha)
3. ¿Cuáles frutas debería elegir?
   a. mango o manzana
   b. frambuesas o bananos
   c. fresas o uvas
   d. kiwi o arándanos azules

Respuestas

1. a. lentejas; b. garbanzos; c. frijoles rojos. 2. a. cebada; b. avena tradicional; c. alforfón grueso (kasha). 3. b. frambuesas; c. fresas; d. arándanos azules.

Capítulo 18

EL PAÍS DEL AZÚCAR

La cantidad de azúcar que consumimos en este país es realmente increíble. ¡En promedio, una persona consume unas 150 libras de azúcar agregado al año![1] Y viene en formas diferentes: azúcar de mesa (sucrosa), sirope de maíz alto en fructosa, miel y miel maple, para mencionar sólo algunas. Infortunadamente, casi todo ese azúcar, sin importar su forma, será consumido en alimentos o bebidas ricas en carbohidratos y de baja calidad. Todos esos alimentos dulces y sin ningún valor nutricional son los responsables directos de nuestros promedios de obesidad y de diabetes tan escalofriantes. También nos permiten saber por qué los niños y adolescentes de hoy tiene un riesgo tan alto de ser obesos, una situación vergonzosa que cada año se agudiza más y más.

Con pocas excepciones, los azúcares de todas las clases, sin importar de dónde provengan, elevan sus niveles de insulina y de azúcar sanguíneo de manera casi instantánea. Eso no es bueno para nadie, y mucho menos para personas con síndrome metabólico, prediabetes o diabetes. Afortunadamente, hoy en día se encuentran varios sustitutos del azúcar que son seguros y de buen sabor. En el Programa Atkins para el Control de Azúcar Sanguíneo(PACAS), usted podrá eliminar fácilmente el azúcar agregado (a diferencia de los azúcares naturales que se encuentran en las verduras, las frutas y en otros carbohidratos) y disfrutar sin embargo de una dieta variada y saludable.

ROMPA CON LA ADICCIÓN AL AZÚCAR

No obstante, para algunas personas el azúcar es mucho más que un sabor dulce: es una adicción. ¿Y qué sucede? Cuando sufre una disminución en el azúcar sanguíneo, usted busca, de manera instintiva, algún alimento rico en carbohidratos—generalmente un *snack*—para que su azúcar suba de nuevo. Éste es el comienzo nocivo de la adicción al azúcar con la que estamos plagados hoy en día. Si usted tiene síndrome metabólico, prediabetes o diabetes, es mucho más probable que tenga un azúcar sanguíneo inestable. Si su azúcar disminuye, es posible que sienta cansancio, irritabilidad, temblores o que tenga cambios temperamentales, sensaciones que usted sabe que puede calmar si come algún alimento rico en carbohidratos. Pero cuando vuelve a normalizar sus niveles de azúcar luego de ingerir este tipo de alimentos, es muy posible que el azúcar suba mucho más de lo normal (hiperglicemia). ¿Qué sucede entonces? Quizá se sienta bien por un par de horas, hasta que la insulina adicional que secreta su cuerpo haga que su azúcar sanguíneo vuelva a bajar bastante (hipoglicemia) y que comience de nuevo el ciclo de la montaña rusa. Usted termina por ansiar y consumir alimentos azucarados como una forma de aplacar los altibajos de su azúcar sanguíneo y los diversos síntomas que los acompañan.

Al controlar sus carbohidratos y reducir significativamente la cantidad de alimentos azucarados que consume, tal como lo hace con el PACAS, usted romperá el círculo vicioso del azúcar. Dejará de sentir esas oscilaciones que le producen ansias de alimentos ricos en carbohidratos, su energía permanecerá estable y dejará de tener cambios temperamentales. Su azúcar sanguíneo estará bajo control y a su vez esto le ayudará a controlar otros aspectos de su salud.

COMBATA LAS ANSIAS

Seguir el PACAS significa que usted suprimirá el consumo de azúcar, incluyendo los edulcorantes naturales como la miel y las melazas. Sin embargo, usted podrá disfrutar de muchos alimentos deliciosos, pero el sabor dulce provendrá de los edulcorantes artificiales y de los azúcares naturales que contengan las frutas bajas en IG, como las bayas. Sin embargo, tendrá que reducir considerablemente estos alimentos cuando comience el Programa, ya que es parte de su proceso integral de aprender a alimentarse de un modo nuevo y más saludable, y a olvidar los viejos hábitos alimenticios.

Cuando pase las primeras semanas sin consumir azúcar, es probable que sienta ansias—y tal vez muy fuertes—de aquellos alimentos azucarados y ricos en carbohidratos que ha dejado atrás. Ésta es una experiencia muy común entre las personas que comienzan a recorrer el camino de los carbohidratos controlados. La mayoría de las personas logran dominar el ansia con algunas estrategias sencillas. Vuelva a leer el Capítulo 16, donde encontrará algunos excelentes supresores de las ansias de carbohidratos. Si quiere acabar con la necesidad de algún dulce en particular, pruebe una bebida con su edulcorante artificial preferido (el té y el café descafeinado disminuyen el apetito), o si siente que corre peligro de cometer un desliz, opte por un alimento bajo en carbohidratos. Pruebe un poco de gelatina sin azúcar con crema batida de verdad (puede agregarle un edulcorante artificial). Si siente un deseo irresistible de comer chocolates, su mejor opción será una barra de proteínas baja en carbohidratos. Sin embargo, tenga en cuenta que comer dulces bajos en carbohidratos en lugar de otros ricos en carbohidratos no le ayudará necesariamente a romper su adicción a ellos.

La buena noticia es que esas fuertes ansias iniciales son temporales. A medida que usted progrese en el PACAS, descubrirá que su ansia de azúcar disminuirá o desaparecerá rápidamente. Cuando haya logrado controlar sus niveles de azúcar sanguíneo por medio del Programa, es muy probable que descubra que también ha logrado controlar sus ansias de alimentos azucarados. Las personas que siguen el Método Nutricional de Atkins (ANA), y por consiguiente el PACAS, generalmente

DETECTE EL AZÚCAR

Los fabricantes de alimentos tienen varias formas de disfrazar el azúcar en sus productos con otro nombre. Si usted detecta cualquiera de estas palabras en la lista de ingredientes, ese producto contiene azúcar:

Azúcar morena

Sirope de azúcar

Jugo de caña

Edulcorante de maíz

Sirope de maíz

Sólidos de sirope de maíz

Jugo de caña cristalizada

Dextrosa

Jugo de caña evaporada

Fructosa

Concentrado de jugo de frutas

Siropes de frutas

Galactosa

Glucosa

Sirope derivado de glucosa

Sirope dorado

Sirope de maíz rico en fructosa

Miel

Azúcar invertida

Lactosa

Levulosa

Maltosa

Malta

Sirope de malta

Azúcar de maple

Sirope de maple

Melazas

Rapadura

Azúcar crudo

Sirope de arroz

Polvo endulzado de carob (algarroba)

Sucrosa (azúcar de mesa; no confundir con sucralosa o edulcorante artificial que se conoce en el mercado como Splenda)

Turbinado

Treacle

Todas éstas sustancias son azúcares, y los azúcares agregados son inaceptables en cualquier fase del ANA o del PACAS, especialmente para aquellas personas que tengan trastornos en el metabolismo de la insulina y el azúcar sanguíneo.

encuentran que la mayoría de las ansias desaparecen al final de la primera semana. Pierden el gusto por los alimentos azucarados—las galletas dulces y las golosinas ya resultan demasiado dulces e incluso las pequeñas porciones de productos dulces aceptables son más que suficientes.

En los pocos casos en que el ansia de azúcar se siga presentando, los suplementos del aminoácido L-glutamina pueden ser útiles. El Doctor Atkins recomendaba tomar una o dos tabletas treinta minutos antes de las comidas.

EL AZÚCAR OCULTO

¿Cree que esas galletas endulzadas con concentrado de jugo de frutas en vez de azúcar blanco son más saludables? Piénselo de nuevo; azúcar es azúcar, no importa si es fructosa, sucrosa, glucosa o lactosa. Lo mismo vale para palabras como sirope o concentrado. Cada cucharadita de azúcar contiene 4 gramos de carbohidratos y un Índice Glicémico de 100. Esto significa que el azúcar que usted consume, especialmente cuando viene en forma líquida, como en la soda, se convierte en azúcar en su sangre casi tan pronto como usted la ingiere.[2]

Tampoco caiga en el error de malinterpretar las etiquetas de los productos alimenticios. Tenga cuidado con términos como "No contiene azúcar agregada" o "Sólo contiene azúcares naturales." Lea siempre las etiquetas. El producto podría contener muchos carbohidratos en forma de algún tipo de azúcar que puede alterar sus niveles de insulina y azúcar sanguíneo y subirlo de nuevo a la montaña rusa.

Así mismo, tenga cuidado con los tamaños de las porciones. Los productos que dicen ser bajos en azúcar a menudo lo son, pero el tamaño de la porción puede ser engañosamente pequeño y usted podría terminar comiendo muchos más carbohidratos de los que se imagina. El asunto es este: no consuma alimentos que contengan ingredientes listados en la sección "Detecte el azúcar."

¿SÓLO UN CARBOHIDRATO MÁS?

Durante muchos años, a las personas diabéticas se les recomendó que no consumieran azúcar porque les elevaría el azúcar en la sangre. Sin embargo, la Asociación Americana de Diabetes (ADA) modificó su posición en 1993, basada en la falta de cualquier evidencia científica sólida que demostrara que incluir pequeñas cantidades de azúcar en la dieta elevaran el azúcar de la sangre, siempre y cuando el azúcar hiciera parte de un programa alimenticio regular y consumido con otros alimentos. En otras palabras, el azúcar pasó a ser considerado como "sólo un carbohidrato más" en la dieta oficial para diabéticos.

Esta teoría tiene un gran inconveniente. Es cierto que una cucharadita de azúcar de mesa contiene apenas 4 gramos de carbohidratos, y que consumir una cucharadita de azúcar en una comida abundante difícilmente tendrá un impacto considerable en el azúcar sanguíneo. Infortunadamente, es muy poco probable que usted consuma apenas una cucharadita de azúcar. Si usted es como la mayoría de los americanos, su dieta contiene el equivalente a unas 20 cucharaditas de azúcar pura al día (sin contar los azúcares naturales que se encuentran en las frutas y otros alimentos), es decir que usted consume 80 gramos diarios de carbohidratos sin ningún valor nutricional. Gran parte de ese azúcar se encuentra en productos horneados ricos en carbohidratos, los cuales son elaborados con harinas refinadas y grasas trans procesadas. El resto puede provenir de golosinas y gaseosas, productos que contienen casi la misma cantidad de carbohidratos y la misma carencia de nutrientes. La típica gaseosa de 12 onzas contiene unas 9 cucharaditas de azúcar en forma de sirope de maíz rico en fructosa, casi la misma cantidad de azúcar que tiene una barra de dulce.

En términos realistas, usted sabe que consumirá azúcar si la dieta para diabéticos aprobada por la ADA se lo permite. Y si es adicto a esta sustancia, volverá a quedar enganchado por más pequeña que sea la dosis que consuma. Aún si usted no es adicto, ¿para qué desperdiciar sus gramos de carbohidratos en azúcar, cuando podría utilizarlos disfrutando alimentos con más poder nutritivo y que le permitirán controlar más cómodamente sus niveles de azúcar sanguíneo? Cuando usted esté bajo control, sus posibilidades de triunfar a largo plazo aumentarán significativamente.

ALTERNATIVAS VIABLES

Los edulcorantes artificiales que existen en la actualidad son herramientas muy útiles en el método de carbohidratos controlados. Gracias a ellos, todos podemos disfrutar de sabores dulces sin añadir una cantidad significativa de carbohidratos a nuestra dieta y sin que aumenten nuestros niveles de azúcar en la sangre. Sin embargo, deberá tener cuidado con otros carbohidratos. Por ejemplo, los helados de carbohidratos controlados, incluyendo los de marca Atkins, no contienen azúcar agregada, pero sí contienen azúcares naturales en forma de lactosa. Adicionalmente, la mayoría de las galletas dulces elaboradas con edulcorantes artificiales están llenas de carbohidratos provenientes de las harinas refinadas, y a menudo también están llenas de grasas trans. Pero los edulcorantes artificiales son ideales para preparar alimentos bajos en carbohidratos como pudines, *cheesecakes* y gelatinas, así como para utilizarlos en lugar del azúcar de mesa.

¿CUÁL EDULCORANTE DEBERÍA UTILIZAR?

Actualmente existen tantos edulcorantes artificiales que la variedad que usted encuentra en los supermercados puede terminar por confundirle. Hasta cierto punto, el edulcorante que elija depende de lo que quiera hacer con él. Algunos edulcorantes como el aspartame pierden su sabor dulce cuando son sometidos al calor, y por ello no son recomendados en alimentos cocinados. Sin embargo, opte por su gusto personal. Algunas personas pueden sentir que ciertos edulcorantes dejan cierto gusto, mientras que otras no lo notan. Es posible que se preocupe por los efectos que puedan tener ciertos edulcorantes en la salud. Pruebe los siguientes hasta que descubra el que más le guste:

- *Sucralosa* (Splenda). Es el único edulcorante exento de calorías elaborado con azúcar y es 600 veces más dulce que la sucrosa (azúcar de mesa). Es bastante estable y no se descompone con el calor y por ello es muy utilizado para cocinar y hornear.
- *Acesulfame K* (acesulfame de potasio) (Sweet One, Sunett). Es un edulcorante 200 veces más dulce que la sucrosa. También es resistente al calor y se utiliza para cocinar y hornear.
- *Sacarina* (Sweet 'n Low). Es un edulcorante sin calorías que ha sido utilizado durante casi un siglo. Es 300 veces más dulce que el azúcar y se vuelve amargo cuando se somete al fuego, motivo por el cual no se recomienda para cocinar. En el año 2000, la FDA eliminó la sacarina de la lista de productos cancerígenos, arguyendo que no existe una clara evidencia de que cause cáncer en los seres humanos. Los productos que contienen sacarina ya no tienen que llevar la etiqueta de advertencia en ese sentido, aunque algunos todavía la conservan.
- *Stevia*. Se extrae de las hojas de una planta llamada *Stevia rebaudiana*. Es 300 veces más dulce que la sucrosa. Aunque la stevia es segura y es ampliamente utilizada en todo el mundo desde 1931, año en que fue descubierta, en los Estados Unidos sólo puede venderse como un suplemento alimenticio. Se encuentra en tiendas de productos naturales.

- *Aspartame* (NutraSweet, Equal). Este edulcorante bajo en calorías es casi 180 veces más dulce que la sucrosa. El aspartame es ampliamente utilizado en la elaboración de bebidas y alimentos libres de azúcar. No es resistente al calor, así que no se utiliza para cocinar ni hornear. Los productos Atkins no contienen aspartame.

Todos los edulcorantes que acabamos de mencionar se definen a menudo como intensos, pues son mucho más dulces que el azúcar. Se requieren muy pocas cantidades, pero aún así, le añaden pequeñas cantidades de carbohidratos a los productos que los contienen. Las regulaciones de la FDA permiten a los fabricantes de alimentos decir que un producto no contiene carbohidratos si éste tiene menos de 1 gramo de carbohidratos por porción, pero incluso las fracciones de gramos pueden sumar. Recomendamos que cuente cada sobre de edulcorante como 1 gramo de Carbohidratos Netos para que no se exceda en su límite.

ALCOHOLES DE AZÚCAR

Los alcoholes de azúcar no contienen alcohol en el sentido convencional del alcohol utilizado para fricciones o para beber. Los alcoholes de azúcar, también conocidos como polioles, son edulcorantes calóricos a base de carbohidratos, si terminan en *ol* es un azúcar de alcohol. Los más utilizados son el manitol, el sorbitol, el xilitol, el lactitol y el maltitol. La isomalta y los hidrolizados hidrogenados de almidón (HSH) también son alcoholes de azúcar. Aunque el glicerol y la glicerina no son alcoholes de azúcar, tienen un impacto mínimo en su azúcar de la sangre.

Los alcoholes de azúcar se encuentran de forma natural en muchos alimentos. El manitol, por ejemplo, se encuentra en la zanahoria, la piña, las aceitunas, los espárragos y en el boniato. El sorbitol se encuentra en muchas frutas y vegetales, así como el xylitol, que también está en los hongos y en las mazorcas de maíz.

Los alcoholes de azúcar no son tan dulces como el azúcar, y sólo contienen entre la mitad y un tercio de calorías. Lo que hace que los alcoholes de azúcar sean unos edulcorantes tan eficientes es que los carbohidratos que contienen algunos de los alcoholes de azúcar son absorbidos muy lentamente por su organismo, tanto que realmente no tienen ningún impacto en el azúcar de la sangre. En otros como el lactitol y el xylitol, la relación con la glucosa es muy poca o incluso inexistente.[3] La mayoría de los carbohidratos provenientes de los alcoholes de azúcar saldrán de su organismo antes de ser absorbidos, razón por la que los alcoholes de azúcar no añaden muchos carbohidratos a su límite diario. Además, son extremadamente bajos en IG. Por ejemplo, el xylitol tiene 7 puntos comparado con el azúcar de mesa, que tiene 100 puntos.

LOS ALCOHOLES DE AZÚCAR Y LAS ETIQUETAS DE ALIMENTOS

Los químicos no clasifican los alcoholes de azúcar como carbohidratos, pero la FDA sí lo hace. Esto se debe a que las leyes dicen que si las grasas, las proteínas, las cenizas (minerales) y el agua se remueven de un alimento, lo único que queda son carbohidratos y deben aparecer como tal en la etiqueta del producto. Ese concepto tiene cierta lógica, pero no mucho sentido, pues los alcoholes de azúcar realmente no son metabolizados ni tampoco tienen, en términos generales, ningún impacto en el azúcar sanguíneo. Para cumplir con las estipulaciones de la FDA, los fabricantes de productos de carbohidratos controlados que contienen alcoholes de azúcar tienen que denominarlos como Carbohidratos Totales en la Información Nutricional, así como lo hacen con la fibra. Cuando calcule los Carbohidratos Netos de un alimento, simplemente reste la fibra y los alcoholes de azúcar.

Un dato interesante: el alcohol de azúcar xylitol inhibe el crecimiento de bacterias bucales, y por eso se les permite a los fabricantes de productos como el chicle y las mentas para el aliento que contienen esa sustancia anunciarlos como útiles en la prevención de la pérdida de los dientes.

Los alcoholes de azúcar no le aumentan el azúcar sanguíneo a la mayoría de las personas, pero hay excepciones. Algunas parecen ser sensibles a los alcoholes de azúcar, especialmente al manitol, por lo que su azúcar sanguíneo aumenta ligeramente luego de haber ingerido alimentos que contienen esa sustancia, especialmente si consumen grandes cantidades. Los alcoholes de azúcar pueden causar gases y arcadas, o tener un efecto laxante en algunas personas si se consume en grandes cantidades (más de 25 gramos al día). El xylitol y el lactitol son peores en este sentido; mientras que el maltitol y el lactitol tienden a causar menos problemas. Los alcoholes de azúcar pueden elevarle el azúcar de la sangre a algunas personas. Si usted tiene diabetes, asegúrese de examinar su azúcar sanguíneo unos noventa minutos después de consumir alimentos que contengan alcoholes de azúcar. Evite esos alimentos si tiene un aumento anormal en su azúcar de la sangre. Puede tratar de reintroducirlos cuando su metabolismo mejore.

En los productos bajos en carbohidratos, los alcoholes de azúcar no sólo aportan dulzura, sino también masa y textura, ayudándole a los productos a conservar su humedad. También soportan bien el calor y pueden por lo tanto ser utilizados para la elaboración de productos comerciales horneados y cocinados.

LA FRUCTOSA: ¿CULPABLE DE LA DIABETES?

En 1975, el consumo anual per cápita de azúcares refinados en los Estados Unidos era de unas 117 libras, la mayoría de las cuales era sucrosa, es decir, azúcar de mesa. Veinte años después, el consumo anual per cápita se había disparado a 149 libras, de las cuales 66 eran sucrosa y las 83 restantes provenían del sirope de maíz alto en fructosa.[4] Este edulcorante es ampliamente utilizado en la elaboración de bebidas, productos horneados, golosinas y otros alimentos azucarados debido a su bajo costo. Es posible que este enorme incremento en la cantidad de fructosa en la dieta de los americanos sea uno de los mayores responsables por la epidemia de obesidad y diabetes.

Cuando usted consume fructosa, por ejemplo en una bebida de

12 onzas endulzada con sirope de maíz alto en fructosa, su azúcar se eleva, por supuesto. Técnicamente, la fructosa no estimula a su páncreas para secretar insulina de inmediato, pero las sustancias resultantes de la disolución de la fructosa sí estimulan la secreción de insulina. Gracias a estudios realizados a animales y personas, sabemos que seguir una dieta rica en fructosa produce un aumento en el apetito y el peso corporal y una mayor acumulación de grasas. Y sabemos, gracias a estudios realizados en animales, que la fructosa causa resistencia a la insulina e hipertensión. Simultáneamente, la fructosa puede subirle sus lípidos al hacer que su hígado produzca más triglicéridos, posiblemente al aumentar la resistencia a la insulina de otras células de su organismo. Si usted tiene el colesterol alto o si tiene el síndrome metabólico, prediabetes o diabetes, podrían dispararársele aún más su colesterol total, sus triglicéridos y su colesterol LDL.

Cuando siga el Programa Atkins para el Control del Azúcar Sanguíneo, usted suprimirá todos los productos endulzados con sirope de maíz alto en fructosa, así que esta sustancia será un problema menor. Esta sustancia se encuentra naturalmente en las frutas que usted consume, pero si se combinan con fibra, pectina y otras sustancias, probablemente no tendrá ningún efecto negativo. Aun así, usted necesita ser consciente de los carbohidratos que contienen las frutas, incluso aquellas con un IG bajo como las fresas; tenga mucho cuidado con los tamaños de las porciones. Si usted está teniendo problemas para disminuir sus niveles de azúcar en la sangre, tal vez necesite eliminar por completo las frutas de su dieta. Cuando tenga el azúcar bajo control, podrá reintroducir las frutas con moderación, dependiendo de su nivel individual de reacción metabólica. (Para más información, vaya al Capítulo 16.)

El Doctor Atkins se encontraba a menudo con pacientes que le decían que querían seguir su método, pero que no podían vivir sin chocolates, helados o alguna otra golosina azucarada. Él les contestaba que hay muchas versiones buenas y bajas en carbohidratos de esas golosinas, pero les pedía abstenerse de ellas por lo menos durante las primeras semanas. Cuando lo veían de nuevo, casi siempre le decían que ya no les hacían falta esos alimentos dulces y también le contaban que sus niveles de energía habían aumentado considerablemente. El Doctor Atkins sentía un gran placer en establecer una conexión entre esos dos puntos. Al eliminar el azúcar y controlar los carbohidratos, esos seres afortunados se habían bajado de la montaña rusa del azúcar sanguíneo. En lugar de luchar con los altibajos energéticos, lograron un azúcar sanguíneo estable, lo que les daba una fuente constante de energía. Si ellos lo hicieron, usted también puede hacerlo.

¿CUÁL ES SU COCIENTE INTELECTUAL SOBRE EDULCORANTES?

1. ¿Cuántos gramos de carbohidratos hay en 1 cucharadita de azúcar de mesa?
   a. 9
   b. 4
   c. 6
   d. 1

2. ¿Cuáles de estos ingredientes son azúcares disfrazados?
   a. edulcorante de maíz
   b. dextrosa
   c. concentrado de jugo de fruta
   d. sirope de malta
   e. melazas

3. ¿Cuáles de estos edulcorantes son los más aceptables?
   a. sirope de maple
   b. sucralosa
   c. sacarina
   d. d. polvo endulzado de carob (algarroba)

Respuestas:
1. b. 2. todas las anteriores. 3. b, c.

Capítulo 19

¡BEBA A SU SALUD!

Cuando usted comienza a controlar los carbohidratos por primera vez, es apenas comprensible que se concentre en lo que puede comer y en lo que no. Sin embargo, no olvide que también necesita realizar algunos cambios en lo que usted bebe. Si no toma mucha agua, ya es hora de establecer una relación con el dispensador de agua. Es demasiado fácil olvidar que los carbohidratos líquidos cuentan tanto como los sólidos. En el Programa Atkins para el Control del Azúcar Sanguíneo (PACAS), usted también tendrá que pensar en las ventajas y desventajas que tienen las bebidas alcohólicas.

TOME LÍQUIDOS

La mayoría de las autoridades médicas coincide en que para tener una buena salud, usted debería beber al menos 64 onzas de agua al día. Es decir, ocho vasos de 8 onzas cada uno, 2 cuartos de galón o 2 litros. Sin embargo, las personas a las que se les haya diagnosticado una disminución en las funciones renales necesitan consultar con su médico acerca de la cantidad de agua que deben tomar. Puede parecerle una gran cantidad, pero si usted la divide a lo largo del día, se dará cuenta de que no lo es. Tenga en cuenta que una lata de gaseosa o de otra bebida contiene 12 onzas, y que actualmente las bebidas de gran tamaño contienen 20 onzas o más. Aunque estas bebidas sumarían 2 litros diarios, el agua sigue siendo la mejor bebida de todas, y las gaseosas dietéticas deberían ser un pequeño porcentaje de su consumo de líquidos.

Consumir una buena cantidad de líquidos mantendrá su sistema hidratado, a la vez que expulsará los desperdicios de su organismo de un modo eficiente. Independientemente de sus hábitos alimenticios, si usted bebe una menor cantidad de agua que la recomendada, podría sentir estreñimiento y un mayor riesgo de cálculos renales.

Si no bebe la suficiente cantidad de líquidos, existe otro problema: usted podría aumentar el consumo de alimentos sólidos. Eso se debe a que es muy común confundir la sed con el hambre, especialmente si tiene ambas sensaciones de manera simultánea. Así que en lugar de beber, usted come. Eso lo engaña y le hace pensar que ha saciado su sed, así usted no haya ingerido ningún líquido. La próxima vez que sienta hambre entre comidas, trate más bien de beber algo o de acompañar una bebida con un pequeño *snack* que contenga grasas y proteínas, como algunos frutos secos o un pedazo de queso. Tal vez le sorprenda la rapidez con que desaparece el hambre. Del mismo modo, beber líquidos antes de las comidas puede ayudarle a no comer en exceso. Los líquidos lo llenarán un poco y su comida lo dejará satisfecho con mayor rapidez. Por alguna razón, las bebidas calientes parecen tener un mayor efecto que las frías. Pruebe una taza de té, una infusión de hierbas o un caldo caliente una media hora antes de la cena.

Cuando su organismo le dé la señal de que es hora de beber líquidos, usted ya estará seco. Adicionalmente, a medida que envejecemos, nuestro sentido de la sed se vuelve generalmente menos agudo y existe una mayor probabilidad de deshidratarse. Usted también necesita beber más líquidos tanto en clima caliente como en clima frío. El clima caliente le hace perder más líquidos al sudar; mientras que el aire usualmente seco del clima frío remueve la humedad de su cuerpo.

EL AGUA: PURA Y SIMPLE

¿Qué es lo mejor que usted puede beber cuando sigue el PACAS? Agua. Siempre está a su alcance y no contiene carbohidratos. Es la opción a

LA SED ES UNA SEÑAL PELIGROSA

Sentir más hambre, sed y deseos de orinar son los síntomas clásicos de la diabetes. Si siente estos síntomas, consulte con su doctor inmediatamente, así ya tenga esta enfermedad. (Vaya al Capítulo 6, "Diagnóstico: Diabetes.")

seguir. Algunas opciones son el agua envasada, mineral y de filtro. Si usted prefiere algo con un poco de sabor, busque aguas tipo séltzer o con sabores y sin carbohidratos; también puede exprimir jugo de limón o algún sirope sin azúcar a su agua o club soda.

Los jugos de frutas, a pesar de su reputación de ser "saludables," realmente son ricos en carbohidratos y bajos en fibra. No importa si son elaborados con fruta pura o si contienen un poco de jugo y sirope de maíz alto en fructosa, los jugos de frutas son más altos en Índice Glicémico que la fruta entera.[1] Debido a esto, es mejor que usted consuma frutas si su límite de carbohidratos se lo permite, pues la fibra hace que la absorción de la fructosa sea más lenta.[2-4] Cuando su paladar se adapte a su nuevo estilo alimenticio, usted se sorprenderá de lo dulce que le sabrán los jugos.

LA CAFEÍNA Y SU AZÚCAR SANGUÍNEO

El café y el té son las bebidas más populares a nivel mundial, es decir, que la cafeína probablemente sea la droga más utilizada en el mundo. Por supuesto que la cafeína es perfectamente legal. De hecho, es la única droga que puede ser legalmente añadida a los alimentos en Estados Unidos. Es posible que usted sienta que la cafeína produce un aumento leve y temporal de su presión sanguínea y que pueda alterarle el sueño. El consumo excesivo de cafeína también parece tener un efecto en el azúcar sanguíneo y en la insulina. Así que, especialmente al comienzo del PACAS, usted haría mejor en tomar exclusivamente bebidas descafeinadas. (Vea " La cafeína y la insulina.")

¿Y LECHE NO?

Recuerde que un vaso de 8 onzas de leche entera tiene más de 11 gramos de carbohidratos, especialmente en forma de lactosa o azúcar de leche y que no es aceptable en la fase de Inducción. Sin embargo, algunos niños y jóvenes activos, que puedan incorporar más carbohidratos a su dieta, podrían consumir algunos carbohidratos contenidos en un vaso o dos de leche entera al día, pues las proteínas y el calcio que contiene son nutrientes importantes. Si quiere el sabor de la leche sin los carbohidratos, pruebe una de las nuevas bebidas lácteas que sólo tienen unos 3 gramos de Carbohidratos Netos por taza. No obstante, esos pocos gramos de carbohidratos vienen en forma de lactosa. Si usted tiene intolerancia a esta sustancia, es posible que no pueda consumir estas bebidas.

Pero usted recibirá calcio cuando siga el PACAS, pues consumirá muchos vegetales, además de queso y frutos secos. (Una onza de almendras tiene 80 mg de calcio y unos 4 gramos de Carbohidratos Netos.) Las verduras de hojas verdes como la col rizada, la acelga suiza, las coles crespas y el brócoli son excelentes fuentes de calcio. A diferencia de la leche, también contienen todas las vitaminas, minerales y flavonoides esenciales para que su cuerpo absorba el calcio y lo utilice en la formación de los huesos.

Tal vez haya escuchado que el calcio de las verduras sea un poco difícil de absorber. Es cierto que el calcio de algunas verduras es absorbido hasta cierto punto por otras sustancias naturales como los fitatos y los oxalatos. Algunas verduras de hojas oscuras como las hojas de remolacha, la espinaca y la acelga suiza son ricas en oxalatos. Aquellos individuos que tengan predisposición a formar cálculos renales de oxalato de calcio deberían consultar con sus médicos. El queso es una gran fuente de calcio y es una indulgencia que usted podrá disfrutar durante todas las fases de Atkins. Una onza de queso Cheddar contiene 204 mg de calcio. Otra razón para consumir queso es que algunas investigaciones recientes sugieren que el calcio y la proteína que contienen los productos lácteos podrían ser útiles en la pérdida de peso.[5]

El té es una mejor fuente de cafeína que el café, ya que contiene valiosos antioxidantes y otras sustancias, como vitamina K, que pueden ser benéfican para su salud. No recomendamos el consumo excesivo de cafeína, pero una o dos tazas de té verde o negro al día pueden producir efectos benéficos. Sin embargo, si usted tiene irregularidades en su azúcar sanguíneo o diabetes, se dará cuenta que es más sensible a la cafeína y probablemente tendrá que limitar su consumo.

LA CAFEÍNA Y LA INSULINA

Un estudio realizado en 1993 confirmó lo que el Doctor Atkins había observado durante un largo tiempo en muchos de sus pacientes con niveles inestables de azúcar en la sangre: que la cafeína en grandes dosis puede hacerle sentir hambre, aunque sus niveles de azúcar en la sangre sean normales. La cantidad de cafeína utilizada en el estudio fue de 400 mg, casi la misma cantidad que contienen tres tazas de café fuerte.[6]

Dos estudios realizados en el 2002 sugirieron que la cafeína puede disminuir la sensibilidad a la insulina. En el primer estudio, se le suministró cafeína o placebo a 12 voluntarios saludables y se les midió la reacción de su insulina. Cuando tomaron cafeína, su sensibilidad a la insulina disminuyó casi un 15 por ciento. La cantidad suministrada equivalió a un consumo "moderado" de cafeína, y los investigadores notaron que la disminución en la sensibilidad a la insulina fue casi la misma que la mejoría en la sensibilidad a la insulina que se obtiene al tomar medicamentos como el metformin, que se utiliza para controlar el azúcar de la sangre.[7] El segundo estudio observó los efectos de la cafeína sobre la forma en que los músculos esqueletales asimilaban la glucosa, otra forma de ver el efecto de la cafeína en la resistencia a la insulina. Siete voluntarios saludables ingirieron cafeína y luego hicieron ejercicio durante una hora; se les examinaron sus niveles de insulina antes y después de realizarlo. Los investigadores concluyeron que la cafeína disminuía la capacidad de los músculos para asimilar la glucosa, aunque el ejercicio podía reducir el efecto.[8]

¿Debería dejar de tomar su café en la mañana porque los estudios indican que la cafeína aumenta la resistencia a la insulina? No necesariamente, a menos que usted tenga una sensibilidad inusual a la cafeína. Lo que sí es claro es que usted no debería tomar más de 1 o 2 tazas de café—con cafeína—al día. Tómelas con sus comidas.

Cuando usted se levanta en la mañana, es probable que sus niveles de azúcar sean bajos, ya que no ingirió ningún alimento mientras durmió. Pero si usted sólo desayuna java o café con un rollo dulce, probablemente el azúcar se le elevará bastante. Pocas horas después, su azúcar podría colapsar y hacerlo devorar carbohidratos y más café. Sin embargo, si usted sigue el PACAS, comenzará el día con un buen desayuno que, además de café, contiene proteínas, grasas y una pequeña cantidad permitida de carbohidratos. Un desayuno como éste le ayudará a mantener sus niveles de azúcar estables durante varias horas. Además, le será mucho más fácil resistirse a las *donuts* a la hora del descanso.

Si es capaz de aceptar la realidad y sustituye el café normal por descafeinado, la recompensa será que usted volverá a perder peso. Si usted es un adicto declarado a la cafeína, comience gradualmente a mezclar café con cafeína y descafeinado, y luego aumente progresivamente la cantidad de descafeinado durante una semana aproximadamente. (Tenga cuidado con las bebidas con sabores a base de café, incluso si son descafeinadas, pues suelen contener carbohidratos agregados y grasas trans. Consuma las versiones sin leche ni azúcar.) Aunque el té tiene menos cafeína que el café (8 onzas de té preparado tienen sólo 50 mg de cafeína), usted podría sentir leves síntomas de abstinencia si suspende en seco el consumo de cafeína. Más bien, siga la combinación recomendada y utilice té descafeinado.

La mayoría de las colas y otros refrescos contiene cafeína; de hecho, algunas contienen cafeína agregada. Si quiere consumir refrescos, escoja las versiones sin cafeína ni azúcar, y tenga cuidado, pues las bebidas energéticas que contienen cafeína también están llenas de carbohidratos.

Algunas infusiones herbales como el mate y el guaraná, así como las mezclas de té, también contienen cafeína. Sin embargo, la mayoría de las infusiones herbales son un buen sustituto del café y del té con cafeína. Esta sustancia también está presente en el chocolate, aunque el contenido es mínimo: una onza de chocolate oscuro contiene unos 20 mg de cafeína.

EL TÉ Y SU SALUD

El té, bien sea negro—la variedad más consumida en los Estados Unidos—o verde, puede tener un efecto muy positivo para su salud. Numerosos estudios realizados a un gran número de personas han demostrado de forma consistente que quienes beben más té tienen un menor riesgo de enfermedades coronarias. Por ejemplo, en un estudio realizado a hombres y mujeres en Boston, los participantes que bebieron al menos 1 taza de té al día tuvieron un riesgo de paro cardiaco 44 por ciento menor que los que no bebieron té.[9]

Es probable que el té pueda ser útil en el control del azúcar sanguíneo. En un estudio realizado en Taiwan en el 2003, veinte personas que estaban tomando un medicamento antihiperglucémico fueron seleccionadas al azar para que bebieran 1,500 ml (unas 6 tazas) de té *oolong* (una clase de té a medio camino entre el verde y el negro) o igual cantidad de agua al día durante un mes. Luego se alternaron y repitieron el proceso. Los investigadores encontraron que al cabo de treinta días de beber té, los participantes mostraron niveles de azúcar sanguíneo mucho más bajos, mientras que los que bebieron agua no presentaron ningún cambio.[12] Es probable que también en este caso el efecto benéfico no se deba a la cafeína, sino a las catequinas y a otros químicos como los polifenoles que se encuentran en el té.

Gracias a todos los beneficios adicionales que tiene el té, el Doctor Atkins recomendó tomar 1 o 2 tazas de té verde al día, ya que es la variedad de té con el contenido más alto de polifenoles y el menor de cafeína, pues una taza de 6 onzas sólo contiene entre 30 y 400 mg. No hay ninguna razón para no endulzar el té con su edulcorante artificial preferido si así lo desea. Para que las hojas destilen todas sus propiedades, déjelas hervir un mínimo de tres minutos.

¿BEBER O NO BEBER?

La pregunta acerca de si usted debe o no ingerir bebidas alcohólicas es compleja y no tiene una respuesta fácil. Algunos estudios recientes

INFORME DE INVESTIGACIÓN: LOS BENEFICIOS DEL TÉ EN LA SALUD

Una o dos tazas de té negro o verde al día pueden ser benéficas para su salud en general, y pueden acelerar incluso la pérdida de peso. Uno de los beneficios en la salud es que el té puede ayudar al fortalecimiento de los huesos a medida que se envejece. Un estudio realizado a 1,200 mujeres mayores en Inglaterra reveló que las que bebieron té presentaron niveles más altos de densidad mineral ósea en la columna vertebral y en la cadera que aquellas que no bebieron. Puesto que una mayor densidad mineral ósea equivale a un menor riesgo de sufrir fracturas (luego de una caída, por ejemplo), el té parece haber tenido un efecto protector en estas mujeres.[10]

¿Cuál es la relación entre el té y la pérdida de peso? Hay algunas evidencias que sugieren que el té verde puede aumentar el ritmo metabólico y acelerar ligeramente la pérdida de peso. Un estudio reciente practicado a diez hombres jóvenes y saludables mostró que cuando ellos tomaron cápsulas que contenían extracto de té verde tuvieron más energía que cuando tomaron cápsulas de cafeína o fibra. En otras palabras, el extracto de té verde hizo que su metabolismo funcionara más rápidamente y quemaran más grasa. El estudio fue realizado en un ambiente altamente controlado. Sin embargo, mostró que la cafeína no es la causante de una aceleración del metabolismo. Los investigadores creen que este efecto se debe a las catequinas, un grupo de químicos naturales que se encuentra en el té.[11]

sugieren que el consumo moderado de alcohol—el vino tinto—puede reducir el riesgo de contraer diabetes y posiblemente disminuya el estrés oxidativo.[13] Aún así, los investigadores no dudan en señalar que los beneficios del alcohol son pocos en relación con otros aspectos como la pérdida de peso y hacer más ejercicio.

Alcohol con Moderación

Una vez que su metabolismo de insulina/azúcar sanguíneo se haya normalizado y otros indicadores como la presión alta hayan disminuido, usted podrá disfrutar de una copa de vino o de una bebida alcohólica baja en carbohidratos, pero le recomendamos encarecidamente que no consuma más de una bebida alcohólica al día, y ojalá menos. (Recuerde que la Inducción es una fase libre de alcohol.) Para minimizar los efectos del alcohol, ingiéralo con una comida que contenga proteínas y grasas. Una bebida es una unidad estándar de alcohol: 12 onzas de cerveza, 1.5 onzas de licor (ginebra, ron, vodka, *whisky, scotch, bourbon*) o 4 onzas de vino.

Las Desventajas del Alcohol

Las personas que tienen problemas de azúcar sanguíneo necesitan conocer las siguientes desventajas del alcohol:

- El alcohol puede interferir con la pérdida de peso, pues su organismo quemará alcohol antes de quemar grasas.[14]
- Si está en cetosis, podría tener una menor tolerancia al alcohol.
- Si tiene niveles inestables de azúcar, síndrome metabólico o diabetes, beber con el estómago vacío o beber más de una o dos copas podría dispararle los síntomas. En la práctica médica se les sugiere a los pacientes con diabetes—especialmente a los que padecen la de Tipo 1—que tengan cuidado con el alcohol.[15]
- El consumo excesivo de alcohol puede empeorar ciertos problemas de la salud causados por la diabetes, como los triglicéridos altos, neuropatía e hipertensión.[16]
- El consumo excesivo de alcohol puede distorsionar los resultados de la prueba de hemoglobina glicada y hacer que los niveles parezcan más altos de lo que realmente son. (Para mayor información sobre esta prueba, vaya al Capítulo 6.)[17]

En resumen: usted podrá ingerir alcohol en cantidades moderadas (una bebida o menos al día), sólo si la acompaña con una comida completa y sólo si su azúcar sanguíneo está controlado.

¿CUÁL ES SU COCIENTE INTELECTUAL SOBRE LOS LÍQUIDOS?

1. ¿Cuántas onzas de agua debería tomar al día?
   a. 16
   b. 32
   c. 64
   d. 128
2. Cuáles de las siguientes bebidas contienen cafeína:
   a. café
   b. té
   c. jugo de naranja
   d. mate
   e. ginger ale
3. El té verde y el negro ayudan a:
   a. acelerar la pérdida de peso
   b. fortalecer los huesos
   c. prevenir paros cardíacos
   d. todas las anteriores
   e. ninguna de las anteriores
4. Una porción estándar de vino equivale a:
   a. 1 onza
   b. 4 onzas
   c. 8 onzas
   d. ¼ de botella

Respuestas
1. c., 2. a., b., d., 3. d., 4. b.

Capítulo 20

OBTENGA AYUDA ADICIONAL: SUPLEMENTOS PARA EL CONTROL DEL AZÚCAR SANGUÍNEO

Hay que aclarar que el Doctor Atkins no tenía píldoras mágicas que solucionaran sus problemas de insulina/azúcar sanguíneo y que simultáneamente le ayudaran a perder peso. No existe ningún suplemento que pueda reemplazar los cambios permanentes en su alimentación, los cuales son fundamentales para que usted pueda controlar su azúcar sanguíneo y perder peso. Ni tampoco se ha inventado un suplemento que reemplace la necesidad de hacer ejercicio.

No obstante, ciertos suplementos pueden ayudar a contrarrestar algunos de los efectos nocivos que tienen los altos niveles de azúcar sanguíneo; otros juegan un papel importante en su control del mismo. Debido a su estado de salud o a unos hábitos alimenticios pobres, usted podría tener bajos niveles de algunas vitaminas y minerales importantes y necesitará suplementos para tener una nutrición adecuada. En este capítulo nos concentraremos en el valor que tienen algunos nutrientes específicos para problemas relacionados con niveles anormales de azúcar sanguíneo y de obesidad. En el próximo capítulo hablaremos de los suplementos para la hipertensión y para la salud del corazón.

INFORME DE INVESTIGACIÓN: UNO AL DÍA

¿Tomar un suplemento de minerales y vitaminas todos los días le ayuda a mejorar su salud?[1] Indiscutiblemente, y el siguiente es un buen ejemplo: un estudio realizado en el 2003 analizó si las personas que tomaron un suplemento de minerales y vitaminas todos los días tuvieron menos infecciones que aquellas personas que no lo hacían. Los investigadores dividieron a 130 adultos en dos grupos. El primero tomó un suplemento diario de minerales y vitaminas durante un año. El segundo tomó un suplemento de placebo. Ni los participantes ni los investigadores sabían quiénes estaban tomando el suplemento real ni quiénes estaban tomando el placebo. Durante el curso de aquel año, el 43 por ciento de quienes tomaron el suplemento tuvieron enfermedades infecciosas como resfriado o gripe; el 73 por ciento de los que tomaron placebo se enfermaron. Lo que es particularmente revelador es que entre los 51 participantes con diabetes, el 93 por ciento de los que tomaron placebo se enfermaron, pero sólo el 17 por ciento de los que tomaron el suplemento real lo hicieron. Los investigadores mostraron que los beneficios de los suplementos para las personas diabéticas eran significativos, a diferencia de lo que ocurría con los pacientes no diabéticos, en donde la información suministrada entre el grupo que tomó el suplemento y aquel que tomó el placebo no mostró diferencia alguna. Sin embargo, como practicante de la medicina complementaria, el Doctor Atkins solía utilizar multivitaminas de buena calidad como la base nutricional de sus terapias.[2]

¿POR QUÉ RECOMENDAMOS LOS SUPLEMENTOS?

La mayoría, pero no todos los suplementos de los que hemos hablado en este capítulo, son vitaminas y minerales de los que usted ha escuchado hablar siempre. Otros pocos son sustancias valiosas que han demostrado ser de gran ayuda para personas que tienen problemas de azúcar sanguíneo y los riesgos asociados con este trastorno. Aunque algunos suplementos no figuran todavía en la medicina "oficial," existen investigaciones que demuestran sus beneficios.

El Doctor Atkins comenzó inicialmente a recetarle suplementos a sus pacientes en la década de los setenta, tanto para fines terapéuticos como para mejorar su salud. A menudo recomendaba dosis mayores que los mínimos de RDA (Referencia para el Consumo Diario) recomendados por el gobierno. Sin embargo, y además del DRI, el Doctor Atkins creía firmemente que los suplementos pueden jugar un papel muy importante en la mejoría de la salud y en minimizar el riesgo de exponerse a tratamientos innecesarios con medicamentos. También estaba convencido de que nosotros ya no podemos obtener cantidades adecuadas de varios nutrientes por medio de los alimentos.

En primera instancia, es difícil encontrar alimentos de origen vegetal que hayan sido cultivados en tierras ricas en nutrientes; el cultivo excesivo y los químicos han agotado las tierras en donde se cultivan la mayoría de los alimentos que consumimos. En segunda instancia, la pérdida de vitaminas debido al procesamiento, transporte y cocción es considerable. Ya no obtenemos los vegetales frescos y ricos en nutrientes que nuestros antepasados de la era preindustrial cosechaban. Cuando usted considera estos factores, puede entender el interés del Doctor Atkins en mejorar la nutrición por medio de los suplementos de vitaminas y minerales.

Súmele a todo esto el hecho de que muchos de ustedes, que tienen evidentes problemas de insulina y de azúcar sanguíneo, han padecido años de déficits nutricionales como resultado del impacto oxidativo propio de las dietas ricas en carbohidratos (hablaremos de esto más adelante, en este capítulo.)[3] Aunque puede ser posible superar este déficit acumulado exclusivamente por medio de la dieta, queremos que usted recupere su salud tan rápidamente como sea posible, lo que quiere decir que necesita tomar suplementos. Creemos que usted estará de acuerdo con nosotros cuando termine de leer este capítulo.

DEFINICIONES Y DIFERENCIAS

Una vitamina es una sustancia orgánica que su cuerpo necesita pero que no puede manufacturar. Los minerales son sustancias inorgánicas como el calcio y el magnesio. Algunos minerales son esenciales, es decir, que usted tiene que obtenerlos, así sea en pequeñas cantidades. Usted debe recibir vitaminas y minerales de los alimentos que usted ingiere y, si fuera necesario, de los suplementos alimenticios.

Las vitaminas y minerales son cruciales para que miles de procesos químicos que están sucediendo constantemente en su organismo se den sin problemas. Usted necesita un suministro constante y adecuado de ellos para crear enzimas, hormonas, neurotransmisores y todas las demás sustancias complejas que hacen que su cuerpo funcione de una manera eficiente.

Es muy difícil que los individuos que viven en países desarrollados tengan una deficiencia real de alguna vitamina o mineral. Por ejemplo, es muy improbable que usted llegue a padecer de escorbuto, una enfermedad causada por falta de vitamina C. Sin embargo, la típica dieta occidental suele ser baja en vitaminas y minerales debido a que los alimentos ricos en carbohidratos y altamente refinados son mucho más abundantes en ella que las verduras frescas, los frutos secos y las semillas, las bayas y otras frutas, los frijoles y los cereales integrales. Cuando usted pasa de la dieta estándar americana (SAD) al Programa Atkins para el Control del azúcar Sanguíneo, la cantidad de vitaminas y de minerales que obtiene de los alimentos aumenta de manera automática.

La base de cualquier programa de suplementos es consumir multivitaminas y minerales de calidad. A menos que su médico le haya formulado suplementos de hierro, escoja multivitaminas sin este mineral, ya que los altos niveles de hierro han sido asociados por algunos estudios con un aumento en la incidencia de diabetes de Tipo 2.[4] Las multivitaminas no deberían contener colores sabores artificiales, aceites hidrogenados, maíz, trigo (al que muchas personas son sensibles), sal, azúcar, almidón o gluten. (Una lista completa de nutrientes contenidos en "Los 3 ingredientes básicos de Atkins" aparece a continuación.) Si usted necesita los suplementos para un fin específico, debería ingerirlos en adición a las multivitaminas, no como reemplazo de éstas.

LOS 3 INGREDIENTES BÁSICOS DE ATKINS

SUPLEMENTOS	CANTIDAD POR PORCIÓN
Vitamina A (como acetato de retinil y 60 por ciento de carotenoides naturales)	10,000 IU
Vitamina C (como ácido ascórbico)	300 mg
Vitamina D (como colecalciferol)	200 IU
Vitamina E (como succinato d–alfa-tocoferol)	150 IU
Tiamina (como tiamina HCI)	25mg
Riboflavina	25 mg
Niacina (como niacinamida)	20 mg
Vitamina B$_6$ (como piroxidina HCI)	25 mg
Folato (como ácido fólico)	400 mcg
Vitamina B$_{12}$ (como cianocobalamina)	25 mcg
Biotina	300 mcg
Acido pantoténico (como pantotenato de calcio–d)	60 mg
Calcio (como fosfato dicálcico, ascorbato y citrato de calcio)	250 mg
Fósforo (como como fosfato dicálcico)	190 mg
Magnesio (como óxido y glicinato de magnesio)	125 mg
Zinc (como citrato de zinc)	15 mg
Selenio (como selenato de sodio)	70 mcg
Cobre (como glicinato de cobre)	2 mg
Manganeso (como glicinato de manganeso)	5 mg
Cromo (como glicinato dinicotinato de cromo)	120 mcg
Molibdeno (como glicinato de molibdeno)	75 mcg
Potasio (como citrato de potasio)	297 mcg
Boro (como chelato de calcio)	2 mg
Vanadio (como vanadio BMOV)	40 mcg
Concentrados de fitonutrientes de frutas y verduras: Piña, brócoli, zanahorias, manzana, tomate, repollitos de Bruselas, coliflor, remolacha, arándanos azules, apio, uva, toronja, kale, limón, lima, ciruela, frambuesa, sandía, rábano, melón, cereza, puerro, cebolla, papaya, melocotón, pera	200 mg

Base de fibra soluble e insoluble: 300 mg
Celulosa vegetal, goma guar y pectina cítrica
Absorb–Best: Enzimas de plantas [proteasa de
    ácido estable (de la piña) y lipoproteína de lipasa],
    especias coleréticas (raíz genciana, cáscara rallada
    de naranja) y Bioperine, extracto estandarizado de
    pimienta negra   75 mg

LA CONEXIÓN ANTIOXIDANTE

Es probable que usted tenga alguna deficiencia de vitaminas y minerales importantes, incluso si sigue una dieta de calidad. ¿Por qué? Porque los altos niveles de azúcar sanguíneo, de insulina y de resistencia a ésta hacen que su cuerpo produzca una gran cantidad de radicales libres. Su organismo normalmente recibe una buena cantidad de antioxidantes—enzimas y otras sustancias que neutralizan los radicales libres. Pero cuando su producción de radicales libres se dispara y su organismo no puede producir la suficiente cantidad de éstos para seguir el ritmo, entra en lo que se denomina como estrés oxidativo. Cuando los radicales libres no son neutralizados rápidamente, estos terminarán produciendo un daño considerable a las células de su organismo. Simultáneamente, en un proceso conocido como glucación, el azúcar adicional que hay en su organismo puede dañar las células, haciendo que su necesidad de antioxidantes sea aún mayor.

El daño producido por los radicales libres y por la glucación puede contribuir a un ciclo de empeoramiento de la diabetes. Actualmente se cree que el ciclo funciona de la siguiente manera: la resistencia a la insulina produce altos niveles de glucosa en su cuerpo, lo que a su vez causa la glucación. Su páncreas secreta insulina para contrarrestar los altos niveles de azúcar sanguíneo, lo que resulta en hiperinsulinemia, y esto a su vez ocasiona una producción excesiva de radicales libres. El estrés oxidativo de los radicales libres puede empeorar la resistencia a la insulina tras reducir el número de receptores de insulina en las paredes celulares y obstaculizar su capacidad para responder a la insulina.

Los radicales libres y la glucación reducen la cantidad de insulina que puede producir su páncreas tras dañar las células beta. ¿Qué sucede entonces? Se presenta una mayor resistencia a la insulina, una mayor demanda de insulina que piden a las células beta del páncreas, pues ya han sido afectadas, una mayor cantidad de glucosa en su corriente sanguínea, lo que a su vez resulta en una mayor glucación y radicales libres . . . Usted entiende la situación.

El estrés oxidativo también puede causar un gran daño a sus vasos sanguíneos y terminales nerviosas, lo que a su vez termina por producir la mayoría de las complicaciones de la diabetes, como enfermedades renales, oculares, neuropatía e incluso el riesgo de sufrir una amputación. El estrés oxidativo también se cree que es responsable de crear placas ateroscleróticas que pueden obstruir las arterias y producir un ataque cardiaco o infarto.[5] (Ver Capítulo 21 para más información.)

La forma más efectiva de evitar el exceso de radicales libres es reduciendo los carbohidratos de su dieta, perdiendo peso y haciendo más ejercicio. Hasta que usted haga esto, e incluso luego de hacerlo, los suplementos pueden suministrarle los antioxidantes adicionales que necesita para neutralizar rápidamente esos radicales libres antes de que puedan causar daños.

Otra razón por la que es tan importante que las personas con problemas de azúcar sanguíneo tomen suplementos es que los medicamentos formulados para combatir los altos niveles de azúcar en la sangre y otras condiciones crónicas pueden interferir con la absorción de vitaminas y minerales de los alimentos, y los suplementos pueden ayudar a compensar ese déficit.

Nota importante: Los suplementos que ayudan a estabilizar el azúcar de la sangre podrían tener un efecto en los medicamentos que usted esté tomando, tanto para este problema como para otros, la hipertensión, por ejemplo. Le sugerimos que trabaje con un médico orientado a la nutrición que entienda y apoye la aplicación del PACAS a fin de decidir cuáles suplementos (y en qué dosis) son los mejores para usted. (En la página 147 le diremos cómo encontrar este tipo de médico.) Antes de tomar éstos o cualquier tipo de suplementos, discuta su estrategia con su médico para ver cómo reduce los medicamentos a medida que su azúcar sanguíneo y otros indicadores mejoran. Las dosis pueden diferir de aquellas enunciadas en otros libros del Doctor Atkins, pues son específicamente para los asuntos discutidos en este libro, pero él les hubiera formulado dosis más a pacientes que sufrieran de varias afecciones, o de otro tipo.

SUPLEMENTOS DE ANTIOXIDANTES

Vitaminas

Dos vitaminas son particularmente importantes para combatir los radicales libres: la vitamina C y la E. En términos generales, las personas con diabetes tienden a presentar bajos niveles de vitamina C, así reciban buenas dosis de esta vitamina en su dieta.[6] Desafortunadamente, las personas con problemas de azúcar en la sangre necesitan más vitamina C, no menos, ya que ésta vitamina ayuda a mejorar la acción de la insulina.[7] Parece que una buena medida de seguridad, especialmente para quienes tienen diabetes, es agregar vitamina C a su programa de suplementos. La vitamina C también ayuda a mejorar la dilatación de los vasos sanguíneos, permitiendo que la sangre circule libremente a través de ellos.[8,9] Numerosos estudios han demostrado que la vitamina C puede ayudar a disminuir la hipertensión y prevenir enfermedades coronarias. Y en general, una dieta rica en vitamina C disminuye el riesgo de muerte por cualquier causa, incluyendo ataques al corazón e infarto.[10,11]

La Vitamina C. El RDI para la vitamina C es de 90 mg para los hombres y de 75 mg para las mujeres.[12] Es muy fácil obtener esa cantidad y más en su dieta. La vitamina C se encuentra en todos los vegetales y frutas frescas (incluso la carne, las aves, el pescado y los productos lácteos contienen un poco, y las leguminosos y los cereales también, aunque en muy poca cantidad.) Usted consumirá muchos de estos alimentos en el PACAS, así que usted obtendrá más del mínimo diario. Por ejemplo, ½ taza de brócoli cocido contiene 58 mg de vitamina C, y ½ taza de repollitos de Bruselas cocidos contiene 48 mg. Si su total de carbohidratos diarios le permite consumir cantidades moderadas de frutas bajas en índice glicémico, usted podrá obtener una dosis adicional de vitamina C de esta forma; ½ taza de fresas contiene 45 mg de vitamina C.

El Doctor Atkins pensaba que todos deberíamos tomar un suplemento de al menos 1,000 mg de vitamina C al día, pero si usted tiene desequilibrios en la insulina o en el azúcar de la sangre, ese mínimo debería ser de 2,000 mg (2 gramos.) La vitamina C es soluble en agua, lo que significa que usted realmente no la almacena en su cuerpo, y cualquier exceso es simplemente eliminado. Para mantener unos altos niveles de vitamina C durante el día, tome la mitad de su dosis en la mañana y la otra mitad en las primeras horas de la noche. Las altas dosis de vitamina C pueden causarle diarrea a algunas personas y aunque las posibilidades son remotas, disminuya la dosis en caso de tener este síntoma.

La Vitamina E. Los suplementos de vitamina E ofrecen protección contra el estrés oxidativo en los pacientes con diabetes, y probablemente también mejora el control metabólico.[13] Otro gran beneficio de la vitamina E es su capacidad para reducir los niveles de inflamación, que generalmente son mucho mayores de lo normal en las personas diabéticas.[14] Se cree que la disminución de las inflamaciones ayuda a prevenir enfermedades del corazón al reducir los niveles de radicales libres y prevenir el crecimiento de placa en el interior de las paredes arteriales.

El RDI de vitamina E es de 15 mg o de 22 IU (puede aparecer en cualquiera de estas dos formas), y se puede obtener fácilmente de los alimentos, especialmente si usted consume muchas verduras, frutos secos y semillas.[15] Sin embargo, el valor de la vitamina E en la prevención de la diabetes y otros problemas sólo se da cuando se consume en dosis mayores. Le sugiero que tome de 400 a 800 IU diariamente. (Por favor tenga en cuenta que en la práctica médica se ha observado que unas pocas personas tienen una presión sanguínea alta cuando toman vitamina E; si su presión sanguínea aumenta mientras toma esta dosis, redúzcala.) Si tiene tendencia a sufrir calambres en las piernas, tome la vitamina E en la noche. Muchos pacientes le dijeron al Doctor Atkins que sus calambres disminuían cuando la tomaban antes de acostarse.

Adquiera una vitamina E que contenga tocoferoles que estén mezclados con selenio de forma natural. Este mineral de traza trabaja sinergéticamente con la vitamina E, aumentando su efectividad como antioxidante. Si no puede conseguir vitamina E con selenio, asegúrese de que esté presente en otro de los suplementos que usted tome.

Advertencia: Consulte primero con su médico acerca de los suplementos de vitamina E si está tomando aspirina o cualquier otro medicamento todos los días para diluir su sangre, o si tiene hipertensión.

La Familia del Complejo B

Todos los ocho miembros del complejo B son cruciales para ayudarle a su organismo a metabolizar los alimentos y convertirlos en energía. Esto es especialmente importante para personas con síndrome metabólico, prediabetes o diabetes, ya que usted puede utilizar estas vitaminas más rápidamente que las personas con niveles normales de azúcar en la sangre. Sólo por esta razón, el Doctor Atkins recomendaba tomar un suplemento diario que tuviera un mínimo del 100 por ciento de los RDIs de todas las vitaminas B. En algunos casos individuales, y cuando era necesario, utilizaba una dosis mayor. En el siguiente capítulo le explicaremos por qué algunas de las vitaminas B son importantes en la prevención de las enfermedades coronarias.

Ácido Lipoico para la Neuropatía

El ácido lipoico (también llamado ácido alfa lipoico o ácido tióctico) no es técnicamente una vitamina, pues su organismo produce alguna cantidad de este poderoso antioxidante natural. Sin embargo, es un pariente cercano de las vitaminas del complejo B, así que hablaremos de su importancia en el tratamiento de la neuropatía diabética, una dolorosa complicación de la diabetes. La neuropatía produce fuertes dolores, sensación de hormigueo y entumecimiento, generalmente en las piernas; es el resultado del daño en las terminales nerviosas producido por altos niveles de azúcar en la sangre y por haber mantenido los radicales libres fuera de control durante varios años.

Los médicos europeos han formulado ácido lipoico para la neuropatía desde hace varios años, tal como lo hizo el Doctor Atkins. Aunque varios estudios han demostrado su efectividad a lo largo del tiempo, sólo recientemente los médicos norteamericanos han comenzado a utilizarlo en el tratamiento de la neuropatía. El estudio más reciente, hecho en 2003, fue ciego por partida doble, al azar y con placebo, y comparó los efectos producidos por dosis diarias de 600 mg de ácido lipoico por vía intravenosa en pacientes que tenían niveles similares de neuropatía diabética. A sesenta de los pacientes se les suministró ácido lipoico; a los otros sesenta se le dió placebo. Luego de 14 tratamientos, el grupo que recibió ácido lipoico mostró una notable mejoría en el dolor y en las funciones corporales sin que se presentara ningún efecto colateral. El grupo que recibió placebo no mostró ninguna mejoría.[16]

La mayoría de los estudios sobre el ácido lipoico ha utilizado una combinación de dosis orales y por vía intravenosa. El Doctor Atkins encontró que los pacientes que tenían una neuropatía más leve mostraron una mejoría con el tratamiento por vía oral; los casos más severos podrían necesitar un tratamiento por vía intravenosa bajo el cuidado de un médico. Para el tratamiento por vía oral, él recomendaba 600 mg al día en dosis divididas. Si su afección continúa, usted podría necesitar ácido lipoico durante un mínimo de tres meses antes de que los síntomas disminuyan.

La Biotina y el Inositol

La biotina, un miembro del complejo B, es una vitamina peculiar, ya que no se obtiene de los alimentos, aunque esté presente en algunos, como en la yema de los huevos y en los frutos secos. En lugar de esto, es producida por las bacterias que están en el intestino delgado. El DRI para la biotina es de 30 mcg. Como todas las demás vitaminas del complejo B, la biotina es importante para que sus nervios funcionen adecuadamente y para convertir las grasas y proteínas que usted consume en energía. La biotina en altas dosis puede ayudar a disminuir el azúcar sanguíneo al mejorar la sensibilidad a la insulina.[17-19] Como el ácido lipoico, la biotina también puede ayudar a aliviar los síntomas de la neuropatía diabética.[20]

Una buena dosificación para casos leves de inestabilidad del azúcar sanguíneo y de diabetes sería de 2,000 a 4,000 mcg al día, en dosis divididas. A las personas con diabetes severa, especialmente las que necesitaban insulina, el Doctor Atkins les recomendaba una dosis de 7,500 a 15,000 mcg (en dosis divididas.)

El inositol es como un "primo" de las vitaminas del complejo B. Al igual que la biotina, es producida por las bacterias que se encuentran en el intestino delgado, así que es casi imposible tener deficiencia en condiciones normales. El inositol es un componente fundamental de una molécula utilizada para comunicar la acción de la insulina en el interior de la célula.[21] Los altos niveles de insulina agotan las reservas de este nutriente más rápidamente de lo que su cuerpo lo puede producir. El inositol también juega un papel importante en el manejo del estrés y la presión sanguínea.[22] Este nutriente, en la forma de mioinositol, se encuentra en alimentos como los frutos secos y los frijoles. El inositol es un ingrediente común en prescripciones para el azúcar sanguíneo y para este fin la dosificación oscila entre 500 y 1,000 mg diarios.

SUPLEMENTOS ESTIMULANTES DEL AZÚCAR SANGUÍNEO

Cromo

Este mineral de traza es esencial en el funcionamiento adecuado de la insulina en su organismo. Si usted tiene deficiencia de cromo, como les sucede a muchas personas, sus problemas de azúcar en la sangre podrían empeorar. Igualmente, aumentar sus niveles de cromo puede ayudarle a mejorar su resistencia a la insulina.

No se sabe realmente la cantidad exacta de cromo que necesitamos diariamente, pero un consumo apropiado para adultos oscila entre 50 y 200 mcg. Aunque usted necesita una cantidad tan pequeña, numerosas encuestas sobre alimentación muestran que el consumo de cromo en la dieta dista de ser el más adecuado.[23]

El cromo trabaja conjuntamente con la insulina como parte de su mecanismo natural para controlar el azúcar sanguíneo. Los investigadores aún no saben cómo, pero es probable que se deba a que su cuerpo necesita cromo para producir el factor de tolerancia a la glucosa (GTF), un componente que ayuda a regular los niveles de insulina. El GTF ayuda a mantener el azúcar sanguíneo bajo control y también puede ayudar a aumentar la sensibilidad a la insulina, bajar el azúcar sanguíneo y controlar su apetito.[24]

Varios estudios respaldan el uso de suplementos de cromo en

aquellas personas que tienen prediabetes y diabetes. Por ejemplo, un estudio publicado en 1997 observó los efectos que tuvieron los suplementos de cromo en 180 personas con diabetes de Tipo 2. A sesenta personas se les dieron 100 mcg de picolinato de cromo dos veces al día durante cuatro meses; sesenta personas recibieron 500 mcg de picolinato de cromo dos veces al día, y a otras sesenta se les suministró placebo dos veces al día. Los individuos siguieron su dieta y medicamentos usuales durante este período. Al cabo de dos meses, el grupo que tomó 500 mcg dos veces al día mostró una notable mejoría en los niveles de azúcar en la sangre. Al cabo de los cuatro meses, tanto el grupo que tomó 500 mcg como el que tomó 100 mcg registraron una notable mejoría en sus niveles de azúcar en la sangre, pero el grupo que tomó placebo no mostró ninguna mejoría. Como beneficio adicional, las personas que consumieron cromo también mejoraron sus niveles de colesterol.[25]

Otros estudios sugieren que la necesidad de cromo adicional está relacionada con la severidad de la intolerancia a la glucosa. En este sentido, 200 mcg adicionales parecen ser suficientes para quienes tienen una leve intolerancia a la glucosa, pero las personas con casos más serios y los diabéticos necesitan dosis mayores.[26]

El cromo se encuentra en pequeñas cantidades en varios alimentos como la carne de res, el queso, las verduras de hojas oscuras, los hongos, las almejas, la langosta, los escalopes y la cebada. Sin embargo, ya que una taza de brócoli sólo tiene 20 mcg de cromo, usted sabe que es muy difícil obtener 200 mcg diarios de cromo a partir de los alimentos; así que necesita un suplemento para recibir una dosis terapéutica. Su organismo absorbe mejor el cromo si viene en forma de picolinato de cromo o de polinicotinato de cromo. (Algunos estudios realizados en tubos de ensayo parecen sugerir que dosis muy altas de picolinato de cromo pueden causar daños en el ADN.[27] Sin embargo, las dosis utilizadas fueron extremadamente altas, mucho más que las dosis utilizadas en los estudios arriba mencionados, y mucho más altas que la dosis que usted tomaría. Y por supuesto, lo que les sucede a las células de los ovarios de los hámsters en un tubo de ensayo es muy diferente a lo que puede sucederle a su organismo). En términos generales, existe la suficiente evidencia que demuestra que los suplementos de cromo son seguros en dosis de 1,000 mcg (1 mg) al día. El Doctor Atkins generalmente les sugería un máximo de 1,000 mcg a los pacientes con diabetes de tipo 2, y de 400 a 800 mcg diarios a los pacientes con síndrome metabólico o prediabetes, siempre divididos en tres dosis.

Magnesio

Muchas personas diabéticas tienen bajos niveles de este importante mineral de traza, aún cuando reciben cantidades adecuadas a través de los alimentos. De igual manera, las personas que tienen bajos niveles de magnesio—así lo consuman en cantidades normales y suficientes—tienen una alta probabilidad de contraer diabetes. De hecho, los bajos niveles de magnesio son considerados como un fuerte síntoma independiente de diabetes.[28] El magnesio también es muy importante para la salud del corazón. (Para mayor información lea el Capítulo 21.)

Debido a que el magnesio juega un papel importante en los complejos procesos químicos que regulan su sensibilidad a la insulina y al azúcar en la sangre, tener bajos niveles de este mineral puede hacer que los altos niveles de azúcar en la sangre y la resistencia a la insulina empeoren. Pero ¿sirve de algo que usted normalice los niveles de magnesio? Si usted tiene altos niveles de azúcar en la sangre, las probabilidades pueden inclinarse en ambos sentidos, ya que los estudios no son concluyentes. Algunos dicen que sí y otros que no. Sin embargo, en el caso de la resistencia a la insulina, la evidencia que existe acerca de la utilidad del magnesio es un poco más fuerte.[29] También hay evidencia de que mejorar los niveles de magnesio podría ser útil en la prevención de algunas complicaciones de la diabetes, particularmente de enfermedades renales, retinopatía y neuropatía.[30]

Si usted consume una buena cantidad de frutos secos, tal como lo hará si sigue el PACAS, obtendrá una buena dosis de magnesio, pero es probable que esta cantidad no sea suficiente para elevar los niveles de este mineral si usted tiene diabetes de Tipo 2. Aunque pueden ser difíciles de encontrar, el Doctor Atkins prefería utilizar un suplemento de orotato de magnesio porque contiene una pequeña dosis de magnesio elemental que se absorbe muy bien. También es menos probable que cause efectos gastrointestinales colaterales. Sin embargo, muchas tiendas de vitaminas y de productos naturales no suelen ofrecer esta modalidad de magnesio, que se consigue con mayor facilidad como citrato de magnesio, taurato de magnesio y gluconato de magnesio.

Algunos suplementos de magnesio pueden producir diarrea y, en algunos casos, una disminución de la presión sanguínea, así que es mejor que comience con una pequeña cantidad de magnesio elemental y la aumente gradualmente a no más de 350 mcg al día, en dosis divididas. Si usted tiene enfermedades renales quizá no debería tomar suplementos de magnesio. En ese caso, consulte con su médico antes de hacerlo.

Calcio

Es posible que usted sepa que el calcio es fundamental para que sus huesos se mantengan fuertes, pero tal vez no sepa que este mineral también estimula la producción de insulina en su páncreas. Reiteramos que es un proceso complejo—quizá demasiado como para discutirlo aquí—pero un nivel óptimo de calcio en su dieta le ayudará a que este proceso funcione adecuadamente. Si toma suplementos de calcio, asegúrese de mantener un equilibrio apropiado de magnesio y fósforo.

Si usted toma metformin (Glucophage), un medicamento para el tratamiento contra la resistencia a la insulina, es probable que necesite tomar suplementos de calcio. El metformin puede disminuir la absorción de ácido fólico y vitamina B12. Un suplemento de 1,200 mg diarios puede contrarrestar este problema.[31]

El RDI para el calcio es de 1,000 mg diarios para adultos entre los diecinueve y los cincuenta años, y de 1,200 mg para personas mayores.[32] Pero debido a todas las razones mencionadas anteriormente, es probable que usted necesite tomar al menos 1,200 mg. Como beneficio adicional, un nivel semejante de calcio en su dieta proveniente de productos lácteos puede ayudarle a perder peso.[33] Aunque el queso, los frutos secos y las verduras que usted consumirá en el PACAS le proporcionarán mucho calcio, los alimentos no proveen la suficiente cantidad de este nivel terapéutico. El Doctor Atkins les recomendaba suplementos de calcio prácticamente a todos sus pacientes. Mantenga su consumo total de calcio proveniente de suplementos y de su dieta en no más de 2,000 mg al día. Usted no puede absorber una cantidad mayor a ésta, y aunque es muy poco común, tomar más de 2,000 mg al día durante un largo período de tiempo puede producir una sobrecarga de calcio en su corriente sanguínca.

Zinc

Por motivos que los investigadores aún no comprenden, las personas con diabetes de Tipo 2 tienden a presentar niveles muy bajos de este mineral de traza. Debido a que el zinc se necesita para producir una variedad de enzimas antioxidantes en su organismo, y como las personas con síndrome metabólico, prediabetes y diabetes suelen tener altos niveles de estrés oxidativo, usted necesita tener una buena cantidad disponible de zinc.[34] El zinc también es necesario para que su páncreas produzca insulina y para ayudarle a esta sustancia a llevar glucosa a sus células.[35] Aparte de las ostras, que son muy ricas en zinc, este mineral no abunda en los alimentos; también es difícil absorberlo de ellos. Si usted tiene poco zinc, es difícil aumentar sus niveles sólo por medio de la dieta y casi siempre habrá necesidad de ingerir suplementos. Yo recomiendo generalmente una dosis de 30 a 50 mg diarios. Los medicamentos para el azúcar en la sangre suelen contener zinc. El Doctor Atkins aumentaba la dosis a 100 mg diarios a los pacientes con diabetes severa.

Hierro

La hemocromatosis es un trastorno hereditario del metabolismo del hierro. Se calcula que entre el 50 y el 80 por ciento de las personas que tengan este desorden pueden contraer diabetes de Tipo 2. Lo que sucede es que los altos niveles de hierro se acumulan en el páncreas (y en otras partes del cuerpo) y dañan las células beta que producen insulina. Algunas investigaciones recientes sugieren que los altos niveles de hierro juegan un papel en la diabetes, incluso entre las personas que no tienen hemocromatosis, pero todavía es muy temprano para saber cuáles son las verdaderas consecuencias.[36,37] Mientras tanto, y para mayor seguridad, le sugerimos que escoja un suplemento de multivitaminas y minerales que no contenga hierro. (Por supuesto, si usted tiene deficiencia de hierro—anemia—o está en estado de embarazo, siga las indicaciones que le dé su médico acerca de los suplementos de este mineral.)

Coenzima Q_{10}

También conocida como CoQ_{10} o ubiquinona, es una sustancia producida por su organismo que juega un papel muy importante en la producción de energía para la pequeña mitocondria que se encuentra en todas sus células. Si estas pequeñas "centrales de energía" no funcionan adecuadamente, una de las consecuencias puede ser la resistencia a la insulina. Gracias a un reciente estudio realizado en Australia, sabemos que los suplementos de CoQ_{10} pueden ayudar a mejorar la presión sanguínea y los niveles de azúcar en la sangre en personas con diabetes de Tipo 2.[38] El Doctor Atkins normalmente recetaba una dosis mínima de 100 mg diarios divididos en tres dosis. (Para más información sobre el papel de la CoQ_{10} en la salud del corazón, lea el Capítulo 21.)

AMINOÁCIDOS

Como lo hemos señalado en el Capítulo 13, los aminoácidos son los pilares para las miles de proteínas que su cuerpo necesita para funcionar bien. Unos pocos de esos aminoácidos son particularmente importantes para las proteínas que controlan la producción de insulina y la sensibilidad a ésta. Un interesante estudio realizado en el 2003 mostró que los aminoácidos pueden estimular al páncreas para que produzca más insulina, aún en personas que hayan tenido diabetes de Tipo 2 durante un largo tiempo y que por lo tanto produzcan poca insulina.[39]

Las investigaciones acerca de la forma en que los aminoácidos pueden mejorar el azúcar de la sangre están evolucionando.[40] El Doctor Atkins les recetaba aminoácidos de carnitina a muchos de sus pacientes. Usted necesita carnitina para llevar grasa a las mitocondrias a fin de que puedan ser utilizadas como combustible. Mientras más carnitina tenga, más eficiente será el transporte, y si toma un suplemento de carnitina, podrá quemar grasas con mayor rapidez.[41]

LAS ESPECIAS Y EL AZÚCAR SANGUÍNEO

Se han recomendado varias especias para ayudar a controlar los niveles de azúcar en la sangre, como el fenogreco, la canela, el ajo, la cúrcuma, la gimnema silvestre (planta originaria de India) y la banaba (originaria de Filipinas.) El Doctor Atkins no recomendaba las especias como la terapia principal para la diabetes; sin embargo, pueden ser útiles, ya que aumentan el efecto que tienen otros nutrientes en el azúcar sanguíneo y que a menudo se encuentran en suplementos formulados para la regulación del azúcar en la sangre.

En las personas diabéticas, la carnitina puede ser útil para algo más que para perder peso. Los resultados de un estudio realizado en Italia en 1999 mostraron que también puede ayudar a mejorar la sensibilidad a la insulina.[42] Las dosis más frecuentes oscilan entre 1,500 y 3,000 mg.

Nota importante: Aunque los aminoácidos son muy importantes, usted no debe autorecetarse. Los profesionales en el área de la salud difieren en sus opiniones sobre el uso de aminoácidos individuales con fines terapéuticos. Consulte con un médico orientado hacia la nutrición para discutir qué es lo mejor para usted y para monitorear su progreso.

A fin de que usted pueda establecer su régimen de suplementos con mayor facilidad, Atkins Nutritionals elabora suplementos útiles para las necesidades de aquellas personas que tengan desórdenes de azúcar en la sangre y que quieran mejorar su salud cardiovascular. Vaya a la página 272 para ver las formulaciones de "Los 3 Ingredientes Básicos de Atkins" y a la página 294 para la "Fórmula de Aceites Esenciales," donde encontrará información sobre los ingredientes y las dosificaciones de estos dos suplementos básicos. Si desea obtener información sobre fórmulas especializadas, visite nuestra página web www.atkins.com/shop/supplements. Muchos de los suplementos alimenticios que hemos discutido en el contexto del azúcar sanguíneo también pueden ser de ayuda en la presión y en los lípidos sanguíneos. En el capítulo siguiente hablaremos más sobre esto.

¿CUÁL ES SU COCIENTE INTELECTUAL SOBRE SUPLEMENTOS?

¿Conoce bien sus suplementos para el azúcar sanguíneo? Responda este cuestionario.

1. La vitamina C:
   a. es un antioxidante importante   Verdadero ❏   Falso ❏
   b. suele ser baja en las personas
      diabéticas   Verdadero ❏   Falso ❏
   c. sólo se encuentra en los cítricos   Verdadero ❏   Falso ❏

2. La vitamina E se encuentra en:
   a. pescados
   b. carnes rojas y de aves
   c. frutas
   d. frutos secos y semillas

3. El ácido lipoico es útil en el tratamiento de:
   a. dolores de cabeza
   b. neuropatía diabética
   c. enfermedades renales
   d. hipertensión

4. Las personas con prediabetes y diabetes suelen tener:
   a. niveles bajos de magnesio
   b. niveles normales de magnesio
   c. niveles altos de magnesio
   d. niveles excesivos de magnesio

5. ¿Cuáles alimentos son buenas fuentes dietarias de calcio?
   a. verduras de hojas oscuras
   b. tofu (queso de soya)
   c. productos lácteos
   d. frutos secos
   e. todas las anteriores

Respuestas
1. a, Verdadero; b, Verdadero; c, Falso. 2. d. 3. b. 4. a. 5. e.

Capítulo 21

OBTENGA AYUDA ADICIONAL: SUPLEMENTOS PARA LA SALUD DEL CORAZÓN

Las personas que van camino a la diabetes deben evitar a toda costa dos serias consecuencias: una diabetes aguda con complicaciones como la ceguera o la amputación de algún miembro y una enfermedad coronaria mortal. Hemos visto en detalle cómo los suplementos nutricionales pueden ayudarle a controlar sus niveles de azúcar sanguíneo. Veamos ahora los suplementos que pueden mejorar la salud de su corazón.

La mayoría de los suplementos son los mismos que el Doctor Atkins recomendaba en adición a un suplemento de multivitaminas y minerales de buena calidad y sin hierro. Esta combinación puede ayudarle a disminuir su presión sanguínea y a mejorar sus lípidos sanguíneos, los dos pasos vitales para mejorar la salud de su corazón.

Si va a planear un programa de suplementos para reducir sus factores de riesgo de enfermedades coronarias, le sugerimos que consulte con un médico orientado a la nutrición que entienda y respalde la aplicación del Programa Atkins para el Control del Azúcar Sanguíneo (PACAS.) Él o ella le ayudarán a decidir cuáles suplementos—y en qué dosis—son los mejores para usted. Esto es particularmente importante si usted toma medicamentos, ya que ciertos suplementos pueden debilitar o magnificar los efectos de ciertas medicinas.

Nota importante: Si hace cambios en su dieta o en su estilo de vida y comienza a tomar suplementos, podría reducir o incluso suprimir los medicamentos para la hipertensión y para los lípidos anormales. Algunos suplementos pueden tener un efecto en los medicamentos que usted toma para otras afecciones. Antes de tomar éstos u otros suplementos, consulte con su médico y planee con anticipación la forma en que puede reducir o cambiar sus medicamentos a medida que su presión sanguínea y otros números mejoran. Es posible que, entre muchos casos, usted recuerde el de Dorothy W. (vaya a la página 97), que tenía hipertensión como consecuencia de su desequilibrio metabólico y que fue capaz de reducir notablemente su medicamento para la presión sanguínea una vez realizó los cambios en el estilo de vida que hacen parte del PACAS.

ANTIOXIDANTES PARA LA SALUD DEL CORAZÓN

El Doctor Atkins recomendaba suplementos de varias vitaminas y minerales antioxidantes, así como de otros nutrientes, a las personas que tenían riesgos de enfermedades del corazón, incluyendo a cualquiera que tenga síndrome metabólico, prediabetes o diabetes. (Lea en el Capítulo 20 una introducción sobre los antioxidantes.) Los siguientes son los suplementos y dosis que él recomendaba para mejorar la salud del corazón.

Vitamina C

Los altos niveles de vitamina C ayudan a mantener sus vasos sanguíneos relajados, de tal manera que la sangre fluye fácilmente a través de ellos. Una dosis adicional de vitamina C puede disminuir la hipertensión que suele acompañar a las anomalías en el azúcar de la sangre.[1] Lo usual es ingerir de 1,000 a 2,000 mg al día en dosis divididas.

Vitamina E

La aplicación más valiosa que tiene la vitamina E para las personas con anomalías en el azúcar de la sangre y diabetes es que puede ayudar a que los radicales libres no oxiden su colesterol LDL. Según un estudio, las partículas grandes y boyantes recibieron una mayor protección contra el estrés oxidativo que las partículas pequeñas y densas de colesterol LDL, las cuales son más peligrosas.[2] Recuerde: cuando una persona sigue el método Atkins, tanto las partículas de colesterol HDL como las de LDL se vuelven más grandes y boyantes.[3,4] Esto significa que su tendencia a tener arterias obstruidas puede disminuir. La vitamina E también le hace adelgazar, lo que ayuda a prevenir los coágulos que producen ataques al corazón.[5] El Doctor Atkins generalmente recomendaba tomar de 400 a 800 IU al día.

Nota importante: Durante la práctica clínica se ha observado que algunos pacientes experimentan un aumento en la presión sanguínea cuando toman vitamina E. Si usted está tomando una dosis alta y le sucede esto, redúzcala.

VITAMINAS DEL COMPLEJO B

Aunque usted necesita todas las vitaminas B para que su corazón se mantenga saludable, tres de las vitaminas B son particularmente importantes para la salud de su corazón y especialmente para las personas con anomalías en el azúcar de la sangre. La primera es el ácido fólico, también conocida como folato; este ácido podría salvarle la vida.

La razón es algo compleja. Uno de los productos derivados de metabolizar el aminoácido metiniona es una sustancia llamada homocisteína. Hablando en términos estadísticos, un alto nivel de homocisteína en su sangre se asocia con un aumento en el riesgo de enfermedades del corazón, debido a la obstrucción de las arterias. Esto puede aumentar de manera automática el riesgo de enfermedad del corazón para aquellas personas que tengan tendencia a presentar altos niveles de homocisteína. Si usted tiene altos niveles de homocisteína y diabetes, su riesgo será 2.5 veces mayor.[6]

Las personas diabéticas y con altos niveles de homocisteína tienen una mayor probabilidad de sufrir afecciones como enfermedades renales y oculares.[7] Otro estudio demostró que reducir los niveles de homocisteína produce una mejoría en el control del azúcar de la sangre.[8] El metformin (Glucophage), el medicamento más utilizado en la diabetes, podría aumentar sus niveles de homocisteína.[9]

Si sus niveles de homocisteína son muy altos, usted puede tomar medidas eficaces para disminuirlos. (Su médico podría hacerle una prueba para saber cuál es su nivel.) En primer lugar, si sus niveles de azúcar sanguíneo bajan, lo mismo sucederá con su homocisteína.[10] En segundo lugar, los suplementos de ácido fólico, además de vitamina B_6 (piroxidina) y vitamina B_{12} (cobalamina), ayudan a disminuir los niveles de homocisteína al ayudarle a su cuerpo a formar las enzimas que disuelven esta sustancia.[11] Para bajar la homocisteína, el Doctor Atkins utilizaba de 2,000 a 4,000 mcg diarios de ácido fólico, además de 50 mg de vitamina B_6 y de 500 a 1,000 mcg de vitamina B_{12}. Sin embargo, para mantener su homocisteína bajo control con estas dosis, usted necesita consultar con su médico, ya que esta sustancia deberá monitorearse hasta que se encuentre en niveles óptimos. La meta del Doctor Atkins era un nivel de homocisteína en la sangre de 8 µmol/L o menos. Otra razón importante para que usted revise este aspecto con su médico es que en algunas mujeres el ácido fólico adicional puede tener un leve efecto estrogénico que podría monitorearse.

Estos nutrientes han sido muy útiles en pacientes con neuropatías. Un buen ejemplo de la efectividad del uso de las vitaminas del complejo B para reducir los niveles de homocisteína fue Martha N., quien consultó al Doctor Atkins para que le controlara el peso y le disminuyera algunos de los cinco medicamentos que tomaba para los triglicéridos elevados, que estaban en 700. Es interesante anotar que aunque tenía varios factores de riesgo cardiovascular, nunca se había hecho una prueba de homocisteína. Durante su primera visita, su nivel de homocisteína fue de 20.6. Luego de dos meses de estar tomando suplementos adicionales de B_6, B_{12} y ácido fólico, su nivel bajó a 8.8.

Otra vitamina muy útil para la salud del corazón es la niacina, también conocida como vitamina B_3. Mucho antes que los medicamentos a base de estatinas aparecieran en el mercado, los médicos utilizaban altas dosis de niacina para ayudar a reducir el colesterol LDL y los triglicéridos y para aumentar el colesterol HDL.[12] Este tratamiento fue mejorado por el desarrollo de una forma de niacina llamada hexanicotinato de inositol (IHN) que evita el rubor, un desagradable efecto colateral que puede presentarse cuando se toman altas dosis de niacina. Si usted quisiera tomar IHN para mejorar sus lípidos, deberá consultar con un médico orientado a la nutrición para que encuentre la dosis indicada, monitoree su progreso y le revise el hígado. El Doctor Atkins normalmente recetaba entre 500 y 1,500 mg diarios en dosis divididas.

Un problema que tienen la niacina y el INH es que pueden aumentar ligeramente su azúcar sanguíneo si usted tiene diabetes.[13] El Doctor Atkins normalmente le recetaba una dosis un poco menor de IHN y una dosis un poco más alta de cromo a los pacientes con altos niveles de azúcar en la sangre (para más información sobre este mineral, lea el Capítulo 20). Aunque no todas las personas experimentan una elevación del azúcar sanguíneo, le recomendamos que se lo haga revisar. La terapia combinada que utilizaba el Doctor Atkins es tan efectiva para mejorar los niveles de colesterol como una mayor dosis de IHN.

La pantetina, una modalidad del ácido pantoténico de la vitamina B, también puede ser útil para mejorar sus lípidos, particularmente el colesterol total y el LDL.[14] La pantetina es muy eficaz y los efectos colaterales son mínimos. (A algunos pacientes les da diarrea, pero normalmente ésta desaparecerá si se reduce la dosis.) El Doctor Atkins observó que sus pacientes obtuvieron el mayor beneficio cuando tomaron dos o tres cápsulas de 450 mg de megapantetina al día. Si no puede conseguir esa formulación, tome de tres a seis tabletas diarias de un suplemento de pantetina.

MAGNESIO

Si usted tiene síndrome metabólico, prediabetes o diabetes, sus niveles de magnesio probablemente serán bajos, tal como lo explicamos en el Capítulo 20. Eso no sólo es nocivo para el azúcar en la sangre, sino también para su presión sanguínea y su corazón. Los bajos niveles de magnesio pueden producir arritmias cardiacas (latidos irregulares) y también pueden hacer que su sangre se vuelva más pegajosa y susceptible de formar coágulos.[15,16]

El magnesio puede tener un fuerte impacto en su presión sanguínea. Cuando usted tiene deficiencia de magnesio—tal como les sucede a muchas personas hipertensas—las paredes de sus vasos sanguíneos se vuelven rígidas, elevando su presión sanguínea. El magnesio hace que los vasos sanguíneos se relajen, lo cual produce una disminución en la presión.[17] Para el tratamiento de la hipertensión, el Doctor Atkins utilizaba 500 mg diarios de orotato de magnesio dividido en tres o cuatro dosis. Él prefería esta modalidad de magnesio, ya que generalmente se absorbe bien. Usted también debería tomar tres o cuatro dosis diarias de taurato de magnesio.

Nota importante: si usted padece de enfermedades renales, debe discutir con su médico sobre los suplementos de magnesio antes de tomarlos.

TAURINA

La taurina es otro valioso aminoácido en el tratamiento de la hipertensión y en la salud de su corazón.[18] Actúa como un diurético natural, ayudando a su cuerpo a excretar el exceso de fluidos.[19] Esto a su vez disminuye su presión sanguínea y el trabajo que realiza su corazón. Se ha demostrado que la taurina aumenta la inmunidad y protege contra el estrés oxidativo.[20] Generalmente se encuentra disponible en tabletas de 500 mg. La dosis usual fluctúa entre 1,500 y 3,000 mg diarios, divididos en tres dosis.

Nota importante: los aminoácidos como la taurina pueden tener fuertes efectos, especialmente en presencia de medicamentos como diuréticos, y sólo deberían ser ingeridos luego de consultar con un médico orientado a la nutrición. Los profesionales de la salud tienen opiniones diferentes sobre el uso de aminoácidos individuales para fines terapéuticos.

ÁCIDOS GRASOS ESENCIALES

Los ácidos grasos omega-3 son muy útiles para prevenir enfermedades del corazón (tal como lo dijimos en el Capítulo 8) en personas diabéticas, principalmente porque ayudan a reducir sus niveles de triglicéridos y su presión sanguínea. Comer pescados de agua fría dos veces por semana le ofrecerá muchos de los beneficios que tiene el omega-3, además de suministrarle proteína de alta calidad y una agradable variedad en su dieta. Tomar cápsulas de omega-3 puede aumentar ese beneficio, especialmente si a usted no le gusta el pescado. (Las semillas de linaza son otra fuente de omega-3.) Existe una evidencia sólida que demuestra que una dosis suplementaria de omega-3 proveniente del pescado es buena para la presión sanguínea.[21] Además de disminuir la presión sanguínea, se ha demostrado que los suplementos de omega-3 reducen los triglicéridos sin tener afectos adversos en el metabolismo de la glucosa.[22–25]

A fin de obtener todos los ácidos grasos omega-3, incluyendo el ácido eicosapentaenoico (EPA) y el ácido docosahexanoico (DHA), que sólo se encuentran en el pescado, recomendamos que tome una cápsula de gel suave que contenga un total de 600 mg. La dosificación puede ser de dos a seis cápsulas diarias. Si los triglicéridos aumentan significativamente o se presenta un alto grado de inflamación, es probable que haya necesidad de tomar una dosis más alta hasta que los resultados de laboratorio muestren un nivel óptimo. Si está tomando actualmente alguna prescripción médica para fluidificar la sangre, consulte primero con su doctor sobre los suplementos omega-3.

Es importante equilibrar el consumo de ácidos grasos omega-3 y omega-6. El Doctor Atkins utilizaba aceite de borraja en cápsulas de gel de 240 mg a manera de omega-6 (también llamado ácido linolénico gama o GLA); la dosis varía de una a tres cápsulas diarias. La fórmula Atkins de suplementos de aceites esenciales combinan los ácidos grasos esenciales de una forma muy equilibrada. A continuación encontrará una lista de todos los nutrientes de los Aceites esenciales de Atkins.

FÓRMULA DE ACEITES ESENCIALES

Tamaño por porción: 2 cápsulas de gel suave

SUPLEMENTO	TAMAÑO POR PORCIÓN
Vitamina E (de tocoferoles mixtos)	20 IU
Ácido alfalinolénico (de semillas de linaza)	440 mg
Ácido docosahexanoico (de aceite de pescado)	160 mg
Ácido eicosapentanoico (de aceite de pescado)	240 mg
Ácido gama linolénico(GLA) (de semillas de borraja)	192 mg
Ácido linoleico (de aceites de semillas de borraja, de linaza y de pescado)	305 mg
Ácido oleico (de aceites de semillas de borraja, de linaza y de pescado)	405 mg

COENZIMA Q_{10}

Una de las peores consecuencias de los medicamentos a base de estatinas es que la prescripción *de rigor* para personas con el colesterol alto interfiere con su producción de la coenzima Q_{10} (ubiquinona o CoQ_{10}). Como usted necesita CoQ_{10} para producir energía en las mitocondrias que se encuentran en todas sus células, su deficiencia puede producir fatiga y debilidad muscular. Esto es algo más que un pequeño efecto colateral, ya que puede convertirse en un serio problema si se trata de su corazón, un poderoso músculo que tiene más mitocondrias por célula que cualquier otro órgano del cuerpo. Lo último que usted quisiera es tomar un medicamento que debilite su corazón, aunque los de estatinas han sido ampliamente recetados para *ayudarle* a su corazón.[26] El Doctor Atkins creía que esta paradoja que terminaba por desvirtuarse a sí misma pronto sería reconocida, una vez que las personas que tomaran este medicamento durante años comenzaran a mostrar síntomas de insuficiencia cardiaca, cardiomiopatía, arritmias y otros problemas producidos por niveles deficientes de CoQ_{10}. Sería interesante escuchar lo que diría el sistema médico al respecto.

Incluso sin medicamentos de estatinas, la producción de CoQ_{10} disminuye un poco a medida que envejecemos. El Doctor Atkins acostumbraba recetar CoQ_{10} a todos los pacientes que tuvieran riesgo de enfermedades cardiacas. También observó que el CoQ_{10} era efectivo en la disminución de la presión sanguínea. La dosis usual es de 100 mg, tres veces al día. En algunos casos, recomendaba una dosis mayor.

Para que usted pueda diseñar su régimen de suplementos de un modo sencillo, Atkins elabora productos que satisfacen las necesidades de aquellas personas con desequilibrios en el azúcar sanguíneo y que mejoran la salud cardiovascular. Usted ya vio las formulaciones de los tres ingredientes básicos de Atkins en la página 272 y la fórmula de aceites esenciales en la página 294. Si desea obtener información sobre formulaciones especializadas, visite nuestra página de Internet www.atkins.com/shop.

Usted ya conoce dos de los principales aspectos del Programa Atkins para el Control del Azúcar Sanguíneo: la dieta y los suplementos. Es hora de aprender el tercer componente fundamental del programa: el ejercicio.

¿CUÁL ES SU COCIENTE INTELECTUAL SOBRE SUPLEMENTOS PARA LA SALUD?

¿En qué forma le ayudan los diferentes suplementos a mantener su corazón saludable? Evalúe sus conocimientos respondiendo este cuestionario.

1. **La vitamina C ayuda a su corazón porque:**
   a. previene el escorbuto
   b. mejora la digestión
   c. relaja los vasos sanguíneos
2. **La vitamina E ayuda a su corazón porque:**
   a. previene la oxidación del colesterol
   b. fortalece los huesos
   c. hace que su corazón palpite más lentamente

(continúa)

3. El ácido fólico, la vitamina B_6 y la B_{12} son buenas para:
   a. disminuir los niveles de A1C
   b. disminuir la homocisteína
   c. disminuir la presión sanguínea

4. La niacina o el IHN ayudan a:
   a. reducir el colesterol
   b. reducir la presión sanguínea
   c. reducir el azúcar de la sangre

5. El magnesio sirve para:
   a. reducir el colesterol
   b. reducir la presión sanguínea
   c. controlar el azúcar de la sangre

6. Los ácidos grasos omega-3 son buenos para su corazón porque:
   a. reducen los triglicéridos
   b. disminuyen la presión sanguínea
   c. mejoran la circulación de la sangre

7. La taurina es buena para el corazón porque:
   a. disminuye la presión sanguínea
   b. aumenta la eliminación del exceso de fluidos
   c. reduce el estrés oxidativo

Respuestas:
1. c. 2. a. 3. b. 4. a. 5. b y c. 6. a b y c. 7. a y b.

UNA ALTERNATIVA A LOS MEDICAMENTOS

Cuando su médico le recetó medicamentos para la diabetes, April Greer juró que nunca los tomaría. Sin embargo, ella decidió seguir el método Nutricional Atkins, pudo mantener su promesa, y es una prueba viviente de que un estilo de vida bajo en carbohidratos sí ofrece recompensas.

NOMBRE: April Greer
EDAD: 34 años
ESTATURA: 5 pies 3 pulgadas
PESO ANTERIOR: 237 libras
PESO ACTUAL: 137 libras

Estuve visitando al médico durante varios meses debido a unas infecciones crónicas que tenía en la vejiga. Un día, él decidió hacerme un examen de orina. Resultó que mis niveles de azúcar en la orina eran muy altos, y él investigó más a fondo. Descubrió que mi nivel promedio de azúcar en la sangre era de 207. Cuando me dijo, "Usted es una persona completamente diabética," sus palabras se convirtieron en lo que sería mi transformación absoluta.

Mi doctor me recetó medicamentos para la diabetes, pero no los compré, pues no quería depender de las pastillas. Yo sabía que el típico tratamiento para la diabetes de Tipo 2 comienza con pastillas y termina con inyecciones. Entonces visité la página de Internet de Atkins y, luego de leer la información, quise implementar el programa Atkins de inmediato. Realmente, lo último que yo pensaba era perder peso. Yo le gustaba a mi esposo como era, pero pensé en la posibilidad de jugar fútbol con mis dos hijos, que ahora tienen seis y nueve años. También me daba miedo tener problemas en mis órganos o sufrir una amputación de alguna extremidad si no lograba controlar mi diabetes.

Desde el comienzo hice Atkins con mucha seriedad y cuidado. Me revisaba el azúcar sanguíneo todos los días, en la mañana y en la noche. Durante las dos primeras semanas, mi azúcar en la sangre bajó de 207 a 148. Al cabo de seis meses había perdido 100 libras y mi azúcar sanguíneo en ayunas se había estabilizado entre 80 y 110. Ya no necesitaba revisarme el azúcar de la sangre todos los días, y ése fue un verdadero triunfo.

Si miro el pasado, veo que mi dieta era una pesadilla en términos nutricionales. Desayunaba pancakes o tostadas a la francesa y jugo de naranja en restaurantes de comidas rápidas; mi almuerzo consistía en burritos o tacos para llevar; y mi cena típica era pastas con pan. Ahora mantengo huevos duros en mi escritorio o como huevos revueltos con tocino o salchicha. Todavía almuerzo en restaurantes de comidas rápidas, pero pido pechuga de pollo sin pan y ensalada. Si tengo poco tiempo, me como una barra de Atkins Advantage. Mi cena consiste en una hamburguesa de pollo o de pescado pero sin el pan. A veces ceno con alimentos típicos del desayuno, como huevos revueltos con tocino. Siempre tenemos vegetales a mano y el brócoli se ha convertido en mi preferido.

Siempre fui talla 5 en los años de secundaria, pero comencé a subir de peso y a comer para reconfortarme luego de tener a mi primer hijo. Era un ciclo muy negativo: comer, sentarme, subir de peso y sentirme cansada y deprimida; comer, sentarme, subir de peso. Llegué a la talla 22 y tuve que empezar a comprar ropa en tiendas especiales. A mi esposo le parecían muy feas esas ropas de "anciana." Cuando perdí las primeras 50 libras, no quise permanecer sentada en el sofá y comencé a nadar en nuestra piscina.

Las primeras piscinas me dejaban exhausta, pero seguí haciéndolo, y aún trato de nadar todos los días. Todos en la casa comenzamos a caminar hasta el parque y a jugar fútbol. El ejercicio realmente te da una gran energía, de tal suerte que cuanto más ejercicio haces, más ejercicio quieres hacer. Esto es importante para mí, pues tengo un trabajo de tiempo

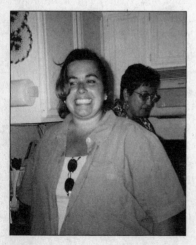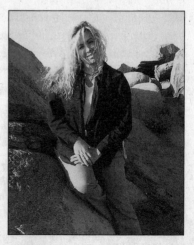

ANTES   **DESPUÉS**

completo como agente en una compañía de carga internacional y permanezco sentada todo el día en mi escritorio.

Hace una semana, mi doctor me dijo, "¿Sabes que gracias a ti les he recomendado Atkins a todos mis pacientes diabéticos?" Me siento muy orgullosa de lo que he logrado y me siento bendecida de no tener que tomar medicamentos ni de inyectarme. Mis hijos veían antiguas fotos mías y me preguntaban, "Mami, ¿cuándo vas a volver a ser delgada?" Me dolía por mí y por ellos. Anteriormente, si un hombre iba a entrar a un restaurante y estaba delante de mí, simplemente me tiraba la puerta en la cara. Actualmente, no es extraño que varios hombres se disputen para abrirme la puerta. No puedo decirles el efecto que eso produce en la autoestima. Pero lo que me parece más importante es haber recobrado mi salud, y saber que podré disfrutarla en compañía de mis hijos.

Nota: Sus resultados individuales pueden ser diferentes de los que se muestran aquí. Como se dijo anteriormente, Atkins recomienda una evaluación inicial de laboratorio y seguimiento continuo en coordinación con su proveedor de salud.

Capítulo 22

ALÉJESE DE LA DIABETES

Cuando se trata de mejorar su sensibilidad a la insulina, el ejercicio no es negociable: es obligatorio. Otro enorme beneficio es que le ayudará a perder peso y a mejorar varios aspectos de su salud.

LAS VENTAJAS DEL EJERCICIO

El ejercicio no sólo reduce la grasa corporal sino que también aumenta su masa muscular. Le diremos algo que seguramente usted no sabía: una mayor cantidad de masa muscular ayudará a que su cuerpo adquiera nuevas formas, a conservar la fuerza y a revitalizar su metabolismo. Mientras más músculos tenga con respecto a su peso corporal, más sensibilidad a la insulina tendrá. Y como los músculos queman glucosa más rápidamente de lo que puede hacerlo la grasa, mientras más músculos tenga, más energía podrá utilizar. Por eso el ejercicio y el control del consumo de carbohidratos son los dos principales componentes del Programa Atkins para el Control del Azúcar Sanguíneo (PACAS.)

La pérdida de masa muscular es un factor inevitable en el proceso de envejecimiento, especialmente si usted no hace ejercicio. Ésa es una de las razones por las que su ritmo metabólico se hace más lento, ha-

DIEZ RAZONES PARA HACER EJERCICIO

Si el ejercicio fuera una droga, las fábricas no serían capaces de producirlo con la suficiente rapidez. Le daremos once motivos para que comience a moverse:

1. Desarrollará y tonificará sus músculos
2. Mejorará su sensibilidad a la insulina
3. Elevará su ACE (Equilibrio Atkins de Carbohidratos)
4. Le ayudará a seguir perdiendo peso con un programa alimenticio más flexible
5. Le ayudará a prevenir la diabetes si es que aún no padece esta enfermedad
6. Su longevidad y estado cardiovascular mejorarán
7. Le ayudará a disminuir su presión sanguínea
8. Le ayudará a mejorar sus lípidos sanguíneos y problemas de coagulación
9. Le ayudará a mantener el equilibrio y la firmeza en las rodillas, y a evitar que se caiga
10. Mantendrá una buena densidad ósea
11. Aumentarán sus niveles de energía, temperamento y capacidad para manejar el estrés

ciendo que pueda ganar peso con mayor facilidad. Pero los profundos cambios sociales que han ocurrido durante el último siglo se han confabulado para que hasta las personas jóvenes sean más gordas, ya que cada vez hacemos menos ejercicio y consumimos más calorías vacías. Nuestra dependencia de las máquinas, particularmente de los autos y de electrodomésticos como aspiradoras y lavadoras, han disminuido notablemente la actividad física que realizan la gran mayoría de las personas. Lo que es peor aún, muchas personas pasan actualmente la mayor parte del tiempo frente a la pantalla de la computadora o en el mismo lugar en una línea de ensamblaje, sólo para llegar a la casa y sentarse frente a la televisión, haciendo que nuestro estilo de vida sea cada vez más inactivo. Combine esta actitud de teleadicto con una dieta saturada de carbohidratos y relativamente baja en proteínas (con respecto a la recomendada por USDA en la pirámide nutricional), y su organismo recibirá la señal de almacenar grasas en lugar de quemarlas, y tendrá entonces la fórmula para la actual crisis de salud.

Para romper con esta tendencia y no terminar convertido en una estadística más de la epidemia de "diabesidad," usted debería seguir el Programa para el Control del Azúcar Sanguíneo que hemos descrito en los capítulos anteriores y comenzar un programa de ejercicios. Estos dos factores acelerarán las señales hormonales para quemar grasa.

EL EJERCICIO AYUDA A PREVENIR LA DIABETES

El efecto protector del ejercicio contra la diabetes es poderoso, y es más fuerte en las personas que tienen mayor riesgo. Veamos un estudio muy interesante: varios investigadores analizaron durante un período de quince años los patrones de actividad física y otras características personales de unos 6,000 estudiantes graduados de una importante universidad. Entre los hombres que tenían varios factores de riesgo de diabetes al comienzo del estudio—que incluían sobrepeso, hipertensión y antecedentes familiares—los que contrajeron diabetes al final del estudio fueron los que hicieron menos ejercicio. Los hombres en situación de riesgo que tuvieron una mayor actividad física presentaron un riesgo mucho menor de contraer diabetes. En otras palabras, el efecto protector de un aumento en la actividad física fue mayor en las personas que tenían un mayor riesgo de contraer diabetes.[1]

Un estudio realizado a más de 11,000 hombres y mujeres en China arrojó resultados similares. Cuando se les hizo un examen de diabetes a los miembros del grupo en 1986, los investigadores encontraron que casi 600 personas ya sufrían trastornos en la tolerancia a la glucosa o prediabetes. Los participantes fueron divididos al azar en cuatro grupos. Uno de ellos era controlado: sus integrantes no realizaron cambios en su dieta ni en su ritmo de ejercicios. El segundo grupo sólo realizó cambios en la dieta, basado en las recomendaciones usuales para los diabéticos. El tercer grupo no realizó cambios en la dieta pero hizo más ejercicio, y el cuarto grupo realizó cambios en la dieta y comenzó a hacer ejercicio. Luego de seis años, casi el 68 por ciento del grupo controlado había desarrollado diabetes, así como casi el 44 por ciento del segundo grupo. El 41 por ciento del tercer grupo desarrolló diabetes, así como el 46 por ciento del cuarto. El ejercicio jugó un papel más importante en la prevención de la diabetes que la dieta estándar para esta enfermedad o que la combinación de la dieta y el ejercicio.[2] Esto no es sorprendente; la dieta estándar, abundante en carbohidratos, no permitió que las personas obtuvieran buenos resultados, incluso cuando hicieron ejercicio para contrarrestar los efectos producidos por los carbohidratos.

EL EJERCICIO Y SU AZÚCAR SANGUÍNEO

Durante varias décadas, los investigadores han sabido que el ejercicio ayuda a mejorar la resistencia a la insulina, pues hace que sus músculos respondan más a los efectos de esta sustancia. Así que si usted tiene señales de síndrome metabólico, prediabetes o diabetes, su motivación para hacer ejercicio es más clara que el agua. Pero ¿cuanta mejoría se puede esperar? En un intento por responder a esta pregunta, varios investigadores realizaron recientemente un meta-análisis de pruebas clínicas sobre el efecto del ejercicio en pacientes con diabetes de Tipo 2 y observaron los resultados de catorce estudios diferentes en los que los pacientes sólo hicieron ejercicio moderado, pues no tomaron medicamentos para la diabetes ni realizaron ningún cambio en sus hábitos alimenticios. ¿Cuál fue el resultado? No perdieron mucho peso, pero su azúcar sanguíneo, de acuerdo a la prueba de hemoglobina glicada (AC1), mejoró considerablemente. De hecho, la mejoría fue suficiente para disminuir el riesgo de afecciones diabéticas.[3] Y eso que sólo fue con ejercicio. Imagínese qué puede suceder si usted combina el Programa de control de carbohidratos de Atkins con ejercicio.

ALGUNAS PRECAUCIONES QUE DEBEN TENER LAS PERSONAS DIABÉTICAS CUANDO HAGAN EJERCICIO

Algunas complicaciones frecuentes de la diabetes pueden afectar sus opciones de hacer ejercicio. Si tiene diabetes, analice su programa de ejercicios con su médico antes de comenzar.

Retinopatía Diabética. Si usted tiene esta afección ocular, quizá deba evitar actividades que aumenten considerablemente su presión sanguínea como el levantamiento intensivo de pesas o aquellas que puedan ocasionar golpes y vibraciones como trotar, correr y los deportes con raquetas. Sin embargo, podrá caminar rápidamente y trabajar en máquinas como entrenadoras elípticas y bicicletas estáticas.

Neuropatía Periférica. Es una complicación muy común de la diabetes, que produce una reducción o pérdida de sensación en los pies. Los ejercicios repetitivos con las piernas, tales como caminar durante mucho tiempo, trotar, correr, la banda caminadora o hacer ejercicios de escaleras podrían causar ulceraciones de difícil cicatrización en los pies e incluso fracturas óseas. Es probable que tenga que limitarse a ejercicios que no produzcan impacto o no conclusivos como la natación, los aeróbicos acuáticos, las bicicletas estáticas o las máquinas remadoras. Examínese los pies con frecuencia para detectar rápidamente señales de enrojecimiento, ampollas o cambios en la piel.

EL PROGRAMA ADECUADO PARA USTED

Casi todas las personas pueden encontrar un plan de ejercicios que sea posible y seguro, pero le insistimos que consulte con un médico antes de hacerlo. Esto es *absolutamente esencial* si ha estado completamente inactivo o tiene alguna afección en el corazón. Es posible que necesite una prueba de resistencia para determinar si puede hacer ejercicio sin problemas. Normalmente, estas pruebas son sencillas, así que no dude en hacérselas. Seguramente le dirán que camine en una banda caminadora (treadmill) o que monte en una bicicleta estática mientras le conectan un monitor para el corazón. Es probable que el médico utilice algún medicamento o una prueba con ondas de sonido (ecocardiograma) para ver el funcionamiento de su corazón mientras hace ejercicio.

COMENZANDO

¿Cómo debería comenzar una vez que su médico le dé luz verde?

En primer lugar, antes de realizar algún cambio, es mejor esperar hasta que haya seguido su programa de carbohidratos controlados por lo menos durante dos semanas. Dele tiempo a su organismo para que se adapte a su nuevo estilo de alimentación y entonces estará listo para pasar al siguiente aspecto de su nuevo estilo de vida. Por supuesto que aquellos que deseen mejorar su estado físico pueden comenzar a realizar más actividades a fin de prepararse para comenzar oficialmente con su programa de ejercicios.

LOS DOS TIPOS DE EJERCICIOS

Las clases de ejercicio de las que estamos hablando pueden dividirse en dos categorías básicas: aquellos que mejoran el estado cardiovascular (aeróbicos) y los que desarrollan y mantienen músculos (de resistencia.) Correr, trotar, caminar rápidamente, montar en bicicleta, esquiar en línea y nadar son todos ejercicios aeróbicos. Los ejercicios de resistencia pueden aumentar su ritmo cardiaco y respiratorio, pero básicamente sirven para desarrollar músculos. El levantamiento de pesas pertenece a esta categoría, así como los ejercicios isométricos y las rutinas de entrenamiento más populares en muchos clubes de salud y gimnasios. Un buen programa incluye ambos tipos de ejercicio. En el capítulo siguiente le daremos algunas sugerencias para que usted realice estas dos modalidades de ejercicio y saque el máximo provecho de ellas, mejorando de paso su salud cardiovascular y manteniendo o aumentando su fuerza.

TÓMELO CON CALMA

Si usted es una persona pesada y no acostumbraba a moverse mucho, o si simplemente está fuera de forma, comience a llevar un estilo de vida más activo de manera lenta y gradual, pues así disminuirá la probabilidad de dolencias en las articulaciones. Si usted tiene deseos de ver resultados rápidos, es esencial que aumente gradualmente su actividad para permitir que sus músculos, articulaciones, ligamentos y tendones tengan tiempo para adaptarse a su nuevo nivel de actividad. De lo contrario, usted podría lesionarse, sabotear su plan y regresar por su propia cuenta al sofá.

ESTABLEZCA SUS METAS DE EJERCICIO

Una vez que se comprometa firmemente a hacer ejercicio, el próximo paso es calcular qué tanto debe hacer. Muchos investigadores se han preguntado lo mismo y las respuestas son básicamente las siguientes:

1. Realice al menos media hora de actividad aeróbica. Por ejemplo, camine a un buen ritmo tres días por semana. Será mejor aún si hace ejercicio de cuatro a seis días por semana, y durante más tiempo. De hecho, en recomendaciones realizadas en el año 2002, el Surgeon General de los Estados Unidos sugería una hora de actividad física moderada todos los días. Una meta alternativa recomendada por los Centros para el Control de las Enfermedades conjuntamente con el American College of Sports Medicine es de "al menos" treinta minutos de actividad moderada todos o casi todos los días de la semana.[4] Es posible que usted no pueda comenzar a ese nivel, pero ésa debería ser su meta, pues los investigadores sugieren que existe una relación entre un aumento en el ejercicio y un incremento en beneficios para la salud.[5] Cualquier actividad que usted decida realizar debería aumentar su ritmo cardiaco.

2. Haga ejercicios de resistencia al menos dos veces por semana. Una buena rutina de ejercicios para fortalecer todo el cuerpo dura sólo media hora, aunque es probable que inicialmente usted no tenga

la energía suficiente para hacer ejercicio durante ese período de tiempo. Usted puede reducir proporcionalmente la actividad aeróbica cuando haga este tipo de ejercicios. No trabaje los mismos grupos de músculos durante dos días seguidos.

3. Descanse un día a la semana, pero si se aficiona mucho al ejercicio, tal como les sucede a muchas personas, no estaría mal que caminara durante su "día libre."

4. Entienda que tal vez usted no pueda cumplir estas metas inicialmente, pero eso no deber ser motivo para dejar de hacer ejercicio. Es mejor hacer poco ejercicio que mantenerse inactivo, y la mayoría de las personas puede aumentar gradualmente su nivel de ejercicios.

ENCUENTRE SU RITMO CARDIACO IDEAL

Como cualquier otro músculo de su cuerpo, el corazón se fortalece cuando se ejercita. Cuando usted hace ejercicios aeróbicos, su corazón latirá más rápido y fuerte. Por supuesto que usted no querrá excederse, así que necesitará encontrar la forma de saber qué tan rápido deberá ser su latido cardiaco. Hay una fórmula muy simple que usted puede utilizar para determinar este aspecto:

1. Comience por saber cuál es su ritmo cardiaco en estado de reposo, es decir el ritmo cardiaco cuando usted está casi inactivo. Siéntese durante quince minutos (lea o vea televisión), luego localice su pulso con su dedo pulgar en cualquiera de los dos lados de la muñeca, del cuello o debajo del ángulo de su quijada. Utilice un reloj que tenga segundero y cuente su ritmo cardiaco durante diez segundos. Multiplique esa cifra por seis para saber el número de latidos por minuto. Para la mayoría de las personas, el ritmo cardiaco en estado de reposo está entre 60 y 80 latidos por minuto. (En términos generales, mientras más esté en forma, más lentos serán sus latidos en estado de reposo.) Anote el número y escriba "ritmo cardiaco en estado de reposo." Cuando esté en forma, verá que suceden dos cosas: su corazón volverá al ritmo cardiaco en estado de reposo más rápidamente luego de hacer ejercicio, y su ritmo cardiaco en estado de reposo podrá disminuir un poco.

2. Luego réstele su edad a 220. Anote el número y escriba "ritmo

cardiaco máximo." Por ejemplo, si usted tiene 50 años, su ritmo cardiaco máximo será de 170 latidos por minuto ($220 - 50 = 170$).

Nota importante: No es aconsejable que se esfuerce hasta encontrar su ritmo cardiaco máximo.

3. Inicialmente, su ritmo cardiaco ideal mientras hace ejercicio será del 60 por ciento de su ritmo cardiaco máximo. Tome entonces su ritmo cardiaco máximo tal como se indica en el paso 2 y multiplíquelo por 0.60. Si su ritmo cardiaco máximo es de 170 latidos por minuto, entonces su meta de ejercicios, que se denomina como su ritmo cardiaco ideal, es de 102 latidos por minuto ($170 \times 0.60 = 102$). Sin embargo, recuerde que cada persona tiene un ritmo cardiaco diferente y que su ritmo cardiaco máximo puede variar hasta quince latidos más o menos que lo indicado por la fórmula. Utilice la cifra resultante de la fórmula como un punto de referencia pero no como un objetivo inamovible.

4. Cuando usted comience a hacer ejercicio, debería tratar de que su ritmo cardiaco fuera el 60 por ciento de su ritmo cardiaco máximo. A medida que su estado físico mejore, intente aumentar gradualmente su ritmo cardiaco al 65 por ciento mientras hace ejercicio, y luego al 70 por ciento o incluso más (hasta un 80 por ciento) de su ritmo cardiaco máximo. Como su meta principal es ponerse en forma y no competir en los Juegos Olímpicos, la clave está en llegar a un nivel que usted pueda mantener cómodamente a la vez que obtiene importantes beneficios cardiovasculares. Una meta razonable a largo plazo sería un ritmo cardiaco equivalente a una cifra que esté entre 70 y 80 por ciento de su ritmo cardiaco máximo. Llegar lentamente a ese nivel prevendrá lesiones y agotamiento luego de ejercitarse a un nivel que sea "demasiado fuerte." Algunos medicamentos, como los betabloqueantes para disminuir la presión sanguínea, pueden limitar la rapidez con la que su corazón late. Una vez más: si está tomando medicamentos prescritos, asegúrese primero de hablar con su médico sobre su programa de ejercicios.

5. Recuerde que un poco de ejercicio es mejor que nada, así que no se sienta desanimado si no es capaz de hacer ejercicio durante un buen tiempo o si no puede aumentar cómodamente su ritmo cardiaco al nivel recomendado. ¡Felicítese de hacer lo que esté a su alcance!

RITMO CARDIACO IDEAL DE EJERCICIO

Ritmo cardiaco ideal de ejercicio	Edad					
	20	30	40	50	60	70
50%	100	95	90	85	80	75
60%	120	114	108	102	96	90
70%	140	133	126	119	112	105
80%	160	152	144	136	128	120

Utilice esta tabla para calcular su ritmo cardiaco durante el ejercicio a un nivel que sea adecuado para su edad y estado físico.

Su objetivo es comenzar con su programa de ejercicios y trabajar hasta que su ritmo cardiaco llegue a su mínimo ideal, y permanecer en él durante treinta minutos, tres veces a la semana. Eventualmente, usted será capaz de hacer ejercicio a su ritmo cardiaco máximo todos los días si así lo desea, y también podrá permanecer en ese nivel por más de treinta minutos.

ESCOJA ACTIVIDADES QUE LE GUSTEN

Puede que el ejercicio sea obligatorio, pero también puede ser divertido. Busque una actividad que le guste hacer sin esforzarse demasiado, sin tener que hacer muchos arreglos preliminares ni gastar mucho dinero. Para muchas personas, la mejor opción es caminar, pero existen muchas otras formas de hacer ejercicio. Lo único que tiene que hacer es encontrar una—o más—que le guste, y hacerla. Por ejemplo, al Doctor Atkins le encantaba el tenis, y él jugaba siempre que podía.

Quienes sean enemigos declarados del ejercicio deberían encontrar la actividad que menos detesten. Recompénsese cuando obtenga pequeños logros. Por ejemplo, cómprese un libro que usted haya deseado y léalo mientras camina en la banda caminadora, regálese un disco con música energética para que se mantenga motivado mientras hace ejercicio o retire un video de ejercicios de la biblioteca.

Es probable que algunas de las actividades que le gustaban-correr o jugar baloncesto, por ejemplo—ya estén fuera de su alcance debido al exceso de peso o a problemas en las articulaciones como artritis en las rodillas, pero esto no es excusa para no hacer ejercicio. La natación, los ejercicios acuáticos, las bicicletas estáticas, las máquinas elípticas y los aeróbicos de bajo impacto generalmente son "amables" con sus articulaciones. Y si usted pierde peso y fortalece su cuerpo, es posible que note que las articulaciones que tanto le duelen comiencen a mejorar un poco y le permitan ejercitarse de formas más variadas. Si tiene inflamación en las articulaciones pero decide seguir el PACAS y tomar un suplemento de ácidos grasos esenciales, la inflamación y el dolor deberían disminuir, y usted podrá hacer más ejercicio.

BEBA ANTES DE SENTIR SED

Lo primero que debe hacer antes de comenzar a hacer ejercicio es llenar una botella con un litro de agua, beber la cuarta parte y tenerla a mano. Si usted suda y respira fuerte, perderá líquidos con rapidez. Para cuando le dé sed, es probable que ya esté un poco deshidratado, incluso si hace frío, cuando no se suda mucho. Si toma agua antes, durante y después de hacer ejercicio, se mantendrá hidratado. La ventaja es que usted será capaz de hacer ejercicio sin sentirse tan cansado. Cuando está adecuadamente hidratado, su organismo puede disolver más rápidamente el ácido láctico, sustancia derivada del metabolismo del ejercicio que produce esa dolorosa sensación en sus músculos. Deshidratarse no produce ningún beneficio a largo plazo y hace que sea más difícil hacer ejercicio. No estamos hablando de sudar agua, sino de quemar grasas como es debido, aumentar la masa muscular y desarrollar un buen estado físico cardiovascular para que pueda vivir más.

PERMANEZCA MOTIVADO

Hay días en que la sola idea de hacer ejercicio parece abrumadora. ¿Cómo superar esto y permanecer motivado? Le sugerimos que:

- Encuentre una modalidad de ejercicio que sea conveniente y agradable para usted. Si el ejercicio es engorroso o desagradable, usted dejará de hacerlo.
- A muchas personas les parece que es mejor hacer ejercicio en las primeras horas de la mañana.
- Concéntrese en los beneficios del ejercicio: aunque le parezca difícil comenzar, usted sabe que se sentirá mejor después.
- Intente caminar o hacer ejercicio durante cinco minutos. Es muy probable que después de empezar, siga hasta terminar la sesión.
- Encuentre un compañero(a) de ejercicios. Es más agradable caminar o hacer ejercicio en compañía y es más probable que lo haga si sabe que alguien está contando con usted.
- Ingrese a un gimnasio. Cuando haya pagado, querrá aprovechar el dinero invertido.
- Matricúlese en clases de ejercicios. Es más probable que usted vaya si tiene que cumplir con un horario de clases.
- Hágale caso a su cuerpo. Es posible que se sienta desinteresado porque está enfermo, agotado o porque haya hecho mucho ejercicio. Está bien tomarse un día libre y descansar de cuando en cuando, pero si se salta más de dos días, quizá le parezca difícil volver a su rutina de ejercicios.

EXCUSAS, SÓLO EXCUSAS

Existe una respuesta a todas las excusas que usted tenga para no hacer ejercicio

"Detesto hacer ejercicio." Son muchísimos los pacientes que nos

DIEZ FORMAS DE HACER EJERCICIO

Cualquier actividad que le haga moverse—incluso el trabajo doméstico—cuenta como ejercicio. Varios estudios han demostrado que tres sesiones de diez minutos al día son casi tan efectivas como una sesión de treinta minutos.[6] Cuando no pueda realizar una sesión completa de ejercicios intente estas sencillas estrategias para que todos los días pueda moverse más:

1. Suba por las escaleras en lugar de hacerlo por el elevador.
2. Estacione en el extremo más apartado del estacionamiento si puede hacerlo sin problemas.
3. Camine o vaya en bicicleta a lugares cercanos como tiendas o a la biblioteca en vez de ir en auto.
4. Bájese en la estación anterior del autobús o tren y camine el resto del trayecto.
5. Dé vueltas más largas con su perro; ambos se beneficiarán.
6. Deje el carro de compras a la entrada de la tienda y cargue las bolsas hasta su auto.
7. Salga a caminar a la hora de los descansos y del almuerzo.
8. Haga algunos ejercicios con una pesa liviana mientras habla por teléfono.
9. Utilice un teléfono inalámbrico o celular y camine en su casa mientras habla.
10. Haga ejercicios de silla cuando tenga unos minutos libres en el trabajo o mientras ve televisión.

dicen: "No soporto el ejercicio, es muy aburrido." Nuestra respuesta usual es: Si usted no comienza a moverse, es mucho *más* aburrido vivir como un inválido, casi sin poder salir de casa. Además, el ejercicio puede ser divertido si usted se lo propone. En vez de caminar solo, hágalo con su familia o amigos. Así, caminar dejará de ser una obligación y se convertirá en un tiempo que usted puede pasar con sus familiares o que puede dedicar a una agradable visita a algún amigo, y todos se beneficiarán del ejercicio.

"No tengo tiempo para hacer ejercicio." ¿En serio? El americano promedio ve cuatro horas diarias de televisión. Es muy fácil hacer ejercicio o levantar pesas mientras ve media hora de algún programa y realmente es mejor que permanecer sentado pasivamente.

"Realmente no tengo tiempo para hacer ejercicio." Si usted se encuentra verdaderamente agobiado por todo lo que tiene que hacer, puede que sea el momento de reconsiderar sus prioridades, ya que el ejercicio es algo que usted también *debe* hacer. Si tiene que sacrificar alguna otra actividad para hacer ejercicio, hágalo: su salud debería encabezar su lista de prioridades. Y no olvide que, con un poco de imaginación, seguramente podrá hacer más ejercicio durante el día (vea la sección Permanezca Motivado en la página 311).

"Soy tan pesado que me da vergüenza ir a un gimnasio." Si no se siente cómodo haciendo ejercicio en público puede hacerlo con la misma eficiencia en la privacidad de su casa. Además, los programas de ejercicios (incluyendo los aeróbicos acuáticos) que han sido diseñados especialmente para personas obesas se encuentran actualmente disponibles en muchas comunidades, bien sea ofrecidos por hospitales, centros comunitarios y clubes de la salud. Si usted comienza a buscar este tipo de programas, probablemente encontrará uno cerca de usted. En lugar de sentir vergüenza, usted podría encontrar a un compañero(a) con los mismos intereses suyos.

¿CUÁL ES SU COCIENTE INTELECTUAL SOBRE EL EJERCICIO?

1. Cuáles de los siguientes ejercicios son aeróbicos:
   a. yoga
   b. caminar
   c. levantamiento de pesas
   d. nadar
   e. montar en bicicleta
   f. entrenadora elíptica

(continúa)

2. Su meta es ejercitar con qué frecuencia:
   a. casi todos los días durante 30 minutos
   b. dos veces por semana durante 30 minutos
   c. dos veces por semana durante 1 hora
   d. cada día de por medio durante 20 minutos

3. Cuando usted hace ejercicio, su meta es elevar su ritmo cardiaco a:
   a. 90 por ciento del máximo
   b. 50 por ciento del máximo
   c. entre 60 y 80 por ciento del máximo
   d. no más del 50 por ciento

4. Pregunta adicional para las mujeres:

   ¿Cuál de las siguientes frases acerca del ejercicio femenino es verdadera?

   a. El ejercicio aumenta el tamaño
      de los músculos.   Verdadero ❏   Falso ❏
   b. El ejercicio le da calores repentinos.   Verdadero ❏   Falso ❏
   c. El ejercicio fortalece los huesos.   Verdadero ❏   Falso ❏
   d. El ejercicio puede tonificar sus
      músculos.   Verdadero ❏   Falso ❏
   e. El ejercicio mejora su equilibrio.   Verdadero ❏   Falso ❏

Respuestas

1. b, d, e, f. 2. a. 3. c. 4. a, Falso; b, Falso; c, Verdadero; d, Verdadero; e, Verdadero.

Capítulo 23

SU PROGRAMA PERSONAL DE EJERCICIOS

Ningún programa de ejercicios es para todos, aunque varios principios básicos sí se aplican para todos. Este capítulo le indicará cómo empezar un programa para caminar, cómo hacer levantamiento de pesas a un nivel básico y otros ejercicios. Lo hemos programado de tal modo que usted podrá diseñar su plan individualizado de acuerdo a sus necesidades. Claro que como hemos señalado anteriormente, usted debe consultar con su médico antes de comenzar.

CAMINE

De toda la gran variedad de ejercicios que puede hacer, caminar ocupa el primer lugar de la lista. Es la forma ideal de ejercicio aeróbico de bajo impacto: se ejercitará, sabrá cómo hacerlo, puede hacerlo casi en cualquier lugar y el único implemento que necesita es un par de zapatos confortables. No existe ninguna excusa para no hacer este tipo de ejercicio.

Comience caminando tan lejos como pueda. Exíjase un poco pero no hasta el punto de sentirse exhausto. Para los principiantes, el objetivo es caminar a un ritmo confortable durante al menos media hora, pero si no está en forma es posible que no pueda cumplir con dicho objetivo; e incluso si es capaz, es probable que no llegue muy lejos. Sin embargo, caminar un trayecto corto por poco tiempo es un buen comienzo. Recuerde el antiguo proverbio chino: "Un viaje de mil millas comienza con un solo paso."

Tendemos a ser demasiado entusiastas la primera vez que comenzamos con el programa de ejercicios, pero es importante tomarse el tiempo para que su cuerpo se adapte. La mejor forma de proteger sus articulaciones cuando usted comienza a revertir tantos años de inactividad, recuperar masa muscular y balancear de nuevo su química corporal es ir lenta pero firmemente. No sacará ningún provecho si el entusiasmo hace que se lastime; también es importante recordar que quienes tengan un mayor riesgo de contraer afecciones cardiacas delicadas relacionadas con el ejercicio son las personas sedentarias y las que comienzan con mucho ahínco.[1] Usted está cambiando sus hábitos de por vida; tomárselo con calma durante algunas semanas para evitar lesiones le dará buenos resultados a largo plazo.

Una buena regla general es aumentar gradual pero firmemente la distancia y frecuencia con la que usted camina. A muchas personas les funciona aumentar la distancia (y/o el tiempo) en un 10 por ciento por semana, evitando así lesiones producidas por el sobreuso, lo que le permiten a su cuerpo y a su mente adaptarse a una actividad más intensa. Inicialmente podría parecer un ritmo lento, pero si usted sigue así, no tardará en caminar treinta minutos. Si en la primera semana sólo puede ir despacio hasta la esquina de su casa y regresar, trate de caminar el doble de esa distancia la próxima semana. Cuando haya logrado caminar durante treinta minutos, el próximo paso es caminar esa misma distancia pero más rápidamente. Su meta ideal sería caminar al menos cada día de por medio (preferiblemente todos los días) por treinta minutos como mínimo a un ritmo rápido y sin detenerse. ¿Qué es un ritmo rápido? Utilice un monitor cardiaco o tómese el pulso cada cinco minutos aproximadamente para asegurarse que hace ejercicio a su ritmo cardiaco ideal (vea el Capítulo 22.) Existe un método más informal: hablar y cantar. Si es capaz de sostener una conversación sin jadear para respirar, pero no tiene aire suficiente para cantar, su ritmo es adecuado.

Si sigue caminando, verá que cada vez puede llegar más lejos y que su ritmo cardiaco será casi el ideal. Su corazón regresará más rápida-

INFORME DE INVESTIGACIÓN: CAMINE PARA PREVENIR LA DIABETES

Sabemos que el ejercicio ayuda a prevenir la diabetes, pero ¿tendrá que ejercitarse a fondo? No necesariamente, pues caminar a un ritmo rápido es casi tan efectivo como otras modalidades más vigorosas de ejercicio, como trotar por ejemplo. Cuando los investigadores observaron los niveles de actividad de las mujeres en el Nurse's Health Study durante un periodo de ocho años, encontraron que en términos generales, mientras más físicamente activa era una mujer, tenía menor probabilidad de contraer diabetes. Comparadas con las mujeres menos activas, las más activas corrían la mitad del riesgo. Cuando los investigadores ajustaron las cifras para tener en cuenta el índice de masa corporal (BMI), se demostró que realizar actividades físicas producía muchos beneficios. Incluso entre las mujeres más pesadas, las que hicieron más ejercicio—las que caminaron o hicieron otra actividad—redujeron su riesgo de contraer diabetes casi un 25 por ciento comparadas con las mujeres que hicieron menos ejercicio.[2] ¡Imagínese cuánto hubieran progreso estas mujeres de haber seguido el PACAS! ¡El Doctor Atkins sabía, luego de tantos años de experiencia, que la diabetes de Tipo 2 casi siempre puede evitarse!

mente a su ritmo cardiaco en estado de reposo, y así mismo, su ritmo cardiaco será menor. Tanto un menor tiempo de recuperación como un menor ritmo cardiaco en estado de reposo son señales de que su programa de ejercicios está funcionando, pues son las pruebas del fortalecimiento de su músculo cardiaco, que ya no necesita trabajar tan duro para bombear la sangre.

OTRAS OPCIONES

Si no le gusta caminar o si no le queda fácil, existen varias opciones aeróbicas que son muy agradables. Puede nadar o montar en bicicleta. Si está en un club de la salud, puede tomar clases de aeróbicos, trabajar en alguna máquina aeróbica, como un escalador, una entrenadora elíptica o una banda caminadora. Si prefiere permanecer en casa, haga ejercicios de escaleras (si sus articulaciones se lo permiten), o ejercítese con un video. Existen *walking tapes* que le permitirán caminar el equivalente a una milla en la sala de su casa.

CAMINE SIN PROBLEMAS

Estas precauciones de sentido común le ayudarán a caminar con comodidad y sin problemas:

- Utilice unas zapatillas para caminar que sean cómodas y medias atléticas y acolchadas. Revise las zapatillas con frecuencia y cámbielas cuando estén gastadas, especialmente en la suela.
- Procure caminar en superficies planas como en *dirt paths*, pistas atléticas, andenes en buen estado o zonas verdes que sean uniformes. Caminar en una superficie irregular (en campo abierto) puede causarle lesiones en los pies y en las articulaciones.
- Elija un lugar que sea seguro. Si camina de noche, escoja una ruta que esté bien iluminada y vista un chaleco reflectivo para mayor visibilidad. Infórmele a alguien hacia dónde se dirige y cuándo planea regresar. Lleve su documento de identificación y, de ser posible, un teléfono celular.
- Tenga cuidado con el tráfico vehicular. Camine preferiblemente por el andén. Si no puede, hágalo de frente a los autos.
- Vístase según el clima. Póngase varias capas de ropa en el invierno para que pueda quitárselas a medida que se calienta. Póngase sombrero en clima caliente y frío. Si hace mucho frío o mucho calor, o si el día tiene altas concentraciones de ozono, considere la posibilidad de caminar en un recinto cerrado, en un centro comercial o en la banda caminadora.

Si tiene problemas en la espalda, caderas, rodillas o pies, es probable que caminar no sea el ejercicio más adecuado para usted. No se desanime: existen muchas actividades aeróbicas que son muy agradables y que podrá realizar. Los aeróbicos acuáticos, los de bajo impacto, la natación, montar en bicicleta, las bicicletas estáticas (las recumbentes son más confortables) y las entrenadoras elípticas son buenas opciones. Actualmente existen máquinas excelentes para hacer ejercicio que cualquier persona puede utilizar, incluso si está fuera de forma o tiene mucho sobrepeso. En casi todas las comunidades hay lugares para que cualquier persona pueda hacer ejercicio sin problemas por muy poco dinero o incluso gratis. Encontrará piscinas, clases de aeróbicos y equipos de ejercicios en clubes de la salud, en los YMCA, en los centros comunitarios, en los gimnasios privados y en los centros de *fitness* de los hospitales locales. Algunas compañías de seguros cubren programas de *fitness* si son recetados por un médico/a.

Cada paso cuenta: el pedómetro, un aparato pequeño y económico que se coloca en la cintura y detecta y graba los movimientos de sus pasos, es un nuevo aparato que le ayudará a realizar una mayor actividad física, ya que cuenta el número de pasos que usted da cada día. Un adulto saludable da un promedio de 6,000 a 8,500 pasos diarios. Utilice su pedómetro durante una semana, siguiendo su misma rutina, y encontrará su promedio personal. Dependiendo de cuánto se mueva durante un día normal, usted sólo necesitará caminar durante treinta minutos para alcanzar los 10,000 pasos diarios, alrededor de 4½ a 5 millas. Las personas más sedentarias tendrán que caminar o moverse más en sus actividades diarias. El pedómetro le permitirá monitorear su progreso y ver qué tanto se acerca a su objetivo. Llevar una tabla también podrá ayudarle a monitorear su progreso.

EJERCICIOS DE SILLA

Si todavía piensa que todo este discurso sobre el ejercicio no se aplica a su caso porque usted está totalmente fuera de forma o tiene dificultades para moverse, preste atención: ¡Usted sí puede hacer ejercicio! En estos casos, el Doctor Atkins generalmente recomendaba ejercicios de silla: cualquier persona puede hacerlos y son una forma excelente de ejercitarse mientras está en su puesto de trabajo. Podríamos sugerirle muchos ejercicios diferentes, pero sólo tenemos espacio para algunos. Un buen entrenador personal le dará más información y hay muchos libros, videos y páginas de Internet que también le darán información adicional. ¡Sólo tiene que asegurarse de que su silla colabore!

Levantamiento de Brazos

Siéntese en una silla sólida (sin ruedas, claro está) y asiente sus pies en el piso. Estire sus brazos hacia cada lado, a la altura de los hombros con sus palmas hacia arriba. Cuente hasta cinco y levante lentamente sus brazos encima de su cabeza hasta que sus dedos se toquen. Permanezca así, cuente hasta cinco y luego bájelos lentamente a la altura de sus hombros. Repita por lo menos cuatro veces.

DOLOR BUENO Y DOLOR MALO

Es completamente normal que se sienta un poco entumecido y adolorido cuando comience su programa de ejercicios. A fin de cuentas, usted está moviendo músculos y articulaciones que casi no ha utilizado. Existe una diferencia entre el dolor "bueno" que se siente cuando realizamos una mayor actividad y el dolor "malo" que es señal de una lesión. Le diremos cómo diferenciarlos:

Dolor bueno: Un ligero dolor o entumecimiento en un músculo o un poco de dureza en una articulación que desaparecerá en un par de días, o incluso luego de bañarse en la bañera con agua caliente. Este tipo de dolor disminuirá gradualmente a medida que su estado físico mejora.

Dolor malo: Un dolor agudo o repentino que continúa incluso después de que usted deja de realizar la actividad. Esto puede ser señal de un problema o lesión en una articulación. Si el dolor es muy fuerte o persistente, o si la articulación está roja o inflamada, consulte con su doctor.

Extensiones de Rodillas

Siéntese en una silla sólida y ponga sus pies en el piso. Con sus pies juntos, cuente hasta cinco y levántelos lentamente hasta que sus pantorrillas estén paralelas al piso, o tan paralelamente como pueda. Manténgase en esa posición, cuente hasta cinco y luego baje lentamente sus piernas hasta el piso. Repita por lo menos cuatro veces. Si le es difícil hacerlo con las dos piernas, hágalo con cada pierna por separado.

Marche en el Mismo Sitio

Siéntese en una silla estable con los pies en el suelo. Alternando las piernas, "marche" en el mismo sitio a ritmo de caminata. Realice esta actividad por tres minutos o más, hasta que pueda hacerlo con comodidad.

LEVANTAMIENTO DE PESAS

En la siguiente fase de su programa, usted continuará realizando su ejercicio aeróbico día de por medio durante al menos treinta minutos a un nivel que mantenga su frecuencia cardiaca alrededor del valor ideal calculado. Luego comenzará a entrenar con pesas (también conocido como entrenamiento de resistencia). Su meta será realizar su rutina del peso en los días intermedios de su ejercicio aeróbico, de modo que estará haciendo el entrenamiento con pesas dos o tres veces a la semana durante aproximadamente treinta minutos en cada sesión. Usted estará haciendo ejercicio casi todos los días.

COMENZANDO

A pesar de los equipos complicados y costosos que usted ve anunciados en la televisión, el entrenamiento del peso puede ser simple y económico. Usted puede comenzar con latas de sopa en vez de pesas, pero nosotros recomendamos comenzar con mancuernas de 1 o 2 libras

SEÑALES DE PELIGRO

No es muy probable que el ejercicio moderado recomendado aquí le cause problemas, especialmente si su doctor le ha dado permiso para hacerlo. Aun así, esté alerta a los signos del peligro. Si usted experimenta cualquiera de éstos síntomas, suspenda el ejercicio de inmediato y busque ayuda médica:

- dolor o presión en el área del pecho, hombro, brazo, mandíbula o cuello
- sensación de mareo, vértigo o desmayo
- falta severa de aire, sibilancia, tos o dificultad para respirar
- náuseas
- sudoración excesiva (no debido al ejercicio ni al sofoco)
- perturbaciones visuales, tales como ver destellos de luz o tener visión borrosa

que no sean costosas, o colocarse bandas de pesas alrededor de la cintura y tobillo que podrá adquirir en cualquier almacén de deportes. Es posible que necesite comenzar con una sola libra y aumentar gradualmente el peso a medida que se fortalece.

¡ESTÍRESE PRIMERO!

Los primeros minutos de cualquier sesión de ejercicio deben emplearse en algunos ejercicios de estiramiento suaves. Esto le permite a su cuerpo prepararse para el ejercicio y evita el daño en articulaciones y ligamentos.

Tome nota: Si usted tiene problemas físicos que le dificultarían realizar los ejercicios aquí mencionados, discuta su plan de ejercicios con su médico o con un terapeuta físico.

Comience estirando los músculos traseros de su pierna inferior (pantorrillas). Párese frente a una pared, aproximadamente a doce pulgadas de distancia. Ponga sus manos sobre la pared a la altura de los hombros. Manteniendo sus pies planos en el suelo, haga una "flexión de pecho" lenta y suave contra la pared. Permanezca de diez a quince segundos en esta posición, y deje que sus músculos se estiren naturalmente. Permanezca quieto y repita el ejercicio. Usted debe sentir una leve tensión luego del estiramiento, pero no dolor. Para que el estiramiento tenga más efecto, hágase más lejos de la pared. Los músculos traseros de sus piernas son los que más se tensan al sentarse, de modo que requieren más estiramiento. Estirar los tendones isquiotibiales (los músculos que están en la parte posterior de su muslo) también es un ejercicio provechoso. Una manera fácil de hacerlo es extender ambas piernas mientras está sentado en una silla, doblarse hacia delante en las caderas con la espalda derecha. Luego, estire los músculos de sus hombros, espalda media y brazos. Párese con sus pies separados al nivel de los hombros.

Entrelace sus dedos y lleve sus palmas de las manos hacia fuera. Estire sus brazos hacia fuera a la altura de sus hombros. Mantenga la postura de diez a quince segundos, relájese y repítalo.

Si usted no tiene problemas de espalda, utilice este estiramiento para la zona media de la espalda. Párese con sus pies separados a la distancia de los hombros y sus rodillas levemente flexionadas. Coloque sus manos en las caderas. Gire levemente su cuerpo superior hacia la izquierda al nivel de la cintura hasta que sienta un suave estiramiento. Mantenga la posición de diez a quince segundos, relájese y repita. Hágalo dos veces más, girando a la derecha.

Éste es un buen estiramiento para sus brazos: coloque una toalla de baño sobre una puerta abierta. Párese frente al borde de la puerta. Tome los extremos de la toalla con una mano a cada lado de la puerta. Ahora hale hacia abajo la toalla con un brazo como si la estuviera halando para retirarla de la puerta. Su otro brazo estará elevado mientras usted hala hacia abajo. Haga esto diez veces para calentar suavemente sus músculos del brazo y de sus hombros.

Si comienza a ejercitarse lentamente, estirará los músculos del resto del cuerpo; aumente el ritmo a medida que se caliente.

¡A SUS MARCAS, LISTO, LEVANTE!

Usted debe hacer los ejercicios con pesas de una manera lenta y repetitiva para obtener el mayor beneficio de ellos. Levante las pesas a una cuenta lenta de tres o cuatro, haga una pausa al final del movimiento, y luego bájelas mientras cuenta lentamente de tres o cuatro. Respire despacio a medida que levanta las pesas y exhale el aire a medida que las baja: ¡no contenga la respiración! Comience repitiendo cinco veces cada ejercicio. Cada grupo de repeticiones es una serie. Para obtener el mayor provecho, comience con un peso que pueda levantar de diez a veinte veces. Si comienza con un peso cómodo, usted puede lograr una buena técnica y también desarrollar resistencia muscular mientras incrementa su fuerza. Descanse por un minuto o dos entre cada serie y entre los diferentes ejercicios. Si hacer un ejercicio ya le resulta muy fácil, puede incrementar el peso, recordando que debe avanzar en incrementos que le permitan continuar al menos con diez repeticiones seguidas. Si sólo cambia el peso o el número de repeticiones en un momento dado, puede minimizar el estrés en los músculos y tendones y evitar lesiones.

Existen muchos ejercicios con pesas, cada uno de ellos diseñado para fortalecer un grupo de músculos, tales como el cuadríceps en su muslo superior. Le sugeriremos cinco que son un programa inicial muy básico. (Para más sugerencias, visite nuestra página de Internet, www.atkins.com.) A fin de avanzar en su entrenamiento de pesas—y esperamos que así lo haga—nosotros le recomendamos que, en caso de ser posible, trabaje con un entrenador personal.

Ejercicio para los Bíceps

Este ejercicio fortalece sus bíceps, el músculo localizado en la parte frontal de su brazo superior (el músculo que se abulta cuando Popeye come espinaca).

Párese con sus pies separados a la misma distancia de los hombros. Tome una mancuerna con cada mano y ponga sus brazos a los lados con sus palmas dirigidas hacia fuera, apartadas de su cuerpo. Manteniendo sus codos cerca de los lados de su cuerpo, alce ambas mancuernas hasta los hombros. Bájelas y repita.

Ejercicio para los Tríceps

Este ejercicio fortalece sus tríceps, el músculo posterior de su brazo superior, y puede ayudarle a definir esta parte. Sólo necesita una mancuerna para hacer este ejercicio.

Párese con sus pies separados a la misma distancia de los hombros. Tome una mancuerna verticalmente y sosténgala con ambas manos por detrás y debajo de su cabeza. Manteniendo sus brazos superiores cerca de la cabeza, baje la mancuerna por detrás de su cabeza hasta que sus antebrazos toquen sus bíceps. Levante de nuevo la mancuerna y repita. Considere la posibilidad de hacer extensiones sobre su cabeza para un menor impacto en las articulaciones de codos y hombros. Sólo tiene que agarrar la mancuerna a la altura de los hombros, levantarla por encima de la cabeza y repetir al otro lado.

Remos Verticales

Este ejercicio fortalece su trapecio (el extenso músculo superior de la espalda), su deltoides (los músculos del hombro) y sus bíceps.

Párese con sus pies separados a la misma distancia de los hombros. Sostenga una mancuerna en cada mano. Coloque sus brazos frente a sus muslos, con sus palmas en dirección a ellos. Levante las mancuernas hasta que sus manos estén debajo de su quijada y sus codos estén a la altura de los hombros y hacia los lados. Baje y repita.

Levantamiento Lateral de Cadera

Este ejercicio fortalece los músculos de sus muslos y caderas. Estos músculos contribuyen a mantener el equilibrio. Usted necesitará pesas para los tobillos (puede comenzar sin pesas) y una silla resistente para realizar este ejercicio.

Párese detrás de una silla sólida y ponga suavemente sus manos sobre el espaldar para tener equilibrio. Levante lentamente su pie hacia un lado hasta que éste se encuentre a seis pulgadas del piso. Retorne a la posición inicial y repítalo. Realice una serie y luego hágalo con la otra pierna. Tenga cuidado y mantenga su cuerpo recto mientras hace el ejercicio; no se incline hacia los lados.

Balanceos de Pierna

Este ejercicio fortalece los músculos de la parte interna de sus muslos. Necesitará pesas de tobillo (puede comenzar sin las pesas) y una silla sólida para realizar este ejercicio.

Párese al lado del espaldar de la silla y ponga su mano izquierda sobre el espaldar para mantener el equilibrio. Levante lentamente la pierna derecha hacia delante hasta que su talón se encuentre a seis pulgadas del suelo; luego mueva su pierna hasta que los dedos de sus pies estén aproximadamente a seis pulgadas del piso. Regrese a la posición inicial y repita. Realice una serie y luego haga lo mismo con la pierna izquierda. Tendrá que darse vuelta y poner su mano derecha sobre el espaldar de la silla.

Para completar su levantamiento de pesas, podría hacer algunos ejercicios empinándose sobre los dedos de los pies. El peso que usted levantará será su propio peso. Para este ejercicio también necesitará una silla sólida y sin ruedas.

Párese detrás del espaldar de la silla con los pies ligeramente separados. Ponga sus dos manos sobre el espaldar para mantener el equilibrio. Empínese con lentitud sobre los dedos de sus pies, deténgase por un momento y luego baje lentamente hasta que sus pies estén completamente apoyados en el piso. Repita de cinco a diez veces.

Cuando termine el ejercicio, no olvide enfriarse; repita un par de sus estiramientos preferidos (especialmente estiramiento de piernas) o camine un poco.

EL PRÓXIMO PASO

Usted puede avanzar aún más después de haber definido sus programas aeróbicos y de pesas. Utilice los principios del entrenamiento por intervalos y de *cross-training* para seguir mejorando.

El entrenamiento por intervalos consiste en alternar ejercicio regular con ejercicios más intensos. En su programa de caminata, por ejemplo, usted agregaría un intervalo de entrenamiento haciendo ejercicio más fuerte por dos minutos de cada diez que camine. Comience a calentar como acostumbra hacerló. Incremente su ritmo rápido por ocho minutos, y luego camine tan rápido como pueda durante dos minutos. Regrese a su ritmo usual por ocho minutos, acelere de nuevo el ritmo por dos minutos, y así consecutivamente durante la duración de la caminata. Cuando usted pueda caminar rápidamente durante cinco minutos por cada diez minutos de ejercicio, ¡será tiempo de felicitarse! ¡Va muy bien! De hecho, usted puede comenzar a pensar en *cross-training*, incorporando otras actividades a su programa de ejercicios para variar y fortalecer otros músculos. Usted ya puede volver a realizar las actividades que acostumbraba disfrutar o intentar otras nuevas. Proceda con cautela y, de ser posible, con la asesoría de un entrenador personal.

¿DEBERÍA INSCRIBIRSE EN UN CLUB DE SALUD?

Vincularse a un club de salud es una buena opción para mantenerse en forma. Los clubes ofrecen equipos para hacer ejercicio que son demasiado grandes y costosos para tenerlos en casa, así como clases y ayuda experta de un entrenador personal en el diseño de programas de ejercicio. Muchos clubes de salud ahora ofrecen clases solamente para personas con sobrepeso o que tienen un estado físico deficiente. Además, el rango de actividades en el club de salud le permite encontrar aquellas

(continúa)

que usted puede disfrutar. Otra ventaja del club de salud es la camaradería que se adquiere cuando se hace ejercicio con otras personas. Encontrar unos buenos compañeros para hacer ejercicio le ayudará a mantenerse motivado.

Si usted está pensando en unirse a un club de salud, he aquí lo que puede buscar:

- Escoja un club localizado en un lugar conveniente para usted. Si le queda muy lejos, es probable que deje de ir.
- Inspeccione las instalaciones. Asegúrese de que las áreas donde se encuentran los vestieres y los salones para hacer ejercicio estén limpias, que todos los equipos se encuentren en buen estado y que haya suficientes máquinas para realizar los ejercicios.
- Vea los horarios. Si le gusta hacer ejercicio en las primeras horas de la mañana, pregunte si el club está abierto a esas horas ¿El horario de las clases es conveniente? ¿El club ofrece guardería para los niños? (En caso de que usted necesite dicho servicio.)
- Busque un gimnasio que sea agradable y acogedor, que ofrezca una buena variedad de clases para personas con diferentes niveles de estado físico. Visite el gimnasio en horas de gran actividad y vea cuántas personas de su edad y de su nivel de estado físico asisten.
- Antes de inscribirse para una membresía de un año, compre un pase para dos sesiones o una suscripción por un tiempo corto para asegurarse de que ese club sea el indicado para usted.
- Si quiere trabajar con un entrenador—y le recomendamos que lo haga—asegúrese de que sea una persona con la que usted se siente cómodo antes de inscribirse.

LLEVE UN REGISTRO DE SU PROGRESO

Llevar un registro de su progreso es un buen recurso para ayudarle a continuar con el programa de ejercicio. Utilice las hojas que aparecen a continuación para registrar su actividad diaria. (Usted puede copiarlas o utilizarlas como un modelo para diseñar su propia rutina de ejercicios.) Una vez que haya hecho ejercicio de manera regular durante algunos meses, se sorprenderá de su progreso.

PROGRAMA DE CAMINATAS

FECHA	HORA DE INICIO	HORA DE CONCLUSIÓN	TIEMPO DE DURACIÓN	DISTANCIA	COMENTARIOS
____	_____	_____	_____	_____	_____
____	_____	_____	_____	_____	_____
____	_____	_____	_____	_____	_____
____	_____	_____	_____	_____	_____
____	_____	_____	_____	_____	_____
____	_____	_____	_____	_____	_____

PROGRAMA DE LEVANTAMIENTO DE PESAS

FECHA: _____	PESO	REPS/SERIES
Flexión de bíceps	_____	_____
Flexión de tríceps	_____	_____
Remos verticales	_____	_____
Levantamiento lateral de caderas	_____	_____
Balanceo de piernas	_____	_____

Capítulo 24

NO ES SÓLO GRASA INFANTIL

Así como resulta triste y abrumador saber que más de la mitad de los adultos americanos tienen sobrepeso o son obesos, también es realmente impactante leer las estadísticas actuales sobre la población infantil. Uno de cada tres niños nacidos en el año 2000 está destinado a contraer diabetes cuando sea adulto.[1] El sobrepeso y la obesidad infantil se han convertido en una epidemia. Más del 15 por ciento de los niños americanos entre los seis y los diecinueve años tiene sobrepeso. El sobrepeso y la obesidad en esta franja de la población casi se ha casi triplicado en los últimos veinte años.[2]

Tener exceso de peso supone tener una serie de problemas de salud delicados que comienzan a una edad temprana, que son permanentes y que pueden hacer que su vida sea más corta de lo que debe ser. De hecho, hoy en día son tantos los niños con un sobrepeso tan serio que pueden tener una esperanza de vida más corta que sus padres. Lo que es más, y como lo discutiremos en el próximo capítulo, ha habido un incremento asombroso en el número de niños con diabetes de Tipo 2. Para hablar con claridad, ésta es una crisis para nuestra nación y una tragedia personal para estos jóvenes y sus familias.

Afortunadamente, existe un lado positivo: los niños con sobrepeso tienen la juventud a su favor. Cuando ellos controlan su consumo de carbohidratos e incrementan su actividad física, los resultados pueden ser asombrosos. Al Doctor Atkins le daba una inmensa satisfacción ver a un niño que había tenido sobrepeso y que era sedentario y retraído en el pasado volver a su consultorio unos meses después, más delgado y lleno de energía. Los niños que experimentan esta transformación luego de haber tenido sobrepeso tienden a sentirse mejor, ya que ser blanco de bromas y víctimas de la intimidación, como lo son muchos niños con sobrepeso, es algo bastante doloroso. Un beneficio adicional es que cuando los niños pierden peso, generalmente sus padres también lo hacen. El tratamiento de la obesidad infantil y la prevención de la diabetes tiene que ser un asunto familiar.

UN PROBLEMA DE PROPORCIONES MUNDIALES

Desafortunadamente, Estados Unidos está a la cabeza de este problema. Sin embargo, la epidemia se está diseminando, y los europeos, los asiáticos y otros pueblos están alcanzándonos rápidamente.[3] ¿Qué ha causado este explosivo aumento del sobrepeso y de la obesidad infantil? Dos factores principales se han confabulado recientemente para que estemos viviendo esta situación: una dieta abundante en comida chatarra, alta en carbohidratos y bastante pobre en nutrientes, bebidas azucaradas (incluyendo jugos de frutas y gaseosas) y la falta de actividad física. Si a esto le sumamos la tendencia genética, tendremos la fórmula para un desastre.

Las dos tendencias se alimentan mutuamente, haciendo que la situación sea más grave. En vez de jugar en lugares abiertos, los niños ven televisión, juegan videojuegos o navegan en Internet mientras se llenan de snacks repletos de carbohidratos. Aun cuando los padres se esfuerzan en comprar *snacks* que parecen saludables, las barras de multicereales, los *snacks* de frutas y las galletas de "queso de verdad," son sólo comidas chatarra bien disfrazada, elaboradas con azúcar, aceites hidrogenados y harina blanqueada. Al mismo tiempo, más de la mitad de todos los comerciales que pasan en la televisión para niños anuncian *snacks*, cereales para el desayuno, bebidas llenas de azúcar y, por supuesto, comidas rápidas y llenas de carbohidratos. Son muy pocos los padres de familia que pueden resistirse a las súplicas de sus hijos para satisfacer estas demandas. De acuerdo a un estudio reciente, un mayor número de comerciales sobre *snacks* produce un mayor consumo de estos alimentos.[4]

Lo que es peor aún, esos mismos alimentos son los que sus hijos comen diariamente en el colegio. Es muy probable que a su niño le den de almuerzo *nuggets* de pollo, fritos en un aceite hidrogenado que no es nada saludable y cubiertos con una masa rica en carbohidratos, papas fritas, una tajada de tomate y una hoja de lechuga *iceberg,* un cóctel de frutas en almíbar enlatado y una bebida bastante azucarada. La ironía es que los estándares dietéticos federales consideren que este tipo de alimentación es saludable y bien balanceado.[5]

Al mismo tiempo, los colegios suelen tener varias máquinas dispensadoras que venden dulces, *snacks* y bebidas para recaudar el dinero que necesitan para las actividades escolares. Y cuando los colegios están firmando los contratos de alimentación, las compañías los obligan a servirles a sus niños bebidas altamente azucaradas, a disminuir las clases de educación física, el tiempo de recreo y los deportes después de la jornada escolar, todo esto a pesar de que el dinero de los contratos supuestamente debería destinarse a deportes y a otros programas extra-escolares. Sus niños no sólo engordan (y obtienen caries) gracias a las comidas y las bebidas que les sirven en el colegio, sino que tampoco están haciendo ninguna modalidad de ejercicio supervisado. Éste es el peor tipo de círculo vicioso, y a la mayoría de los padres le queda muy difícil contrarrestar estos efectos. Aun cuando su niño tenga un peso normal, sea aparentemente sano y no muestre problemas de comportamiento, ello no significa que no puedan obtener beneficios si reducen el consumo de azúcar y otros carbohidratos refinados.

DULCE LÍQUIDO

Algo que los niños no deberían consumir son las bebidas azucaradas. Podemos pensar que los jugos de fruta son saludables, pero en realidad no son más que pura azúcar en forma de fructosa, sin fibra y sin los demás nutrientes que contienen las frutas enteras. (Se necesitan de ocho a diez naranjas para un vaso de jugo.) Últimamente, varias de las bebidas lácteas supuestamente saludables se han vuelto muy populares, pero lo cierto es que están repletas de azúcar agregado. Sin embargo, las más nocivas son las bebidas carbonatadas. La típica lata que los nutricionistas llaman "dulce líquido" está tan endulzada con sirope de maíz rico en fructosa, que contiene el equivalente de hasta diez cucharaditas de azúcar.[6] Esto para no hablar de la cafeína que contienen, y que está asociada con dolores de cabeza, irritabilidad o falta de sueño en los niños.[7] Hoy en día, el adolescente promedio obtiene alrededor del 8 por ciento de sus calorías diarias de gaseosas y de otras bebidas azucaradas, pues toman muchas gaseosas y es normal que beban tres o más latas al día. Existe una relación directa entre el consumo de estas bebidas y el aumento de peso. Con cada lata de 12 onzas de gaseosa que un joven beba diariamente, aumentará su riesgo de ganar peso y de volverse obeso.[8]

El aumento de peso debido a las gaseosas no sólo es malo de por sí, sino que estas bebidas también desplazan a otros alimentos más nutritivos. Actualmente, son muchos los adolescentes que no cumplen con el consumo recomendado de uno o más de nutrientes como vitaminas A, B_6, C y E y de minerales como calcio, hierro y zinc.[9] Esto es especialmente peligroso, puesto que un organismo joven necesita estos nutrientes en las cantidades apropiadas para tener un crecimiento y desarrollo normales.[10]

DESPÍDASE DE ESAS BURBUJAS Y TENGA UNOS HUESOS SALUDABLES

Las gaseosas sin azúcar no son una buena opción para los niños ni para los adultos. Las bebidas efervescentes, especialmente las colas, contienen fósforo, el cual puede intervenir con la capacidad del esqueleto para absorber calcio. Los niños ya no están obteniendo la suficiente cantidad de calcio, pues toman gaseosas en vez de leche y otros alimentos ricos en calcio, y lo último que necesitan es un químico que interfiera con la absorción del calcio que obtienen. El resultado de todo esto son unos huesos más débiles. Un estudio reciente realizado a niñas de noveno y décimo grado mostró que aquéllas que bebían mayores cantidades de gaseosas eran tres veces más propensas a sufrir fracturas en los huesos que aquéllas que bebían una menor cantidad.

Entre las niñas que eran físicamente activas, las que consumían más gaseosas tenían una probabilidad cinco veces mayor de sufrir fracturas en los huesos que aquéllas que bebían menores cantidades.[11] Parece que la obesidad y la diabetes no sólo son problemas preocupantes para esta generación de niños, sino que también están expuestos a un mayor riesgo de osteoporosis.

¿Y TOMAR AGUA?

¿Qué deberían beber los jóvenes en lugar de gaseosas o jugos? El agua pura siempre será la mejor elección, y no hay nada que sea mejor para calmar la sed. El mejor y más reciente hábito entre los jóvenes es cargar una botella de agua, lo que se ha convertido en una moda. Sin embargo, beber agua mientras sus compañeros toman gaseosas puede ser un reto difícil para muchos jóvenes.

Las gaseosas descafeinadas y elaboradas con edulcorantes como el Splenda son una alternativa razonable, pero sólo en cantidades limitadas; usted debe ayudarle a su hijo a renunciar a que toda bebida debe ser dulce. Las aguas tipo séltzer con sabores o con un poco de sirope sin azúcar son buenas opciones. Si su hijo no tiene problemas de azúcar en la sangre o de peso, los jugos de vegetales son aceptables, pero todos los jugos de frutas tienen el potencial para causar problemas de insulina y azúcar en la sangre y contribuir al aumento de peso. Ocasionalmente, por ejemplo, cuando usted esté lejos de casa, puede permitirle a su hijo que coma una pequeña porción de jugo de fruta (que tengan los niveles más bajos de carbohidratos). Pero una bebida rica en azúcar como ésa siempre deberá acompañarse de alimentos que contengan proteínas y grasas para que el azúcar no entre muy rápidamente a la corriente sanguínea.

Lo anterior también es válido para la leche, que contiene 11 gramos de carbohidratos por cada vaso de 8 onzas, principalmente azúcar en forma de lactosa. Es mejor beber leche entera como parte de una comida o con un *snack* rico en proteínas. Si sus hijos tienen problemas de peso o de insulina/azúcar en la sangre, considere la posibilidad de limitar la leche a un vaso de 8 onzas al día, dependiendo de la reacción de su azúcar en la sangre. Si su hijo quiere más leche, ensaye una de las nuevas bebidas lácteas con carbohidratos reducidos. Trate de conseguir una bebida que contenga al menos 10 gramos de proteína y alrededor de 3 gramos de Carbohidratos Netos por cada vaso de 8 onzas. Es probable que no necesite preocuparse por el calcio si *está* siguiendo el Método Nutricional Atkins (ANA) o el Programa Atkins para el Control del Azúcar Sanguíneo, ya que es casi seguro que obtendrá la suficiente cantidad de calcio proveniente de las dosis abundantes de queso y vegetales que usted puede comer. Claro que su hijo consumirá más carbohidratos que usted.

ALIMENTOS DE SOYA PARA NIÑOS

A veces los padres les dan a sus hijos leche de soya en lugar de leche, pero en dicho caso se necesitan tener ciertas precauciones. A menos que sea leche de soya no endulzada (que contenga de 1 a 4 gramos de Carbohidratos Netos por cada 8 onzas), puede que no sea muy diferente en términos de su contenido de carbohidratos. Sin embargo, es posible que el sabor de la leche de soya sin endulzar no sea del agrado de los jóvenes. La leche de soya endulzada, a la que—de manera un poco desorientadora—a veces le ponen una etiqueta que dice leche de soya "pura," es decir, sin sabores, contiene azúcar para encubrir el sabor y 8 onzas contienen alrededor de 12 gramos de Carbohidratos Netos. Las leches de soya saborizadas tienen incluso una mayor cantidad. 8 onzas de leche de soya con sabor a chocolate contienen unos 28 gramos de Carbohidratos Netos. Evite los productos saborizados y los endulzados.

Usted debería tener cuidado con la soya por otras razones. Algunos niños jóvenes son alérgicos a ella (aunque la soya es recomendada como una alternativa para jóvenes que son alérgicos a la leche). La soya también contiene fitoestrógenos, unos químicos naturales que pueden imitar un poco la acción del estrógeno, la hormona sexual femenina. Para evitar cualquier efecto hormonal de la leche de soya o derivados de la soya como el tofu, el Doctor Atkins recomendó que los niños deberían consumir un máximo de dos porciones al día.

LA TRAMPA DE LOS *SNACKS*

Según los datos de la Continuing Survey of Food Intakes by Individuals (Encuesta Permanente sobre el consumo de alimentos
(CSFII)) [12] el 82 por ciento de los niños entre los cinco y los diez años
de edad comían por lo menos un *snack* al día, y que dichos *snacks*
constituían el 20 por ciento de sus calorías diarias. Los *snacks*, en
orden de frecuencia, fueron:

1. gaseosas
2. *snacks* salados como papas fritas, galletas y palomitas de
   maíz
3. galletas dulces
4. dulces sin chocolate
5. bebidas de frutas con sabores artificiales
6. leche entera y leche con chocolate
7. leche al 2 por ciento
8. pan blanco
9. dulces de chocolate
10. tortas
11. helados
12. frutas

Como puede ver, los tipos de *snacks* que los niños consumen expli-
can en gran medida por qué muchos de ellos tienen problemas con su
peso. A excepción de la leche entera, el único alimento no procesado
en la lista son las frutas, que ocupan el puesto número doce de la lista.
Salvo estas dos excepciones, los otros alimentos de la lista no sólo son
ricos en carbohidratos, sino también bajos en valor nutricional. La
mayoría de los alimentos citados son elaborados con aceites hidrogenados o parcialmente hidrogenados que son nocivos para la salud. La
misma encuesta señaló que más de la mitad de todos los niños en edad
escolar elemental no consumen frutas.

La misma encuesta también señala que las cinco fuentes más importantes de calorías para los jóvenes americanos típicos son, en su
orden, la leche entera y la leche con chocolate, la pizza, las gaseosas, la

leche baja en grasas y los cereales fríos para el desayuno que contienen grandes cantidades de azúcar. Tres de cada diez jóvenes consumen menos de una porción de verduras al día.[13] Estas abrumadoras estadísticas aportan una valiosa información para explicar por qué tantos jóvenes tienen sobrepeso hoy en día. Sus dietas consisten principalmente en carbohidratos de baja calidad.

LA TRAMPA DE LA TELEVISIÓN

Comemos mucha comida chatarra mientras vemos televisión. Pero dejando los *snacks* a un lado, el solo hecho de ver televisión está aso-

NUEVOS GUSTOS

Una y otra vez, el Doctor Atkins observó que los jóvenes que redujeron el consumo de comidas ricas en carbohidratos perdieron rápidamente su gusto por los *snacks* dulces y salados. Esto no significa que no disfruten todavía de estos alimentos, sino que simplemente ya no sienten tanta ansia por ellos. Cuando los niños comen estos alimentos, siempre y cuando estén combinados con proteínas y grasas, son capaces de moderar fácilmente su consumo y estos alimentos no les despiertan ansiedad. Debido a que actualmente existen tantos sustitutos alimenticios de buena calidad y bajos en carbohidratos, los niños que necesiten controlar sus carbohidratos pueden comer, ocasionalmente, barras de dulce, helados e incluso papas fritas, pero tendrían que elegir una marca de buena calidad y baja en carbohidratos. Si usted quiere hacer su propia lista de alimentos bajos en carbohidratos, consulte la gran cantidad de recetas en nuestra página de Internet www.atkins.com o en cualquiera de los libros de cocina que sólo contienen alimentos bajos en carbohidratos actualmente disponibles, incluyendo *Quick & Easy New Diet Cookbook* del Dr. Atkins. En la página 438 encontrará una pequeña selección de recetas adicionales.

ciado con la obesidad infantil. En un estudio realizado en California a estudiantes de sexto y séptimo grado, ver más televisión equivalió a un mayor peso. El 26.2 por ciento de los niños que vieron menos de dos horas de televisión al día presentó un IMC (Índice de Masa Corporal) del percentil 85 o más, mientras que el 47.1 por ciento de los que vieron tres horas o más de televisión al día tuvo un IMC del percentil 85 o más.[14] Por supuesto que el 26.2 por ciento de un grupo de niños no deberían ser tan pesados, pero gracias a otros estudios sabemos que menos horas de televisión están asociadas con un menor peso. Muchas personas, sin importar su edad, comen de manera automática cuando se sientan frente al televisor, así tengan hambre o no.

¿CÓMO UTILIZAR ADECUADAMENTE LOS PRODUCTOS BAJOS EN CARBOHIDRATOS?

La creciente oferta de alimentos bajos en carbohidratos le ofrecerá opciones a aquellas personas que extrañan los alimentos tradicionales ricos en carbohidratos, o que están buscando ingredientes con menos carbohidratos sin sacrificar el sabor. El pan bajo en carbohidratos hace que los niños puedan llevar sándwiches al colegio; la mezcla para *pancakes* es una gran alternativa para el desayuno; los batidos y las barras de proteínas pueden ser *snacks* satisfactorios que consuman ocasionalmente cuando regresen del colegio. Sin embargo, todos los productos bajos en carbohidratos deben ser utilizados con moderación, pues no son sustitutos de los alimentos enteros. Asegúrese de que su niño consuma cantidades suficientes de verduras, frutos secos, semillas, frutas, cereales integrales, carne, pescado, huevos y otras fuentes de proteínas y grasas saludables antes de que se llene consumiendo alimentos bajos en carbohidratos. Esta recomendación se aplica igualmente para los adultos.

LOS CHICOS NECESITAN HACER EJERCICIO

La televisión no es la única culpable. Actualmente, la mitad de los estudiantes de secundaria no toman clases de educación física, básicamente porque sus colegios no las exigen o no las ofrecen. ¡Actualmente, sólo el estado de Illinois exige clases de educación física en el pensum académico! Los sectores suburbanos que no tienen andenes, la reticiencia de los padres a que sus hijos realicen actividades que no sean supervisadas y muchos otros factores se confabulan para que éstos permanezcan en casa y lleven una vida sedentaria, así la actividad física sea fundamental para su salud. La actividad física regular ayuda a desarrollar y mantener unos músculos, huesos y articulaciones saludables, así como a controlar el peso, quemar grasas y desarrollar masa muscular. Adicionalmente, ayuda a que gasten su exceso de energía: se ha demostrado que el ejercicio contribuye a disminuir la depresión y la ansiedad. Las actividades que reducen la producción de las hormonas del estrés—tal como lo hace el ejercicio—son importantes en una sociedad en la que el estrés es un problema tan común como en la nuestra, incluso para los chicos. Como beneficio adicional, cuando los chicos son físicamente fuertes y no se sienten inquietos, deprimidos ni ansiosos, tienen un mejor desempeño académico y menos problemas en su comportamiento.

¿SU HIJO TIENE SOBREPESO?

Es más difícil determinar el sobrepeso en los chicos. Podríamos utilizar el concepto básico del IMC para establecer si un chico tiene sobrepeso o no, pero tendríamos que hacer ajustes en las cifras para compensar su edad y sexo, y por el hecho de que existe un rango muy amplio de ritmos de crecimiento que son considerados normales. Las tablas de IMC para personas entre los dos y los veinte años ofrecen una cifra de IMC basado en el peso y la estatura, pero luego utiliza una curva para mostrar de qué forma el IMC del niño en relación con su edad se compara con el de otros de su misma edad y sexo. De esta forma, si una niña tiene un IMC para su edad que la ubique en el percentil 60, quiere decir que comparada con otras niñas de su edad, el 60 por ciento tienen un IMC más bajo. Un IMC para una edad específica que esté por debajo del quinto percentil indicaría que un chico o chica tiene un peso insuficiente. Un IMC para una edad específica que esté entre el percentil 84 y el 94 para la edad y sexo de un chico significaría que él o ella corre un riesgo de tener sobrepeso. Un IMC para una edad específica que se ubique en el percentil 95 o más significa que el chico o chica tiene sobrepeso. (Tenga en cuenta que el término "obesidad" no se utiliza en este contexto.)

EL AZÚCAR SANGUÍNEO Y LA CONDUCTA

Usted ha escuchado hablar bastante acerca del ADD (trastornos en la atención) de los chicos, pero ¿ha escuchado que alguien hable sobre los problemas de azúcar sanguíneo que puedan tener los jóvenes? Los chicos con niveles inestables de azúcar en la sangre pueden sufrir cambios temperamentales, irritabilidad, depresión y dificultad para concentrarse, lo que a su vez puede ocasionar serios problemas en su rendimiento académico y su salud mental. Los colegios suelen diagnosticar a estos chicos con discapacidades en el aprendizaje, trastorno de niveles insuficientes de atención relacionados con la hiperactividad (ADHD) y depresión. Además de las deficiencias nutricionales causadas por dietas pobres, otros factores ambientales también pueden contribuir a dichas condiciones. El "tratamiento" consiste en formularle estimulantes y/o antidepresivos. (Algunos medicamentos antidepresivos pueden producir un aumento de peso, lo que empeora la situación desde todo punto de vista.) Le daremos un dato que le parecerá increíble: ¡actualmente hasta los niños en edad escolar están tomando Prozac!

El Doctor Atkins concluyó que una dieta abundante en carbohidratos unida a la falta de ejercicio puede producir desequilibrios en el azúcar sanguíneo que afectan los químicos del cerebro. Estos "problemas de comportamiento" suelen desaparecer una vez el problema de fondo relacionado con el azúcar de la sangre es finalmente diagnosticado y tratado, llegando a suspender los medicamentos en algunos casos.

El PACAS puede ser la base del tratamiento para los niños que puedan tener problemas de salud mental, lógicamente bajo supervisión médica. Unos niveles estables de azúcar sanguíneo suelen ayudarle a un chico "hiperactivo" a calmarse y a concentrarse en sus tareas escolares; y también a estabilizar su temperamento. Y cuando controlan el azúcar sanguíneo dejan de sentir ansias de carbohidratos y comienzan a perder peso, que es el tratamiento más eficaz para la depresión originada por la falta de autoestima, una pobre imagen de sí mismo y el acoso incesante de los demás chicos. Algunos siquiatras han descubierto los beneficios producidos por suplementos de aceites en la depresión, tal como lo hizo el Doctor Atkins. En caso de que tengan que tomar medicamentos adicionales, la sólida base nutricional del PACAS mejorará la salud del chico.

Para expresarlo en cifras, el peso normal para un chico de trece años que mida cinco pies y tres pulgadas sería de 88 a 123 libras. El rango normal es tan amplio—35 libras—porque el rango de desarrollo físico para esa edad es también muy amplio. Algunos chicos podrán tener la estatura y el peso propios de un adulto, mientras que otros sólo estarán llegando a la pubertad. Ese mismo chico estaría ubicado entre el percentil 85 y el 94 y con riesgo de tener sobrepeso si pesara entre 124 y 141 libras, y estaría en el percentil 95 y con sobrepeso si pesara 142 libras. En algunos casos, las tablas del IBM para esa edad pueden ser engañosas. Por ejemplo, un adolescente que sea muy fuerte y musculoso podría parecer con riesgo de tener sobrepeso u obesidad, aunque él o ella realmente sea saludable y tenga una buena constitución. Así mismo, un chico con una salud deficiente puede parecer que está en el rango medio para su edad pero pesar realmente más. Sin embargo, para la mayoría de los niños y jóvenes, la tabla de IMC para la edad específica será un buen punto de referencia para saber cuál debe ser su peso.

La gran ventaja de la tabla de IMC para la edad específica es que puede ser utilizada desde los dos años hasta la edad adulta, de tal forma que es posible saber cuál debe ser el peso de un niño o niña desde la niñez hasta la edad adulta. (Para mayor información sobre tablas de IMC, vaya a la página de Internet www.cdc.gov/nchs/data/nhanes/databriefs/growthch.pdf.)

Si usted es padre de familia, es probable que no sea muy objetivo acerca del peso de su hijo/a. Los padres de familia tienden a creer que esas libras de más que puedan tener sus hijos no son más que grasa o gordura infantil, y que después perderán su sobrepeso. Otros padres se preocupan innecesariamente de que sus hijos puedan tener sobrepeso debido a sus propios problemas en este sentido. No obstante, las tablas de IMC para la edad específica son objetivas y le ofrecerán una información más precisa acerca de si su hijo/a tiene sobrepeso o no, y de cuántas libras puede ser.

NO SÓLO SE TRATA DE LOS GENES

Los niños con sobrepeso serán adultos con sobrepeso. Alrededor de un tercio de los adultos obesos o que tienen sobrepeso estaban en esas mismas condiciones cuando cumplieron veinte años. Según un estudio reciente, estar por encima del percentil 95 del IMC para esa edad a los doce años es prácticamente sinónimo de tener sobrepeso cuando sea adulto. Una niña de doce años con un IMC de 25 o más estaría en el percentil 95 del IMC para su edad y tendría un 80 por ciento más de riesgo de tener sobrepeso cuando sea adulta. Si todavía está en el percentil 95 del IMC para esa edad cuando tenga veinte años, tendrá una probabilidad superior al 99 por ciento de ser obesa de por vida.[15]

Los problemas de peso tienden a originarse en el hogar. Esto no es sorprendente, ya que los padres no sólo le transmiten a los hijos sus genes, sino también sus hábitos alimenticios y actitudes hacia la comida. A fin de cuentas, los niños no van solos a los restaurantes de comidas rápidas, no por lo menos hasta que son adolescentes. La probabilidad de que un niño con sobrepeso se convierta en un adulto con sobrepeso aumentará si uno o ambos padres también tienen sobrepeso. De hecho, la probabilidad de que un niño menor de diez años que no tenga obesidad se vuelva un adulto obeso es de más del doble si sus padres lo son.[16] Y, cuando los niños obesos se vuelven adultos obesos, tienden a tener un peso extremadamente peligroso. Un estudio publicado en el 2003 señaló que los niños que eran obesos cuando tenían doce o trece años tenían un riesgo cinco veces mayor de serlo cuando llegaran a la edad adulta que aquellos que no eran obesos cuando tenían estas edades.[17]

Claro que esto se debe a la interacción entre la genética y el ambiente en el que crezcan. Si un niño tiene padres que tengan síndrome metabólico, estará predispuesto a tener el mismo problema. Alimente a ese niño con la típica dieta americana—llena de carbohidratos—y su cintura aumentará de volumen y sus arterias comenzarán a obstruirse. Muy a menudo, los padres se sientan a ver televisión y a comer los mismos *snacks* que sus hijos. Esto para no hablar de los abuelos y otros parientes que tratan de demostrarle el amor a su hijo dándole dulces de mala calidad. Y para rematar, las personas que cuidan a los niños suelen darles *snacks* llenos de carbohidratos para premiarlos si se portan bien. En definitiva, esta situación es la fórmula para engordar a los niños americanos.

LOS RIESGOS EN LA SALUD OCASIONADOS POR LA OBESIDAD INFANTIL

Son muchos los estudios que revelan que el origen de sufrir enfermedades del corazón en la edad adulta está en tener sobrepeso desde una edad temprana. Un estudio realizado en Inglaterra durante cincuenta y siete años mostró una relación directa entre tener sobrepeso desde niño y morir de enfermedades cardiacas cuando se es adulto. A lo largo del estudio, los participantes que tuvieron un mayor peso en su niñez tuvieron una probabilidad 1.5 veces más alta de morir por cualquier causa y dos veces más de morir de una enfermedad cardiaca que aquellas personas que tuvieron un peso normal en su niñez.[18] Más preocupante aún es que un estudio de seguimiento realizado a 227,000 adolescentes noruegos durante treinta y siete años encontró que entre los hombres cuyos IMC para la adolescencia estaban por encima del percentil 95, la tasa de mortandad era 80 por ciento más alta que aquellos que tenían peso normal. Y entre las mujeres, la tasa de mortandad fue 100 por ciento más alta.[19] Otro estudio demostró que la placa arterial puede comenzar a formarse temprano en la infancia.[20]

Como los niños que tienen sobrepeso y obesidad muestran los clásicos factores de riesgo de enfermedades coronarias, no es sorprendente que las desarrollen a una edad mucho más temprana, a menudo cuando llegan a su tercer o cuarta década de vida. En un estudio realizado a 1,366 taiwaneses entre los doce y los dieciséis años de edad, el 70 por ciento de los chicos que eran obesos presentaron un factor de riesgo de enfermedades coronarias, y el 25 por ciento de ellos presentó dos factores o más.[21]

CONSECUENCIAS DE LA OBESIDAD INFANTIL

Los niños que tienen exceso de peso presentan una marcada tendencia a contraer enfermedades crónicas que normalmente sólo desarrollamos mucho más tarde. Para citar un solo ejemplo, los niños obesos tienen un riesgo de hipertensión aproximadamente tres veces mayor que los niños con peso normal.

Un estudio reciente basado en información del NHANES III sostiene que entre todos los niños con edades entre los doce y los diecinueve años, casi un 4.2 por ciento tiene síndrome metabólico. Y entre los adolescentes obesos, el porcentaje con este síndrome es de un sorprendente 28.7 por ciento. Esto quiere decir que unos 910,000 adolescentes americanos ya están en riesgo de contraer enfermedades del corazón, diabetes o de morir prematuramente.[23]

Este problema es más grave aún en las poblaciones minoritarias. Entre los niños latinos con sobrepeso, nueve de cada diez tienen al menos un factor de riesgo de enfermedad del corazón y de diabetes de Tipo 2, y tres de cada diez presentan tres o más riesgos de síndrome metabólico.[24]

Ya es común que los niños obesos tengan trastornos en la intolerancia a la glucosa. En un estudio realizado por la universidad de Yale, el 25 por ciento de los niños con obesidad severa entre los cuatro y los diez años eran intolerantes a la glucosa; 21 por ciento de los adolescentes con obesidad severa eran intolerantes a la glucosa, y durante el transcurso del estudio, los investigadores descubrieron que el 4 por ciento de estos adolescentes eran diabéticos y no lo sabían.[25]

Las enfermedades del corazón y la diabetes no son los únicos problemas que pueden sufrir los niños. Tal fue el caso de Samantha B., una paciente del Doctor Atkins. Ella sufría alergias, sinusitis, migrañas casi diarias, un historial de palpitaciones, gases e inflamación estomacal. Comía muchos carbohidratos, medía cuatro pies y tres pulgadas, y pesaba 134.8 libras, lo que le daba in IMC para su edad y sexo de 36.5, que la ubicaba en el percentil 95, es decir, que tenía sobrepeso. En lugar de ponerla en la fase de Inducción, que es estricta, el Doctor Atkins le redujo su consumo de carbohidratos para estabilizarle su azúcar sanguíneo y para controlarle su apetito. Luego de cuatro semanas, sus dolores de cabeza disminuyeron en frecuencia e intensidad y sus padres dijeron que su temperamento y niveles de energía mejoraron bastante. Luego de ocho meses, su peso se estabilizó en 120 libras, dejó de sentir dolores de cabeza y tuvo una notoria disminución de problemas gastrointestinales. El Doctor Atkins concluyó que si ella seguía controlando su consumo de carbohidratos a un nivel apropiado para satisfacer sus necesidades nutricionales, debería dejar atrás su historia de sobrepeso.

Los niños con sobrepeso también tienen una mayor posibilidad de sufrir de asma, debido en parte al aumento de químicos inflamables causados por los altos niveles de insulina.[26] También es común que terminen teniendo problemas en los huesos y articulaciones debido a las mismas razones.[27] Las niñas con sobrepeso tienden a llegar a la pubertad y a menstruar a una edad más temprana. Esto significa que dejan de crecer más rápidamente que otras niñas, y terminan por ser adultas con sobrepeso y baja estatura.[28] También podrían sufrir de síndrome poliquístico de ovario (SPO).[29] El desequilibrio metabólico subyacente, combinado con un posible factor genético causante del SPO, hace que éstas niñas tengan una mayor probabilidad de contraer diabetes con el paso de los años.[30]

La salud mental de los niños puede afectarse tanto como la física. Los niños obesos tienen un riesgo mayor de tener problemas emocionales y de autoestima, y pueden volverse solitarios y depresivos, especialmente si les hacen bromas por su peso. La otra cara de la moneda de este aspecto es que los problemas de conducta, como la hiperactividad y la depresión, pueden conducir a la obesidad. Un estudio realizado en el año 2003, mostró que los niños con peso normal que habían sido diagnosticados con problemas de conducta tenían una probabilidad cinco veces mayor de adquirir sobrepeso en el curso de los dos años siguientes que aquellos chicos que no tenían problemas de conducta.[31]

¿Por qué estos chicos suben de peso? El Doctor Atkins creía que todo se debía a que ellos se estaban "automedicando" con alimentos abundantes en carbohidratos como una forma de escapar del estrés y el malestar, pero los mismos alimentos que consumían para gratificarse eran precisamente los que empeoraban su situación. Y según un estudio reciente, los niños con serios problemas de sobrepeso (y sus padres), manifestaron que la obesidad estaba afectando su calidad de vida de la misma forma en que lo hacían los niños que estaban siendo tratados con quimioterapia en la erradicación del cáncer.[32]

EL CONTROL DE CARBOHIDRATOS AYUDARÁ A LOS NIÑOS

El Método Atkins es benéfico para los niños con sobrepeso, así como también lo es para los adultos. (Cualquier joven menor de dieciocho años sólo debería seguir las fases de pérdida de peso de Atkins bajo supervisión médica, a fin de asegurarse de que se está alimentando adecuadamente y para monitorear también su progreso.) El Doctor Atkins sabía que su programa era efectivo para los jóvenes porque le ayudó a cientos de ellos a perder peso. Un programa de carbohidratos controlados no sólo les ayuda a perder peso a niños y jóvenes, o por lo menos a no ganar peso, sino que también les ayuda a normalizar sus lípidos sanguíneos y reducir su riesgo de enfermedades coronarias prematuras.

En un estudio, un grupo de dieciséis adolescentes con sobrepeso siguió un programa de alimentación de carbohidratos controlados durante doce semanas, y un grupo controlado de catorce adolescentes con sobrepeso siguió una dieta baja en grasas durante el mismo tiempo. Al final de este período, el grupo que controló los carbohidratos perdió más peso que el grupo que siguió la dieta baja en grasas, y sus niveles de triglicéridos también cayeron en picada.[33]

UN ASUNTO FAMILIAR

Si toda la familia comienza a reducir los carbohidratos perjudiciales, todos los miembros se beneficiarán, incluso aquellos que no necesiten perder peso ni estabilizar su azúcar sanguíneo. Si usted es consciente del valor que tienen las proteínas y las grasas combinadas con carbohidratos saludables, tanto usted como su familia tenderán a ingerir comidas con regularidad y a comer menos *snacks* que sean nocivos para la salud, más verduras frescas y frutas bajas en índice glicémico, carbohidratos de mejor calidad y menos comida chatarra.

El desayuno le hace honor a su nombre. Es importante que los niños vayan al colegio una vez hayan ingerido los alimentos que les darán a su organismo y a sus químicos corporales un comienzo saludable y estable luego del largo ayuno realizado durante las horas que durmieron. Un desayuno rico en proteínas será garantía de que no sientan hambre ni ansias de alimentos azucarados un par de horas más tarde, y de que su conducta y rendimiento escolar mejorará, muy probablemente de forma notable. Sírvales entonces huevos y queso para que comiencen el día, acompañados de alimentos como frutas, leche entera y cereales integrales siempre que sus niveles de actividad y metabolismos individuales así lo permitan.

Con el programa familiar de Atkins, es decir, cuando todos reducen el consumo de carbohidratos en algún grado, terminarán por ser más saludables. Si usted hace Atkins como es debido y hace ejercicio con regularidad, sus hijos lo verán como un modelo a seguir. Los niños, al igual que los adultos, obtienen grandes beneficios con sólo hacer media hora diaria de ejercicio. Por supuesto que ese ejercicio tendrá que ser agradable para que lo hagan. Las actividades realizadas después de clases no siempre son viables, así que usted debería tratar de encontrar otras opciones para que sus hijos incorporen más actividad física a su vida diaria. De este modo, usted también podrá hacer más ejercicio. Haga ejercicio durante los fines de semana; sólo con juegos sencillos como atrapar una bola de espuma será suficiente para que los niños se muevan y se diviertan. Los videos de ejercicios pueden ser divertidos si todos participan. Es probable que su hijo pueda enseñarle los últimos pasos de baile y ambos pasarán un momento muy

LA ALIMENTACIÓN EN EL COLEGIO

¿Cómo proteger a su hijo de las malas influencias nutricionales a las que se enfrentan todos los días en el colegio? Lo mejor es que su hijo se vaya al colegio bien desayunado y que lleve snacks saludables como una manzana que acompañe con frutos secos o con una loncha de queso, y un buen almuerzo bajo en carbohidratos como una ensalada de pollo con pan integral. Permítales a sus hijos que de vez en cuando compren el almuerzo o golosinas en el colegio (si usted les impone muchas limitaciones podrían ser víctimas de las bromas de sus compañeros o sentir resentimiento.) Recuerde: usted no puede controlar todo lo que comen sus hijos, ni mucho menos impedir que ellos visiten a sus amigos o vayan a fiestas de cumpleaños, así que haría mejor en controlar los aspectos que estén a su alcance. Sólo con eliminar la comida chatarra de los hábitos alimenticios de sus hijos y darles comidas nutritivas y bajas en carbohidratos, usted comenzará a ver que ellos realizan progresos tales como sentir una menor ansia de carbohidratos, tener un mejor control de su apetito, un receso en el aumento de peso adicional o incluso un estímulo a la pérdida de peso.

agradable. Lo importante es darles un buen ejemplo, siendo activos y encontrando la forma en que toda la familia pueda participar y hacer ejercicio.

¿QUÉ ESPERAR?

Las señales de advertencia de problemas futuros en un niño son bastante claras: un aumento inusitado de peso, ansia de alimentos ricos en carbohidratos, antecedentes familiares de sobrepeso y comienzos de síndrome metabólico (vaya al Capítulo 4). Si su hijo encaja en esta descripción, las medidas que usted necesita tomar son también muy claras:

- Reducir la suficiente cantidad de carbohidratos nocivos en las comidas y *snacks* para que no sigan subiendo de peso. En otras palabras, usted tendrá que suprimir la comida chatarra como las papas fritas, que tienen un valor nutricional casi nulo.
- Incorpore alimentos saludables desde temprano; sus hijos aprenderán a disfrutarlos.
- Sustituya los carbohidratos nocivos por proteínas, grasas naturales y verduras. Esto le ayudará a mitigar el hambre, el ansia excesiva y su hijo se alimentará de una forma más saludable.
- No se obsesione con la báscula: lo que usted quiere es que sus hijos pierdan grasas, no peso, razón por la que es tan importante que ellos aumenten la actividad física. Mida el progreso según como les quede la ropa, no por las libras que pierdan.
- Para los niños más pequeños que todavía no han llegado a la pubertad (que no muestren señales de desarrollo sexual), el objetivo es estabilizar el peso y prevenir un aumento en el futuro. A medida que su hijo crezca, él o ella tendrán un peso normal. En casos extremos, los médicos pueden recomendar que pierdan peso, y esto debería contar con la supervisión médica.

Si su hijo tiene sobrepeso, tiene riesgo de ser obeso, está llegando a la pubertad o presenta síntomas avanzados de síndrome metabólico, usted podría considerar la posibilidad de un programa supervisado por un médico. Los niños necesitan controlar los carbohidratos para estabilizar el azúcar sanguíneo, perder pulgadas y mantener controlado su apetito a largo plazo. Todo esto podría suponer algunos ajustes, y es probable que sea necesario suministrarle suplementos a fin de asegurarse que su hijo esté recibiendo los máximos beneficios nutricionales del programa.

INTÉNTELO: LE GUSTARÁ

Cuando el Doctor Atkins les explicaba a los niños con sobrepeso y a sus familias lo que iba a hacer, escuchaba una gran cantidad de inquietudes sobre la dificultad de realizar los cambios necesarios en los hábitos alimenticios y en el estilo de vida. Él sugería intentarlo por un mes y observar los resultados. Cuando los veía de nuevo, todo había cambiado para bien. Los niños y sus padres le decían que la primera semana había sido un poco difícil, pero que a fin de cuentas, los cambios no eran tan drásticos ni difíciles. Y una vez superado esto, les era fácil seguir el programa, pues todos—y no sólo los niños—estaban comiendo mejor, haciendo más ejercicio, y sintiéndose mejor en términos físicos y emocionales; además, consumían alimentos que eran de su total agrado.

¿MI HIJO ESTÁ EN RIESGO?

Responda las siguientes preguntas para saber si su hijo corre el riesgo de ser obeso.

1. Tengo sobrepeso.   Sí ❑   No ❑
2. Otros parientes tienen sobrepeso.   Sí ❑   No ❑
3. El IMC de mi hijo para su edad es de un
   percentil de 85 o más.   Sí ❑   No ❑
4. Mi hijo está físicamente activo un mínimo
   de media hora diaria.   Sí ❑   No ❑
5. Mi hijo toma más de una gaseosa al día.   Sí ❑   No ❑
6. Mi hijo consume una gran cantidad de
   snacks dulces y salados.   Sí ❑   No ❑
7. Mi hijo ingiere comidas rápidas con
   frecuencia.   Sí ❑   No ❑
8. El médico dice que mi hijo tiene la
   presión alta.   Sí ❑   No ❑
9. El médico dice que mi hijo tiene el
   azúcar sanguíneo alto.   Sí ❑   No ❑
10. El médico dice que mi hijo tiene
    colesterol/triglicéridos altos.   Sí ❑   No ❑

Si respondió afirmativamente tres veces o más, su hijo tiene muchas posibilidades de volverse obeso(a) si es que ya no lo es.

ALEGRÍA DE BEBÉ

Luego de haber desarrollado casi una diabetes gestacional en su segundo embarazo, de no poder perder la "grasa del embarazo" y con un historial familiar de diabetes de Tipo 2, a Traci Reason le esperaba un mundo lleno de problemas. Pero actualmente ella se ha comprometido a darle un buen ejemplo a sus hijos.

NOMBRE: Traci Reason
EDAD: 35 años
ESTATURA: 5 pies, 9 pulgadas
PESO ANTERIOR: 237 libras
PESO ACTUAL: 133 libras

COLESTEROL TOTAL ANTERIOR: 230
COLESTEROL TOTAL ACTUAL: 173
COLESTEROL LDL ANTERIOR: 143
COLESTEROL LDL ACTUAL: 102
COLESTEROL HDL ANTERIOR: 55
COLESTEROL HDL ACTUAL: 55
TRIGLICÉRIDOS ANTERIORES: 160
TRIGLICÉRIDOS ACTUALES: 160

Son muchas las mujeres que no pierden el peso que ganan durante el embarazo. Debido a todo el trabajo que demanda un bebé, varias mujeres subimos de peso luego del parto, y eso me sucedió a mí. Tuve dos hijos en un lapso de veintidós meses; escasamente me había recuperado de mi primer parto cuando quedé embarazada por segunda vez. Estaba luchando contra la depresión poco después del nacimiento de mi segundo hijo, una niña, hace casi cuatro años.

Nunca en mi vida había pesado más de 150 libras, pero para mi segundo parto, el 15 de marzo de 2000, pesaba 225 libras. Comencé a hacer Atkins por poco tiempo y bajé a 185 libras, pero un año más tarde pesaba 237 libras. Entonces, no me volví a pesar.

Mi mamá estaba muy preocupada por mi salud, pues mi abuela materna tenía diabetes de Tipo 2 y yo había tenido diabetes gestacional durante mi segundo embarazo. Sin embargo, yo no me preocupaba; me mantenía diciendo, "No soy como las otras personas. Quiero otra tajada de pastel."

Mientras tanto, mi corazón latía con fuerza, mi cara se me ponía roja y me sofocaba sólo con subir o bajar escaleras. Sudaba mientras dormía. Me dolía la espalda, pues tenía un disco comprimido que se estaba lesionando debido a mi peso. Me dolían las rodillas y los tobillos. No podía cargar a mis hijos ni jugar con ellos en el suelo, pues era incapaz de volver a levantarme. Todos los días luchaba por cumplir con lo mínimo.

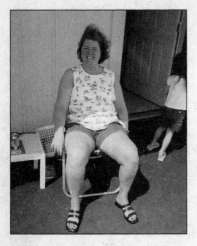 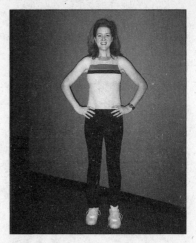

ANTES   **DESPUÉS**

"Mañana mismo haré algo con respecto a mi peso," me decía mientras estaba sentada en el sofá, viendo televisión con una bolsa de papas y una gaseosa.

Llegó el 28 de febrero de 2003 y había pasado tres días sin bañarme. Mi esposo, un piloto que trabaja en una aerolínea, estaba de viaje. Los juguetes estaban desparramados por todas partes, pues no podía agacharme a recogerlos. Y de repente, me cansé de sentirme enferma y cansada. Compré el libro Atkins de por Vida, y comencé la Inducción, con la firme determinación de tener éxito. Me mantuve en un límite de 20 carbohidratos diarios o menos durante seis meses. Para mediados de julio, había perdido más de 60 libras. Me hice un examen de sangre en agosto: mis niveles de colesterol total bajaron de 230 a 173, y mis triglicéridos de 160 a 79. Esos resultados me parecieron mucho más importantes que las libras que había perdido.

Comencé a caminar todos los días y a llevar a mis hijos al parque. Luego de haber estado al borde la muerte a los treinta y cuatro años, volví a sentirme viva. Perdí 104 libras siguiendo el Método Nutricional de Atkins y pasé de talla la 22 a la talla 4. Actualmente voy tres veces por semana al gimnasio, levanto pesas y corro 3 millas en la banda caminadora. Mi matrimonio es más saludable que antes. ¡Me siento mejor que cuando tenía veintiséis años!

Mi ACE actual es de 40 carbohidratos. Sigo la regla de no comer después de las seis de la tarde. Como mucho pollo, camarones con una salsa baja en carbohidratos y chuletas de cerdo. Mi esposo es un cocinero excelente y le encanta hacer rib-eye steak *(filete de carne) con salsa de vino tinto, una receta que vio en www.atkins.com.*

¡Estoy tan contenta de poder salir con mis hijas! Les dimos un trampolín de regalo por Navidad, y siempre que puedo me pongo a saltar con ellas. Les estoy dando ejemplo de cómo llevar un estilo de vida saludable, alimentarse bien y hacer ejercicio: de eso se trata. No es cuestión de vanidad, sino de longevidad y calidad de vida. Es el mejor regalo que puedo darle a mi familia.

Nota: Sus resultados individuales pueden ser diferentes de los que se muestran aquí. Como se dijo anteriormente, Atkins recomienda una evaluación inicial de laboratorio y seguimiento continuo en coordinación con su proveedor de salud.

Capítulo 25

SU HIJO(A) Y LA DIABETES DE TIPO 2

No hace muchos años, la diabetes de Tipo 2 era una enfermedad para personas mayores. El Doctor Atkins sólo había visto casos de niños con diabetes de Tipo 1, pero en la década de los noventa se estableció una tendencia muy inquietante: toda una romería de jóvenes con sobrepeso comenzó a ir al Centro Atkins para perder peso. Luego de hacerles exámenes de sangre, el Doctor Atkins terminaba por diagnosticarles síndrome metabólico o diabetes de Tipo 2 a muchos de ellos. Era algo tan sorprendente como deprimente: ¡algunos de esos chicos aún no habían llegado a la pubertad!

ES UNA EPIDEMIA

Es muy poca la distancia que hay entre tener síndrome metabólico o trastornos en la tolerancia a la glucosa cuando sólo se tiene diez años (o menos en algunos casos) y tener diabetes de Tipo 2 a los catorce. Además, es una evolución que muchos niños están sufriendo en carne propia. El problema de la diabetes entre la población juvenil no sólo ocurre en este país. En Japón, por ejemplo, la incidencia ha aumentado casi tan rápidamente como aquí. Lo mismo sucede en Europa, Australia, Asia y prácticamente en todo el mundo.[1]

Podemos decir que la epidemia de diabetes de Tipo 2 entre la población infantil tuvo su origen a comienzos de la década de los ochenta, cuando los investigadores observaron un aumento de esta enfermedad entre la población indígena de los Estados Unidos. Ese aumento se convirtió en una verdadera oleada: antes de 1994, sólo el 5 por ciento de los jóvenes o niños a quienes se les diagnosticaba diabetes tenía la de Tipo 2, el resto tenía diabetes de Tipo 1, que casi siempre se desarrolla en la infancia. Aunque todavía no existen estadísticas exactas, se calcula que actualmente el 45 por ciento o más de los nuevos casos de diabetes en los niños es de Tipo 2.[2] En un estudio realizado a niños de Cincinnati, la incidencia de diabetes aumentó diez veces en poco más de una década, pasando de un caso por cada 100,000 niños en 1982, a 7.2 casos por cada 100,000 niños en 1994.[3]

La epidemia de la diabetes golpea especialmente duro a las minorías étnicas. Las investigaciones han señalado que más de 4 de cada 1,000 adolescentes indígenas de los Estados Unidos tienen diabetes. En un estudio realizado a niños y jóvenes afroamericanos y caucásicos que tenían entre diez y diecinueve años de edad, la diabetes de Tipo 2 constituía el 33 por ciento de los casos de diabetes.[4] Y así como tantos adultos pasan años sin que se les diagnostique esta enfermedad, igual sucede con los niños. Es muy probable que las cifras reales sean más altas.

ES DIFÍCIL DECIRLO

El nivel azúcar en ayunas (FBS) para establecer cualquiera de las dos modalidades de diabetes es el mismo en niños que en adultos: un azúcar sanguíneo en ayunas de 126 mg/dL o más o un nivel de azúcar posprandial de 200 mg/dL o más. Esto es casi lo único en común que tienen ambos tipos de diabetes.[5]

La diabetes de Tipo 1 es una delicada enfermedad autoinmune causada por la incapacidad del páncreas para producir insulina. Suele aparecer súbitamente, y su tratamiento consiste en la administración de insulina y en un riguroso plan alimenticio de por vida. La diabetes de Tipo 2 no es menos seria, pero, al comienzo, el páncreas todavía produce insulina y los síntomas aparecen gradualmente. La diabetes de Tipo 2 en los niños casi siempre puede prevenirse, detenerse o revertirse por medio de la pérdida de peso y de cambios en los hábitos alimenticios. No obstante, los médicos a veces tienen dificultades para saber si un niño tiene diabetes de Tipo 1 o de Tipo 2. (Aunque este libro se centra en la de Tipo 2, ya que es más difícil de diferenciar en los niños también es necesario hablar de la de Tipo 1.) Recientemente se ha hecho más difícil el diagnóstico de esta enfermedad.

Se acostumbraba decir que si un niño tenía sobrepeso, las probabilidades de que él o ella tuviera diabetes eran muy altas. Pero en la actualidad, los niños con diabetes de Tipo 1 tienen tantas probabilidades de tener sobrepeso como el resto de los niños, y el 24 por ciento pueden tener sobrepeso cuando desarrollen los síntomas.[6] El sobrepeso puede ser un factor que acelere el desarrollo de la diabetes de Tipo 1, ya que los niños gordos desarrollan esta enfermedad a una edad más temprana que aquéllos que tienen peso normal. Esto ayudaría a explicar, al menos en parte, el aumento en la incidencia de la diabetes de Tipo 1 durante las décadas pasadas.[7] Los padres no deben ser complacientes si sus hijos suben de peso, especialmente si existe un historial familiar de diabetes de Tipo 1. Claro que si existe un historial familiar de diabetes de Tipo 2, los padres deberían hacer todo lo posible para prevenir la obesidad.

Si un niño que padece este tipo de diabetes también es obeso, podría tener "diabetes doble," es decir, resistencia a la insulina causada por la obesidad e incapacidad para producir insulina debido a la diabetes de Tipo 1.[8] Esto puede ser motivo de preocupación, pero en casi todos los casos los niños que tienen diabetes de Tipo 1 presentan los síntomas característicos: sed insaciable, hambre y micción frecuente, así como pérdida de peso y azúcar en la orina. En caso de necesitar información adicional, ésta podría obtenerse mediante pruebas de sangre. Los niños que tienen diabetes de Tipo 1 normalmente presentan anticuerpos autoinmunes de tipos específicos en su cuerpo. Además, por medio del examen de péptido c en la sangre se podrá determinar si el páncreas está produciendo insulina o no y en qué cantidad. Si el nivel es muy bajo e indica que la producción de insulina es poca o nula, el diagnóstico suele ser diabetes de Tipo 1. (Es necesario realizar todas las pruebas, ya que en algunos casos los niños con diabetes de

Tipo 2 producen muy poca insulina.) [9] El Doctor Atkins normalmente les recetaba a los jóvenes diabéticos un examen posprandial de dos horas (luego de una comida) de insulina y glucosa, para tener una mejor idea de qué tan bien podían producir insulina.

Cuando se diagnostica diabetes de Tipo 2 a un niño o a un adolescente, el Método Atkins para evaluar el problema es muy semejante al que se aplica para los adultos. Él realizaba los exámenes mencionados en el Capítulo 6. Sin embargo, dependiendo de la edad, del niño y de su colaboración en los exámenes, la prueba de tolerancia a la glucosa de cinco horas no debe tardar mucho. El Doctor Atkins siempre trataba de realizar los exámenes de FBS (de azúcar en ayunas) y de insulina, así como de los valores de insulina y de azúcar sanguíneo de una y de dos horas. Cuando el FBS era alto, El Doctor Atkins encontraba que el examen posprandial de dos horas era suficiente para determinar cuánta insulina estaba produciendo el niño y cuál era su grado exacto de insulinemia.

INFORMACIÓN SOBRE LA DIABETES DE TIPO 1

Ésta es la enfermedad más común, seria y crónica durante la infancia. En los Estados Unidos, casi 1.7 de cada 1,000 niños menores de diecinueve años padecen esta enfermedad.[10] Generalmente, los síntomas son muy claros: el niño siente hambre y sed de un momento a otro, así como deseos de orinar con mucha frecuencia, y puede perder peso aunque coma mucho. Cuando se le practican exámenes de orina, normalmente presentará cetonas. La mayoría de los niños que desarrollan diabetes de Tipo 1 lo hacen cuando llegan a la pubertad, generalmente entre los diez y los doce años en las niñas, y entre los doce y los catorce años en los niños. Sin embargo, esta enfermedad puede presentarse a cualquier edad y hasta los niños más pequeños pueden contraerla. La diabetes de Tipo 1 tiende a ser un problema familiar; los hijos de un padre o madre con diabetes de Tipo 1 podrían tener una probabilidad tres veces más alta de contraer dicha enfermedad antes de cumplir cincuenta años que el resto de la población.[11] Un mellizo de alguien que tenga diabetes de Tipo 1 tiene un riesgo 35 por ciento mayor de desarrollar esta enfermedad.[12]

ATKINS Y LA DIABETES DE TIPO 1

Los jóvenes que padecen esta enfermedad necesitan cuidarse de por vida. El Programa Atkins para el Control del Azúcar Sanguíneo (PACAS) puede ser útil, especialmente de una forma muy importante: un programa de carbohidratos controlados puede ayudar a prevenir episodios peligrosos de hiperglicemia o hipoglicemia. El Método Atkins ayuda a mantener una entrada continua de glucosa en la corriente sanguínea, evitando así oscilaciones considerables. Aunque los niños con diabetes de Tipo 1 deben seguir administrándose insulina (que puede salvarles la vida), podrían obtener un buen control de su azúcar sanguíneo con dosis menores de insulina si siguen el PACAS.

Sin embargo, es obligatorio que los niños con diabetes de Tipo 1 sigan el Método Atkins bajo la estricta supervisión de un médico que conozca el Programa. Éste puede ser tan eficaz en disminuir rápidamente los niveles de azúcar en la sangre y cumplir con las necesidades de insulina que podría presentarse una sobredosis accidental de insulina.

¿CÓMO SABER SI ES DIABETES DE TIPO 2?

Los síntomas de la diabetes de Tipo 2 son menos claros que los de Tipo 1 y se desarrollan con mayor lentitud. El síntoma más común es la obesidad: el 80 por ciento o más de los niños diabéticos tienen un serio sobrepeso o son obesos cuando son diagnosticados con esta enfermedad.[13] A diferencia de los diabéticos de Tipo 1, generalmente no pierden peso, no sienten una sed insaciable, mayor apetito ni mayores deseos de orinar. Los primeros indicios de este problema se manifiestan por medio de una prueba rutinaria de orina que muestra una gran cantidad de glucosa, o también cuando consultan con un médico debido a otro problema.

Otro síntoma muy frecuente que padecen el 67 por ciento de los niños con diabetes de Tipo 2 es la acantosis nigricans,[14] que consiste en unos parches oscuros de piel velluda que casi siempre se localizan en el cuello, las axilas y otras zonas en donde la piel se pliega o roza. La acantosis nigricans, que puede presentarse a cualquier edad, puede ser un síntoma de hiperinsulinemia, un precursor de la diabetes.[15]

Aunque los niños muy pequeños pueden desarrollar diabetes de Tipo 2, esta enfermedad casi siempre aparece luego de los diez años, cuando el niño o la niña está en la pubertad mediana o tardía. Esto se debe parcialmente a que la resistencia a la insulina aumenta de forma natural durante la pubertad.[16] Cuando la resistencia a la insulina proveniente de la obesidad aumenta esta resistencia natural a la insulina, el resultado puede ser una diabetes de Tipo 2, especialmente si existen antecedentes familiares de esta enfermedad. Casi todos los niños que padecen esta afección tienen por lo menos un pariente que contrajo diabetes en la edad adulta, y dichos antecedentes se remontan a menudo a dos o tres generaciones atrás. El factor étnico también juega un papel importante. Los niños afroamericanos, latinos, asiáticoamericanos, de las Islas del Pacífico o aborígenes norteamericanos tienen un riesgo mucho mayor de contraer diabetes de Tipo 2. Por esta razón, si usted tiene antecedentes familiares de esta enfermedad, es sumamente importante que regule los niveles de insulina de sus hijos por medio del control de carbohidratos antes de la pubertad en cuanto sea posible.[17]

LOS MAYORES PELIGROS DE LA DIABETES DE TIPO 2

Uno de los aspectos más lamentables de esta enfermedad es que suele causar graves complicaciones, incluso más que la de Tipo 1. Debido a esto, es esencial que aprendamos a reconocer los síntomas que desembocan en diabetes tan pronto como sea posible y actuar rápida y decididamente.

Un estudio reciente realizado en Suecia sobre enfermedades renales que padecían jóvenes diabéticos es particularmente escalofriante. Dicho estudio observó a 469 personas que fueron diagnosticadas con diabetes entre las edades de quince a treinta y cuatro años. Casi todos tenían diabetes de Tipo 1, y sólo 43 personas tenían la de Tipo 2. Durante un lapso de nueve años, el 5.6 por ciento de los diabéticos de

Tipo 1 y el 16 por ciento de los diabéticos de Tipo 2 desarrollaron enfermedades renales.[18]

Otro estudio realizado al mismo grupo de pacientes encontró una situación semejante con la retinopatía diabética, una enfermedad ocular que puede producir ceguera. El 15 por ciento de los diabéticos de Tipo 2 presentaron una retinopatía severa, mientras que sólo el 5 por ciento de los diabéticos de Tipo 1 tuvieron esa afección, y casi siempre en menor grado.[19]

Ambos estudios muestran lo nefastas que pueden ser las consecuencias de la diabetes de Tipo 2 en pacientes jóvenes. En la mayoría de los casos de enfermedad crónica, la juventud garantiza cierta protección. En términos generales, cuando la diabetes de Tipo 2 se desarrolla a una edad temprana, dicha protección se pierde. Comparados con las personas que contraen diabetes a una edad mediana, los diabéticos jóvenes tienen un 80 por ciento más de posibilidades de necesitar insulina algún día.[20] El riesgo de sufrir ataques al corazón también es mucho mayor. Los adultos diabéticos tienen un riesgo casi cuatro veces mayor de sufrir un ataque cardiaco que una persona de su misma edad que no padezca esta enfermedad.[21]

Las complicaciones no terminan aquí. Un estudio a largo plazo realizado a niños pertenecientes a las First Nations (indígenas canadienses) observó a un grupo de cincuenta y un pacientes que fueron diagnosticados con diabetes de Tipo 2 en 1986, cuando todos tenían menos de diecisiete años. Cuando fueron contactados quince años después, dos habían muerto de diálisis renal, tres estaban en diálisis (uno de los cuales había quedado ciego), y a otro le amputaron un dedo del pie. De los cincuenta y seis embarazos que tuvieron las pacientes femeninas, sólo treinta y cinco pudieron dar a luz.[22]

Los niños con diabetes de Tipo 2 suelen terminar tomando los mismos medicamentos de los adultos mayores. No es raro ver a adolescentes de quince años tomar metformin (Glucophage) para su azúcar sanguíneo, además de otras drogas para la hipertensión y el colesterol alto. Aunque el metformin puede ser benéfico para algunos chicos y tal vez sea seguro en algunos casos, el Doctor Atkins se los recetaba, pues la mayoría de los otros medicamentos que estaban tomando los chicos nunca habían sido sometidos a análisis para ese segmento de la población. (Algunos medicamentos a base de estatinas están aprobadas por la FDA para los niños de doce años o mayores); pero el Doctor Atkins nunca las utilizó. La dieta, el ejercicio y los suplementos (en caso de ser necesarios) pueden excluir la posibilidad de los medicamentos, pero la mejor opción es hacer cambios en el estilo de vida.

TRATAR A LOS NIÑOS CON ATKINS

El PACAS es especialmente eficaz para el tratamiento de niños y adolescentes diabéticos, y ni ellos ni sus padres tendrán que hacer cambios complicados. No hay necesidad de contar las calorías, medir las porciones ni preocuparse por el contenido de grasas de un alimento. Mejor aún, los niños nunca sentirán hambre ni se sentirán estigmatizados. Tienen que aprender a vivir sin la comida chatarra a la que se han acostumbrado—o vuelto adictos incluso—pero ésta es una transición fácil y sencilla. La adicción a la comida chatarra puede ser superada si los niños obtienen cantidades adecuadas de proteínas y grasas dietarias, sustituyendo por ejemplo las papas fritas por alimentos con carbohidratos de mejor calidad como pan bajo en carbohidratos con mantequilla de maní sin azúcar. Una vez que comiencen a comer al estilo Atkins, dejarán de sentir hambre a todas horas.

¿CUÁNTOS CARBOHIDRATOS?

En general, los niños diabéticos de Tipo 2 mantendrán controlado su azúcar sanguíneo, lograrán un peso estable y comenzarán a perder peso si controlan la cantidad y calidad de los carbohidratos que ingieren y hacen más ejercicio. Pero debido a que la diabetes de Tipo 2 es una delicada enfermedad, usted tendrá que consultar con el médico de su hijo antes de realizar cualquiera de estos cambios. Trabaje con él para seguir el progreso de su hijo y asegurarse de que tenga un crecimiento y un desarrollo normal.

La supervisión médica es más importante aún si los niños están tomando medicamentos para la diabetes. A medida que el azúcar sanguíneo se normaliza, la dosis del medicamento probablemente tenga que ser reducida o eliminada para evitar la hipoglicemia. Lo mismo se aplica en el caso de otros medicamentos para la presión y lípidos sanguíneos, o para cualquier otro desorden o enfermedad. Así como sucede con los adultos, programe esta estrategia con el médico de su hijo antes de implementar cualquier cambio en su alimentación. Pregúntele a su médico(a) con qué frecuencia deben revisarse los niveles de azúcar en la sangre y de la presión sanguínea, cuándo es hora de cambiar las dosis de sus medicamentos y cuándo debería programar su próxima cita.

En casos de obesidad infantil severa o cuando tenían niveles muy elevados de azúcar sanguíneo o de lípidos, el Doctor Atkins normalmente recomendaba seguir el nivel de Inducción de sólo 20 gramos de Carbohidratos Netos diarios. Esto siempre debe realizarse bajo la estricta supervisión de un médico que esté familiarizado con el enfoque Atkins.

Cuando se trata a un niño diabético de Tipo 2, los objetivos son similares a los de los adultos. La mayor preocupación es reducir los carbohidratos a un nivel suficiente para poder controlarle la insulina y el azúcar sanguíneo. Cuando este último indicador se estabiliza, el hambre y el ansia se minimizan. Así mismo, cuando mejoran los trastornos del azúcar sanguíneo y de la insulina, lo mismo sucederá con los indicadores de la presión sanguínea. Cuando su metabolismo esté casi a un nivel normal, es muy probable que el niño pierda grasa y pulgadas alrededor de su cintura. Si el niño es muy obeso, el objetivo principal debe ser la normalización de su metabolismo, lo que puede conducir a una pérdida de peso.

Los adolescentes que estén alcanzando la pubertad deben acudir a un médico que esté familiarizado con el PACAS, para que les revise la insulina y el azúcar de la sangre. Como lo hemos mencionado anteriormente, la obesidad en los primeros diez años de vida puede conducir a una aceleración de la pubertad y a una menor estatura que el promedio general. Por esta razón, ayudarle a un adolescente a controlar su metabolismo puede contribuir a que tenga un crecimiento y una estatura adecuada.[23]

No mida el progreso de un niño con diabetes de Tipo 2 con la báscula sino con otros indicadores que son mucho más reveladores: un azúcar sanguíneo más controlado, mejor presión y lípidos sanguíneos, así como con un buen control del apetito. Si usted pesa a su hijo con mucha frecuencia o insiste en que adelgace, podría producirle frustración o incluso desórdenes alimenticios. Su hijo no debería pesarse en un lapso menor a dos semanas.

La pérdida de pulgadas debe ser más reconfortante y estimulante que la pérdida de grasa, tanto para niños como para adultos. Recuerde que cuando los niños están creciendo pueden perder grasa aun si suben de peso. Antes que preocuparse por el peso de su hijo, anote sus medidas de cintura y antebrazo. Para ver con más claridad cómo su hijo pierde pulgadas, pídale que se pruebe la misma ropa cada dos semanas aproximadamente. Los *jeans* que antes le quedaban apretados bien pueden quedarle más sueltos, así la báscula muestre una pérdida de peso mínima. Anímelo y apóyelo para que se mantenga en el programa en lugar de presionarlo para que pierda libras o pulgadas. Ayudarle a su hijo a llevar un registro de sus valores de azúcar sanguíneo es una forma excelente de ver su progreso.

LA OTRA MITAD: EL EJERCICIO

La base del PACAS es el control de los carbohidratos en caso de diabetes, no importa si ésta es de Tipo 1 o 2. No obstante, el programa alimenticio sólo es una parte del PACAS. Así como para los adultos, los niños y jóvenes también tendrán que hacer ejercicio por un mínimo de media hora diaria. (Para mayor información sobre el ejercicio, remítase al Capítulo 24. Las recomendaciones también se aplican para niños diabéticos.) Cualquier actividad que haga que su hijo(a) se mueva estará bien. Le sugerimos que lleve un registro de las actividades. Una tabla sencilla en donde se anoten los progresos puede motivar a su hijo, y le asegura a los padres que el ejercicio se está realizando con regularidad. Monitoree de cerca posibles disminuciones en el azúcar sanguíneo durante y después del ejercicio. Este problema puede ocurrir con más frecuencia si su hijo tiene diabetes de Tipo 1. Ingerir proteínas treinta minutos antes de realizar la actividad puede ayudar a soportar los niveles de azúcar durante el ejercicio.

Todos los padres de familia saben que los adolescentes pueden ser rebeldes y malhumorados. Por ejemplo, si usted se esfuerza en ayudarle a su hijo realizando cambios en la alimentación, él o ella podría pensar que usted lo está controlando o interfiriendo en su vida. Usted no puede esperar que siempre cumplan totalmente con el programa, especialmente si no les da un buen ejemplo y no cuida su salud. Felicítelos siempre que se esfuercen en mejorar, y no los reprenda. La mayoría de los niños con diabetes prematuras provienen de familias en donde la obesidad y la diabetes han sido problemas de vieja data y en donde necesitan hacerse cambios en el estilo de vida. Los niños podrían pensar que no tiene mucho sentido esforzarse si ven que sus padres y otros familiares han luchado infructuosamente con su peso en varias ocasiones. Y es casi imposible que un niño o joven rompa con sus malos hábitos alimenticios si el resto de su familia tampoco se esfuerza en hacerlo.

Si su hijo tiene diabetes, la mejor forma de ayudarle es que toda la familia se alimente mejor, pierda peso en caso de ser necesario y haga más ejercicio. Esto podría implicar que todos tengan que hacer cambios significativos en sus vidas, pero la recompensa de una mejor salud y de rescatar a su hijo de las "garras" de la diabetes amerita hacer el esfuerzo.

La única forma de detener la epidemia de obesidad y de diabetes es cambiar nuestros hábitos alimenticios para que nuestros hijos tengan ejemplos saludables sobre el cual construir sus vidas. Nunca es demasiado temprano ni demasiado tarde para detectar y renunciar a esa combinación de alimentación tan poco saludable, cargada de carbohidratos y de inactividad física, estilo de vida tan característico de muchos norteamericanos. La solución está en sus manos. ¿Para qué desperdiciar un minuto más?

A los dieciséis años, Amanda pesaba 208 libras y su cintura medía 44 pulgadas. Ella iba camino a una diabetes de Tipo 2: tenía un nivel de péptido c de 9.2 (casi el doble de lo normal), que denotaban un hiperinsulinismo severo. A los seis meses de estar en el PACAS, su nivel de péptido c se normalizó en 4.5. Y después de haber controlado los carbohidratos durante un año, su peso era de 142 libras y su cintura medía 35 pulgadas. Ella se sintió feliz y animada con las felicitaciones que recibió de sus familiares y amigos, y no tuvo ninguna dificultad para seguir manteniendo el método nutricio-

nal que marcó una diferencia tan grande en su salud. Fue muy gratificante ver a esta joven alejarse de una enfermedad tan devastadora y llevar una vida más plena y de mejor calidad.   —MARY VERNON, M.D.

¿SU HIJO TIENE DIABETES?

Así como tantos adultos padecen diabetes de tipo 2 y no lo saben, igual sucede con muchos niños. Marque *sí* o *no* en las siguientes frases.

1. Mi hijo tiene sobrepeso.	Sí ❑	No ❑
2. Algunos parientes consanguíneos tienen diabetes.	Sí ❑	No ❑
3. Mi hijo es afroamericano, latino, asiáticoamericano, indígena norte-americano o de las Islas del Pacífico.	Sí ❑	No ❑
4. Mi hijo no hace mucho ejercicio.	Sí ❑	No ❑
5. Mi hijo se mantiene con hambre.	Sí ❑	No ❑
6. Mi hijo siempre come comida chatarra.	Sí ❑	No ❑
7. Mi hijo toma muchas bebidas azucaradas.	Sí ❑	No ❑
8. El médico dice que mi hijo tiene la presión alta.	Sí ❑	No ❑
9. El médico dice que mi hijo tiene los lípidos sanguíneos altos.	Sí ❑	No ❑
10. El médico dice que mi hijo tiene el azúcar sanguíneo alto.	Sí ❑	No ❑

Puntaje: Si tiene tres o más respuesta afirmativas, su hijo podría tener riesgo de diabetes de Tipo 2 o ya podría padecer esta enfermedad, y usted debería hablar acerca de esto con el médico de su hijo(a).

Tercera Parte

Viviendo el Programa

Capítulo 26

PROGRAMAS DE ALIMENTACIÓN

En este capítulo, usted encontrará programas de alimentación con tres niveles diferentes de consumo de Carbohidratos Netos, comenzando con 20 gramos y pasando después a 40 y 60 gramos. El próximo capítulo contiene recetas creadas especialmente para este libro. Su tolerancia individual a los carbohidratos puede ser menor, mediana o mayor, pero estos programas de alimentación fueron diseñados para que usted tenga una idea del rango de alimentos que puede incluir en los diferentes niveles. El número de carbohidratos para alimentos individuales son aquellos que aparecen en el Dr. Atkins' New Carb Gram Counter (2002.) El nivel de Carbohidratos Netos aparece en la parte superior de cada programa de alimentación, así como una cuenta subtotal de carbohidratos de cada comida. Al final del plan, usted encontrará el número total de gramos de Carbohidratos Netos para cada día. Existe un margen del 10 por ciento en cualquier dirección para un día determinado, pero se promedian a un nivel apropiado. En cierto modo, los números son aproximaciones.

INDIVIDUALIZANDO LOS PROGRAMAS DE ALIMENTACIÓN

Usted puede tener la certeza de que incluso si tiene 20 gramos de Carbohidratos Netos, cada programa de alimentación contiene un mínimo de las cinco porciones diarias de verduras y frutas. Recuerde que el aguacate, el tomate y las aceitunas son considerados técnicamente como frutas, y también que estos programas de alimentación son sugerencias y no reglas inflexibles. Lo invitamos a que realice sus propias sustituciones según su gusto personal, presupuesto y disponibilidad del alimento de acuerdo a la época del año. Si algún ingrediente que figure en un programa de alimentación no es de su total agrado, puede reemplazarlo por otra porción de verduras. Por ejemplo, usted puede reemplazar espárragos por habichuelas. (Para una amplia lista de verduras aceptables en la Fase de Inducción, vaya a las páginas 494–496.) Así mismo, si a usted no le gusta una receta en particular, sustitúyala por otra con una cuenta de carbohidratos que sea semejante.

Utilice las siguientes herramientas para individualizar estos programas de alimentación, en donde usted encontrará otras listas de alimentos:

- Nivel Glicémico de Atkins (Apéndice 4, página 506.)
- Escalera de carbohidratos (Apéndice 2, página 501.)
- El poder de los cinco, que enumera las porciones que contienen 5 gramos de carbohidratos de muchos alimentos (Apéndice 3, página 503.)

Aunque los programas incluyen las recetas que aparecen en el Capítulo 27, usted podrá encontrar muchas otras recetas en nuestra página de Internet, www.atkins.com, así como en otros libros escritos por el Doctor Atkins.

MÁS ALLÁ DEL MÉTODO NUTRICIONAL ATKINS

El Programa Atkins para el Control del Azúcar Sanguíneo (PACAS) difiere del Método Nutricional Atkins (ANA) en aspectos importantes que deben ser tenidos en cuenta cuando se pasa de una fase a otra, o cuando usted define su forma de alimentación para el resto de su vida. Dependiendo del grado de desequilibrio de su mecanismo de azúcar sanguíneo/insulina, de la capacidad de su organismo para responder a una reducción de carbohidratos y otros factores descritos en este libro, estos programas de alimentación pueden agregarse, mezclarse o adaptarse. (Si su tolerancia a los carbohidratos cambia debido a la edad, cambios hormonales o una disminución en su nivel de actividad, usted podría tener que modificar sus programas de alimentación en un futuro, a fin de tener una buena salud y bienestar a lo largo del tiempo.) Usted tendrá éxito siempre y cuando la cantidad y calidad de los carbohidratos que consuma le permitan controlar su peso y apetito y mantener unos valores de laboratorio que sean óptimos.

SUGERENCIAS ÚTILES

Siga estas indicaciones para asegurarse de que está siguiendo el programa correctamente:

- No se salte comidas, especialmente el desayuno.
- Cada comida debe contener la suficiente cantidad de proteínas para satisfacer su apetito.
- Coma hasta que se sienta satisfecho pero no lleno.
- Tenga presente el número de gramos de Carbohidratos Netos que usted ingiere cada día (utilice un contador de gramos de carbohidratos.)
- Además de contar los carbohidratos que usted consume diariamente, es importante que los reparta a lo largo del día.
- Si siente hambre entre comidas, coma un *snack* que contenga proteínas y grasas, y acompáñelo con frutas o verduras. (Nunca ingiera *snacks* que sólo contengan carbohidratos.)
- Hemos incluido un *snack* para las horas de la noche, pero puede comerlo antes si siente hambre.
- Usted puede comerse otro *snack,* siempre y cuando contenga básicamente grasas y proteínas. Asegúrese de contar los carbohidratos.

- Revise los tamaños de las porciones que aparecen en las etiquetas de alimentos para que no consuma carbohidratos involuntariamente o en exceso.

- Lea la información nutricional de los alimentos y evite aquéllos con azúcar agregado, harinas blancas refinadas y con grasas trans manufacturadas (aceites hidrogenados o parcialmente hidrogenados.)

- Cuanto más tiempo siga el programa, habrá una mayor probabilidad de que logre controlar su apetito y de que no tenga necesidad de comer *snacks*.

CONSEJOS SOBRE LAS PROTEÍNAS

A excepción de las recetas que aparecen en el Capítulo 27, hemos dejado los tamaños de los alimentos proteínicos a su discreción: podrá comerlos hasta que se sienta satisfecho pero no lleno. Por ejemplo, si en el programa aparece una costilla de cerdo o una pechuga de pollo, usted podría comerse dos costillas o dos pechugas. Sin embargo, tenga en cuenta que seguir el Programa Atkins para el Control del Azúcar Sanguíneo no es una licencia para atiborrarse de comida. Las ensaladas de atún y de otros alimentos ricos en proteínas sólo contienen mayonesa y aparecen con 0 gramos de Carbohidratos Netos. Sume algunos gramos adicionales de carbohidratos para el apio, las cebollas y otras adiciones de verduras. A medida que aumente el consumo de carbohidratos, descubrirá de forma natural que necesita un poco menos de proteínas y grasas.

Las carnes como las salchichas y la cecina no deberían contener nitrato, azúcar agregado ni rellenos. Compre productos de marcas que no contengan carbohidratos. Cuando hablamos del jamón, nos referimos al cocido u horneado, no al jamón con miel al horno, que está elaborado con azúcar.

Usted tabién puede asar, hormear o sofreír las hamburguesas de carne. No deje que se quemen, ya que se podrían formar carcinógenos.

LO PERMITIDO Y LO PROHIBIDO DE LOS PRODUCTOS LÁCTEOS

Los quesos varían en el contenido de carbohidratos. A menudo, mencionamos un queso específico, pero usted puede reemplazarlo por otro siempre y cuando el sustituto contenga un número similar de gramos de Carbohidratos Netos. Sin embargo, no consuma más de 4 onzas de queso al día. Todos los productos lácteos—como la mayonesa—deberían contener grasas enteras, es decir, que sean más bajos en carbohidratos. No utilice ningún queso, queso Cottage (requesón), mayonesa ni yogur que sea bajo en grasas, pues casi siempre tienen un mayor contenido de carbohidratos. En lugar de la crema batida *(whipped cream)* que suele contener azúcar, y a la que en algunas ocasiones se le agregan grasas trans, utilice doble crema *(heavy cream)* y bátala usted mismo.

Las bebidas lácteas son una nueva categoría de alimentos elaborados con leche, pero tienen un contenido bastante reducido de carbohidratos. Hood Carb Countdown (aprobada por Atkins) es una de las marcas y contiene sólo 3 gramos de Carbohidratos Netos por taza.

GRASAS, ACEITES Y ADEREZOS

Al igual que con las proteínas, tampoco limitamos el consumo de grasas. Usted puede aderezar las verduras con aceite de oliva o mantequilla pero no con margarina, que generalmente contiene aceites hidrogenados, conocidos como grasas trans. Actualmente, existen algunas marcas de margarinas no hidrogenadas que se encuentran principalmente en las tiendas de productos naturales. Aunque no tiene que escatimar en grasas ni en aceites, tampoco existe ninguna razón para "bañar" los alimentos en ellos. Lo mismo vale para la mayonesa. La porción de aderezo para ensaladas es de 2 cucharadas. Los aderezos para ensaladas que sean elaborados comercialmente deberían ser bajos en carbohidratos, tener un máximo de 2 gramos de Carbohidratos Netos y no tener azúcar agregado ni sirope de maíz. Para mayor seguridad, podría preparar un aderezo con aceite de oliva y vinagre (que no sea balsámico) o jugo de limón.

VERDURAS Y FRUTAS

Usted necesita estar atento a los tamaños de las porciones suministradas en los alimentos que contienen carbohidratos. En el caso de las ensaladas, una pequeña equivale a una taza y una grande a 2 tazas. Las verduras de las ensaladas deben medirse crudas. Otras verduras se miden cocinadas, a menos que se indique lo contrario. Las verduras pueden prepararse al vapor, salteadas, asadas o a la plancha. Estas formas de preparación sólo son sugerencias, pero usted podrá prepararlas como lo prefiera.

Cuando hablamos de las frutas, nos referimos a que son crudas, a no ser que se indique lo contrario. Si va a utilizar frutas enlatadas, cerciórese de que estén empacadas en agua o en jugo (descártelo), y no en sirope. Si va a utilizar frutas congeladas, asegúrese de que no contengan azúcar.

Aunque es mejor ingerir frutas y verduras enteras, el jugo de tomate es tan bajo en carbohidratos que usted podrá consumirlo esporádicamente, siempre y cuando lo haga en una comida balanceada con proteínas y grasas. No beba jugo solo a manera de *snack*. El jugo de arándanos rojos sin azúcar también está permitido. Hasta el momento, sólo sabemos de un producto endulzado con Splenda que figura con el nombre de la marca para evitar confusiones. Si no quiere beber jugos, puede sustituirlos por frutas que tengan el mismo contenido de carbohidratos.

Todos las porciones de cereales y legumbres se miden cocinadas, no secas.

LA SUSTANCIA DE LA VIDA

Si está en el nivel de 60 gramos de Carbohidratos Netos al día, usted podrá comer ocasionalmente una porción de pan integral. Cerciórese que sólo contenga trigo u otros cereales enteros, y que no tenga azúcar, miel, ni otros edulcorantes con calorías. En los dos últimos años ha habido un crecimiento enorme en el número de panes con carbohidratos controlados en el mercado, incluidos los manufacturados por

Atkins Nutritionals. Los panes de Atkins sólo tienen 3 gramos de Carbohidratos Netos por tajada, y una tajada es aceptable durante la Inducción. Cuando listamos un pan bajo en carbohidratos con un total de 3 gramos de Carbohidratos Netos nos referimos al pan Atkins o de otra marca con el mismo número de Carbohidratos Netos.

¡SALUD!

Aunque hemos incluido unas pocas bebidas con un bajo índice glicémico, como los batidos (*shakes*) y el jugo de tomate (que no es aceptable en el nivel de 20 gramos), no figuran bebidas como el agua, el té y el café. Si usted es sensible a la cafeína, es mejor evitarla. Por, mucho, tome una porción al día. Limite también el consumo de gaseosas "dietéticas." Asegúrese de tomar un mínimo de ocho vasos de agua de 8 onzas al día. (Para información sobre otros líquidos, vaya al Capítulo 19, ¡Beba a Su Salud!).

EDULCORANTES

Los edulcorantes no están listados a menos que sean parte de una receta. Le recomendamos no consumir más de tres sobres al día, especialmente en la fase de Inducción, debido a dos razones; usted necesita contar 1 gramo de Carbohidratos netos por cada sobre de un edulcorante aceptable (vaya a la página 497), también es importante que abandone la costumbre de agregarle grandes cantidades de azúcar a las bebidas. La gelatina para el postre debe ser libre de azúcar. Recomendamos la marca Jolly Rancher, que se encuentra en la sección de productos lácteos y que es endulzada con Splenda.

MARCAS

En la mayoría de los casos no mencionamos las marcas de los productos con el fin de evitar confusiones. Enumeramos algunos productos marca Atkins cuando no sabemos de otros que tengan la misma cantidad de carbohidratos. En el caso del pan, donde hay productos Atkins como de otras marcas con el mismo número de carbohidratos, la mención es genérica, pero cerciórese de conseguir productos que tengan la cantidad adecuada de carbohidratos. Los *pancakes* bajos en carbohidratos varían de una marca a otra, así que guíese por el número de carbohidratos y no por el número de *pancakes*.

UNA CRECIENTE CATEGORÍA DE ALIMENTOS

Actualmente existen muchos productos alimenticios bajos en carbohidratos que hacen que seguir el PACAS sea más fácil que nunca. Sin embargo, no hay que utilizarlos para tener éxito en el programa. Muchas personas encuentran una mayor satisfacción y disfrutan más cuando se concentran en el consumo de una gran variedad de alimentos enteros. Usted podrá "abusar" de los alimentos bajos en carbohidratos como lo hizo antes con los bajos en grasas, pero ante todo, deberá consumir una gran variedad de alimentos frescos y enteros. Los alimentos bajos en carbohidratos serán convenientes cuando salga de viaje o en una situación de emergencia, en la que usted no pueda conseguir los alimentos apropiados. Ocasionalmente, también pueden contribuir a una mayor variedad.

La calidad de los alimentos bajos en carbohidratos puede variar. Asegúrese que una nueva adición no le cause síntomas o detenga su progreso. Si usted ya tiene diabetes, cerciórese que cada alimento nuevo, especialmente si contiene alcoholes de azúcar, no le suba su azúcar sanguíneo ni le produzca ansias de alimentos. Aun el sabor dulce de un edulcorante artificial podría despertarles el ansia a algunas personas y hacer que vuelvan a ser adictos al azúcar. Los alimentos que contengan grasas trans manufacturadas deben evitarse, aún si fueran bajos en carbohidratos.

A fin de lograr sus metas a largo plazo, sería útil que usted reconociera y desaprendiera los hábitos alimenticios que han saboteado sus esfuerzos en el pasado. Comer en exceso o por factores emocionales, y utilizar los alimentos como recompensa—incluso si son bajos en carbohidratos—pueden ser obstáculos para el éxito. Escoja los alimentos debido a sus propiedades saludables, no por costumbre.

RECETAS

Las recetas se encuentran en el próximo capítulo. En nuestra página de Internet, www.atkins.com, usted encontrará cientos de recetas adicionales. Cuando se incluye una receta en un programa de alimentación (vaya a las páginas 378–437), aparecerá en negrita. Usted notará que ciertas recetas tienen una mayor cantidad de gramos de carbohidratos, que corresponden a niveles más altos de carbohidratos. Esto se debe a que la receta tiene variaciones que permiten una gran variedad en la forma de ingredientes adicionales que contienen carbohidratos. Si le parece que necesita permanecer en el nivel de 20 gramos de Carbohidratos Netos, tenga cuidado en no consumir erróneamente una mayor cantidad de carbohidratos.

PROGRAMA DE ALIMENTACIÓN—DÍA 1

	20 GRAMOS DE CARB. NETOS		40 GRAMOS DE CARB. NETOS		60 GRAMOS DE CARB. NETOS	
DESAYUNO	Porción de huevos:		Porción de huevos:		Porción de huevos:	
	2 huevos escalfados	1	2 huevos escalfados	1	2 huevos escalfados	1
	2 rebanadas de tocino canadiense	0.5	2 rebanadas de tocino canadiense	0.5	2 rebanadas de tocino canadiense	0.5
	2 tajadas de queso *mozzarella*	2	2 tajadas de queso *mozzarella*	2	2 tajadas de queso *mozzarella*	2
	2 rodajas de tomate	1.5	2 rodajas de tomate	1.5	2 rodajas de tomate	1.5
			½ naranja mediana	6	½ naranja mediana	12
SUBTOTAL		5		11		17
ALMUERZO	Ensalada del chef:		Ensalada del chef:		Ensalada del chef:	
	Lajas de pavo ahumado	0	Lajas de pavo ahumado	0	Lajas de pavo ahumado	0
	1 onza de queso desmenuzado	0.5	1 onza de queso desmenuzado	0.5	1 onza de queso desmenuzado	0.5
	1 huevo duro	0.5	1 huevo duro	0.5	1 huevo duro	0.5
	¼ taza de pepino en rodajas	0.5	¼ taza de pepino en rodajas	0.5	¼ taza de pepino en rodajas	0.5

	Alimento	Valor	Alimento	Valor	Alimento	Valor
	2 tazas de lechuga verde con vinagreta	2	2 tazas de lechuga verde con vinagreta	2	2 tazas de lechuga verde con vinagreta	2
			½ taza de jugo de tomate	5	6 aceitunas negras	1
					¾ de taza de sopa de tomate sin azúcar	12
SUBTOTAL		3.5		8.5		16.5
CENA	Salmón en papillote con tomate y albahaca	4	Salmón en papillote con tomate y albahaca	4	Salmón en papillote con tomate y albahaca	4
	8 tallos de espárragos frescos	3	8 tallos de espárragos frescos	3	8 tallos de espárragos frescos	3
	Ensalada pequeña de lechuga roja y rábanos	2	Ensalada grande de lechuga roja y rábanos	4	Ensalada grande de lechuga roja y rábanos	4
	½ taza de gelatina sin azúcar	0	½ taza de arándanos azules	8	2 cucharadas de piñones tostados	2
					½ taza de arándanos azules	8
SUBTOTAL		9		19		21
SNACK	Tallos largos de apio	1	Tallos largos de apio	1	Tallos largos de apio	1
	1 cucharada de queso crema con hierbas aromáticas	1	1 cucharada de queso crema con hierbas aromáticas	1	1 cucharada de queso crema con hierbas aromáticas	1
TOTAL		19.5		40.5		56.5

PROGRAMA DE ALIMENTACIÓN—DÍA 2

	20 GRAMOS DE CARB. NETOS		40 GRAMOS DE CARB. NETOS		60 GRAMOS DE CARB. NETOS	
DESAYUNO	Omelette con una rodaja de queso y ⅓ de taza de champiñones cocinados	4	Omelette con una rodaja de queso y ⅓ de taza de champiñones cocinados	4	Omelette con una rodaja de queso y ⅓ de taza de champiñones cocinados	4
	2 cucharadas de salsa	1	2 cucharadas de salsa	1	2 cucharadas de salsa	1
	2 salchichas de pavo para desayuno	0	2 salchichas de pavo para desayuno	0	2 salchichas de pavo para desayuno	0
	1 tostada de pan bajo en carbohidratos	3	½ toronja	8.5	½ toronja	8.5
					1 tostada de pan bajo en carbohidratos	3
SUBTOTAL		8		13.5		16.5

	Pollo a la plancha y ensalada de aguacate con vinagre de mostaza dulce y aceitunas	Pollo a la plancha y ensalada de aguacate con vinagre de mostaza dulce y aceitunas, almendras y pimientos rojos	Pollo a la plancha y ensalada de aguacate con vinagre de mostaza dulce y aceitunas, almendras y pimientos rojos
ALMUERZO	Pollo a la plancha y ensalada de aguacate con vinagre de mostaza dulce y aceitunas — 4	Pollo a la plancha y ensalada de aguacate con vinagre de mostaza dulce y aceitunas, almendras y pimientos rojos — 7	Pollo a la plancha y ensalada de aguacate con vinagre de mostaza dulce y aceitunas, almendras y pimientos rojos — 7; 3 crutones de pan de centeno — 8
SUBTOTAL	4	7	15
CENA	Chuleta de cerdo al horno — 0; ¾ de taza de espinaca salteada — 2; ½ tomate al horno con 1 cucharada de queso parmesano — 3.5	Chuleta de cerdo al horno — 0; ¾ de taza de espinaca salteada — 2; ½ tomate al horno con 1 cucharada de queso parmesano — 3.5; ⅓ de taza de calabaza con mantequilla — 7	Chuleta de cerdo al horno — 0; ¾ de taza de espinaca salteada — 2; ½ tomate al horno con 1 cucharada de queso parmesano — 3.5; ⅓ de taza de calabaza con mantequilla — 10
SUBTOTAL	5.5	12.5	15.5
SNACK	Batido Atkins Advantage — 4.5	½ melocotón pequeño — 3.5; ½ taza de queso ricotta — 3	1 melocotón pequeño — 7; ½ taza de queso ricotta — 3
TOTAL	20.5	39.5	57

PROGRAMA DE ALIMENTACIÓN—DÍA 3

	20 GRAMOS DE CARB. NETOS		40 GRAMOS DE CARB. NETOS		60 GRAMOS DE CARB. NETOS	
DESAYUNO	Batido Atkins Advantage	3	½ taza de queso cottage	3	1 taza de queso cottage	6
			½ taza de bayas mixtas	7	½ taza de bayas mixtas	7
	1 tostada de pan bajo en carbohidratos cubierta con 1 onza de queso derretido y jamón	4	1 tostada de pan bajo en carbohidratos con 1 onza de queso derretido y jamón	4	1 tostada de pan bajo en carbohidratos con 1 onza de queso derretido y jamón	4
SUBTOTAL		7		14		17
ALMUERZO	Hamburguesa de carne de res	0	Hamburguesa de carne de res	0	Hamburguesa de carne de res	0
	1 rodaja grande de tomate y 1 hoja grande de lechuga	1	1 rodaja grande de tomate y 1 hoja grande de lechuga	1	1 rodaja grande de tomate y 1 hoja grande de lechuga	1
	Confeti *Slaw*	3	Confeti *Slaw*	4	Confeti *Slaw*	5
	½ taza de brócoli al vapor	2	1 taza de brócoli al vapor	4	1.5 taza de brócoli al vapor	6
					½ taza de helado Atkins Endulge	3
SUBTOTAL		6		9		15.5

CENA	Pollo asado — 0	Pollo asado — 0	Pollo asado — 0
	⅔ de taza de habichuelas sazonadas — 4	1 de taza de habichuelas sazonadas — 5	½ taza de habichuelas sazonadas — 3
	Ensalada de lechuga Butter pequeña con salsa ranchera — 2	Ensalada de lechuga Butter grande con Salsa ranchera — 4	½ taza de zanahorias — 5.5
		½ naranja mediana — 6	Ensalada de lechuga Butter grande con salsa ranchera — 4
SUBTOTAL	6	15	12.5
SNACK	1 huevo duro — 0.5	1 onza de frutos secos mezclados — 2	2 onzas de frutos secos mezclados — 4
	6 aceitunas negras — 1		¾ de taza de cascos de manzana — 10.5
TOTAL	20.5	40	59

PROGRAMA DE ALIMENTACIÓN—DÍA 4

	20 GRAMOS DE CARB. NETOS		40 GRAMOS DE CARB. NETOS		60 GRAMOS DE CARB. NETOS	
DESAYUNO	*Frittata* de verduras	6.5	*Frittata* de verduras	6.5	*Frittata* de verduras	6.5
	2 rodajas de tomate	1.5	2 rodajas de tomate	1.5	2 rodajas de tomate	1.5
			½ taza de melón en pedazos	7	¾ taza de melón en pedazos	10
SUBTOTAL		8		15		18
ALMUERZO	Ensalada de apio y atún	1	Sandwich con 1 rebanada de pan bajo en carbohidratos con ensalada de apio y atún	4	Sandwich con 1 rebanada de pan bajo en carbohidratos con ensalada de apio y atún	4
	Ensalada pequeña de lechuga con ½ de taza de habichuelas francesas y vinagreta	4	Ensalada grande de lechuga con ½ de taza de habichuelas francesas y vinagreta	6	Ensalada grande de lechuga con ¾ de taza de habichuelas francesas y vinagreta	7
	2 barritas de pepinillos al hinojo	1			2 barritas de pepinillos al hinojo	1
					½ pera	10
SUBTOTAL		6		10		22

CENA					
	Lomo de carne de res	0	Lomo de carne de res	0	Lomo de carne de res	0
	½ taza de champiñones salteados	2	½ taza de champiñones salteados	2	½ taza de champiñones salteados	2
	Ensalada grande de espinaca	2	Ensalada grande de espinaca	2	Ensalada grande de espinaca	2
	2 cucharadas de queso azul	1	2 cucharadas de queso azul	1	2 cucharadas de queso azul	1
	Aceite de oliva y vinagre	0	Aceite de oliva y vinagre	0	1 cucharada de nueces picadas	1
			½ pera	10	Aceite de oliva y vinagre	0
					½ boniato pequeño	12
SUBTOTAL		5		15		18
SNACK	1 taza de consomé	1	1 taza de consomé	1	1 taza de consomé	1
	2 onzas de queso en pedazos	1	1 onza de queso en pedazos	0.5	2 onzas de queso en pedazos	1
TOTAL		21		41.5		60

PROGRAMA DE ALIMENTACIÓN—DÍA 5

	20 GRAMOS DE CARB. NETOS		40 GRAMOS DE CARB. NETOS		60 GRAMOS DE CARB. NETOS	
DESAYUNO	2 huevos revueltos con:	1	2 huevos revueltos con:	1	2 huevos revueltos con:	1
	2 cucharadas de cebolla verde	1	2 cucharadas de cebolla verde	1	2 cucharadas de cebolla verde	1
	2 lonchas de tocino	0	2 lonchas de tocino	0	2 lonchas de tocino	0
	¼ de aguacate Hass en rodajas	1	¼ de aguacate Hass en rodajas	1	¼ de aguacate Hass en rodajas	1
			1 tajada de pan tostado bajo en carbohidratos	3	1 tajada de pan tostado bajo en carbohidratos	3
			½ vaso de jugo V-8	6	½ vaso de jugo V-8	6
SUBTOTAL		3		12		12
ALMUERZO	Sopa mexicana de pollo	3	Sopa mexicana de pollo	6.5	Sopa mexicana de pollo	6.5
	Ensalada grande de lechuga *Iceberg* picada y ½ taza de ensalada de tomate picado con vinagreta	4.5	Ensalada grande de lechuga *Iceberg* picada y ½ taza de ensalada de tomate picado con vinagreta	4.5	Ensalada grande de lechuga *Iceberg* picada y ½ taza de ensalada de tomate picado con vinagreta	4.5
					1 tortilla pequeña de maíz	8
SUBTOTAL		7.5		10.5		18.5

CENA	Chuleta de cordero	0	Chuleta de cordero	0	Chuleta de cordero	0
	1 taza de calabacín salteado	4	1 taza de calabacín salteado	4	1 taza de calabacín salteado	4
	Ensalada pequeña de arúgula con vinagreta	2	Ensalada pequeña de arúgula con vinagreta	2	⅓ de taza de lentejas cocidas	7
					Ensalada pequeña de arúgula con vinagreta	2
	½ taza de gelatina sin azúcar	0	Crema *ricotta*, frambuesas y almendras	8.5	Crema *ricotta, boysenberries* y almendras	11
SUBTOTAL		6		14.5		24
SNACK	1 taza de brócoli escalfado y coliflor	2.5	1 taza de brócoli escalfado y coliflor	2.5	1 taza de brócoli escalfado y coliflor	2.5
	1 onza de queso duro	1	1 onza de queso duro	1	2 onzas de queso duro	2
TOTAL		20		40.5		59

PROGRAMA DE ALIMENTACIÓN—DÍA 6

	20 GRAMOS DE CARB. NETOS		40 GRAMOS DE CARB. NETOS		60 GRAMOS DE CARB. NETOS	
DESAYUNO	Ensalada de huevo y apio	1.5	1 tostada francesa de pan bajo en carbohidratos con sirope sin azúcar	3.5	2 tostadas francesas de pan bajo en carbohidratos con sirope sin azúcar	7
	1 rebanada de pan tostado bajo en carbohidratos	3	1 huevo duro	0.5	¾ de taza de fresas en rodajas	6
			½ taza de fresas en rodajas	4		
SUBTOTAL		4.5		8		13
ALMUERZO	1 taza de consomé de pollo	1	1 taza de consomé de pollo	1	1 taza de consomé de pollo	1
	Ensalada de antipasto:		Ensalada de antipasto:		Ensalada de antipasto:	
	2 onzas de jamón italiano y de queso provolone	2	2 onzas de jamón italiano y de queso provolone	2	2 onzas de jamón italiano y de queso provolone	2
	6 champiñones sazonados	2	6 champiñones sazonados	2	6 champiñones sazonados	2
	¼ de taza de pimiento rojo asado	2	¼ de taza de pimiento rojo asado	2	¼ de taza de pimiento rojo asado	2

	Día 1		Día 2		Día 3	
			¼ de taza de alcachofas sazonadas	4	¼ de taza de alcachofas sazonadas	4
			2 tazas de lechuga romana con vinagreta	2	¼ de taza de garbanzos	9
					2 tazas de lechuga romana con vinagreta	2
SUBTOTAL		7		13		22
CENA	Lomo de cerdo con repollo morado agridulce	7.5	Lomo de cerdo con repollo morado agridulce y manzanas	12	Lomo de cerdo con repollo morado agridulce y manzanas	12
	Ensalada pequeña de espinaca con aderezo de semillas de amapola bajo en carbohidratos	2	Ensalada grande de espinaca con aderezo de semillas de amapola bajo en carbohidratos	4	Ensalada grande de espinaca con aderezo de semillas de amapola bajo en carbohidratos	4
SUBTOTAL		9.5		16		25.5
SNACK	6 aceitunas negras	1	6 aceitunas negras	1	6 aceitunas negras	1
TOTAL		22		38		61.5

PROGRAMA DE ALIMENTACIÓN—DÍA 7

	20 GRAMOS DE CARB. NETOS		40 GRAMOS DE CARB. NETOS		60 GRAMOS DE CARB. NETOS	
DESAYUNO	Barra Atkins Morning Start	2	⅔ taza de cereal bajo en carbohidratos	4	⅔ de taza de Bran Flakes	15
	2 huevos escalfados	1	½ taza de leche de soya sin azúcar	2	½ taza de leche de soya sin azúcar	2
			⅓ de taza de frambuesas	2	⅓ de taza de frambuesas	2
			1 onza de almendras	2	1 onza de almendras	2
SUBTOTAL		3		10		21
ALMUERZO	Crema de brócoli, jamón y sopa de queso cheddar	3	Crema de brócoli, jamón y sopa de queso cheddar	3	Crema de brócoli, jamón y sopa de queso cheddar	3
	1 taza de verduras mixtas con ½ taza de frijoles amarillos y vinagreta	4	2 tazas de verduras mixtas con ½ taza de frijoles amarillos y vinagreta	6	2 tazas de verduras mixtas con ½ taza de frijoles amarillos y vinagreta	7
			1 ciruela grande	8	1 ciruela grande	8
SUBTOTAL		7		17		18

CENA	Pechuga de pollo a la plancha con 2 cucharadas de salsa Marinara y 1 rebanada de queso *mozzarella* — 5	Pechuga de pollo a la plancha con 2 cucharadas de salsa Marinara y 1 rebanada de queso *mozzarella* — 5	Pechuga de pollo a la plancha con 2 cucharadas de salsa Marinara y 1 rebanada de queso *mozzarella* — 5
	Ensalada grande de lechuga romana con aderezo César bajo en carbohidratos — 3	Ensalada grande de lechuga romana con aderezo César bajo en carbohidratos — 3	Ensalada grande de lechuga romana con aderezo César bajo en carbohidratos — 3
		1 tostada de pan de ajo bajo en carbohidratos — 3	¾ de taza de pasta baja en carbohidratos con aceite de oliva y queso parmesano — 12
SUBTOTAL	8	11	20
SNACK	½ taza de rodajas de pepino — 1	½ taza de rodajas de pepino — 2	½ taza de rodajas de pepino — 2
	1 onza de salmón ahumado — 0	1 onza de salmón ahumado — 0	1 onza de salmón ahumado — 0
	1 cucharada de queso crema — 0.5	1 cucharada de queso crema — 0.5	1 cucharada de queso crema — 0.5
TOTAL	19.5	39.5	60.5

PROGRAMA DE ALIMENTACIÓN—DÍA 8

	20 GRAMOS DE CARB. NETOS		40 GRAMOS DE CARB. NETOS		60 GRAMOS DE CARB. NETOS	
DESAYUNO	2 huevos revueltos	1	2 huevos revueltos	1	2 huevos revueltos con 1 oz. de queso cheddar	2
	Café helado Atkins	5.5	Café helado Atkins	5.5	Café helado Atkins	5.5
			1 durazno	3	15 uvas sin semilla	12.5
SUBTOTAL		6.5		9.5		20
ALMUERZO	2 envueltos de *roast beef:*		2 envueltos de *roast beef:*		2 envueltos de *roast beef:*	
	2 rollos de *roast beef: roast beef* y 2 cucharadas de frijolitos chinos envueltos en una hoja de lechuga con mayonesa de rábanos picantes	2	2 rollos de *roast beef: roast beef* y 2 cucharadas de frijolitos chinos envueltos en una hoja de lechuga con mayonesa de rábanos picantes	2	1 rollo de *roast beef: roast beef* y 2 cucharadas de frijolitos chinos en una tortilla baja en carbohidratos con mayonesa de rábanos picantes	5
	¾ de taza de pepino con Vinagreta	2	½ taza de pepino y ½ de zanahorias pequeñas con Vinagreta	5	½ taza de arvejas Sugar Snap y ½ de zanahorias pequeñas con Vinagreta	10

		1 rodaja de pan bajo en carbohidratos	3		
SUBTOTAL	15		10		4
CENA					
Kielbasa de pavo	0	Kielbasa de pavo	0	Kielbasa de pavo	0
½ taza de chucrut	1	½ taza de chucrut	1	½ taza de chucrut	0.5
¾ de taza de calabaza amarilla al vapor	5	¾ de taza de calabaza amarilla al vapor	5	½ taza de calabaza amarilla al vapor	2.5
2 tazas de lechuga *iceberg* con salsa ranchera	4	1½ tazas de lechuga *iceberg* con salsa ranchera	4	1 taza de lechuga *iceberg* con salsa ranchera	4
SUBTOTAL	10		10		7
SNACK					
½ manzana	10	8 uvas sin semillas	7	Gelatina sin azúcar	0
1 oz. de queso Brie	0	1 oz. de queso Brie	2	2 cucharadas de crema doble	1
1 oz. de pecanas	2	1 oz. de pecanas	0		
TOTAL	57		38.5		18.5

PROGRAMA DE ALIMENTACIÓN—DÍA 9

	20 GRAMOS DE CARB. NETOS	40 GRAMOS DE CARB. NETOS	60 GRAMOS DE CARB. NETOS
DESAYUNO	*Omelette* de queso y brócoli preparada con ¼ de taza de brócoli cocinado y 2 oz. de queso 3	½ taza de yogur de leche entera 5.5	1 taza de yogur de leche entera 11
	1 tostada baja en carbohidratos 3	½ taza de fresas en rodajas 4	½ taza de fresas en rodajas 4
		2 cucharadas de almendras picadas 1	2 cucharadas de almendras picadas 1
		1 huevo duro 0.5	
SUBTOTAL	6	11	16
ALMUERZO	Ensalada griega con pechuga de pollo a la plancha 7	Ensalada griega con pechuga pechuga de pollo a la plancha 7	Ensalada griega con pechuga de pollo a la plancha 7
		Mousse de limón 7.5	½ taza de pita de trigo integral 15
SUBTOTAL	7	14.5	22

	Columna 1	Columna 2	Columna 3
CENA	*Halibut* al horno con mantequilla de eneldo — 0 / 0	*Halibut* al horno con mantequilla de eneldo — 0 / 0	*Halibut* al horno con mantequilla de eneldo — 0 / 0
	½ taza de arvejas y champiñones salteados — 4	1 taza de arvejas y champiñones salteados — 8	1 taza de arvejas y champiñones hongos salteados — 8
	Ensalada pequeña de lechuga de mantequilla con vinagreta — 2	Ensalada grande de lechuga de mantequilla con vinagreta — 4	Ensalada grande de lechuga de mantequilla con vinagreta — 4
			Mousse de limón — 8.5
SUBTOTAL	6	12	20.5
SNACK	Huevos a la diabla — 1	1 oz. de *chips* bajos en carbohidratos — 4	1 oz. de *chips* bajos en carbohidratos — 4
TOTAL	20	41.5	62.5

PROGRAMA DE ALIMENTACIÓN—DÍA 10

	20 GRAMOS DE CARB. NETOS		40 GRAMOS DE CARB. NETOS		60 GRAMOS DE CARB. NETOS	
DESAYUNO	2 huevos revueltos	1	2 huevos revueltos	1	2 huevos revueltos	1
	¼ de aguacate en rodajas	1	¼ de aguacate en rodajas	1	¼ de aguacate en rodajas	1
	1 oz. de queso rallado	0.5	1 oz. de queso rallado	0.5	1 oz. de queso rallado	0.5
	1 tortilla baja en carbohidratos	3	1 tortilla baja en carbohidratos	3	1 tortilla baja en carbohidratos	3
	2 cucharadas de salsa	1	2 cucharadas de salsa	1	2 cucharadas de salsa	1
			½ taza de piña	9	½ taza de piña	9
SUBTOTAL		6.5		15.5		15.5
ALMUERZO	Torta de *sirloin* con champiñones salteados (½ taza crudos)	2	Torta de *sirloin* con champiñones salteados (½ taza crudos)	2	Torta de *sirloin* con champiñones salteados (½ taza crudos)	2

	Ensalada grande de verduras mixtas con vinagreta	4	Ensalada grande de verduras mixtas con ¼ de taza de frijoles rojos y vinagreta	12	Ensalada grande de verduras mixtas con ⅓ de taza de frijoles rojos y vinagreta	15
SUBTOTAL		6		14		17
CENA	Pechuga de pavo en rodajas	0	Pechuga de pavo en rodajas	0	Pechuga de pavo en rodajas	0
	Puré de coliflor	3	Puré de coliflor	3	Puré de coliflor	3
	1 taza de habichuelas salteadas	4	1 taza de habichuelas salteadas	5	1 taza de habichuelas salteadas	5
					½ boniato pequeño	12
SUBTOTAL		7		8		20
SNACK	1 oz. de tajada de queso	0.5	1 oz. de tajada de queso	0.5	1 oz. de tajada de queso	0.5
	6 aceitunas	1	6 aceitunas	1	1 ciruela mediana	4
TOTAL		21		39		59

PROGRAMA DE ALIMENTACIÓN — DÍA 11

	20 GRAMOS DE CARB. NETOS		40 GRAMOS DE CARB. NETOS		60 GRAMOS DE CARB. NETOS	
DESAYUNO	Pastel de huevos con espinaca y queso parmesano	4	Pastel de huevos con espinaca y queso parmesano	4	Pastel de huevos con espinaca y queso parmesano	4
	3 lonchas de tocino canadiense sin nitrato	1	3 lonchas de tocino canadiense sin nitrato	1	3 lonchas de tocino canadiense sin nitrato	1
			½ taza de melón en pedazos	6	¾ de taza de melón en pedazos	
SUBTOTAL		5		11		14
ALMUERZO	1 tajada de pan de centeno bajo en carbohidratos	3	1 tajada de pan de centeno bajo en carbohidratos	3	2 tajadas de pan de centeno bajo en carbohidratos	6
	1 tajada de queso al horno	1	1 tajada de queso al horno	1	1 tajada de queso al horno	1
	¼ de aguacate Haas en rodajas	1	¼ de aguacate Haas en rodajas	1	¼ de aguacate Haas en rodajas	1
	Pavo	0	Pavo	0	Pavo	0
	1 taza de caldo de pollo	1	1 tomate mediano en rodajas con vinagreta	6	1 tomate mediano en rodajas con vinagreta	6

	Columna 1	Columna 2	Columna 3
		1 taza de caldo de pollo — 1	
SUBTOTAL	6	12	14
CENA	Tenderloin de cerdo al horno — 0	Tenderloin de cerdo al horno — 0	Tenderloin de cerdo al horno — 0
	1 taza de berenjena y calabacín al horno — 4.5	1 taza de berenjena y calabacín al horno — 4.5	1 taza de berenjena y calabacín al horno — 4.5
	Ensalada con 1 radicchio pequeño y arúgula con vinagreta — 3	Ensalada con 1 radicchio grande y arúgula con vinagreta — 5	⅓ de arroz integral — 14
			Ensalada con 1 radicchio grande y arúgula con vinagreta — 5
SUBTOTAL	7.5	9.5	23.5
SNACK	Barra Atkins Advantage — 2	2 cucharadas de hummus — 6	3 cucharadas de hummus — 8.5
		2 tallos de apio — 1.5	3 tallos de apio — 2.5
TOTAL	20.5	40	62.5

PROGRAMA DE ALIMENTACIÓN—DÍA 12

	20 GRAMOS DE CARB. NETOS		40 GRAMOS DE CARB. NETOS		60 GRAMOS DE CARB. NETOS	
DESAYUNO	Salmón ahumado	0	Salmón ahumado	0	Salmón ahumado	0
	Queso crema y alcaparras	1	Queso crema y alcaparras	1	Queso crema y alcaparras	1
	Huevo picado y cebolla	1	Huevo picado y cebolla	1	Huevo picado y cebolla	1
	1 tostada baja en carbohidratos	3	1 tostada baja en carbohidratos	3	1 tostada baja en carbohidratos	3
			½ toronja	8.5	½ toronja	8.5
SUBTOTAL		5		13.5		13.5
ALMUERZO	Ensalada de pollo con mayonesa y apio	1	Ensalada de pollo con mayonesa y apio	1	Ensalada de pollo con mayonesa y apio	1
	Ensalada grande de verduras mixtas con vinagreta	4	Ensalada grande de verduras mixtas con vinagreta	4	Ensalada grande de verduras mixtas con vinagreta	4

	Columna 1		Columna 2		Columna 3	
			2 cucharadas de nueces de Castilla trituradas	1	2 cucharadas de nueces de Castilla trituradas	1
			1 mandarina pequeña	6	3 galletas Kavli Krispy Thin	11
					1 mandarina pequeña	6
SUBTOTAL		5		12		23
CENA	Estofado de carne	6	Estofado de carne	8.5	Estofado de carne	10
	2 cucharadas de queso feta triturado	1	2 cucharadas de queso feta triturado	1	2 cucharadas de queso feta triturado	1
	Ensalada pequeña de verduras de hojas rojas con vinagreta	2	Ensalada grande de verduras de hojas rojas con vinagreta	4	Ensalada grande verduras de hojas rojas y ¼ de taza de frijoles rojos con vinagreta	12
		2		4		
SUBTOTAL		9		13.5		23
SNACK	Batido Atkins Advantage RTD	2	Batido Atkins Advantage RTD	2	Batido Atkins Advantage RTD	2
COLEST NETO		21		41		61.5

PROGRAMA DE ALIMENTACIÓN—DÍA 13

	20 GRAMOS DE CARB. NETOS		40 GRAMOS DE CARB. NETOS		60 GRAMOS DE CARB. NETOS	
DESAYUNO	Jamón y una tajada de queso	1	*Pancakes de canela*	11	*Pancakes de canela*	11
	1 tajada de pan bajo en carbohidratos	3	2 salchichas	0	2 salchichas	0
	1 tomate pequeño	3	⅓ de taza de frambuesas	2	½ taza de salsa de manzana sin dulce	12
SUBTOTAL		7		13		23
ALMUERZO	2 huevos duros y 6 aceitunas negras en una hoja grande de espinaca y ensalada *iceberg* con trocitos de tocino y vinagreta	4	2 huevos duros y 6 aceitunas negras en una hoja grande de espinaca y ensalada *iceberg* con trocitos de tocino y vinagreta	4	2 huevos duros y 6 aceitunas negras en una hoja grande de espinaca y ensalada *iceberg* con trocitos de tocino y vinagreta	4
			¼ de taza de garbanzos	6.5	½ taza de garbanzos	13
SUBTOTAL		4		10.5		17

	Pollo a la barbacoa	4	Pollo a la barbacoa	4	Pollo a la barbacoa	4
CENA	1 taza de calabaza *pattypan* al vapor	2	1 taza de calabaza *pattypan* al vapor	2	1½ tazas de calabaza *pattypan* al vapor	3
	½ taza de repollo picado	1	1 taza de repollo picado	2	1 taza de repollo picado	2
	1 cucharada de aderezo de semillas de amapola bajo en carbohidratos	0.5	2 cucharadas de aderezo de semillas de amapola bajo en carbohidratos	1	2 cucharadas de aderezo de semillas de amapola bajo en carbohidratos	1
SUBTOTAL		7.5		9		10
SNACK	½ taza de pepino en rodajas	1	1 higo fresco	8	1 higo fresco	8
	1 oz. de queso camembert	0	1 oz. de queso camembert	0	2 oz. de queso camembert	0
TOTAL		19.5		40.5		58

PROGRAMA DE ALIMENTACIÓN—DÍA 14

	20 GRAMOS DE CARB. NETOS		40 GRAMOS DE CARB. NETOS		60 GRAMOS DE CARB. NETOS	
DESAYUNO	2 huevos revueltos con ¼ de taza de pimiento verde, cebolla verde y champiñones	4	2 huevos revueltos con ¼ de taza de pimiento verde, cebolla verde y champiñones	4	2 huevos revueltos con ¼ de taza de pimiento verde, cebolla verde y champiñones	4
	3 lonchas de tocino canadiense sin nitrato	1	3 lonchas de tocino canadiense sin nitrato		3 lonchas de tocino canadiense sin nitrato	
			1 tajada de pan bajo en carbohidratos	3	1 tajada de pan bajo en carbohidratos	3
						3
					8 oz. de jugo V–8	10
TOTAL		5		8		18
ALMUERZO	Pechuga de pollo asada y en tiras	0	Pechuga de pollo asada y en tiras	0	Pechuga de pollo asada y en tiras	0
	1 taza de verduras a la plancha: berenjena, calabacín, pimiento rojo	5	1½ taza de verduras a la plancha: berenjena, calabacín, pimiento rojo	7.5	1½ taza de verduras a la plancha: berenjena, calabacín, pimiento rojo	7.5
	2 oz. de queso de cabra	1	2 oz. de queso de cabra	1	⅓ de taza de granos de maíz	9

	Plan 1		Plan 2		Plan 3	
			½ manzana mediana al horno con canela	9	2 oz. de queso de cabra	1
SUBTOTAL		6		17.5		17.5
CENA	Costilla asada	0	Costilla asada	0	Costilla asada	0
	1 alcachofa mediana al vapor con mantequilla derretida o mayonesa	6.5	1 alcachofa mediana al vapor con mantequilla derretida o mayonesa	6.5	½ taza de champiñones salteados	2
	Ensalada pequeña de lechuga romana con salsa César baja en carbohidratos	2 / 2	Ensalada grande de lechuga romana con salsa César baja en carbohidratos	4 / 4	1 alcachofa media al vapor con mantequilla derretida o mayonesa	6.5
					Ensalada grande de lechuga romana con salsa César baja en carbohidratos	4
					½ manzana mediana al horno con canela	9
SUBTOTAL		8.5		10.5		21.5
SNACK	½ aguacate Haas	2	*Ragin' Nuts*	4	*Ragin' Nuts*	4
COLEST NETO		21.5		40		61

PROGRAMA DE ALIMENTACIÓN—DÍA 15

	20 GRAMOS DE CARB. NETOS	40 GRAMOS DE CARB. NETOS	60 GRAMOS DE CARB. NETOS
DESAYUNO	1 tostada baja en carbohidratos 3	½ taza de colada de avena 11	½ taza de colada de avena 11
	2 cucharadas de queso crema 1	1 cucharada de nueces picadas 1	2 cucharadas de nueces picadas 2
	2 huevos a la diabla 2	½ taza de bebida láctea 1.5	½ taza de bebida láctea 1.5
			½ taza de *boysenberries* 5.5
SUBTOTAL	5	13.5	20
ALMUERZO	Hamburguesa del sur de la frontera con salsa de aguacate 8	Hamburguesa del sur de la rontera con salsa de aguacate 8	Hamburguesa del sur de la frontera con salsa de aguacate 8
	⅓ de taza de jícama y de pepinos en rodajas 2	½ de taza de jícama y de pepinos en rodajas 3	½ de taza de jícama y de pepinos en rodajas 3
		⅓ de taza de *boysenberries* 3.5	¾ de taza de melón *honeydew* 11
SUBTOTAL	10	14.5	22

	CENA					
CENA	Chuleta de ternera	0	Chuleta de ternera	0	Chuleta de ternera	0
	½ taza de espinaca al vapor	2	1 taza de espinaca al vapor	4	1 taza de repollitos de Bruselas al horno	7.5
	1 ensalada pequeña de endivias y berros con salsa ranchera baja en carbohidratos	2	1 ensalada pequeña de endivias y berros con salsa ranchera baja en carbohidratos	2	1 ensalada grande de endivias y berros con salsa ranchera baja en carbohidratos	4
			Torta de chocolate y almendras	6.5	**Torta de chocolate y almendras**	6.5
					2 cucharadas de crema batida	1
SUBTOTAL		4		12.5		19
SNACK	2 rollos de pavo y queso	2	Tajadas de Pavo	0	Tajadas de Pavo	0
			2 rodajas de tomate	1.5	2 rodajas de tomate	1.5
TOTAL		22		42		62.5

PROGRAMA DE ALIMENTACIÓN—DÍA 16

	20 GRAMOS DE CARB. NETOS		40 GRAMOS DE CARB. NETOS		60 GRAMOS DE CARB. NETOS	
DESAYUNO	*Frittata* italiana	5	*Frittata* italiana	5	*Frittata* italiana	5
	2 rodajas de tomate	1.5	2 rodajas de tomate	1.5	2 rodajas de tomate	1.5
			½ naranja mediana	6	½ toronja	8.5
SUBTOTAL		6.5		12.5		15
ALMUERZO	½ aguacate Haas relleno con carne de cangrejo	2	½ aguacate Haas relleno con carne de cangrejo	2	½ aguacate Haas relleno con carne de cangrejo	2
	Ensalada pequeña de lechuga de mantequilla con vinagreta	2	Ensalada grande de lechuga de mantequilla con vinagreta	4	Ensalada grande de lechuga de mantequilla con vinagreta	4
					½ taza de arvejas *sugar snap* crudas	5
			Jugo de tomate de 8 oz.	8	Jugo de tomate de 8 oz.	8
SUBTOTAL		4		14		19

	Column 1		Column 2		Column 3	
CENA	Albóndigas (preparadas sin pan rallado)	0	Albóndigas (preparadas sin pan rallado)	0	Albóndigas (preparadas sin pan rallado)	0
	Espaguetis de calabaza con salsa pesto de espinaca	4.5	Espaguetis de calabaza con salsa pesto de espinaca	9	Espaguetis de calabaza con salsa pesto de espinaca	9
	Ensalada pequeña de lechuga romana con 6 aceitunas negras y salsa César baja en carbohidratos	3	Ensalada grande de lechuga romana con 6 aceitunas negras y salsa César baja en carbohidratos	4	Ensalada grande de lechuga romana con 6 aceitunas negras y salsa César baja en carbohidratos	4
SUBTOTAL		7.5		13		13
SNACK	Batido Atkins Advantage RTD	2	Batido Atkins Advantage RTD	2	Batido Atkins Advantage RTD	2
					1 kiwi	10
TOTAL		20		41.5		59

PROGRAMA DE ALIMENTACIÓN—DÍA 17

	20 GRAMOS DE CARB. NETOS		40 GRAMOS DE CARB. NETOS		60 GRAMOS DE CARB. NETOS	
DESAYUNO	2 huevos escalfados	1	*Cheesecake* para el desayuno	5	*Cheesecake* para el desayuno	5
	2 salchichas	0	1 cucharada de almendras picadas	0.5	2 cucharadas de almendras picadas	1
	1 tostada baja en carbohidratos	3	½ taza de frambuesas	3	1 de taza de frambuesas	1
SUBTOTAL		4		8.5		12
ALMUERZO	1 hongo Portobello asado (4 oz.)	2	1 hongo Portobello asado (4 oz.)	2	1 hongo Portobello asado (4 oz.)	2
	1 tomate pequeño, 3 oz. de queso *mozzarella* y 1 cucharada de albahaca fresca picada con aceite de oliva virgen y vinagre de vino tinto	6	1 tomate pequeño, 3 oz. de queso *mozzarella* y 1 cucharada de albahaca fresca picada con aceite de oliva virgen y vinagre de vino tinto	6	1 tomate pequeño, 3 oz. de queso *mozzarella* y 1 cucharada de albahaca fresca picada con aceite de oliva virgen y vinagre de vino tinto	6

	Día 1		Día 2		Día 3	
			½ manzana mediana	8.5	¼ taza de garbanzos	6.5
					½ manzana mediana	8.5
SUBTOTAL		8		16.5		23
CENA	Pechuga de pollo a la plancha con mantequilla, 1 cucharada de alcaparras y jugo de limón	1	Pechuga de pollo a la plancha con mantequilla, 1 cucharada de alcaparras y jugo de limón	1	Pechuga de pollo a la plancha con mantequilla, 1 cucharada de alcaparras de limón y jugo de limón	1
	8 tallos de espárragos	3	8 tallos de espárragos	3	8 tallos de espárragos	3
	Ensalada pequeña de espinaca con vinagreta	2	⅓ de taza de pasta costinada baja en carbohidratos	6	⅓ de taza de pasta costinada baja en carbohidratos	6
			Ensalada grande de espinaca con vinagreta	4	Ensalada grande de espinaca con vinagreta	4
				4	½ manzana mediana	8.5
SUBTOTAL		6		14		22.5
SNACK	Barra Atkins Advantage	2	Barra Atkins Advantage	2	Barra Atkins Advantage	2
TOTAL		20		41		59.5

PROGRAMA DE ALIMENTACIÓN—DÍA 18

	20 GRAMOS DE CARB. NETOS		40 GRAMOS DE CARB. NETOS		60 GRAMOS DE CARB. NETOS	
DESAYUNO	Huevo frito, jamón y 1 tajada de 4.5 queso en una tostada baja en carbohidratos		*Muffin* de limón y semillas de amapola	4	*Muffin* de limón y semillas de amapola	4
			½ taza de queso *cottage*	4	1 taza de queso *cottage*	8
			½ taza de fresas	4	¾ de taza de fresas	6
SUBTOTAL		4.5		12		18
ALMUERZO	Tacos de carne envueltos en *wraps* de lechuga con	1	Tacos de carne envueltos en tortillas bajas en carbohidratos con	8	Tacos de carne envueltos en tortillas bajas en carbohidratos con	8
	¼ de taza de tomate picado	1.5	¼ de taza de tomate picado	1.5	¼ de taza de tomate picado	1.5
	1 taza de lechuga *iceberg* picada	0.5	1 taza de lechuga *iceberg* picada	0.5	1 taza de lechuga *iceberg* picada	0.5
	¼ de taza de queso picado	0.5	¼ de taza de queso picado	0.5	¼ de taza de queso picado	0.5
	½ aguacate Haas en tajadas	2	½ aguacate Haas en tajadas	2	½ aguacate Haas en tajadas	2

	Crema agria — 1	Crema agria — 1	Crema agria — 1
			½ naranja mediana — 6
SUBTOTAL	6.5	13.5	19.5
CENA	*Bouillabaisse* — 6.5	*Bouillabaisse* — 7	*Bouillabaisse* — 7
	Ensalada pequeña de verduras verdes con vinagreta — 2	⅓ taza de arvejas al vapor — 6	½ taza de arvejas al vapor — 8
		Ensalada grande de verduras de hojas verdes con vinagreta — 4	Ensalada grande de verduras de hojas verdes con vinagreta — 4
			2 tostadas bajas en carbohidratos — 3
SUBTOTAL	8.5	17	22
SNACK	½ taza de gelatina sin azúcar — 0	½ taza de gelatina sin azúcar — 0	½ taza de gelatina sin azúcar — 0
	2 cucharadas de crema doble — 1	2 cucharadas de crema doble — 1	2 cucharadas de crema doble — 1
TOTAL	20.5	43.5	60.5

PROGRAMA DE ALIMENTACIÓN—DÍA 19

	20 GRAMOS DE CARB. NETOS	40 GRAMOS DE CARB. NETOS	60 GRAMOS DE CARB. NETOS
DESAYUNO	*Omelette* suiza preparada con ¼ de taza de corazones de alcachofa y 1 tajada de queso suizo	4	*Omelette* suiza preparada con ¼ de taza de corazones de alcachofa y 1 tajada de queso suizo	4	*Omelette* suiza preparada con ¼ de taza de corazones de alcachofa y 1 tajada de queso suizo	4
	1 tajada de pan de centeno bajo en carbohidratos	3	1 tajada de pan de centeno bajo en carbohidratos	3	2 tajadas de pan de centeno bajo en carbohidratos	6
			½ taza de melón	6	¾ de taza de melón	9
SUBTOTAL		7		13		19
ALMUERZO	Ensalada de tocino, lechuga y tomate	5	Ensalada de tocino, lechuga y tomate	5	Ensalada de tocino, lechuga y tomate	5
	1 taza de consomé de pollo con 1 cucharada de cebolla verde	2	Crutones hechos con 1 tajada de pan tostado bajo en carbohidratos	3	Crutones hechos con 1 tajada de pan tostado bajo en carbohidratos	3
			1 taza de consomé de pollo con 1 cucharada de cebolla verde	2	¾ de taza de sopa de lentejas	12

SUBTOTAL	7		10		20	
CENA	0	*Kebabs* de lomo de res	0	*Kebabs* de lomo de res	0	*Kebabs* de lomo de res
	2.5	½ taza de calabaza amarilla ensartada en palillos con *kebabs*	4	¾ de taza de calabaza amarilla ensartada en palillos con *kebabs*	4	¾ de taza de calabaza amarilla ensartada en palillos con *kebabs*
	3.5	1 taza de lechuga *bibb* con ¼ de taza de rábanos en rodajas, ¼ de taza de pepinos en rodajas y vinagreta	4	2 tazas de lechuga *bibb* con ¼ de taza de rábanos en rodajas, ¼ de taza de pepinos en rodajas y vinagreta	4	2 tazas de lechuga *bibb* con ¼ de taza de rábanos en rodajas, ¼ de taza de pepinos en rodajas y vinagreta
					5	½ taza de zanahorias al vapor
SUBTOTAL	6		8		13	
SNACK	1	2 oz. de queso *provolone* en pedazos	7.5	4 duraznos secos en mitades	7.5	4 duraznos secos en mitades
			1	2 oz. de queso *provolone* en pedazos	1	2 oz. de queso *provolone* en pedazos
TOTAL	21		39.5		60.5	

PROGRAMA DE ALIMENTACIÓN—DÍA 20

	20 GRAMOS DE CARB. NETOS	40 GRAMOS DE CARB. NETOS	60 GRAMOS DE CARB. NETOS
DESAYUNO	2 huevos revueltos con cebollino 1	Sándwich con huevo frito, 1 tajada de queso, jamón y 2 rodajas de pan de centeno bajo en carbohidratos 7	Sándwich con huevo frito, 1 tajada de queso, 1 de jamón y 2 rodajas de pan de centeno bajo en carbohidratos 7
	3 lonchas de tocino canadiense sin nitrato 1	½ taza de jugo de tomate 4	¾ de taza de jugo de tomate 6.5
	1 tostada baja en carbohidratos 3		
SUBTOTAL	5	11	13.5
ALMUERZO	Ensalada César con 2 tazas de lechuga romana, tiras de pollo a la plancha (o camarones), 3 cucharadas de aderezo César bajo en carbohidratos y queso parmesano 3	Ensalada César con 2 tazas de lechuga romana, tiras de pollo a la plancha (o camarones), 3 cucharadas de aderezo César bajo en carbohidratos y queso parmesano 3	Ensalada César con 2 tazas de lechuga romana, tiras de pollo a la plancha (o camarones), 3 cucharadas de aderezo César bajo en carbohidratos y queso parmesano 3

	Plan 1	Plan 2	Plan 3
	2 cucharadas de piñones tostados — 2	Helado de limón con salsa de frambuesa — 9	
	½ taza de uvas sin semilla — 13.5		
SUBTOTAL	18.5	12	3
CENA	Pierna de cordero — 0	Pierna de cordero — 0	Pierna de cordero — 0
	Ensalada griega como acompañamiento — 5	Ensalada griega como acompañamiento — 5	Ensalada griega como acompañamiento — 5
	1 taza de habichuelas verdes salteadas con 2 cucharadas de almendras picadas — 7	1 taza de habichuelas verdes salteadas con 2 cucharadas de almendras picadas — 7	½ taza de habichuelas verdes salteados — 3
	7		3
	Helado de limón con salsa de frambuesa — 9		
SUBTOTAL	21	12	8
SNACK	1 taza de cogollitos de brócoli — 3	¾ de taza de cogollitos de brócoli — 2	¾ de taza de cogollitos de brócoli — 2
	2 cucharadas de crema agria — 2	2 cucharadas de crema agria — 2	2 cucharadas de crema agria — 2
TOTAL	58	39	20

PROGRAMA DE ALIMENTACIÓN—DÍA 21

	20 GRAMOS DE CARB. NETOS		40 GRAMOS DE CARB. NETOS		60 GRAMOS DE CARB. NETOS	
DESAYUNO	Café helado Atkins	5.5	Frapé de soya (frambuesas)	7	Frapé de soya (fresas)	12
	2 huevos duros	1	1 tostada baja en carbohidratos	3	1 tostada baja en carbohidratos	3
			1 tajada de queso Muenster	0.5	1 tajada de queso Muenster	0.5
SUBTOTAL		6.5		10.5		15.5
ALMUERZO	Ensalada de atún	0	Ensalada de atún	0	Ensalada de atún	0
	1 tostada baja en carbohidratos	3	2 tostadas bajas en carbohidratos	6	1 tostada de pan integral	12
	1 hoja grande de lechuga	0	1 hoja grande de lechuga	0	1 hoja grande de lechuga	0
	¼ taza de pepino en rodajas y arvejas	2.5	¼ taza de pepino en rodajas y arvejas	1.5	2 rodajas de tomate	1.5
	½ pepino grande encurtido	0.5	½ pepino grande encurtido	0.5	½ taza de zanahoria al vapor	5.5

	½ taza de arvejas 3.5		
	½ pepino grande encurtido 0.5		
SUBTOTAL	23	9	6
CENA	Lomo de cerdo 0	Lomo de cerdo 0	Lomo de cerdo 0
	Puré de coliflor 3	Puré de coliflor 3	Puré de coliflor 3
	Ensalada grande de espinaca con vinagreta y 1 cucharada de trocitos de tocino sin nitrato 4	Ensalada grande de espinaca con vinagreta y 1 cucharada de trocitos de tocino sin nitrato 4	Ensalada grande de espinaca con vinagreta y 1 cucharada de trocitos de tocino sin nitrato 4
	½ pera 10	½ pera 10	
	2 oz. de queso azul 2		
SUBTOTAL	19	17	7
SNACK	¼ de taza de nueces de Castilla 3.5	¼ de taza de nueces de Castilla 3.5	1 tajada de queso Muenster 0.5
TOTAL	61	40	20

PROGRAMA DE ALIMENTACIÓN—DÍA 22

	20 GRAMOS DE CARB. NETOS		40 GRAMOS DE CARB. NETOS		60 GRAMOS DE CARB. NETOS	
DESAYUNO	Carne y 2 huevos	1	Carne y 2 huevos	1	Carne y 2 huevos	1
	2 rodajas de tomate	1.5	2 rodajas de tomate	1.5	2 rodajas de tomate	1.5
			1 melocotón pequeño	7	1 taza de jugo de arándanos rojos estilo Ocean Spray Light	10
SUBTOTAL		2.5		9.5		12.5
ALMUERZO	Sándwich de *corned beef* con:		Sándwich de *corned beef* con:		Sándwich de *corned beef* con:	
	1 tajada de queso suizo	1	1 tajada de queso suizo	1	1 tajada de queso suizo	1
	1 tajada de pan de centeno bajo en carbohidratos	3	2 tajadas de pan de centeno bajo en carbohidratos	6	1 tajada de pan de centeno	12
	½ taza de chucrut	1	½ taza de chucrut	1	½ taza de chucrut	1
	Una ensalada pequeña de verduras con vinagreta	2	Una ensalada grande de verduras con vinagreta	4	Una ensalada grande de verduras con vinagreta	4
SUBTOTAL		7		12		18

	Pollo asado en mariposa	0	Pollo asado en mariposa	0	Pollo asado en mariposa	0
CENA	¾ de taza de espinaca salteada con aceite de oliva y ajo	3	1 taza de espinaca salteada con aceite de oliva y ajo	4	1 taza de espinaca salteada con aceite de oliva y ajo	4
	6 champiñones sazonados en vinagreta	4	¼ de taza de frijoles *cannellini* con	6.5	½ taza de frijoles *cannellini* con	13
	6 aceitunas negras	1	6 champiñones sazonados	4	6 champiñones sazonados en vinagreta	4
			en vinagreta	3		
SUBTOTAL		8		17.5		21
SNACK	1 tallo de apio grande con 1 cucharada de queso crema con hierbas aromáticas	2	1 tallo de apio grande con 1 cucharada de queso crema con hierbas aromáticas	2 2	2 duraznos frescos	6
					1 oz. de queso Brie	0
					¼ de taza de almendras	2
TOTAL		19.5		41		59.5

PROGRAMA DE ALIMENTACIÓN—DÍA 23

	20 GRAMOS DE CARB. NETOS		40 GRAMOS DE CARB. NETOS		60 GRAMOS DE CARB. NETOS	
DESAYUNO	*Frittata* mexicana	4.5	*Frittata* mexicana	4.5	*Frittata* mexicana	4.5
	2 cucharadas de salsa	1	2 cucharadas de salsa	1	2 cucharadas de salsa	1
			2 cucharadas de crema agria	1	2 cucharadas de crema agria	1
			½ naranja mediana	6	1 naranja mediana	12
SUBTOTAL		5.5		12.5		18.5
ALMUERZO	Sándwich de pavo:		Sándwich de pavo:		Sándwich de pavo:	
	1 tajada de pan bajo en carbohidratos	3	1 tajada de pan bajo en carbohidratos	3	2 tajadas de pan bajo en carbohidratos	6
	2 rodajas de tomate con 1 hoja de lechuga de hoja roja	1.5	2 rodajas de tomate con 1 hoja de lechuga de hoja roja	1.5	2 rodajas de tomate con 1 hoja de lechuga de hoja roja	1.5
	Pechuga de pavo	0	Pechuga de pavo	0	Pechuga de pavo	0
	1 tajada de queso *colby*	0.5	1 tajada de queso *colby*	0.5	2 tajadas de queso *colby*	1
	Ensalada pequeña de lechuga con ½ taza de corazones de palmitos y vinagreta	4	Ensalada pequeña de lechuga con ½ taza de corazones de palmitos y vinagreta	4	Ensalada grande de lechuga con ½ taza de corazones de palmitos y vinagreta	6

	~		1 galleta de coco y pecanas		2 galletas de coco y pecanas	
				3		6
SUBTOTAL		9		12		20.5
CENA	Lomo de res	0	Lomo de res	0	Lomo de res	0
	1 taza de col rizada salteada	4	½ taza de cebolla salteada	3	⅓ de taza de cebolla salteada	4
	Ensalada pequeña de lechuga romana con aderezo de queso azul bajo en carbohidratos	2	1 taza de col rizada salteada	4	1 taza de col rizada salteada	4
			Ensalada grande de lechuga romana con aderezo de queso azul bajo en carbohidratos	4	Ensalada grande de lechuga romana con aderezo de queso azul bajo en carbohidratos	4
SUBTOTAL		6		11		12
SNACK	10 aceitunas negras	0.5	½ taza de frambuesas	3	½ taza de frambuesas	3
			½ taza de queso *ricotta*	3	½ taza de queso *ricotta*	3
					2 cucharadas de almendras picadas	1.5
TOTAL		21		41.5		58.5

PROGRAMA DE ALIMENTACIÓN—DÍA 24

	20 GRAMOS DE CARB. NETOS		40 GRAMOS DE CARB. NETOS		60 GRAMOS DE CARB. NETOS	
DESAYUNO	2 huevos fritos	1	1 huevo frito	0.5	1 huevo frito	0.5
	1 chuleta de cerdo ahumada	0	1 tostada francesa baja en carbohidratos con sirope sin azúcar	3.5	2 tostadas francesas bajas en carbohidratos con sirope sin azúcar	7
	½ taza de espinaca salteada	1	⅓ de taza de arándanos azules	5.5	½ taza de arándanos azules	8
	1 tostada baja en carbohidratos	3				
SUBTOTAL		5		9.5		15.5
ALMUERZO	Tajada delgada de *roast beef*	0	Tajada delgada de *roast beef*	0	Tajada delgada de *roast beef*	0
	2 oz. de queso cheddar	1	2 oz. de queso cheddar	1	2 oz. de queso cheddar	1
	4 hojas de lechuga	0.5	4 hojas de lechuga	0.5	4 hojas de lechuga	0.5
	2 rodajas de tomate	1.5	4 rodajas de tomate	3	4 rodajas de tomate	3
	6 aceitunas negras	1	6 aceitunas negras	1	6 aceitunas negras	1
	Aderezo de crema agria y de rábanos picantes	1	Aderezo de crema agria y de rábanos picantes	1	Aderezo de crema agria y de rábanos picantes	1

	12 zanahorias pequeñas 9	8 zanahorias pequeñas 6	
SUBTOTAL	15.5	12.5	5
CENA	*Stir-fry* de naranja y especias 11.5	*Stir-fry* de naranja y especias 9.5	*Stir-fry* de naranja y especias 7
	Ensalada grande de repollo Napa rallado con aceite y vinagre de arroz 2	Ensalada grande de repollo Napa rallado con aceite y vinagre de arroz 2	Ensalada pequeña de repollo Napa rallado con aceite y vinagre de arroz 1
	¼ de taza de arroz integral hervido 10.5		
SUBTOTAL	24	11.5	8
SNACK	2 oz. de avellanas 4	1 oz. de avellanas 2	½ taza de gelatina sin azúcar 0
		3 duraznos secos en mitades 5	2 cucharadas de crema doble batida 1
TOTAL	59	40.5	19

PROGRAMA DE ALIMENTACIÓN — DÍA 25

	20 GRAMOS DE CARB. NETOS	40 GRAMOS DE CARB. NETOS	60 GRAMOS DE CARB. NETOS
DESAYUNO	*Omelette* de queso (2 oz.) — 2	*Omelette* con 2 oz. de queso y 6 tallos de espárragos — 4	*Omelette* con 2 oz. de queso y 6 tallos de espárragos — 4
	4 rodajas de tomate — 3	1 tostada de centeno baja en carbohidratos — 3	2 tostadas de pan bajas en carbohidratos — 6
		⅓ de taza de uvas sin semillas — 9	⅓ de taza de uvas sin semillas — 9
SUBTOTAL	5	16	19
ALMUERZO	Hamburguesa de pavo — 0	Hamburguesa de pavo — 0	Hamburguesa de pavo — 0
	Col rizada suiza, salteada — 4.5	Col rizada suiza, salteada — 4.5	Col rizada suiza, salteada — 4.5
	Ensalada pequeña de lechuga con ½ taza de repollo morado rallado y vinagreta — 3	Ensalada pequeña de lechuga con ½ taza de repollo morado rallado, ¼ de taza de zanahoria rallada y vinagreta — 5	1 tomate pequeño en rodajas — 4
			Ensalada pequeña de lechuga con ½ taza de repollo morado rallado, ¼ de taza de zanahoria rallada y vinagreta — 5

	Cena / Snack					
SUBTOTAL		**7.5**		**9.5**		**13.5**
CENA	Pollo al horno con hierbas aromáticas	0	Pollo al horno con hierbas aromáticas	0	Pollo al horno con hierbas aromáticas	0
	⅔ de taza de puerros estofados	4.5	⅔ de taza de puerros estofados	4.5	⅔ de taza de puerros estofados	4.5
	Ensalada pequeña de endivia y radicchio con salsa ranchera baja en carbohidratos	2	¾ de rutabaga hervida (en cubitos)	9	¾ de rutabaga hervida (en cubitos)	9
			Ensalada pequeña de endivia y radicchio con salsa ranchera baja en carbohidratos	2	Ensalada grande de endivia y radicchio con salsa ranchera baja en carbohidratos	4 / 4
SUBTOTAL		**6.5**		**15.5**		**17.5**
SNACK	Cecina de res sin nitrato ni azúcar	0	Cecina de res sin nitrato ni azúcar	0	½ pera	10
	1 oz. de queso cheddar	0.5			1 oz. de queso azul	0.5
TOTAL		**19.5**		**41**		**60.5**

PROGRAMA DE ALIMENTACIÓN—DÍA 26

	20 GRAMOS DE CARB. NETOS		40 GRAMOS DE CARB. NETOS		60 GRAMOS DE CARB. NETOS	
DESAYUNO	Batido Atkins Advantage RTD	3	*Muffin* de limón y semillas de amapola	4	*Muffin* de limón y semillas de amapola	4
	1 huevo a la diabla	1	½ taza de queso *cottage* en crema	3	1 taza de yogur sin sabor	11
			½ taza de *boysenberries*	5.5	½ taza de *boysenberries*	5.5
SUBTOTAL		4		12.5		20.5
ALMUERZO	Atún a la plancha	0	Atún a la plancha	0	Atún a la plancha	0
	Ensalada pequeña de verduras con ¼ de taza de arvejas y ½ taza de pepino en rodajas	4.5	Ensalada mediana de verduras mixtas	3	Ensalada grande de verduras mixtas	4
	Aderezo: 2 cucharadas de vinagre de arroz sin azúcar, 2 cucharadas de aceite de canola, 1 cucharada de salsa de soya y ¼ de jengibre fresco rallado	1	Aderezo: 1 cucharada de vinagre de vino tinto, 2 cucharadas de aceite de oliva, 1 cucharada de mostaza Dijon y una pizca de sal	1	Aderezo: 1 cucharada de vinagre de vino tinto, 2 cucharadas de aceite de oliva, 1 cucharada de mostaza Dijon y una pizca de sal	1

	Columna 1		Columna 2		Columna 3	
			½ taza de habichuelas verdes	3	½ taza de habichuelas verdes	3
			¼ de taza de castañas de agua	6	¼ de taza de castañas de agua	6
			6 aceitunas verdes y alcaparras	0.5	6 aceitunas verdes y alcaparras	0.5
			½ taza de trocitos de papaya	5.5	½ taza de trocitos de papaya	5.5
SUBTOTAL		5.5		13.5		20
CENA	Carne de res en tiras	0	Carne de res en tiras	0	Carne de res en tiras	0
	½ taza de cebollas salteadas y pimientos verdes	3.5	⅔ de taza de cebollas salteadas y pimientos verdes	5	⅔ de taza de cebollas salteadas y pimientos verdes	5
	1 taza de lechuga picada	0.5	1 taza de lechuga picada	0.5	1 taza de lechuga picada	0.5
	½ aguacate Haas	2	½ aguacate Haas	2	½ aguacate Haas	2
	2 cucharadas de crema agria y salsa	2	2 cucharadas de crema agria y salsa	2	2 cucharadas de crema agria y salsa	2
	1 tortilla pequeña baja en carbohidratos	5	½ taza de trocitos de papaya	5.5	2 tortillas pequeñas bajas en carbohidratos	10
SUBTOTAL		11		15		19.5
SNACK	6 aceitunas negras	1	1 huevo a la diabla	1	2 cucharadas de almendras	2
TOTAL		21.5		42		62

PROGRAMA DE ALIMENTACIÓN—DÍA 27

	20 GRAMOS DE CARB. NETOS		40 GRAMOS DE CARB. NETOS		60 GRAMOS DE CARB. NETOS	
DESAYUNO	Rollitos de salmón ahumado	0	*Pancakes de canela*	11	*Pancakes de canela*	11
	con 4 cucharadas de queso crema	2	Salchicha	0	Salchicha	0
	en 2 hojas de lechuga	0	Sirope sin azúcar	0	Sirope sin azúcar	0
			½ taza de fresas en rodajas	4	¾ de taza de fresas en rodajas	6
SUBTOTAL		2		15		17
ALMUERZO	Ensalada Cobb:		Ensalada Cobb:		Ensalada Cobb:	
	2 tazas de lechuga *Bibb*	1.5	2 tazas de lechuga *Bibb*	1.5	2 tazas de lechuga *Bibb*	1.5
	½ taza de berros	0	½ taza de berros	0	½ taza de berros	0
	Pechuga de pavo en trocitos	0	Pechuga de pavo en trocitos	0	Pechuga de pavo en trocitos	0
	2 lonchas de tocino sin nitrato	0	2 lonchas de tocino sin nitrato	0	2 lonchas de tocino sin nitrato	0
	¼ de taza de aguacate Haas en rodajas	1	½ taza de aguacate Haas en rodajas	1	½ taza de aguacate Haas en rodajas	1
	1 huevo hervido, picado	0.5	1 huevo hervido, picado	0.5	1 huevo hervido, picado	0.5

Día 1		Día 2		Día 3	
3 cucharadas de aderezo de queso azul en trocitos	3	3 cucharadas de aderezo de queso azul en trocitos	3	3 cucharadas de aderezo de queso azul en trocitos	3
				½ taza de bolas de melón	8
SUBTOTAL	6	**SUBTOTAL**	7	**SUBTOTAL**	15
Gallina campesina al horno	0	Gallina campesina al horno	0	Gallina campesina al horno	0
Calabacín gratinado	4	**Calabacín gratinado**	4	**Calabacín gratinado**	4
1 hoja grande de lechuga de hojas rojas con ½ taza de pepino en rodajas y vinagreta	4	1 hoja grande de lechuga de hojas rojas con ½ taza de pepino en rodajas y vinagreta	4	1 hoja grande de lechuga de hojas rojas con ½ taza de pepino en rodajas y vinagreta	4
		¼ de taza de frijoles de lima	7	¼ de taza de frijoles de lima	7
				½ taza de pasta baja en carbohidratos	8
SUBTOTAL	8	**SUBTOTAL**	15	**SUBTOTAL**	23
SNACK Mezcla de batido Atkins Advantage con agua y 4 cucharadas de doble crema	4.5	Mezcla de batido Atkins Advantage con agua y 4 cucharadas de doble crema	4.5	Mezcla de batido Atkins Advantage con agua y 6 cucharadas de doble crema	4.5
TOTAL	20.5	**TOTAL**	41.5	**TOTAL**	60.5

PROGRAMA DE ALIMENTACIÓN—DÍA 28

	20 GRAMOS DE CARB. NETOS	40 GRAMOS DE CARB. NETOS	60 GRAMOS DE CARB. NETOS
DESAYUNO	2 *pancakes* hechos con harina baja en carbohidratos 3	½ taza de cereal de Wheatena 11	½ taza de cereal de Wheatena 11
		½ taza de bebida láctea 1.5	½ taza de bebida láctea 1.5
	Sirope sin azúcar 0	Sirope sin azúcar 0	Sirope sin azúcar 0
	2 lonchas de tocino sin nitrato 0		1 durazno pequeño 7
SUBTOTAL	3	12.5	19.5
ALMUERZO	Salchicha italiana	Salchicha italiana	Salchicha italiana
	½ taza de espagueti de calabaza 4	1 taza de espagueti de calabaza 8	1 taza de espagueti de calabaza 8
	1 cucharada de queso parmesano 0.5	1 cucharada de queso parmesano 0.5	1 cucharada de queso parmesano 0.5
	Ensalada romana pequeña con aderezo Cesar bajo en carbohidratos 2	Ensalada romana grande con aderezo Cesar bajo en carbohidratos 4	Ensalada romana grande con aderezo Cesar bajo en carbohidratos 4
			¼ taza de granos *cannellini* 6
SUBTOTAL	6.5	12.5	18.5

CENA	Lomo de res	0	Lomo de res	0	Lomo de res	0
	Tomate mediano asado	4	Tomate mediano asado	4	Tomate grande asado	6
	2 onzas de champiñones portobello asados	2	2 onzas de champiñones portobello asados	2	2 onzas de champiñones portobello asados	2
	Ensalada pequeña de lechuga *iceberg* con aderezo de queso azul bajo en carbohidratos	3	Ensalada pequeña de lechuga *iceberg* con aderezo de queso azul bajo en carbohidratos	3	Ensalada grande de espinaca con 4 cucharaditas de semillas de girasol y vinagreta	4.5
			***Mousse* de limón**	8.5	***Mousse* de limón**	8.5
SUBTOTAL		9		17.5		21
SNACK	Tajadas de pavo	0	Tajadas de pavo	0	Tajadas de pavo	0
	2 onzas de queso en rodajas	1	1 onza de queso en rodajas	0.5	2 onzas de queso en rodajas	1
TOTAL		19.5		43		60

PROGRAMA DE ALIMENTACIÓN—DÍA 29

	20 GRAMOS DE CARB. NETOS		40 GRAMOS DE CARB. NETOS		60 GRAMOS DE CARB. NETOS	
DESAYUNO	*Frittata* de verduras	4	*Frittata* de verduras	4	*Frittata* de verduras	4
	1 tostada baja en carbohidratos	3	1 tostada baja en carbohidratos	3	1 tostada de pan de trigo integral	12
			½ taza de jugo de tomate	4	¾ de taza de jugo V–8	7
SUBTOTAL		7		11		23
ALMUERZO	1 taza de sopa baja en carbohidratos	2	1 taza de sopa baja en carbohidratos	2	1 taza de sopa baja en carbohidratos	2
	Jamón en rodajas y 2 tajadas de queso suizo enrollados en 2 hojas de lechuga con mostaza	2	Jamón en rodajas y 2 tajadas de queso suizo derretido en 1 tostada de centeno baja en carbohidratos	5	Jamón en rodajas y 2 tajadas de queso suizo derretido en 1 tostada de centeno baja en carbohidratos	5
			Ensalada pequeña de lechuga con 6 aceitunas negras y salsa ranchera baja en carbohidratos	3	Ensalada pequeña de lechuga con 6 aceitunas negras y salsa ranchera baja en carbohidratos	3
					2 duraznos frescos	6

	Column 1		Column 2		Column 3	
SUBTOTAL		4		10		16
CENA	Costillas a la barbacoa	4	Costillas a la barbacoa	4	Costillas a la barbacoa	4
	½ taza de habichuelas verdes	3	1 taza de habichuelas verdes	6	½ taza de nabos en puré	3.5
	Ensalada pequeña de repollo con vinagreta	2	Ensalada grande de repollo con vinagreta	4	1 taza de habichuelas verdes	6
					Ensalada grande de repollo con vinagreta	2
SUBTOTAL		9		14		17.5
SNACK	½ taza de gelatina sin azúcar	0	½ taza de frambuesas	3	2 cucharadas de pistachos en trocitos	3
	2 cucharadas de crema doble batida	1	2 cucharadas de crema doble batida	1		
TOTAL		21		39		59.5

PROGRAMA DE ALIMENTACIÓN—DÍA 30

	20 GRAMOS DE CARB. NETOS		40 GRAMOS DE CARB. NETOS		60 GRAMOS DE CARB. NETOS	
DESAYUNO	Burrito abierto:		Burrito de huevo abierto:		Burrito de huevo abierto:	
	2 huevos revueltos	1	2 huevos revueltos	1	2 huevos revueltos	1
	2 cucharadas de cebolla verde picada	0.5	2 cucharadas de cebolla verde picada	0.5	2 cucharadas de cebolla verde picada	0.5
	1/3 de taza de queso rallado	0.5	1/3 de taza de queso rallado	0.5	1/3 de taza de queso rallado	0.5
	2 cucharadas de salsa	1	2 cucharadas de salsa	1	2 cucharadas de salsa	1
	en 1 tortilla pequeña y baja en carbohidratos	3	en 1 tortilla grande y baja en carbohidratos	3	en 1 tortilla grande y baja en carbohidratos	3
					1/2 naranja	6
SUBTOTAL		6		8		14
ALMUERZO	Ensalada de pollo con mayonesa en 1/2 aguacate Haas	2	Ensalada de pollo con mayonesa y 2 cucharadas de pecanas en 1/2 aguacate Haas	4	Ensalada de pollo con mayonesa y 2 cucharadas de pecanas en 1/2 aguacate Haas	4
	Ensalada grande de verduras mixtas con vinagreta	4	Ensalada pequeña de verduras mixtas con vinagreta	2	Ensalada pequeña de verduras mixtas con vinagreta	2

	Opción 1	Opción 2	Opción 3
		1 tajada de pan bajo en carbohidratos — 3	½ taza de uvas sin semillas — 14
SUBTOTAL	6	9	20
CENA	Camarones *scampi* — 0	Camarones *scampi* — 0	Camarones *scampi* — 0
	½ taza de arvejas salteadas — 3.5	1 taza de arvejas salteadas — 7	½ taza de arvejas salteadas — 3.5
	Ensalada pequeña de espinaca con ¼ de taza de pimientos rojos y vinagreta — 4	Ensalada grande de espinaca con ½ taza de pimientos rojos y vinagreta — 8	Ensalada pequeña de espinaca con vinagreta — 2
			⅓ de taza de arroz integral — 14
SUBTOTAL	7.5	15	19.5
	½ taza de pepino en rodajas — 1	Torta de chocolate y almendras — 6.5	Torta de chocolate y almendras — 6.5
	1 oz. de queso Brie — 0	2 oz. de queso *mascarpone* — 1	
TOTAL	20.5	39.5	60

Capítulo 27

RECETAS PARA EL ÉXITO

SALMÓN EN PAPILLOTE CON ADEREZO DE TOMATE Y ALBAHACA

Sellar el salmón "en papillote" o en un paquete, lo mantendrá deliciosamente húmedo. Cuando el paquete está abierto, la albahaca fresca y el ajo le dan un aroma maravilloso y penetrante. Si utiliza papel de aluminio, la preparación será rápida y sencilla, pero el pergamino le dará un aire de elegancia para ocasiones especiales.

Tiempo de preparación: 15 minutos
Tiempo de cocción: 20 a 30 minutos
Para 2 porciones

2 tomates Roma grandes, sin semillas y en pedazos
   (1 taza)
2 cucharadas de albahaca fresca en julianas
2 cucharadas de cebollino finamente picado
2 cucharadas de ajo picado
2 cucharaditas de aceite de oliva extra virgen
1 cucharadita de jugo de limón
1 pizca de pimienta de Cayena
¼ de cucharadita de sal
1 taza de hojas de espinaca
2 filetes de salmón (6 onzas cada uno), sin piel

2 hojas de papel aluminio de 10 x 15 pulgadas cada una.

1. Precaliente el horno a 375°F. Mezcle los primeros 8 ingredientes en un recipiente pequeño. Deje a un lado.

2. Vierta la mitad de las espinacas en el centro del papel. Ponga un filete de salmón sobre las espinacas. Agregue la mitad de la mezcla de tomate sobre el pescado. Cierre el papel y séllelo arriba y en los extremos para que los paquetes queden sellados. Repita el procedimiento. Cocine de 20 a 30 minutos, o hasta que el salmón esté opaco en el centro.

NOTA: Puede preparar los paquetes con anterioridad y guardarlos en el refrigerador. Deje los paquetes de 10 a 15 minutos más para que se cocinen.

Para cocinar el salmón en pergamino, corte dos hojas de pergamino, cada una de 12 x 16 pulgadas. Doble por la mitad para formar rectángulos de 12 x 8 pulgadas. Corte un pedazo que tenga forma de medio corazón de cada hoja y luego despliéguela para que tenga forma de corazón. Déjela abierta y rocíe un poco de aceite en aerosol. Ponga una capa de espinacas, el salmón y agregue la mitad del corazón como lo hemos indicado. Doble la otra parte del corazón sobre el pescado para hacer un sobre. Selle doblando los extremos bajo una pequeña porción, comenzando desde arriba hasta llegar al punto, doblando y traslapando en cada vuelta hasta formar el sobre. Hornee como lo hemos indicado. Coloque los sobres en platos y deje que sus invitados los abran.

Por porción:
Carbohidratos: 6 gramos; Carbohidratos Netos: 4 gramos; Fibra: 2 gramos; Proteína: 42 gramos; Grasa: 20 gramos; Calorías: 380.

POLLO A LA PLANCHA CON ENSALADA DE AGUACATE, VINAGRETA DE MOSTAZA DULCE Y ACEITUNAS

Esta entrada lo tiene todo: proteínas, grasas saludables, carbohidratos nutritivos y fibra. Puede reemplazar toda la lechuga o una parte de ésta por espinaca, lechuga romana picada o cualquiera de sus verduras prefe-ridas. También puede sustituir los filetes de pechuga de pollo a la plancha por pollo en tiras o asado que le haya sobrado. Los pimientos rojos y las almendras—aceptables para aquellas personas que puedan consumir más carbohidratos—ofrecen respectivamente vitaminas y grasas mo-noinsaturadas saludables.

Tiempo de preparación: 15 minutos
Tiempo de cocción: 12 minutos
Para 2 porciones

VINAGRETA DE MOSTAZA:
2 cucharadas de aceite de oliva
2 cucharadas de vinagre de vino y arroz sin azúcar
1 a 2 sobres de edulcorante artificial
1 cucharadita de mostaza amarilla preparada
1 cucharada de agua
¼ de cucharadita de sal
Pimienta negra al gusto

4 tazas de lechugas mezcladas
½ taza de pimientos rojos en tiras (sólo para programas de
    alimentación de 40 y 60 gramos)
1 aguacate Haas pelado, sin semilla y en rodajas
2 a 5 onzas de pechugas de pollo a la plancha (ver Nota)
¼ de taza de cebolla verde picada (sólo la parte verde de
    2 cebollas)
10 aceitunas negras despepitadas y en mitades
¼ de almendras en rodajas (sólo para programas de alimentación
    de 40 y 60 gramos)

1. Mezcle los ingredientes de la vinagreta en un recipiente pequeño. Deje a un lado.

2. Vierta dos tazas de lechuga en cada uno de los dos platos. Añada las tiras de pimiento rojo (en caso de ser permitidas) y una rodaja de aguacate. Corte finamente la pechuga, en sentido diagonal y vierta sobre la lechuga o vegetales.

3. Incorpore la cebolla verde y adorne con las aceitunas negras. Vierta la mitad de la vinagreta en cada plato y añada las almendras.

NOTA: Si prepara el pollo en una sartén para asar, déjelo a fuego medio por 12 minutos, dándole vuelta a la mitad de la cocción.

Por porción:
Carbohidratos: 12 gramos; Carbohidratos Netos: 4 gramos; Fibra: 8 gramos; Proteína: 33 gramos; Grasa: 33 gramos; Calorías: 485.

Con adiciones:
Agregue 2 gramos adicionales de Carbohidratos Netos por porción de pimientos rojos, y 1 gramo por porción de Carbohidratos Netos de almendras.

CONFETI *SLAW*

Esta colorida y nutritiva ensalada contiene col verde y roja. El truco para preparar esta deliciosa ensalada es utilizar un cuchillo en lugar de un triturador o procesador de alimentos para picar la col. Córtela por la mitad y retire el corazón. Corte las mitades a lo largo para hacer cuartos y utilice un cuchillo afilado para cortar la col en julianas. Ralle la zanahoria con un rallador de huecos grandes. El toque final es un aderezo penetrante que debe cubrir la ensalada pero no ahogarla.

Tiempo de preparación: 20 minutos
Para 6 porciones

4 tazas de col verde en tiras
4 tazas de col roja en tiras
De ½ a 1 taza de zanahoria rallada. (para programas alimenticios de 40 y 60 gramos)
¼ de cebolla roja mediana, pelada y sin el corazón
¼ de taza de perejil (o cilantro) fresco, finamente picado
3 cucharadas de vinagre de cidra
2 cucharadas de aceite de oliva virgen
2 cucharadas de mayonesa
2 a 3 sobres de edulcorante artificial
1 cucharadita de mostaza Dijon
1 cucharadita de semillas de apio

½ cucharadita de sal
¼ de cucharadita de pimienta negra

1. Vierta la col y la zanahoria en un recipiente grande. Corte la cebolla en rodajas delgadas y agregue. Rocíe el perejil.

2. Mezcle el resto de los ingredientes en un recipiente pequeño. Agregue a la ensalada y mezcle. Refrigere antes de servir.

Por porción (receta básica):
Carbohidratos: 5 gramos; Carbohidratos Netos: 3 gramos; Fibra: 2 gramos; Proteína: 1 gramos; Grasa: 8 gramos; Calorías: 100.

Adiciones:
Para un programa de alimentación de 40 gramos, utilice 1/2 taza de zanahoria rallada, que agrega 1 gramo de Carbohidratos netos por porción.
Para un programa de alimentación de 60 gramos, utilice 1 taza de zanahoria rallada, que agrega 2 gramos de Carbohidratos netos por porción.

FRITTATAS FABULOSAS

Las frittatas son una excelente alternativa baja en carbohidratos. En estas omelettes planas, los huevos sólo se utilizan para aglutinar las verduras, los condimentos y las carnes, haciendo que sean fáciles de preparar e increíblemente versátiles, tal como se demuestra en estas cuatro versiones. Usted puede mezclar, adaptar o reemplazar con otros ingredientes bajos en carbohidratos para crear sus propias frittatas fabulosas.

Tiempo de preparación: 20 minutos
Tiempo de cocción: 20 minutos
Para 4 porciones

RECETA BÁSICA:
1 cucharada de aceite de oliva
1 cucharada de mantequilla
2 dientes de ajo finamente picado
½ taza de cebolla picada
Verduras, especias y/o carne (ver la lista en la página 443)
8 huevos grandes
2 cucharadas de agua
¼ cucharadita de sal

Pimienta molida al gusto
Queso (ver la lista en esta página)

1. Caliente a fuego medio el aceite de oliva y la mantequilla en una sartén grande, preferiblemente antiadherente. Agregue la cebolla y el ajo y saltee de dos a 3 minutos, hasta que se ablanden. Incorpore las verduras y las especias y sofría de 5 a 6 minutos, revolviendo ocasionalmente, hasta que estén suaves pero no marchitas. Añada la carne y cocine de 2 a 3 minutos, revolviendo ocasionalmente.

2. Precaliente el horno. Mezcle los huevos, el agua, la sal y la pimienta en un recipiente grande. Vierta los huevos sobre la mezcla de carne y/o verduras que están en la sartén caliente. Cocine por unos segundos sin revolver y luego mueva los huevos hacia el centro con una espátula e incline la sartén para que los huevos que no se han cocinado se vayan a los bordes.

3. Siga cocinando y revolviendo la mezcla por 4 o 5 minutos, o hasta que los huevos estén casi listos (cuando estén húmedos por encima). Rocíe el queso y lleve al horno hasta que los huevos estén cocinados por encima y el queso se haya derretido y haga burbujas, de 2 a 3 minutos. Corte en cuartos y sirva.

	VEGETALES	ITALIANA	MEXICANA
Vegetales	2 tazas de champiñones cortados y 1 taza de corazones de alcachofas (8 onzas) picados	1 calabazin grande y picado	1¾ tazas de pimientos rojos y verdes picados finamente
Condimentos	1 cucharada de tomillo	1 cucharada de albahaca	½ cucharada de de orégano
Carne		8 onzas de salchichas italiana, sin cocinar y desbaratadas	8 onzas de chorizo picado y cocinado
Queso	1 taza de queso suizo rallado	⅓ de taza de queso parmesano rallado	¾ de taza de queso Monterey Jack rallado

	VEGETALES	ITALIANA	MEXICANA
Por porción:			
Calorías	340	460	430
Carbohidratos	9.5 g	6 g	5 g
Carbohidarots netos	6.5 g	5 g	4.5 g
Fibra	3 g	1 g	0.5 g
Grasa	24 g	37 g	34 g
Grasas saturadas	10 g	13 g	13 g
Proteínas	22 g	25 g	25 g

SOPA MEXICANA DE POLLO

La sopa de pollo tradicional queda completamente opacada por esta deliciosa versión mexicana. El fuerte sabor hace que no se necesiten los fideos en este caldo nutritivo y rico, que es una buena fuente de fósforo, potasio y vitaminas A, B$_3$ y C. Si quiere, puede adornar con cilantro fresco, queso rallado o rodajas de aguacate. ¡Ole!

Tiempo de preparación: 15 minutos
Tiempo de cocción: 18 minutos
Para 4 porciones

> 1 cucharada de aceite de oliva
> ¾ de taza de cebolla picada
> ¾ de cucharadita de comino
> ⅛ de cucharadita de cúrcuma (opcional para dar color)
> 4 tazas de caldo de pollo bajo en sodio
> ½ taza de maíz enlatado y seco (sólo para programas de alimentación de 40 y 60 gramos)
> ¾ de cucharadita de jalapeños, sin semillas y finamente picado (o rodajas de jalapeño enlatado, finamente picado)
> 2 tazas de pollo hervido en tiras
> 1 tomate pequeño sin semillas, finamente picado (1/2 taza)
> 3 cucharadas de cilantro fresco, finamente picado

1. Caliente el aceite en una olla a fuego medio-bajo. Agregue la cebolla y saltee de 2 a 3 minutos, hasta que se ablande. Añada el comino y la cúrcuma y revuelva por 30 segundos.

2. Vierta el caldo, el pollo en tiras, el jalapeño y el maíz (en caso de utilizarlo). Cocine sin tapar por 10 minutos. Agregue el tomate y el cilantro y cocine otros 5 minutos.

Por porción (receta básica):
Carbohidratos: 3 gramos; Carbohidratos Netos: 3 gramos; Fibra: 0 gramos; Proteína: 22 gramos; Grasa: 9 gramos; Calorías: 380.

Adición:
Para los programas de alimentación de 40 y 60 gramos, agregue 3 gramos de Carbohidratos Netos.

CREMA DE *RICOTTA,* BAYAS Y ALMENDRAS

Endulzado y en puré, el queso ricotta es un topping elegante para las bayas en este postre de fácil preparación. (Las boysenberries añaden 2 gramos adicionales de Carbohidratos Netos por porción.)

Tiempo de preparación: 10 minutos
Para 4 porciones

¾ de taza de queso *ricotta*
6 cucharadas de crema agria
⅓ de sobre de edulcorante granulado
½ cucharadita de esencia de vainilla
¼ de cucharadita de esencia de almendras
1 cucharadita de cáscara rallada de limón y 2 tazas de frambuesas (sólo para programas de alimentación de 40 gramos) o
1 cucharadita de cáscara rallada de naranja y 2 tazas de *boysenberries* (sólo para programas de alimentación de 60 gramos)
½ taza de almendras tostadas y en rodajas

1. Vierta el queso *ricotta,* la crema agria, el edulcorante y las esencias en un procesador de alimentos. Ponga ½ taza de las bayas en 4 vasos o copas de vidrio. Vierta la crema de *ricotta* sobre las bayas

(¼ de taza aprox. en cada uno.) Decore con las almendras tostadas. (La crema de *ricotta* puede prepararse con dos días de antelación. Cubra y refrigere hasta servir.)

Por porción:
Carbohidratos: 13.5 gramos; Carbohidratos Netos: 8.5 gramos; Fibra: 5 gramos; Proteínas: 9 gramos; Grasas: 17 gramos; Calorías: 235.

Sustituya:
Añada 2.5 gramos de Carbohidratos Netos sustituyendo *boysenberries* por frambuesas.

CHULETA DE CERDO CON COL AGRIDULCE

La chuleta de cerdo puede ir sabrosamente acompañada por la col roja en esta entrada que serviría para alimentar a muchos. Una crema de rábano picante sería un excelente acompañamiento. Simplemente mezcle crema agria con una pequeña cantidad de mayonesa y con el rábano suficiente para su gusto y coloque una cucharada encima de la chuleta de cerdo antes de servir.

Tiempo de preparación: 25 minutos
Tiempo de cocción: 15 a 20 minutos
Para 4 porciones

2 cucharadas de aceite de oliva
2 libras de chuleta de cerdo sin grasa (2 chuletas de 1 libra cada una)
¼ de taza de cebolla roja finamente picada
1 col roja pequeña (1 libra entera), sin el corazón, partida en cuartos y en tiras delgadas (6 tazas)
1 manzana pequeña, sin cáscara y en rebanadas (sólo para programas de alimentación de 40 y 60 gramos)
½ taza de agua
¼ de taza de vinagre de vino tinto
1 cucharada de vinagre balsámico
3 a 4 sobres de edulcorante artificial
Sal al gusto
Pimienta al gusto

1. Precaliente el horno a 425°F. Unte las chuletas con una cucharada de aceite de oliva y sazone con sal y pimienta. Ponga las chuletas en una sartén de 12 pulgadas a fuego medio y cocine de 5 a 6 minutos, dándoles vuelta para que las chuletas se doren por ambos lados. Retire las chuletas y colóquelas en una bandeja para hornear. Lleve al horno.

2. Mientras se cocinan las chuletas, agregue la otra cucharada de aceite a la olla. Añada la cebolla y cocine por 2 minutos hasta que la cebolla se ablande. Incorpore la col y la manzana (en caso de utilizarla) a la olla. Vierta el agua, los vinagres, el edulcorante y la sal. Tape la olla y cocine 10 minutos. Retire la tapa y cocine 10 minutos más, revolviendo ocasionalmente. Revise las chuletas a los 15 o 20 minutos. Retire del horno cuando el termómetro de cocina marque entre 145°F y 150°F. Deje reposar 10 minutos. Corte diagonalmente las chuletas y sirva con la col roja.

Por porción (receta básica):
Carbohidratos: 9.5 gramos; Carbohidratos Netos: 7.5 gramos; Fibra: 2 gramos; Proteína: 48 gramos; Grasa: 13 gramos; Calorías: 390.

Adición:
Para los programas de alimentación de 40 y 60 gramos, agregue 4.5 gramos de Carbohidratos Netos.

CREMA DE BRÓCOLI, JAMÓN Y QUESO CHEDDAR

Esta entrada caliente y vigorosa le ofrece una dosis saludable de vitaminas antioxidantes A y C, así como calcio, muy útil para sus huesos. Si sirve como plato acompañante o principal, omita el jamón y sólo utilice ½ taza de queso.

Tiempo de preparación: 25 minutos
Tiempo de cocción: 18 minutos
Para 4 porciones

1 cucharada de aceite de oliva
¾ de taza de cebolla verde
2 dientes de ajos picados
¾ de cucharadita de hojas de tomillo secas y trituradas
2 latas de caldo de pollo bajo en sodio y ¼ de taza de agua

3½ tazas de brócoli fresco

6 cucharadas de doble crema

Una pizca de pimienta de Cayena

¾ tazas de queso Cheddar rallado

Sal al gusto

1½ taja de jamón cortado (¼ de pulgada cada trozo)

1. Caliente el aceite en una olla mediana a fuego medio-bajo. Agregue la cebolla verde y el ajo. Cocine de 1 a 2 minutos hasta que la cebolla se ablande. Añada el tomillo.

2. Vierta el caldo de pollo y el brócoli. Hierva de 8 a 10 minutos, hasta que el brócoli esté tierno pero no marchito. Licúe la sopa en un procesador de alimentos o licuadora hasta que esté suave. Agregue la doble crema, la sal y la pimienta de Cayena. Vierta de nuevo la sopa en la olla, añada el jamón y caliente a fuego lento de 5 a 10 minutos, hasta que la sopa se espese un poco. Retire del fuego y salpique la sopa con el queso hasta que éste se derrita.

Por porción (receta básica):
Carbohidratos: 5 gramos; Carbohidratos Netos: 3 gramos; Fibra: 2 gramos; Proteína: 24 gramos; Calorías: 330.

CAFÉ HELADO ATKINS

¡Es tan simple y delicioso! Este refrescante y cremoso café es una magnífica alternativa baja en carbohidratos a los que se ofrecen en los cafés de la calle. La Mezcla para Batidos Atkins (Atkins Advantage Shake Mix) le suministrará proteínas adicionales, así como fibra y muchas vitaminas y minerales. También le da una textura cremosa y sabor, pero usted puede agregar un sobre de edulcorante en vez de la Mezcla.

Rinde 1 porción

½ taza de agua tibia

2 cucharaditas de café descafeinado en polvo

2½ cucharadas de crema *light*

1 cucharada de Atkins Advantage Shake Mix (de capuchino, chocolate o vainilla)

1½ taza de hielo picado

1. Vierta el agua y el café en polvo en la licuadora. Cuando el café se disuelva, agregue la crema, el edulcorante y la Mezcla para Batidos. Licúe. Agregue el hielo picado y licúe hasta que esté frío y cremoso.

Por porción:
Carbohidratos: 8 gramos; Carbohidratos Netos: 5.5 gramos; Fibra: 2.5 gramos; Proteína: 9 gramos; Grasa: 15.5 gramos; Calorías: 190.

ENSALADA GRIEGA CON PECHUGA DE POLLO A LA PLANCHA

Nada supera a una ensalada clásica griega en cuanto sabor mediterráneo se refiere. Hemos incluido pollo a la plancha para un plato más consistente. Si la va a preparar como ensalada de acompañamiento, omita el pollo pero agréguele las aceitunas kalamata que son un poco saladas, pues tienen un auténtico sabor griego.

Tiempo de preparación: 20 minutos
Tiempo de cocción: 12 minutos
Para 4 porciones como entrada y para 6 porciones como ensalada de acompañamiento.

Aderezo
¼ cucharada de aceite de oliva
3 cucharadas de vinagre de vino tinto
1 cucharada de agua
2 cucharaditas de orégano seco
1 diente de ajo finamente picado
¼ de cucharadita de sal
Pimienta fresca y molida, al gusto
Una pizca de edulcorante

Pechugas de pollo de 4 a 5 onzas, en filetes delgados
6 hojas de lechuga romana, picada a mano
2 tomates medianos, sin el corazón, y cortados en cascos o trozos
1 pepino mediano, sin cáscara ni semillas, cortado en trozos
½ taza de cebolla roja en rodajas finas
1 taza de queso feta en trocitos (4 onzas)
12 aceitunas kalamata despepitadas y cortadas en cuatro

1. En un recipiente pequeño, mezcle aceite, vinagre, agua, orégano, ajo, sal, pimienta y edulcorante (en caso de utilizarlo.) Pruebe. Sazone el pollo con sal y pimienta. Precaliente la parrilla para asar a temperatura media. Engrase la parrilla con aceite y agregue el pollo. Cocine por 12 minutos, y dele vuelta a los 6 minutos, hasta que el pollo ya no esté rosado en el centro. Ponga en un plato y cubra por 10 minutos.

2. En una ensaladera grande, mezcle las verduras, los tomates, el pepino y la cebolla roja. Vierta suavemente la mitad del aderezo. Divida la ensalada en cuatro platos. Triture el queso, póngalo sobre las ensaladas y agregue el pollo. Rocíe el resto del aderezo y decore con las aceitunas.

Por porción:
Carbohidratos: 10 gramos; Carbohidratos Netos: 7 gramos; Fibra: 3 gramos; Proteína: 38 gramos; Grasa: 31 gramos; Calorías: 460.

Para servir como una ensalada aparte:
5 gramos de Carbohidratos Netos.

MOUSSE DE LIMÓN

Con el clásico sabor de un pie de limón pero sin muchos carbohidratos este delicioso mousse le va a encantar. Si no puede encontrar limones frescos, simplemente utilice jogo de limón que podrá encontrar en la mayoría de los supermercados.

Tiempo de preparación: 20 minutos
Tiempo de cocción: 8 minutos
Enfriar: 4½ horase
Para 6 porciones

⅔ de taza de jugo de limón
1 sobre de gelatina sin sabor
1 taza de leche entera
1 huevo grande
2 huevos grandes, separados
⅔ de taza de edulcorante granulado

Cáscara rallada de 2 limas *key* o de limón normal
8 onzas de queso crema suavizada

1. Ponga el jugo de limón en una sartén mediana. Vierta la gelatina sobre el jugo. Deje reposar por 3 minutos. Agregue la leche, el huevo, las 2 yemas de huevo y el edulcorante granulado.

2. Ponga la sartén a fuego bajo y caliente la mezcla mientras revuelve. Aumente a fuego medio, agregue la cáscara rallada y cocine de 6 a 8 minutos, revolviendo hasta que la mezcla esté espesa. Retire del fuego y enfríe hasta que esté tibia.

3. En un recipiente mediano, bata la mezcla de limón con una batidora eléctrica hasta que esté bien suave. Refrigere hasta que se enfríe, revolviendo ocasionalmente.

4. En un recipiente pequeño, bata las dos claras de huevo hasta que estén suaves y formen picos. Vierta las claras sobre la mezcla de limón. Vacíe en seis platos individuales o en copas para postre, y/o decore con más cáscara rallada de limón.

Por porción:
Carbohidratos: 8.5 gramos; Carbohidratos Netos: 8.5 gramos; Fibra: 0 gramos; Proteínas: 9 gramos; Grasas: 15 gramos; Calorías: 205.

PURÉ DE COLIFLOR

Si está bien majada, la coliflor sabe como el puré de papas. El secreto para prepararla bien es lograr la textura y el sabor adecuados. Para que la coliflor tenga la textura ideal, presiónela mientras la pasa por el cedazo para eliminar el exceso de humedad. El sabor perfecto proviene de la combinación acertada de mantequilla, ajo y queso parmesano.

Tiempo de preparación: 10 minutos
Tiempo de cocción: 15 minutos
Para 4 porciones

1 coliflor (de 1 libra) cortada en florecitas (unas 4 tazas colmadas)
2 dientes de ajo
1 cucharada de crema *light*

2 cucharadas de crema agria
¼ de taza de queso parmesano
½ cucharadita de sal
⅛ de cucharadita de pimienta negra molida

1. Ponga una canasta en una olla grande con 1 pulgada de agua y hierva a fuego lento. Agregue la coliflor y el ajo, cubra y cocine al vapor de 12 a 15 minutos, o hasta que la coliflor esté tierna. Ponga la coliflor y el ajo en un colador y cuele. Presione la coliflor con una cuchara grande o con la tapa de una olla para eliminar el exceso de agua. Pase la coliflor y el ajo a un procesador de alimentos.

2. Añada la crema *light*, la crema agria, el queso parmesano, la sal y la pimienta, y procese. Agregue más sal y pimienta al gusto.

Por porción:
Carbohidratos: 6 gramos; Carbohidratos Netos: 3 gramos; Fibra: 3 gramos; Proteína: 5 gramos; Grasa: 9 gramos; Calorías: 120.

PASTEL DE HUEVO Y ESPINACA A LA PARMESANA

El pastel de huevo es más elaborado que las omelettes, *pero más consistente que el suflé. La proteína en polvo no sólo suministra proteína adicional, sino que evita que el hojaldre se desinfle con rapidez. El pastel es un plato divertido y un excelente plato principal para el desayuno si se lleva directamente del horno a la mesa.*

Tiempo de preparación: 20 minutos
Tiempo de cocción: 35 minutos
Para 4 porciones

1 paquete de espinacas (de 10 onzas) congeladas, picadas y a temperatura ambiente
2 cucharadas de mantequilla
½ taza de cebolla verde finamente picada
6 huevos grandes a temperatura ambiente
¾ de queso *cottage*
½ taza de queso parmesano rallado

2 cucharadas de proteína en polvo (aislado de soya sin sabor)
1 cucharadita de eneldo seco
½ cucharadita de sal
¼ de cucharadita de pimienta

1. Precaliente el horno a 350°F. Engrase un molde de 2 cuartos con aceite en aerosol antiadherente. Escurra la espinaca hasta que esté seca, córtela y separe.

2. Caliente la mantequilla en una sartén pequeña a fuego mediobajo. Añada la cebolla verde y cocine 2 minutos, revolviendo ocasionalmente. Retire en un plato y deje enfriar.

3. En un recipiente grande, bata los huevos durante 8 minutos con una batidora eléctrica en velocidad alta hasta que estén espumosos, de color amarillo y con el doble de volumen. Incorpore el queso *cottage*, ⅓ de taza de queso parmesano, la proteína en polvo, el eneldo, sal, pimienta y la mezcla de espinacas. Vierta al molde.

4. Espolvoree el resto del queso parmesano encima de los huevos y hornee de 30 a 35 minutos, o hasta que la cacerola esté dorada e inflada. Sirva de inmediato.

Por porción:
Carbohidratos: 6 gramos; Carbohidratos Netos: 4 gramos; Fibra: 2 gramos; Proteína: 24 gramos; Grasa: 19 gramos; Calorías: 285.

ESTOFADO CLÁSICO DE CARNE

En este plato lo más importante es que la carne quede suave. Agregue nabos para el programa de alimentación de 40 gramos de carbohidratos y zanahorias para el programa de alimentación de 60 gramos de carbohidratos.

Tiempo de preparación: 20 minutos
Tiempo de cocción: 35 minutos
Para 6 porciones

2¼ libras de carne para estofado, cortada en pedazos de
    ½ pulgada.

½ cucharadita de orégano y de tomillo secos

½ cucharadita de sal

⅛ de cucharadita de pimienta

2 cucharadas de aceite de oliva

½ taza de cebolla picada

1 taza de apio picado

1 taza (de 14 onzas) de caldo de res bajo en sodio

½ taza de vino tinto (sólo para los programas de alimentación de 40 y 60 gramos de carbohidratos)

2 hojas de laurel

2 tazas de habichuelas frescas, deshebradas y cortadas

8 onzas de hongos frescos en cuartos

2 tazas de nabos pelados y cortados en pedazos de ½ pulgada (para el programa de alimentación de 40 gramos de carbohidratos)

4 zanahorias medianas cortadas en diagonal (para el programa de alimentación de 60 gramos de carbohidratos)

1 cucharadita de sal

¼ de cucharadita de pimienta negra molida

De 3 a 5 cucharaditas de espesante Thicken/Thin sin almidón (ver nota)

¼ de taza de perejil fresco finamente picado

1. Adobe la carne con orégano, tomillo, sal y pimienta. Caliente una cucharada de aceite en una olla grande a fuego medio-alto. Agregue la mitad de la carne y cocine de 6 a 8 minutos, hasta que esté dorada por todas partes. Pase a un recipiente y repita el proceso con el resto del aceite y la carne. Vierta la cebolla y el apio a la olla y saltee de 3 a 4 minutos, hasta que se ablanden.

2. Reincorpore la carne a la olla. Agregue caldo, tomates, vino (en caso de utilizar), hojas de laurel, orégano y tomillo. Hierva ligeramente, tape la olla y cocine de 1½ a 2 horas, o hasta que la carne esté tierna. Retire las hojas de laurel. Añada las habichuelas, hongos (y pedazos de nabo o zanahoria, según lo indicado). Cocine durante 20 a 30 minutos, hasta que las verduras estén tiernas.

3. Sazone con sal y pimienta al gusto. Incorpore el Thicken/Thin

hasta alcanzar la consistencia deseada. Hierva a fuego lento. Decore con el perejil picado.

NOTA: El espesante lo puede conseguir a través de nuestra página de Internet www.atkins.com

Por porción:
Carbohidratos: 9 gramos; Carbohidratos Netos: 6 gramos; Fibra: 3 gramos; Proteína: 30 gramos; Grasa: 19 gramos; Calorías: 377.

Adiciones:
Los nabos contienen 2,5 gramos adicionales de Carbohidratos Netos por porción. Las zanahorias contienen 4 gramos adicionales de Carbohidratos Netos por porción.

PANCAKES DE CANELA

Estos pancakes *con sabor a canela se preparan de la misma forma que los tradicionales y quedan igual de suaves y esponjosos, pero reemplazan los carbohidratos refinados por proteínas de alta calidad. Tienen un delicioso sabor, pero si desea, puede agregarles un poco de mantequilla y de sirope sin azúcar.*

Tiempo de preparación: 10 minutos
Tiempo de cocción: 12 minutos
Para 8 *pancakes* de 4 pulgadas

½ taza de harina de trigo integral
¼ de taza de harina de soya
¼ de taza de aislado de proteína de soya en polvo
De 2 a 3 cucharadas de edulcorante granulado
1 cucharadita de polvo para hornear
1 cucharadita de canela
¼ de cucharadita de sal (opcional)
cucharadita de crema *light*, mezclada con ⅔ de taza de agua
2 huevos ligeramente batidos
Aceite de canola

1. Mezcle todos los ingredientes secos en un recipiente mediano. Haga un pozo en el centro y agregue la mezcla de la crema y los huevos. Mezcle todos los ingredientes secos con los líquidos y revuelva hasta que estén bien mezclados.

2. Caliente la sartén a fuego medio. Engrase con aceite. Para cada *pancake*, vierta ¼ de la mezcla en la sartén y esparza con suavidad, formando un círculo de 4 pulgadas de diámetro. Cocine de 1 a 2 minutos por el lado de arriba, hasta que el lado inferior esté dorado. Voltee y cocine el otro lado de 1 a 2 minutos adicionales o hasta que el *pancake* se infle y se desinfle cuando se le pinche en el centro.

Por porción:
Carbohidratos: 13 gramos; Carbohidratos Netos: 11 gramos; Fibra: 2 gramos; Proteína: 30 gramos; Grasa: 8 gramos; Calorías: 160.

COSTILLAS Y POLLO A LA BARBACOA

Oriente y Occidente se encuentran en esta deliciosa salsa barbacoa sin azúcar, donde la soya y el jengibre le dan fuerza y profundidad a la salsa barbacoa tradicional. La salsa hoisin, rica en sabores orientales, es una gran adición, pero debido a su contenido de azúcar, sólo se incluye cuando su azúcar de la sangre esté normalizado. (Sume 1 gramo adicional de Carbohidratos Netos y 5 calorías por porción.)

Tiempo de preparación: 20 minutos
Cook Time: 50 minutes (chicken); 3 hours (ribs)
Para 4 porciones (sólo la salsa, sin la *hoisin*)

SALSA BARBACOA
1 cucharada de aceite de canola
1 cucharadita de ajo picado
1½ tazas de agua
1 lata de pasta de tomate de 6 onzas
2 cucharadas de vinagre y 2 de salsa Worcestershire
¼ de cucharadita de jengibre en polvo
⅓ de taza de edulcorante granulado (u 8 sobres)
¾ de cucharadita de ají en polvo
½ cucharadita de mostaza seca

¼ de cucharadita de salsa de soya

1 cucharada de salsa *hoisin* (sólo para programas de alimentación de 40 y 60 gramos)

1 pollo entero despresado (de 4 libras) o 3 libras de costillas de cerdo o de res

1. Caliente el aceite y el ajo a fuego medio por 1 minuto en una sartén mediana. Agregue el agua y la pasta de tomate. Revuelva hasta que esté suave. Añada el resto de los ingredientes como se indica, revuelva bien y cocine a fuego lento de 10 a 15 minutos.

2. Para el pollo: precaliente el horno a 350°F. Engrase una bandeja para asar con aceite en aerosol. Ponga el pollo con la piel hacia abajo. Hornee por 25 minutos. Dele vuelta al pollo con unas pinzas y embadurne con ½ taza de salsa barbacoa. Hornee 20 o 25 minutos adicionales hasta que los jugos de todas las presas salgan claros cuando se les pinche con un tenedor.

3. Para las costillas: precaliente el horno a 300°F. Disponga las costillas en una sola capa en una bandeja de 9 x 13 pulgadas. Póngale ½ taza de salsa barbacoa y cubra la bandeja con papel de aluminio. Hornee por 3 horas. Retire el papel, aumente la temperatura a 350°F y hornee por 1 hora adicional hasta que las costillas estén tiernas y la carne se separe fácilmente del hueso. (Mantenga el resto de la salsa en el refrigerador hasta por dos semanas.)

NOTA: Las proteínas totales, las grasas y las calorías dependerán del tipo de pollo o cerdo, y si se utilizan o no. El tipo y cantidad de carne no afectarán el contenido de carbohidratos de la receta.

Por porción:
Carbohidratos: 5 gramos; Carbohidratos Netos: 4 gramos; Fibra: 1 gramo; Proteínas: 31 gramos; Grasas: 25 gramos; Calorías: 374.

RAGIN' NUTS

Picantes y condimentados o dulces y salados, estos bocados de frutos secos satisfacen todas las expectativas. Son fáciles de preparar y deliciosos al paladar. ¡El único problema que tienen es la tentación de comérselos en una sentada!

Tiempo de preparación: 15 minutos
Tiempo de cocción: 15 minutos
Dos tazas rinden para ocho porciones de ¼ de taza.

1 huevo grande
6 cucharadas de edulcorante granulado
2 tazas de pecanas (o de almendras o nueces de Castilla)
1 cucharada de mantequilla derretida
2 cucharaditas de mezcla de especias Cajun
¼ de cucharadita de hojas de tomillo secas y trituradas
⅛ de cucharadita de pimienta de Cayena
¼ de cucharadita de sal (opcional)

1. Precaliente el horno a 350°F. Cubra una bandeja para hornear con una hoja de papel de aluminio y con aceite en aerosol antiadherente. Ponga el huevo (con la cáscara) en un recipiente pequeño con agua caliente (130°F) y deje reposar 5 minutos.

2. Mientras tanto, combine el edulcorante granulado, la mezcla de especias de Cajun, el tomillo y la pimienta de Cayena en un recipiente mediano. Separe la clara del huevo, pase a un plato y deseche la yema. Vierta la clara de huevo y la mantequilla derretida en el recipiente y bata hasta que todo esté mezclado. Añada los frutos secos y revuelva hasta cubrir bien. Esparza los frutos secos en una bandeja para hornear. Agregue la sal (si va a utilizarla) y hornee de 12 a 15 minutos, o hasta que esté crujiente y se sienta el aroma. Desprenda los frutos secos del papel de aluminio con una espátula y deje enfriar. Luego guarde en un recipiente hermético.

Por porción:
Carbohidratos: 6 gramos; Carbohidratos Netos: 4 gramos; Fibra: 2 gramos; Proteína: 3 gramos; Grasa: 18 gramos; Calorías: 190.

HAMBURGUESAS SUREÑAS CON SALSA DE AGUACATE

Estas hamburguesas rellenas de salsa hacen un delicioso sándwich para comer con cubiertos. Los fanáticos del queso, podrán derretir queso Jack en las hamburguesas antes de ponerles la salsa. Asegúrese de contar los carbohidratos que añade.

Tiempo de preparación: 20 minutos
Tiempo de cocción: 8 minutos
Para cuatro porciones

1 tomate mediano sin semillas y en cuadritos
3 cucharadas de cebolla roja en cuadritos
3 cucharadas de cilantro picado
1 jalapeño pequeño sin semillas finamente picado
Sal
1 aguacate Haas grande, sin cáscara y cortado
    en cuadritos
1 cucharada de jugo de limón
1½ libras de carne molida magra
⅛ de cucharada de pimienta negra molida
¼ de taza de salsa de tomate escurrida y medio picante
4 hojas grandes de lechuga

1. Ponga el tomate en un recipiente mediano. Agregue la cebolla roja, el cilantro, el jalapeño y la sal. Vierta suavemente el jugo de limón y luego el aguacate. Mezcle un poco y reserve a un lado.

2. Adobe la carne con sal y pimienta. Divida la mezcla en cuatro partes. Parta un cuarto de la carne por la mitad y forme una torta de 3½ pulgadas de diámetro con cada pedazo, con una hendidura en el centro. Vierta 1 cucharada de la salsa en el centro y ponga otra torta encima, con la hendidura hacia abajo. Presione los bordes para sellar bien y aplane un poco, hasta que las tortas tengan 4 pulgadas de diámetro. Repita el proceso con el resto de la carne y de la salsa y haga cuatro hamburguesas.

3. Precaliente una parrilla para asar a temperatura media. Ase las hamburguesas de 6 a 8 minutos. Voltee una vez, a los 3 o 4 minutos. Coloque cada hamburguesa sobre una hoja de lechuga y decore con ½ taza de salsa de aguacate.

Por porción:
Carbohidratos: 14 gramos; Carbohidratos Netos: 8 gramos; Fibra: 6 gramos; Proteína: 72 gramos; Grasa: 68 gramos; Calorías: 860.

TORTA DE CHOCOLATE Y ALMENDRAS

En Europa hacen una gran variedad de deliciosos ponqués o tortas con poco o nada de harina de cereales, que reemplazan por "harina" de frutos secos (pulverizándolos). Esta torta de chocolate, húmeda y dulce, es elaborada con almendras, pero éstas se pueden reemplazar fácilmente con avellanas y nueces, que son igualmente deliciosas.

Tiempo de preparación: 20 minutos
Tiempo de cocción: 60 minutos
Para 8 porciones

1½ tazas de almendras (o 1½ tazas de harina de almendras)
4 onzas de chocolate sin azúcar en pedazos (oscuro, con leche o blanco)
½ taza de mantequilla suave (1 barra)
6 huevos grandes, separados
1 compota de ciruelas y manzanas de 3.5 onzas
¾ de taza de edulcorante granulado
¾ de cucharadita de esencia de almendras
Crema batida endulzada con edulcorante (opcional)

1. Precaliente el horno a 300°F. Cubra el fondo de una bandeja para hornear de 8 pulgadas con una hoja de pergamino o de papel de cera. Deje a un lado.

2. Vierta los frutos secos en un procesador de alimentos y triture un poco. Agregue el chocolate y procese hasta que la mezcla tenga una consistencia de polvo grueso.

3. En un recipiente mediano bata la mantequilla y las yemas de huevo hasta que la mezcla esté esponjosa y de color amarillo. Agregue la compota, el edulcorante y la esencia de almendras. Añada la mezcla de almendras molidas.

4. En otro recipiente, bata las claras de huevo con una batidora eléctrica hasta que se formen picos suaves. Vierta un poco de clara de huevo en la mezcla batida para diluir un poco y luego mezcle cuidadosamente el resto de las claras. Hornee por 35 minutos hasta que la torta

se desinfle cuando se le toque con un palillo y éste salga limpio. Deje enfriar. (La torta puede congelarse.) Sirva con un poco de crema batida si desea.

Por porción (sin crema batida):
Carbohidratos: 10.5 gramos; Carbohidratos Netos: 6.5 gramos; Fibra: 4 gramos; Proteínas:11 gramos; Grasas: 33 gramos; Calorías: 390.

NOTA: La torta fue probada y analizada utilizando barras de dulce Atkins Endulge (2 gramos de Carbohidratos Netos por onza.)

ESPAGUETIS DE CALABAZA CON PESTO DE ESPINACA

Los espaguetis de calabaza, largos, delgados y con un delicado sabor, son una excelente alternativa a la pasta rica en carbohidratos. Una salsa al pesto fuerte y abundante en ajo le pondrá el toque final a esta receta. Elaborada con albahaca y piñones, esta fabulosa salsa tiene múltiples usos y sólo 1 gramo de carbohidratos por cada cucharada. Rica en vitamina A, calcio y hierro, es increíble para untarle al pollo o al pescado, para agregarle a las sopas o untar en sándwiches bajos en carbohidratos.

Tiempo de preparación: 15 minutos
Tiempo de cocción: 10 minutos
Makes eight ½-cup servings or four 1-cup servings

½ taza de hojas de espinaca fresca, comprimidas
½ taza de hojas de albahaca fresca
¼ de taza de piñones
¼ de taza de queso parmesano rallado
2 dientes de ajo
⅛ de cucharadita de sal
⅓ de taza de aceite de oliva virgen
2 cucharadas de caldo de pollo
1 calabaza de espagueti mediana (de 2 libras aprox.)

1. Ponga la espinaca, albahaca, piñones, queso parmesano, sal y ajo en un procesador de alimentos. Accione por 1 minuto hasta que forme casi una pasta. Añada el aceite y accione hasta que tenga una consistencia cremosa. (Así tendrá una cosnsitencia para untarse.) Agregue el caldo de pollo para disolver un poco el pesto.

2. Lave toda la calabaza y pínchela en varias partes con un tenedor. Cocine 10 minutos en el horno microondas a temperatura alta. Saque del horno y corte la calabaza a lo largo en dos mitades. Retire las semillas. Con un tenedor, saque las tiras de espagueti de la calabaza. Ponga la calabaza en un plato grande o en platos individuales (½ taza para el programa de alimentación de 20 gramos de carbohidratos y 1 taza para el programa de alimentación de 40 gramos de carbohidratos.) Decore la parte superior con ½ taza de calabaza y 1 cucharada de pesto, o con 1 taza de calabaza y 2 cucharadas de pesto. Si desea, espolvoree más queso parmesano.

Por porción: 8 porciones (½ taza de calabaza y 1 cucharada de pesto)
Carbohidratos: 7.5 gramos; Carbohidratos Netos: 4.5 gramos; Fibra: 3 gramos; Proteína: 3 gramos; Grasa: 7.5 gramos; Calorías: 115.

Por porción: 4 porciones (1 taza de calabaza y 2 cucharadas de pesto)
Carbohidratos: 15 gramos; Carbohidratos Netos: 9 gramos; Fibra: 6 gramos; Proteína: 6 gramos; Grasa: 15 gramos; Calorías: 230.

CHEESECAKES PARA EL DESAYUNO

Estos cheesecakes, cremosos, saciantes y en forma de copa, son divertidos como desayuno y deliciosos como bocado o incluso como postre. Aromatizados con cáscara rallada de naranja y no muy dulces, contienen la proteína de dos huevos y son una buena fuente de calcio. Si prefiere, puede utilizar cáscara de lima o de limón, así como un poco más de edulcorante para convertirlos en verdaderas golosinas.

Tiempo de preparación: 15 minutos
Tiempo de cocción: 35 minutos
Enfriar: 4 hours
Para 6 porciones

2 tazas de queso *cottage* en crema

8 onzas de queso crema en barra, a temperatura ambiente

½ taza de edulcorante granulado

½ cucharadita de esencia de almendras

¾ cucharaditas de cáscara rallada de naranja

2 huevos grandes

2 claras de huevo grandes

1. Precaliente el horno a 325°F. Ponga 6 copas para postre en una fuente para hornear (que tenga bordes de al menos 2 pulgadas).

2. En un procesador de alimentos, triture el queso *cottage* hasta que esté *completamente* suave. Añada el queso crema, la esencia de almendras y la cáscara rallada de naranja y procese hasta que estén suaves. Incorpore los huevos y las claras de huevo. Hornee de 30 a 35 minutos hasta que los bordes estén firmes y el centro un poco flojo. Refrigere un mínimo de cuatro horas.

Por porción:
Carbohidratos: 5 gramos; Carbohidratos Netos: 5 gramos; Fibra: 0 gramos; Proteína: 15 gramos; Grasa: 18 gramos; Calorías: 240 gramos.

MUFFINS CON LIMÓN Y SEMILLAS DE AMAPOLA

¡Preparados al estilo tradicional, con azúcar y harina refinada, estos muffins tendrían 34 gramos de carbohidratos cada uno! Pero en esta receta, los muffins—húmedos y saludables—sólo contienen 4 gramos de carbohidratos cada uno.

Tiempo de preparación: 15 minutos
Tiempo de cocción: 20 minutos
Para 12 porciones

1 taza de almendras naturales (o una taza de *almond meal* o harina)

1 taza de proteína en polvo con sabor a vainilla

1 cucharadita de bicarbonato de soda

2 cucharaditas de polvo para hornear

½ taza de mantequilla (1 barra suave)
3 huevos grandes
½ taza de crema agria
1 taza de edulcorante artificial
1 cucharada de semillas de amapola
1½ cucharaditas de esencia de limón
½ cucharadita de esencia de almendras
Cáscara rallada de 1 limón

1. Precaliente el horno a 375°F. Rocíe 12 moldes para *muffins* con un poco de aceite de cocina en aerosol.

2. Triture los frutos secos en un procesador de alimentos. Coloque en un recipiente mediano y vierta la proteína en polvo, el bicarbonato y el polvo para hornear. Deje a un lado.

3. En otro recipiente mediano, mezcle la crema y la mantequilla con una batidora eléctrica. Bata los huevos uno a uno. Incorpore la crema agria y el edulcorante. Añada las semillas de amapola, las esencias y la ralladura. Vierta suavemente la mezcla de almendras hasta que todos los ingredientes secos estén húmedos. Divida la mezcla batida en los moldes de los *muffins* (de ¼ de taza cada uno). Hornee 20 minutos o hasta que inserte un palillo en el centro y salga limpio. No hornee en exceso y deje enfriar.

Por porción:
Carbohidratos: 6 gramos; Carbohidratos Netos: 4 gramos; Fibra: 2 gramos; Proteína: 11 gramos; Grasa: 17 gramos; Calorías: 220.

BOUILLABAISSE

Este plato, típico de los pescadores franceses, combina acertadamente el pescado y los mariscos. Puede utilizar mejillones o reemplazarlos por almejas, y utilizar cualquier pescado de carne firme y blanca, siempre y cuando esté fresco y tenga buen sabor. Otra característica de la bouillabaise *es su sabor tan particular y el color que le dan las hebras de azafrán. Una pequeña cantidad de esta especia exótica (y costosa) bastará para darle un delicioso sabor. No importa cómo la prepare, a usted le encantará este festín marinero.*

Tiempo de preparación: 30 minutos
Tiempo de cocción: 35 minutos
Para 4 porciones

2 cucharadas de aceite de oliva

1 cucharada de mantequilla

2 dientes de ajos picados

½ taza de puerros finamente picados

½ taza de tallo de hinojo (sólo para programas de alimentación de 40 y 60 gramos de carbohidratos)

1 taza de apio picado

½ cucharadita de tomillo seco

¼ de cucharadita de hebras de azafrán (o ⅛ de cucharadita de azafrán o cúrcuma molida)

1 cucharada de pasta de tomate

1 botella de jugo de almejas de 8 onzas

1 taza de caldo de pollo

½ taza de jugo de almejas o de caldo de pollo bajo en sodio (sólo para programas de alimentación de 20 gramos de carbohidratos)

¾ de taza de vino blanco (sólo para programas de alimentación de 40 y 60 gramos de carbohidratos)

1 lata (de 14 onzas) de tomates enteros o en trozos en su jugo

½ cucharadita de sal

¼ a ½ cucharadita de pimienta de Cayena

½ libra de camarones sin caparazón y sin vena, y otra ½ de escalopes

12 almejas lavadas y sin barba

1 libra de *halibut,* pargo rojo, *orange roughy* o bacalao (pueden combinarse), cortados en pedazos de 2 pulgadas

2 cucharadas de perejil fresco de hoja lisa y finamente picado

1. Caliente el aceite y la mantequilla en una olla grande. Agregue ajo, puerro, hinojo, apio, tomillo y azafrán. Saltee a fuego medio de 4 a 5 minutos o hasta que las verduras estén suaves

2. Añada pasta de tomate, jugo de almejas, caldo de pollo y vino y revuelva. Incorpore los tomates y el jugo y sazone con sal y Cayena.

Hierva, reduzca el fuego y cocine 15 minutos a fuego lento. (El caldo de *bouillabaisse* puede agregarse antes.)

3. Añada las almejas y cocine 3 minutos. Agregue el pescado y luego los camarones y los escalopes. Revuelva los mariscos en el caldo, tape la olla y cocine 5 minutos hasta que la carne del pescado esté opaca y las almejas se hayan abierto. Salpique con perejil fresco y sirva en 4 platos grandes.

Por porción:
Carbohidratos: 8 gramos; Carbohidratos Netos: 6.5 gramos; Fibra: 1.5 gramos; Proteína: 40 gramos; Grasa: 12 gramos; Calorías: 305.

Con adiciones:
El vino y el hinojo le añaden .5 gramos de Carbohidratos Netos y 35 calorías por porción.

ENSALADA DE TOCINO, LECHUGA Y TOMATE

Esta es una nueva versión de la gran ensalada tradicional americana. La lechuga de mantequilla es la base para el tocino, el tomate y las exuberantes tajadas de aguacate, todo esto rematado con un cremoso aderezo de mayonesa. Este plato no necesita acompañarse con pan, pero si desea, los crutones de pan bajo en carbohidratos le darán un toque agradable.

Tiempo de preparación: 10 minutos
Para 4 porciones

8 tazas de lechuga Bibb
2 tomates medianos cortados en cascos
8 onzas de tocino sin nitrato cocido y escurrido
1½ tazas de aguacates maduros pero firmes
½ taza de mayonesa
3 cucharadas de crema *light* y 3 de agua
1 cucharada de cebolla verde finamente picada
1 cucharada de vinagre de cidra
¼ de cucharadita de rábanos picantes
⅛ de cucharadita de sal
Una pizca de edulcorante artificial (opcional)
Pimienta negra molida

1. Lave, escurra y seque la lechuga. Coloque dos tazas de lechuga en cada uno de los cuatro platos. Ponga encima los cascos de tomate. Parta el tocino en trozos grandes y repártalo en los platos. Decore con tajadas de aguacate.

2. Incorpore el resto de los ingredientes en el procesador de alimentos (excepto la pimienta). Procese hasta que la mezcla esté suave. Vierta tres cucharadas del aderezo en cada ensalada. Salpique un poco de pimienta.

Por porción:
Carbohidratos: 13 gramos; Carbohidratos Netos: 5 gramos; Fibra: 8 gramos; Proteína: 10 gramos; Grasa: 40 gramos; Calorías: 440.

HELADO DE LIMÓN CON SALSA DE FRAMBUESA

Este elegante postre, fácil y rápido de preparar, combina bien con casi cualquier plato. La receta puede doblarse o triplicarse para mayor diversión.

Tiempo de preparación: 10 minutos, más el tiempo para enfriar
Para 2 porciones

⅓ de taza de frambuesas congeladas, sin azúcar
2 sobres de edulcorante artificial
1¼ tazas de helado de vainilla bajo en carbohidratos (como el Atkins Endulge, que tiene 4 gramos de Carbohidratos Netos por cada ½ taza.)
El jugo de ½ limón (o 3 cucharadas)
Cáscara rallada de medio limón (o ½ limón)
Menta fresca para adornar (opcional)

1. Haga un puré con las frambuesas y con un sobre de edulcorante. Pase el puré por un cedazo.

2. Espere hasta que el helado tenga una consistencia suave. En un recipiente pequeño bata el jugo de limón, el otro sobre de edulcorante y la cáscara rallada de limón con el helado hasta que esté suave pero no derretido. Refrigere el helado. Decore con la menta si desea.

3. Sirva ½ taza de helado en un pocillo o copa. Vierta la mitad de la salsa de frambuesa sobre el helado.

Por porción:
Carbohidratos: 10 gramos; Carbohidratos Netos: 9 gramos; Fibra: 1 gramo; Proteína: 3 gramos; Grasa: 14 gramos; Calorías: 180.

FRAPÉ DE SOYA Y FRUTAS

La soya puede ser una gran adición a su dieta. Diversas investigaciones han comprobado que las isoflavonas que contiene la soya pueden reducir el riesgo de algunas formas de cáncer, enfermedades coronaria y osteoporosis. El problema es que existen muchas leches de soya que están llenas de azúcares ocultos. Afortunadamente, las versiones bajas en carbohidratos cada vez abundan más, gracias a marcas como Hood y Westsoy. Si lo que le preocupa es el sabor, usted tiene suerte: estos deliciosos y cremosos frapés de frutas tienen todos los beneficios de la soya sin su sabor. ¿Puede haber algo mejor que esto?

Tiempo de preparación: 5 minutos
Para 1 porción

1 taza de leche de soya con sabor a vainilla
½ taza de frambuesas, moras o fresas congeladas y sin azúcar
¼ de cucharadita de esencia de naranja o de almendras
½ taza de hielo picado o 3 cubos
2 paquetes de edulcorante granulado

1. En una licuadora, licúe todos los ingredientes, excepto el hielo, a velocidad alta, hasta que la mezcla esté suave.
2. Agregue el hielo y licúe hasta que esté suave.

	FRAMBUESA	ARÁNDANO	FRESA
Por porción:			
Carbohidratos:	16 g	18 g	16 g
Carbohidratos Netos:	7 g	11 g	12 g
Fibra:	9 g	7 g	5 g
Proteínas:	7 g	7 g	6 g
Grasas:	3.5 g	3.5 g	3 g
Calorías:	120	130	120

POLLO ASADO A LA MARIPOSA

No hay nada mejor que el pollo preparado y asado en casa, especialmente cuando está listo en sólo 45 minutos. Así como lo leyó: ¡un pollo entero asado en menos de una hora! El secreto es abrir el pollo por la mitad, llevarlo directamente a una bandeja para asar y meterlo en el horno cuando esté bien caliente. El resultado es un pollo con una piel deliciosa y crujiente y una carne tierna y jugosa. El pollo de esta receta sólo está adobado con sal, ajo y romero, pero si desea, podrá agregarle los sus condimentos preferidos para asar.

Tiempo de preparación: 25 minutos
Tiempo de cocción: 45 minutos
Para 4 porciones

1 pollo para asar (de 4 libras aprox.)
1 cucharada de aceite de oliva
¾ de cucharadita de sal con adobo
½ cucharadita de ajo en polvo
½ cucharadita de romero fresco finamente picado
Pimienta fresca molida

1. Coloque la bandeja del horno en el medio. Precaliente el horno a 450°F. Cubra el fondo de la bandeja con aceite de oliva o con aceite en aerosol.

2. Retire las vísceras del pollo, lávelo bien y seque. Corte con unas

tijeras para aves o con un cuchillo bien afilado por el centro del hueso posterior del pollo (no por las pechugas). Abra el pollo y extiéndalo, presionando las pechugas. Remueva la rabadilla haciendo un corte vertical de ½ pulgada en cualquiera de los dos lados del primer corte. Frote el pollo con aceite y espolvoree un poco de sal. Salpique con el ajo en polvo y el romero. Espolvoree pimienta fresca sobre el pollo, al gusto.

3. Ponga el pollo en la bandeja para asar con las pechugas hacia arriba y hornee 30 minutos. Si lo considera necesario, cubra la piel de las pechugas con papel aluminio. Hornee de 10 a 15 minutos adicionales o hasta que el jugo salga claro cuando pinche el pollo y la carne del muslo marque entre 175 y 180°F en el termómetro de cocina.

Por porción:
Carbohidratos: 0 gramos; Carbohidratos Netos: 0 gramos; Fibra: 1 gramo; Proteína: 56 gramos; Grasa: 35 gramos; Calorías: 560.

COCO CON PECANAS

El coco tradicional se combina con las deliciosas pecanas en estos dulces bajos en carbohidratos. Para obtener el máximo volumen de las claras de huevo batidas, espere que estén a temperatura ambiente antes de batirlas en un recipiente limpio y sin grasa.

Tiempo de preparación: 15 minutos
Tiempo de cocción: 20 minutos
Makes 16 servings (1 cookie each)

2 claras de huevo grandes
Una pizca de salsa tártara
1 taza de edulcorante granulado
1 taza de coco rallado sin azúcar
1 taza de pecanas finamente picadas
½ cucharadita de esencia de vainilla
¼ de cucharadita de esencia de naranja (opcional)

1. Precaliente el horno a 300°F. Alinee una hoja de galletas con un papel pergamino sin grasa, una esterilla de silicona o papel aluminio.

2. En un recipiente mediano, bata las claras de huevo y la salsa tártara con una batidora eléctrica hasta que comiencen a formarse picos suaves. Añada poco a poco el edulcorante a velocidad media hasta que todo el edulcorante se haya integrado a la mezcla y los picos estén duros. Con una espátula o cuchara, incorpore el coco, las pecanas la esencia de vainilla y la de naranja (en caso de utilizarla).

3. Vierta la mezcla batida a la bandeja por cucharadas. Aplane cada galleta con el respaldo de la cuchara hasta formar círculos de 2 pulgadas. Hornee 20 minutos o hasta que el fondo esté ligeramente dorado. (La parte de arriba no se dorará.) Retire del horno y deje enfriar. Guarde en un recipiente con tapa o cúbralo con papel plástico y refrigere.

Por porción:
Carbohidratos: 4 gramos; Carbohidratos Netos: 3 gramos; Fibra: 1 gramo; Proteína: 1 gramo; Grasa: 8 gramos; Calorías: 90.

STIR-FRY DE NARANJA CONDIMENTADA

Este delicioso plato con sabor a naranja es uno de los más populares de la cocina asiática. Hemos eliminado el azúcar y agregado un poco de picante para crear una salsa igualmente deliciosa para este sencillo stir-fry. Utilizamos pollo, pero usted puede reemplazarlo por carne en tiras delgadas o camarones. Si quiere un plato vegetariano, prepárelo con tofu firme, pues sólo añadirá 1 gramo adicional de Carbohidratos Netos por porción. Lo más importante es que haya medido todos los ingredientes y los tenga listos antes de calentar el wok.

Tiempo de preparación: 25 minutos
Marinate Time: 15 minutos
Tiempo de cocción: 15 minutos
Para 4 porciones

¼ de taza de soya *light*

2 cucharadas de jerez seco

2 cucharaditas de aceite de ajonjolí y 2 de cáscara de naranja rallada

½ cucharadita de ají en escamas

1 libra de pechuga de pollo sin piel, cortada en cubitos de 1 a 1½ pulgadas

3 cucharadas de aceite de canola

1 cucharadita de ajo picado

¼ de libra de arvejas en vaina ya limpias

½ libra de hongos lavados y partidos en lajas gruesas

½ libra de flores de brócoli

1 taza de zanahorias peladas y partidas en diagonal (sólo para programas de alimentación de 40 y 60 gramos)*

¼ de taza de caldo de pollo

½ taza de castañas de agua en rodajas (sólo para programas de alimentación de 60 gramos)**

4 cebollas verdes, limpias y partidas en diagonal

1. En un recipiente pequeño mezcle la salsa de soya, el jerez, el aceite de ajonjolí, la ralladura de naranja y el ají en escamas. Ponga el pollo en otro recipiente, adobe con tres cucharadas de la salsa y marine por 15 minutos.

2. Caliente el *wok* o una sartén grande a fuego alto hasta que esté caliente. Agregue una cucharada del aceite y el ajo. Incorpore el pollo, revuelva y separe rápidamente de 3 a 4 minutos o hasta que el pollo esté dorado. Retire del *wok*. Añada las arvejas, cocine por 30 segundos y retire.

3. Vierta el resto del aceite y los hongos al *wok*. Revuelva un poco. Añada el brócoli y la zanahoria y revuelva hasta cubrir con el aceite; agregue el caldo, tape y deje cocinar por 2 minutos. Retire la tapa, incorpore el pollo, las arvejas, las castañas de agua y el resto de la salsa. Caliente un poco. Para espesar la salsa, ponga el pollo y las verduras en los bordes y agregue Thicken Thin a la salsa. Salpique las cebollas verdes sobre el salteado y sirva.

Por porción:
Carbohidratos:10.5 gramos; Carbohidratos Netos: 7 gramos; Fibra: 3.5 gramo; Proteína: 28 gramos;
Grasa: 16 gramos; Calorías: 300.

Con adiciones:
* La zanahoria contiene vitamina A, un hermoso color y 2 gramos de Carbohidratos Netos.
** Las castañas de agua ofrecen un crocante delicioso y 3 gramos de Carbohidratos Netos.

COL SUIZA SALTEADA

Abundante en vitaminas y antioxidantes, la col suiza es una gran adición a cualquier dieta. Esta verdura, ampliamente ignorada, ofrece dos texturas y sabores diferentes. Las hojas verdes oscuras se asemejan a las espinacas, mientras que los tallos tienen el sabor y el crujiente de la zanahoria fresca. Para cocinar correctamente, separe las hojas de los tallos.

Tiempo de preparación: 10 minutos
Tiempo de cocción: 8 minutos
Para 2 porciones

1 manojo de coles suizas (¾ de libra aprox.)
2 cucharadas de aceite de oliva
2 dientes de ajo picados
¼ de taza de caldo de pollo
½ cucharadita de sal sazonada
Pimienta negra y fresca

1. Lave la col suiza y séquela. Separe las hojas de los tallos y corte éstos en pedazos de 1 pulgada. Deje a un lado.

2. Caliente el aceite y el ajo en una sartén mediana. Agregue los tallos y saltee por 4 minutos. Incorpore las hojas, vierta el caldo, tape la sartén y cocine por 3 minutos más. Retire la tapa, salpique con la sal y rocíe pimienta al gusto.

Por porción:
Carbohidratos: 7.5 gramos; Carbohidratos Netos: 4.5 gramos; Fibra: 3 gramos; Proteína: 3 gramos;
Grasa: 14 gramos; Calorías: 160.

CALABACÍN GRATINADO

Los gratinados se caracterizan por el queso, atractivamente dorado y/o los crutones. El versátil calabacín adquiere nuevas dimensiones cuando se prepara de esta forma.

Tiempo de preparación: 10 minutos
Tiempo de cocción: 30 minutos
Para 4 porciones

2 libras de calabacín fresco
2 cucharadas de mantequilla, derretidas
1 cucharadita de ajo en polvo
⅓ de taza de queso parmesano rallado
Sal al gusto

1. Precaliente el horno a 400°F. Hierva agua en una olla grande.
2. Corte las puntas del calabacín y córtelo en rodajas diagonales de ¼ de pulgada de grosor. Vierta al agua caliente y cocine por 4 minutos. Escurra y lave el calabacín con agua fría para que deje de cocinarse.
3. Ponga el calabacín en una bandeja para pasteles, superponiéndolos en círculos, comenzando por los bordes hasta llegar al centro. Salpique con sal y ajo en polvo. Rocíe 1 cucharada de mantequilla derretida en la capa inferior. Agregue la segunda capa y cubra con el resto de la sal, el ajo en polvo y la mantequilla. Vierta el queso encima.
4. Hornee durante 20 minutos iniciales. Ponga el horno a 450°F y hornee 10 minutos más, hasta que el queso se dore ligeramente.

Por porción:
Carbohidratos: 7 gramos; Carbohidratos Netos: 4 gramos; Fibra: 3 gramos; Proteínas: 6 gramos; Grasas: 9 gramos; Calorías: 120.

Glosario

A1C: *Ver* Examen de hemoglobina glicada.

Acantosis Nigricans: Manchas oscuras en la piel que suelen presentarse en niños y adultos que tienen prediabetes o diabetes, y que son producidas por la resistencia a la insulina.

Aceites vegetales hidrogenados: *Ver* Grasas trans.

Aceite vegetal parcialmente hidrogenado: *Ver* Grasas trans.

Ácidos grasos esenciales: Grasas dietarias necesarias para el organismo y que deben obtenerse de los alimentos o de suplementos.

Ácidos grasos omega-3: Una forma de grasas dietarias poliinsaturadas que se encuentran en el aceite de pescado, las semillas de linaza y algunos aceites vegetales.

Ácidos grasos omega 6: Una forma de grasas dietarias poliinsaturadas que se encuentran en varios aceites vegetales.

ADN: La molécula que contiene la información genética en el núcleo de la célula que determina la estructura, función y comportamiento de la célula.

AGEs: *Ver* Productos terminales de la glicosilación.

AGR: *Ver* Escala Glicémica de Atkins.

Alcoholes de azúcar: Edulcorantes como el manitol y el sorbitol, que tienen un impacto mínimo en el azúcar sanguíneo.

Aminoácidos: Son la base de las proteínas, también son necesarios para mantener un metabolismo normal.

Antioxidantes: Sustancias que neutralizan los radicales libres en el organismo.

Aterosclerosis: Vasos sanguíneos obstruidos, comprimidos y endurecidos por depósitos conocidos como placas.

Ácido lipoico: Un antioxidante relacionado con las vitaminas del complejo B utilizado en el tratamiento de la neuropatía periférica. También conocido como ácido alfa lipoico o ALA.

Azúcar sanguíneo: La cantidad de glucosa en la corriente sanguínea.

Azúcar sanguíneo en ayunas: La cantidad de glucosa sanguínea luego de haber ayunado de 8 a 12 horas.

Azúcar sanguíneo inestable: Niveles de azúcar en la sangre que aumentan y disminuyen ostensiblemente, con bastante rapidez o de ambas formas, y que se refleja en una disminución de más de 50 puntos en una hora en el TTG, o en una disminución de 100 puntos en términos generales. Algunos de los síntomas son: dolores de cabeza, irritabilidad, cambios temperamentales, sudoración y palpitaciones en el corazón.

Azúcar sanguíneo posprandial: La cantidad de azúcar sanguíneo (glucosa) luego de una comida.

Bloqueadores de canales del calcio: Medicamentos utilizados en el tratamiento de la hipertensión, como el amlopidine (Norvasc), diltiazam (Cardizem), felodipine (Plendil), nifedipine (Procardia) y verapamil (Covera).

Carbohidratos: Macronutrientes que se encuentran en los alimentos de origen vegetal y que son transformados en glucosa durante el proceso digestivo.

Carbohidratos Netos: Los carbohidratos en un alimento entero que tienen un impacto en el azúcar sanguíneo y que se representan restándole los gramos de fibra que contiene el alimento a los gramos totales de carbohidratos. Los alcoholes de azúcar y la glicerina también se deducen de los productos bajos en carbohidratos.

CG: *Ver* Carga Glicémica.

Carga Glicémica: Escala de alimentos que contienen carbohidratos, y que está basada en el contenido de fibra, el índice glicémico y el tamaño de la porción del alimento.

Células beta: Células especializadas del páncreas que producen insulina.

Cetoacidosis: Una situación de emergencia generalmente causada por niveles extremadamente altos de azúcar en la sangre, combinada con una carencia severa de insulina. Este peligroso desequilibrio metabólico suele resultar en un estado de acidez anormal. Si no se trata de inmediato, esta condición puede producir coma. No debe confundirse con la producción de cetonas, proceso que es completamente normal y que ocurre exclusivamente cuando se sigue un programa dietario bajo en carbohidratos.

Cetonas: Son un subproducto de las grasas que el organismo utiliza para obtener energía.

Coenzima Q_{10} (CoQ_{10}): Es una enzima que se necesita para una producción normal de energía en las mitocondrias que están en las células.

CoQ_{10}: *Ver* Coenzima Q_{10}.

Colesterol: Sustancia cerosa necesaria para muchas funciones corporales que incluyen la elaboración de células y de hormonas.

Colesterol HDL: Lipoproteína de colesterol de alta densidad. También denominado colesterol "bueno," un tipo de lipoproteína utilizada para transportar el colesterol adicional al hígado.

Colesterol LDL: Lipoproteína de colesterol de baja densidad. También denominado colesterol "malo," un tipo de lipoproteína que se encuentra en la sangre y que es utilizada para transportar el colesterol a las células.

Diabetes mellitus: Hiperglucemia causada por la incapacidad de utilizar el azúcar sanguíneo para obtener energía. Vea también Diabetes gestacional, Diabetes de Tipo 1 y Diabetes de Tipo 2.

Diabetes gestacional: Una modalidad de diabetes que a veces se presenta durante el embarazo.

Diabetes latente y autoinmune en adultos (LADA): Condición en la que los adultos desarrollan diabetes de Tipo 1.

Diabetes de Tipo 1: Altos niveles de azúcar en la sangre producidos por falta de insulina resultante de la destrucción de las células beta del páncreas.

Diabetes de Tipo 2: Altos niveles de azúcar en la sangre producidos por la incapacidad para utilizar adecuadamente la insulina, y en las últimas fases de la enfermedad, una insuficiencia de insulina.

Disfunción endotelial: Inflamación de los revestimientos de los vasos sanguíneos, o endotelio.

Diuréticos: Medicamentos que remueven los fluidos del organismo al causar un aumento en la micción.

ECA: *Ver* Equilibrio Atkins de carbohidratos.

Ejercicio aeróbico: Es el ejercicio que aumenta el ritmo cardiaco y el consumo de oxígeno.

Ejercicio anaeróbico: También llamado ejercicio de resistencia. Es cualquier tipo de ejercicio que incrementa la fuerza muscular.

Endotelio: Es la capa delgada que cubre todos los vasos sanguíneos.

Equilibrio Atkins de Carbohidratos (ECA): Es la cantidad de gramos de Carbohidratos Netos que una persona puede consumir diariamente sin subir ni bajar de peso.

Escala Glicémica de Atkins (AGR): Escala comparativa de los alimentos que contienen carbohidratos, basada en su índice y carga glicémica.

Estado protrombótico: Se presenta cuando la sangre tiende a formar coágulos peligrosos en los vasos sanguíneos.

Examen de hemoglobina glicada: Es un examen que muestra el control del azúcar sanguíneo durante los dos o tres meses anteriores: también se le llama A1C.

Examen de tolerancia a la glucosa: Es un examen realizado para diagnosticar las anomalías del azúcar sanguíneo. La glucosa de la sangre se mide antes y varias veces luego de ingerir una solución alta en glucosa. Los resultados muestran cómo el organismo utiliza el azúcar sanguíneo durante un período específico de tiempo.

Examen oral de tolerancia a la glucosa: *Ver* Examen de tolerancia a la glucosa.

FBS: *Ver* Azúcar sanguíneo en ayunas.

Fibra: Son las partes no digeribles de los alimentos de origen vegetal como las paredes celulares.

Fibra digerible: Fibra dietaria en forma de pectina y otras sustancias. También se le llama fibra soluble.

Fibra no digerible: Fibra dietaria que consiste básicamente en celulosa proveniente de las paredes de las plantas; también llamada fibra insoluble.

Fibrinógeno: Es una proteína de la sangre muy importante para la coagulación sanguínea. Sus altos niveles pueden producir peligrosos coágulos de sangre en los vasos sanguíneos.

Fructosa: Es un azúcar simple que se encuentra en las frutas y en los jugos de frutas.

Glándula tiroides: Glándula en forma de mariposa localizada en el cuello que secreta una hormonas que son fundamentales para el regulamiento del metabolismo.

Glucación: Es el proceso que produce daños en las proteínas corporales como consecuencia de altos niveles de azúcar en la sangre.

Glucophage: *Ver* Metformin.

Glucógeno: Es la glucosa almacenada en el hígado y en los tejidos musculares.

Glucosa: Una forma simple de azúcar que el organismo quema para obtener energía.

Grasas: Compuestos orgánicos y aceitosos que no se disuelven en el agua, pero que sí se disuelven en otras grasas; también se les llaman lípidos. La grasa es uno de los tres macronutrientes que contienen los alimentos.

Grasas insaturadas: Son grasas dietarias que tienen cadenas incompletas de hidrógeno, como las grasas monoinsaturadas y las poliinsaturadas.

Grasas monoinsaturadas: Son las grasas dietarias a las que les falta un átomo de hidrógeno. Se encuentran en el aceite de oliva, los frutos secos, las semillas y el aguacate.

Grasas poliinsaturadas: Son las grasas dietarias a las que les falta más de un átomo de hidrógeno, como por ejemplo, los aceites de maíz y de soya.

Grasas saturadas: Grasas dietarias que contienen la máxima cantidad de átomos de hidrógeno. Algunas grasas de este tipo son el aceite de palma y de coco. Generalmente son sólidas a temperatura ambiente.

Grasas trans: Son los aceites vegetales hidrogenados o parcialmente hidrogenados; es un tipo de grasas manufacturadas y ampliamente utilizadas en la elaboración de productos horneados, fritos y bocados.

TTG: *Ver* Examen de tolerancia a la glucosa.

Hiperglucemia: Cantidad excesiva de azúcar en la sangre.

Hiperinsulinismo: Cantidad excesiva de insulina en la sangre.

Hipertensión: Condición en la que la sangre fluye a través de los vasos sanguíneos con más fuerza de lo normal; también llamada presión sanguínea alta.

Hipoglucemia: Azúcar sanguíneo más bajo de lo normal.

Hipoglucemia reactiva: También conocida como azúcar sanguíneo inestable. Es una fuerte disminución del azúcar de la sangre, seguido de un fuerte aumento.

Hipotiroidismo: Una disminución en la actividad de la glándula tiroides, que ocasiona un retardo en el metabolismo. *Ver también* Glándula tiroides.

Homocisteína: Es un producto de la metabolización del aminoácido metiniona: los altos niveles de homocisteína están asociados con un mayor riesgo de enfermedad cardiaca.

Hormona: Un químico como la insulina, producido en una glándula u órgano y transportado a otra parte del organismo a través de la sangre para estimular una función en particular.

IG: *Ver* Índice Glicémico.

Índice Glicémico (IG): Es una escala de alimentos que contienen carbohidratos y que está basada en el impacto que tienen en el azúcar sanguíneo comparado con la misma cantidad de glucosa o de pan blanco.

Índice de masa corporal (IMC): Medida del peso corporal en relación a la estatura, utilizado para establecer rangos de peso bajo, normal, sobrepeso y obesidad.

IMC: *Ver* Índice de masa corporal.

Inflamación: Coloración roja, hinchazón, calor y disfunción de alguna parte del cuerpo debido a varias razones, como infecciones o lesiones.

Insulina: Hormona producida por el páncreas y utilizada para transportar glucosa a las células para obtener energía.

Lactosa: Azúcar simple que se encuentra en la leche y los productos lácteos.

LADA: *Ver* Diabetes latente y autoinmune en adultos.

Lípidos: Término para referirse a las grasas presentes en el organismo.

Lípidos sanguíneos: Se refiere al colesterol total, HDL y LDL que circulan en la sangre; el examen de sangre mide estos factores.

Lipoproteína (a): Modalidad del colesterol LDL. Se ha comprobado que es un factor independiente de riesgo para enfermedades cardiacas.

Lipoproteína de muy baja densidad (LMBD): Modalidad de colesterol LDL asociada con un mayor riesgo de enfermedad cardiaca.

Lp(a): *Ver* Lipoproteína.

Macronutrientes: Fuentes dietarias de calorías y de nutrientes; concretamente de proteínas, grasas y carbohidratos.

Medicamentos beta bloqueantes: Medicamentos como el metroprolol (Lopressor, Toprol), nadolol (Corgard), propranolol (Inderal.) Se utilizan generalmente en el tratamiento de la hipertensión.

Medicamentos a base de estatinas: Medicamentos como el atorvastatin (Lipitor), lovastatin (Mevacor), pravastatin (Pravachol), y simvastatin (Zocor) que bloquean la acción de la reductasa HMG Co-A, utilizados para disminuir el colesterol total y el colesterol LDL.

Medicamentos biguanidas: Medicamentos por vía oral utilizados en el tratamiento de la diabetes. Reducen la cantidad de glucosa producida por el hígado y aumentan la resistencia a la insulina. *Ver también* Metformin.

Medicamentos de meglitinida: Medicamentos por vía oral de efecto corto, utilizados en el tratamiento de la diabetes de Tipo 2 como el repaglanide (Prandin), que le ayudan al páncreas a producir insulina inmediatamente después de las comidas.

Medicamentos de tiazolidinedione: Medicamentos orales para el tratamiento de la diabetes de Tipo 2, entre los que se encuentran el pioglitazone (Actos) y el rosiglitazone (Avandia). Estos medicamentos mejoran la sensibilidad a la insulina.

Medicamentos TZD: *Ver* Medicamentos de tiazolidinedione.

Medicamentos de glitazone: *Ver* Medicamentos de tiazolidinedione.

Medicamentos inhibidores ACE: Medicamentos inhibidores de la enzima convertidora de la angiotensina, y utilizados en el tratamiento de la hipertensión. Algunos de éstos son el benazepril (Lotensin), captopril, (Capoten) y el lisinopril (Prinivil, Zestril.)

Metformin: Un medicamento por vía oral (su marca es Glucophage) utilizado principalmente en el tratamiento de la diabetes; reduce la cantidad de glucosa producida por el hígado y mejora la sensibilidad a la insulina.

Microalbuminuria: Pequeñas cantidades de proteína en la orina.

Mitocondria: La parte de cada célula encargada de producir energía para esa célula.

Mmol/L: Milimoles por litro, una unidad de medida utilizada fuera de los Estados Unidos para indicar los niveles de glucosa en la sangre y mediciones de sustancias específicas en la sangre.

Nateglinide: Un medicamento por vía oral (su marca es Starlix) utilizado en el tratamiento de la diabetes de Tipo 2; ayuda al páncreas a producir más insulina inmediatamente después de las comidas.

Nefropatía: Enfermedad renal causada por la hipoglicemia y/o la hipertensión.

Neuropatía: Daño en los nervios, a menudo causado por la hipoglucemia. *Ver también* Neuropatía periférica.

Neuropatía periférica: Daño en los nervios que afecta los pies, piernas y manos; causa dolor, hormigueo y adormecimiento.

Neurotransmisores: Químicos que transmiten impulsos nerviosos a través de las sinopsis o brechas en el cerebro.

Obesidad mórbida: IMC de 40 o más.

Oxidación: Reacción química en la que una sustancia se mezcla con el oxígeno en un proceso semejante a la oxidación de los metales.

Páncreas: Órgano localizado en el abdomen, detrás del estómago. Secreta la hormona insulina y otros químicos.

PCR: *Ver* Proteína c-reactiva.

Péptido c: Pequeña proteína normalmente producida como un derivado de la insulina. El nivel de péptido c en la sangre es una forma indirecta de medir la producción de insulina.

Perfil lipídico: *Ver* Lípidos sanguíneos.

Prediabetes: Niveles de azúcar en la sangre que son más altos de lo normal, pero inferiores a los presentados en la diabetes de Tipo 2.

Prehipertensión: Presión sanguínea alta, entre 120/80 y 139/89. Es la fase anterior a la hipertensión.

Presión sanguínea: Medida de la fuerza que ejerce la corriente sanguínea contra las paredes de las arterias mientras el corazón late y reposa.

Presión sanguínea alta: *Ver* Hipertensión.

Presión sanguínea diastólica: Presión sanguínea en los vasos sanguíneos cuando el corazón descansa entre latidos; es la segunda cifra-la menor—de la lectura de la presión sanguínea.

Presión sistólica: Presión sanguínea cuando el corazón se contrae y bombea sangre; es la primera cifra-la mayor—de la lectura de la presión sanguínea.

Productos terminales de glicosilación avanzada (AGEs): Resultado de la glucosa en el organismo que se adhiere a las proteínas y uno de los principales causantes de daño a los vasos sanguíneos y otras complicaciones de la diabetes.

Proteína: Complejas cadenas de aminoácidos, dobladas y enrolladas de forma intrincada. Es uno de los tres macronutrientes que contienen los alimentos.

Proteína c-reactiva: Químico natural de la sangre utilizado como indicador para la inflamación.

Proteinuria: Presencia de proteína en la orina; puede ser indicio de una posible enfermedad renal.

Radicales libres: Moléculas nocivas creadas como parte del metabolismo normal. El exceso de radicales libres produce daño en las células y puede causar oxidación.

Relación cintura/caderas: El tamaño de la cintura comparado con el de las caderas. Una relación cintura/caderas alta es señal de obesidad abdominal.

Referencia para el consumo dietario (RDI): Valores de referencia para el consumo de nutrientes y de energía en programas y evaluaciones dietarias.

Resistencia a la insulina: Incapacidad de las células para reaccionar adecuadamente a la insulina. Es la etapa inicial del síndrome metabólico.

Retinopatía: Daño en los pequeños vasos sanguíneos que alimentan la retina, la parte fotosensible localizada en la parte posterior del ojo.

Síndrome metabólico: Conjunto de síntomas o condiciones que incluyen obesidad central, hipertensión, colesterol HDL bajo, triglicéridos elevados y altos niveles de azúcar en la sangre. Supone un gran factor de riesgo de enfermedad coronaria, prediabetes y diabetes. También se le llama síndrome X.

Síndrome poliquístico de ovarios (SPO): Desequilibrio hormonal femenino asociado con inflamación o quistes en los ovarios. Esta condición puede causar irregularidades en la menstruación, infertilidad, aumento de peso, altos niveles de azúcar en la sangre y vellosidad excesiva. Síndrome X: *Ver* Síndrome metabólico.

SPO: *Ver* Síndrome poliquístico de ovarios.

Sucrosa: Azúcar de mesa, compuesta de glucosa y de fructosa.

Sulfonilúreas: Grupo de medicamentos por vía oral utilizados en el tratamiento de la diabetes que estimulan al páncreas a secretar más insulina y a mejorar la sensibilidad a la insulina; algunas marcas de estos medicamentos son el glimepiride (Amaryl), glipizide (Glucotrol), glyburide (Micronase), tolazamide (Tolinase) y tolbutamide (Orinase).

Trastornos de glucosa en ayunas: Es un nivel de azúcar sanguíneo en ayunas entre 100 mg/dL y 125 mg/dL; también se le llama prediabetes.

Trastornos de tolerancia a la glucosa: Es un nivel de azúcar sanguíneo en ayunas entre 140 mg/dL y 199 mg/dL dos horas después del comienzo del examen oral de tolerancia a la glucosa o después de una comida alta en carbohidratos; también se le llama prediabetes.

Estudios científicos que certifican el Método Nutricional Atkins

Hasta hace muy poco, sólo un puñado de estudios investigativos serios habían analizado los programa nutricionales bajos en carbohidratos. Las teorías médicas más convencionales, que sostenían que las dietas bajas en carbohidratos aumentan el riesgo de enfermedades coronarias al aumentar los niveles de colesterol, estaban basadas en la opinión simple e infundada que decía que "uno es lo que come." Pero actualmente todo eso está cambiando.

Durante los últimos años, veinticinco estudios y análisis que investigan los métodos nutricionales bajos en carbohidratos han sido publicados en revistas médicas o han sido presentados en congresos médicos, y también se están conduciendo varios estudios a largo plazo. Algunos se centraban principalmente en la pérdida de peso y otros observaban el efecto en los niveles de lípidos sanguíneos como el colesterol total, el HDL (el "bueno"), el LDL (el "malo") y los triglicéridos. Otros estudios adicionales observaban los indicadores de inflamación, que actualmente se consideran como un factor de riesgo de enfermedad coronaria. Otros más miraban el efecto que tenían los programas bajos en carbohidratos en las dosis de medicamentos, particularmente en la diabetes de Tipo 2.

Algunos de los estudios sólo utilizaron hombres o sólo mujeres, mientras que otros utilizaron personas de ambos sexos. Otros sólo incluyeron pacientes obesos, y otros estudios fueron realizados con pacientes con peso normal, mientras que otros lo hicieron con pacientes diabéticos. Sin embargo, el panorama que comienza a surgir es cada vez más claro. Actualmente hay todo un arsenal de hechos reales que validan la eficacia y seguridad de controlar el consumo de carbohidratos.

Estos veintisiete estudios aparecen en la siguiente lista.

Bailes, J. R. J., Strow, M. T., Werthammer, J., et al., "Effect of Low-Carbohydrate, Unlimited Calorie Diet on the Treatment of Childhood Obesity: A Prospective Controlled Study," *Metabolic Syndrome and Related Disorders,* 1(3), 2003, pages 221–225.

Brehm, B. J., Seeley, R. J., Daniels, S. R., et al., "A Randomized Trial Comparing a Very Low Carbohydrate Diet and a Calorie-Restricted Low Fat Diet on Body Weight and Cardiovascular Risk Factors in Healthy Women," *Journal of Clinical Endocrinology and Metabolism,* 88(4), 2003, pages 1617–1623.

Dansinger, M. L., Gleason, J. L., Griffith, J. L., et al., "One Year Effectiveness of the Atkins, Ornish, Weight Watchers, and Zone Diets in Decreasing Body Weight and Heart Disease Risk," presented at the American Heart Association Scientific Sessions November 12, 2003 in Orlando, Florida.

Foster, G. D., Wyatt, H. R., Hill, J. O., et al., "A Randomized Trial of a Low-Carbohydrate Diet for Obesity," *New England Journal of Medicine,* 348(21), 2003, pages 2082–2090.

Greene, P., Willett, W., Devecis, J., et al., "Pilot 12-Week Feeding Weight-Loss Comparison: Low-Fat Vs Low-Carbohydrate (Ketogenic) Diets," abstract presented at The North American Association for the Study of Obesity Annual Meeting 2003, *Obesity Research,* 11S, 2003, page 95OR.

Gutierrez, M., Akhavan, M., Jovanovic, L., et al., "Utility of a Short-Term 25% Carbohydrate Diet on Improving Glycemic Control in Type 2 Diabetes Mellitus," *Journal of the American College of Nutrition,* 17(6), 1998, pages 595–600.

Hays, J. H., Gorman, R. T., Shakir, K. M., "Results of Use of Metformin and Replacement of Starch with Saturated Fat in Diets of

Patients with Type 2 Diabetes," *Endocrine Practice,* 8(3), 2002, pages 177–183.

Hays, J. H., DiSabatino, A., Gorman, R. T., et al., "Effect of a High Saturated Fat and No-Starch Diet on Serum Lipid Subfractions in Patients with Documented Atherosclerotic Cardiovascular Disease," *Mayo Clinic Proceedings,* 78(11), 2003, pages 1331–1336.

Hickey, J. T., Hickey, L., Yancy, W .S. J., et al., "Clinical Use of a Carbohydrate-Restricted Diet to Treat the Dyslipidemia of the Metabolic Syndrome," *Metabolic Syndrome and Related Disorders,* 1(3), 2003, pages 227–232.

Kossoff, E. H., Krauss, G. L., McGrogan, J. R., et al., "Efficacy of the Atkins Diet as Therapy for Intractable Epilepsy," *Neurology,* 61(12), 2003, pages 1789–1791.

O'Brien, K. D., Brehm, B. J., Seeley, R. J., "Greater Reduction in Inflammatory Markers with a Low Carbohydrate Diet Than with a Calorically Matched Low Fat Diet," presented at American Heart Association's Scientific Sessions 2002 on Tuesday, November 19, 2002, Abstract ID: 2081.

Samaha, F. F., Iqbal, N., Seshadri, P., et al., "A Low-Carbohydrate as Compared with a Low-Fat Diet in Severe Obesity," *New England Journal of Medicine,* 348(21), 2003, pages 2074–2081.

Sharman, M. J., Gomez, A. L., Kraemer, W. J., et al., "Very Low-Carbohydrate and Low-Fat Diets Affect Fasting Lipids and Postprandial Lipemia Differently in Overweight Men," *Journal of Nutrition,* 134(4), 2004, pages 880–885.

Sharman, M. J., Kraemer, W. J., Love, D. M., et al., "A Ketogenic Diet Favorably Affects Serum Biomarkers for Cardiovascular Disease in Normal-Weight Men," *Journal of Nutrition,* 132(7), 2002, pages 1879–1885.

Sondike, S. B., Copperman, N., Jacobson, M. S., "Effects of a Low Carbohydrate Diet on Weight Loss and Cardiovascular Risk Factor in Overweight Adolescents," *Journal of Pediatrics,* 142(3), 2003, pages 253–258.

Stadler, D. D., Burden, V., Connor, W., et al., "Impact of 42-Day Atkins Diet and Energy-Matched Low-Fat Diet on Weight and Anthropometric Indices," *FASEB Journal,* 17(4–5), abstract of the

12th Annual FASEB Meeting on Experimental Biology: Translating the Genome; Abstract ID: 453.3, San Diego, California, April 11–15, 2003.

Stern, L., Iqbal N., Seshadri, P., et al., "The Effects of Low-Carbohydrate Versus Conventional Weight-Loss Diets in Severely Obese Adults: One-Year Follow-up of a Randomized Trial," *Annals of Internal Medicine,* 140(10), 2004, pages 778–785.

Vernon, M. C., Mavropoulos, J., Transue, M., et al., "Clinical Experience of a Carbohydrate-Restricted Diet: Effect on Diabetes Mellitus," *Metabolic Syndrome and Related Disorders,* 1(3), 2003, pages 233–237.

Volek, J. S., Gomez, A. L., Kraemer, W. J., "Fasting Lipoprotein and Postprandial Triacylglycerol Responses to a Low-Carbohydrate Diet Supplemented with N-3 Fatty Acids," *Journal of the American College of Nutrition,* 19(3), 2000, pages 383–391.

Volek, J. S., Sharman, M. J., Gomez, A. L., et al., "An Isoenergetic Very Low Carbohydrate Diet Improves Serum HDL Cholesterol and Triacylglycerol Concentrations, the Total Cholesterol to HDL Cholesterol Ratio and Postprandial Pipemic Responses Compared with a Low-Fat Diet in Normal Weight, Normolipidemic Women," *Journal of Nutrition,* 133(9), 2003, pages 2756–2761.

Volek, J. S., Sharman, M. J., Gomez, A. L., et al., "Comparison of a Very Low Carbohydrate and Low-Fat Diet on Fasting Lipids, LDL Subclasses, Insulin Resistance, and Postprandial Lipemic Responses in Overweight Women," *Journal of the American College of Nutrition,* 23(2), 2004, pages 177–184.

Volek, J. S., Westman, E. C., "Very Low Carbohydrate Weight-Loss Diets Revisited," *Cleveland Clinic Journal of Medicine,* 69(11), 2002, pages 849–862.

Westman, E. C., Mavropoulos, J., Yancy, W. S., et al., "A Review of Low-Carbohydrate Ketogenic Diets," *Current Atherosclerosis Reports,* 5(6), 2003, pages 476–483.

Westman, E. C., Yancy, W. S., Edman, J. S., et al., "Effect of 6-Month Adherence to a Very Low Carbohydrate Diet Program," *American Journal of Medicine,* 113(1), 2002, pages 30–36.

Yancy, W. S., Jr., Olsen, M. K., Guyton, J. R., et al., "A Low-Carbohydrate, Ketogenic Diet Versus a Low-Fat Diet to Treat Obesity and

Hyperlipidemia: A Randomized, Controlled Trial," *Annals of Internal Medicine,* 140(10), 2004, pages 769–777.

Yancy, W. S., Jr., Provenzale, D., Westman, E. C., "Improvement of Gastroesophageal Reflux Disease after Initiation of a Low-Carbohydrate Diet: Five Brief Case Reports," *Alternative Therapies in Health and Medicine,* 7(6), 2001, pages 116–129.

Yancy, W. S., Vernon, M. C., Westman, E. C., "A Pilot Trial of a Low-Carbohydrate, Ketogenic Diet in Patients with Type 2 Diabetes," *Metabolic Syndrome and Related Disorders,* 1(3), 2003, pages 239–243.

Apéndices

Como lo hemos señalado a lo largo del texto, existen varias diferencias entre el tradicional Método Nutriconal Atkins (ANA) y el Programa Atkins para el Control del Azúcar Sanguíneo. Las principales están relacionadas con la rapidez con que usted pase de la Inducción al Mantenimiento de por Vida y a la flexibilidad de su Equilibrio Atkins de Carbohidratos (ACE), que está determinado por el grado de mejoría que usted haya logrado en su metabolismo. En el ANA, encontrar su ACE está básicamente supeditado a su capacidad para controlar su peso, mientras que en el PACAS su ACE depende del control de su peso, pero más importante aún, de su capacidad para controlar factores de riesgo cardiovascular, presión y azúcar sanguíneo. Los Capítulos 10 y 11 le ofrecen información detallada acerca de la individualización de su programa, y usted debería consultarlos con frecuencia a medida que sigue el programa.

Si quiere tener un mayor conocimiento, usted deberá leer *La Nueva Revolución Dietética del Dr. Atkins* y *Atkins de por Vida*. Además de estos dos libros, *El Nuevo Contador de Gramos de Carbohidratos de Atkins* le será de mucha ayuda para calcular los Carbohidratos Netos.

Así mismo, usted podrá variar sus programas de alimentación con los libros de recetas de Atkins. La página de Internet, www.atkins.com le ofrece una gran variedad de recetas gastronómicas, productos alimenticios, noticias importantes y las últimas investigaciones sobre Atkins.

Le recomendamos que lea la información que encontrará a continuación antes de comenzar, ya que así le será más fácil preparar su cocina Atkins y entender cuáles son los carbohidratos aceptables en las fases inciales del PACAS, y en qué orden debería incorporarlos a sus comidas.

Apéndice 1

ALIMENTOS ACEPTABLES EN LA INDUCCIÓN

ALIMENTOS QUE NO NECESITA LIMITAR EN LA FASE DE INDUCCIÓN

Consúmalos en porciones que lo dejen satisfecho. No se atiborre de comida.

Pollo
Pescado
Mariscos
Carnes rojas
Huevos

Excepciones:

1. Las ostras y los mejillones son más ricos en carbohidratos que los demás mariscos, así que no coma más de 4 onzas al día.
2. Las carnes procesadas como el jamón, el peperoni, el salami, los perros calientes y otros alimentos ligeros—así como algunos pescados—pueden ser curados con azúcar o estar rellenos con ingredientes que contengan carbohidratos.

3. Evite los productos de carnes y pescados curados con nitra-tos; ésta sustancia es cancerígena.

4. Tenga cuidado con los productos que no sean exclusiva-mente de carne, pescado o caza, como la imitación de carne de cangrejo, los dedos de pescado, el pan de carne y todos los alimentos apanados.

5. No consuma más de 4 onzas diarias de vísceras.

ALIMENTOS QUE NECESITA LIMITAR EN LA INDUCCIÓN

Queso: Un Maximo de 4 onzas por día

Todos los quesos contienen algún tipo de carbohidratos. Usted podrá consumir de 3 a 4 onzas diarias de quesos grasos, firmes, suaves y se-micurados (por ejemplo, quesos tipo Cheddar, suizo, *gouda,* de cabra, *mozzarella* y azules). Cuente 1 onza de queso como 1 gramo de car-bohidratos netos. El queso crema entero está permitido, así como los quesos de soya o de arroz, pero mire el contenido de carbohidratos para que no consuma más de los 4 gramos de Carbohidratos Netos provenientes del queso.

No Están Permitidos:

Queso *cottage*
Queso *farmer*
Queso *ricotta*
Otros quesos frescos
Quesos bajos en grasa o en calorías
Quesos para untar procesados

Otros lácteos permitidos

Mantequilla (ilimitada)
Crema doble, liviana o queso agrio: 4 onzas
    (desde 4 cucharadas hasta ½ taza)

Verduras para Ensalada: de 2 a 3 Tazas

Usted puede comer de dos a tres tazas diarias de las siguientes verduras crudas:

Alfalfa germinada
Rúgula
Col (repollo)
Apio
Achicoria
Cebollino
Pepino
Daikon (rábano chino)
Endivia
Escarola
Hinojo
Jícama
Lechuga (todas las variedades)
Hierba de canónigo
Hongos (champiñones) crudos
Perejil
Pimentón (pimiento)
Radicchio
Rábano
Lechuga romana
Cebolla verde
Acedera
Espinaca
Tomate (jitomate)
Berros
Cualquier otra verdura de hojas verdes.

Verduras Cocidas: 1 Taza al Día

Usted puede comer una taza (medida cuando estén cocinadas) diaria de las verduras mencionadas si la ensalada no supera las dos tazas. Algunas verduras como las espinacas o frutos como los tomates (jitomates), que se reducen significativamente cuando se cocinan, deberán medirse crudos. Las siguientes verduras son un poco más altas en carbohidratos que las verduras para ensalada:

Alcachofa
Corazones de alcachofa
Espárragos
Tallos de bambú
Germinado de soya
Hojas de remolacha
Bok choy
Brócoli
Brócoli rabe o rapini
Repollitos de bruselas
Col (repollo)
Coliflor
Raíz de apio
Acelga suiza
Berzas
Diente de león
Berenjena
Palmitos
Col rizada
Colinabo
Puerros
Quingombó (ocra)
Cebolla
Calabaza
Ruibarbo
Sauerkraut (chucrut)
Guisantes (arvejas, chícharos)
Calabaza de espagueti
Habichuelas o frijoles amarillos
Calabaza de verano
Tomate (jitomate)

Nabos
Castañas de agua
Zucchini o calabacín

Tenga en cuenta que ciertas verduras aparecen en esta lista y en la anterior de ensaladas.

Acompañamientos

Trocitos de tocino. Asegúrese de que no contengan nitratos
Queso rallado (aparece en su cuenta de queso)
Huevos duros picados
Hongos salteados (aparecen en su cuenta de verduras)
Especias y hierbas (siempre que no tengan azúcares agregados)

Aderezos

Aceite y vinagre
Aderezos preparados que no contengan azúcar ni sirope de maíz
(no deberían tener más de 2 carbohidratos completos por
porción)

No Están Permitidos:

Vinagre balsámico (contiene azúcar agregado)
Vinagre de arroz con azúcar agregado
Aderezos preparados con azúcar agregado

Condimentos permitidos

Caponata (salsa de berenjena)
Mayonesa (normal, que no sea baja en grasa)
Mostaza (que no sea de miel)
Rábanos picantes
Pesto (luego de las dos primeras semanas de Inducción)
Pepinillos (que no sean dulces); asegúrese de contar los gramos
de Carbohidratos Netos

Salsa de soya (tamari y otras sin trigo)
Salsa Tabasco
Tapanade (paté de aceitunas negras)
Salsa Worcestershire

También se permiten las salsas bajas en carbohidratos como las de tomate *(ketchup)*, *hoisin* y agridulce que no tengan azúcar agregado. Revise siempre el contenido de carbohidratos. Una porción no debería contener más de 2 gramos de Carbohidratos Netos.

No Están Permitidas:

Salsa barbacoa
Salsa de tomate *(ketchup)*
Encurtido de pepinillos
Vinagreta rusa
Salsa de arándanos *(cranberries)*
Ninguna salsa que tenga azúcar agregado, sirope de maíz o harina, como la salsa para carnes (incluyendo las procesadas), etcétera.

Aceites

Usted puede utilizar cualquier tipo de aceite, especialmente el prensado o exprimido en frío. Utilice preferiblemente aceite de oliva o mantequilla, pero también puede utilizar margarinas elaboradas con aceites vegetales, mientras no contengan grasas trans (hidrogenadas).

Edulcorantes artificiales

Los términos "sin azúcar," "libre de azúcar" o "no se ha agregado azúcar" no bastan. Le recomendamos los siguientes edulcorantes:

Sucralose (conocida en el mercado como Splenda)
Sacarina (conocida en el mercado como Sweet 'n Low)
Acesulfame-K (Sweet One)

Nota: La mayoría de los chicles, mentas, jarabes y remedios en gotas para la tos están rellenos de azúcar o de otros edulcorantes que contienen calorías y por lo tanto deben evitarse. Sin embargo, existen muchos productos libres de azúcar.

Bebidas

Asegúrese de beber un mínimo de ocho vasos de agua de 8 onzas al día, incluyendo:

Agua de filtro
Agua mineral
Agua de manantial
Agua de la llave

Las siguientes bebidas son permitidas, pero deben ingerirse como complemento a las 64 onzas de agua diarias.

Café o té descafeinados
Gaseosas dietéticas que contengan edulcorantes artificiales aceptables (no más de tres al día y asegúrese de contar los carbohidratos)
Aguas séltzer (que no tengan calorías)
Infusiones de hierbas (sin cebada ni azúcares agregados de frutas)
Caldos claros (lea las etiquetas, no todas las marcas clasifican)
Club soda

No Están Permitidos

Los sustitutos del café elaborados a base de cereales
Las bebidas alcohólicas
Las gaseosas con cafeína
Los jugos de frutas o verduras

Alimentos Especiales

Todos los días, usted también podrá comer:

Diez aceitunas verdes
Medio aguacate Haas pequeño
2 a 3 cucharadas de jugo de limón o de lima

Si permanece en Inducción después de la segunda semana, puede incorporar una onza de frutos secos y/o semillas a su consumo diario. Las mejores opciones son las nueces de macadamia, las almendras, las nueces de Castilla, las pecanas, las nueces de Brasil y las semillas de calabaza o de girasol.

Nota: Ocasionalmente, estos alimentos hacen que la pérdida de peso sea más lenta en algunas personas y deberían eliminarse inicialmente. Si le parece que está adelgazando lentamente, modere el consumo de estos alimentos o suprímalos por completo.

INGREDIENTES ATKINS CON CARBOHIDRATOS CONTROLADOS APROPIADOS PARA LA INDUCCIÓN

Los siguientes productos pueden ser útiles para acompañar sus comidas:

Siropes sin azúcar de Atkins (Atkins Quick Quisine Sugar
   Free Syrups)
Aderezos dulces de Atkins (Atkins Quick Quisine Salad Dressings)
Salsa de tomate *(ketchup)* de Atkins (Atkins Quick Quisine
   Ketch-A-Tomato Sauce)
Salsa barbacoa de Atkins (Atkins Quick Quisine™
   Barbecue Sauce)
Salsa para carnes de Atkins (Atkins Quick Quisine
   Steak Sauce)
Salsa Teriyaki de Atkins (Atkins Quick Quisine Teriyaki Sauce)
Mezcla para hornear de Atkins (Atkins Quick Quisine
   Bake Mix)

Mezcla para *pancakes* y *waffles* de Atkins (Atkins Quick Quisine Pancake & Waffle Mix)

Mezcla para *muffins* y panes de Atkins(Atkins Quick Quisine Muffin & Bread Mixes)

Mezcla instantánea para pan de Atkins (Atkins Kitchen Quick & Easy Bread Mix)

Como nuevos productos están siendo desarrollados asegúrese de chequear los códigos en los paquetes.

PRODUCTOS ATKINS CON CARBOHIDRATOS CONTROLADOS APROPIADOS PARA LA INDUCCIÓN

Es importante que usted consuma básicamente alimentos que no sean procesados, pero si no puede encontrarlos, si tiene muy poco tiempo para una comida o le apetece un bocado, algunos productos alimenticios con carbohidratos controlados pueden serle útiles. Los productos Atkins apropiados para la Inducción son:

Barras Atkins Advantage (Atkins Advantage bars)

Batidos instantáneos en polvo o en lata de Atkins (Atkins Advantage Shakes)

Barras para el desayuno de Atkins (Atkins Morning Start Breakfast Bars)

Pan tajado de Atkins (Atkins Bakery Ready-To-Eat Slice Bread)

Nota: No consuma más de dos porciones de alimentos alternativos bajos en carbohidratos durante la Inducción. Recuerde que también deberá contar los Carbohidratos Netos. Si tiene dificultad para adelgazar, podría reemplazar estos productos por proteínas y grasas enteras durante la fase de Inducción.

Apéndice 2

AVANCE MÁS ALLÁ DE LA INDUCCIÓN

Cuando las personas se sienten preparadas para dejar atrás la fase de Inducción, prefieren reincorporar los alimentos en cierto orden. En "idioma Atkins," esto se conoce como la Escalera de Carbohidratos (ver abajo). Cuando usted está siguiendo el Método Nutricional Atkins, la pérdida de peso es la primera señal de cuándo debe avanzar a través de las cuatro fases, añadiendo gramos adicionales de carbohidratos y ampliando sus opciones entre los alimentos que contienen carbohidratos. Cuando usted sigue el PACAS, los indicadores del mejoramiento del metabolismo tales como un mejor control de la presión sanguínea, la pérdida de pulgadas, especialmente alrededor de la cintura, y la mejoría en los niveles de azúcar y lípidos sanguíneos determinarán su capacidad para avanzar a través de las cuatro fases. (Para más detalles, consulte los Capítulos 10 y 11.) Este orden tiende a minimizar una oleada de azúcar en la sangre que prodria reactivar sus ansias:

ESCALERA DE CARBOHIDRATOS

1. Más ensaladas y otras verduras aceptables que aparecen en la lista de alimentos

2. Quesos frescos (y rancios)
3. Semillas y frutos secos
4. Bayas
5. Legumbres
6. Frutas diferentes a bayas
7. Vegetales ricos en almidón
8. Cereales enteros

Apéndice 3

EL PODER DE CINCO Y DIEZ

¿Qué representan 5 gramos de Carbohidratos Netos cuando se trata de la Escalera de carbohidratos? Esta lista le servirá para descubrir las porciones de 5 gramos de dichos alimentos.

VERDURAS

¾ de taza de espinacas cocinadas
½ taza de pimientos rojos
1 tomate mediano
⅔ de taza de brócoli cocinado
8 espárragos medianos
1 taza de coliflor
⅓ de taza de cebollas picadas
⅔ de taza de calabaza de verano

PRODUCTOS LÁCTEOS

5 onzas de queso campesino
½ taza de queso *cottage*
⅔ de taza de queso *ricotta*
½ taza de crema espesa

FRUTOS SECOS Y SEMILLAS

1 onza de:
Macadamia (de 10 a 12 unidades aproximadamente)
Nueces de Castilla (14 mitades aproximadamente)
Almendras (24 aproximadamente)
Pecanas (31 aproximadamente)
Semillas de girasol con la cáscara (3 cucharadas)

½ onza de anacardos (9 aproximadamente)

FRUTAS

¼ de taza de arándanos azules *(blueberries)*, frambuesas
½ taza de fresas
¼ de taza de melón *honeydew*
½ aguacate California

JUGOS

¼ de taza de jugo de limón
½ taza de jugo de tomate

¿Qué equivale a unos 10 gramos de Carbohidratos Netos?

GRANOS (COCINADOS)

⅓ de taza de lentejas cocinadas
⅓ de taza de frijoles rojos cocinados
⅓ de taza de garbanzos cocinados
⅓ de taza de frijoles lima cocinados

FRUTAS

½ manzana grande
1 kiwi mediano
½ melón pequeño

1 mandarina mediana
3 ciruelas pequeñas

Vegetales ricos en almidón (cocinados)

¼ de taza de zanahorias
1 taza de calabaza
¾ de taza de nabos en puré
¾ de taza de castañas

Cereales enteros (cocinados)

¼ de taza de arroz integral
½ taza de avena tradicional
⅓ taza de granos de maíz

Apéndice 4

LA ESCALA GLICÉMICA DE ATKINS

ATKINS PARA SIEMPRE: MANTENIMIENTO DE POR VIDA

Una vez que logre sus metas y esté en la fase de Mantenimiento de por Vida del PACAS, usted podrá disfrutar de los alimentos que eran inaceptables en las fases anteriores del Programa.

Lo cierto es que usted siempre deberá consumir carbohidratos de la más alta calidad. Para que le sea más fácil discernir cuáles son los alimentos que llenan sus expectativas, hemos creado la Escala Glicémico Atkins (AGR). En síntesis, este sistema compara los alimentos teniendo en cuenta el impacto que tienen en su azúcar sanguíneo. A continuación, usted encontrará una serie de listas que le ayudarán a entender cuáles son los alimentos que podrá consumir con frecuencia (los que tienen un AGR bajo.) Dependiendo de cuánto haya mejorado su metabolismo, algunas personas podrán consumir alimentos con AGR mediano y, ocasionalmente, aquéllos con un AGR alto.

VEGETABLES

1. Consuma con frecuencia	2. Consuma con moderación	3. Consuma ocasionalmente
Aclachofas	Remolacha	Maíz dulce
Espárragos	Zanahorias	Chirivías
Tallos de bambú	Arvejas verdes	Sopa de arvejas
Habichuelas verdes	Calabaza de corteza verde	Papas
Bok choy	Jugo de tomate	
Brócoli	Sopa de tomate	
Brócoli rabe	Boniato	
Repollitos de Bruselas	Yuca	
Frijoles de mantequilla		
Repollo		
Coliflor		
Celeriac		
Apio		
Col		
Chayote		
Collards		
Pepino		
Endivias		
Hojas de diente de león		
Berenjena		
Hinojo		
Jícama		
Kale		
Colinabo		
Lechuga (todas las variedades)		
Frijol lima		
Hongos (todas las variedades)		
Hojas de mostaza		
Quimgombó		
Cebolla		
Vainas de arveja, arvejas		
Pimientos (todas las variedades)		

Calabaza
Rábanos
Rutabaga
Chucrut
Espinaca
Retoños
Calabacín
Tomate
Hojas de nabo
Castañas de agua

PRODUCTOS LÁCTEOS

1. CONSUMA CON FRECUENCIA

Mantequilla
Queso (todos los duros que no sean procesados) *
Queso *cottage*
Crema, *heavy* y *light* *
Queso campesino
Half and half *
Bebidas lácteas bajas en carbohidratos
Yogur bajo en Carbohidratos
Queso *pot*
Queso *ricotta*
Crema agria *

2. CONSUMA CON MODERACIÓN

Mantequilla, leche
Leche entera
Helado bajo en carbohidratos
Yogur entero, sin sabor

3. CONSUMA OCASIONALMENTE

Otros tipos de leche (descremada, al 2 por ciento)
Yogur, bajo en grasa, sin sabor

* En porciones pequeñas.

CEREALES

1. CONSUMA CON FRECUENCIA	2. CONSUMA CON MODERACIÓN	3. CONSUMA OCASIONALMENTE
Hummus	Garbanzos	Arvejas ojinegras
Sopa de lentejas	Frijoles rojos	Frijol lima
Sopa de minestrone	Lentejas	Frijoles Navy (secos)
Frijoles de soya	Arvejas secas	Frijoles pintos
Leche de soya sin azúcar agregado	Amaranto	*Bagels,* 100% integrales
Tofu	Salvado en hojuelas	*Corn flakes* sin azúcar agregado
Malta cocinada	Pan 100% integral	Crema de trigo
Bagels bajos en carbohidratos	Pan 100% de trigo	Galletas 100% de trigo integral
Pan bajo en carbohidratos	Pan de centeno oscuro 100% integral sin molasas	*Grapenuts*
Cereal bajo en carbohidratos	Pan de multicereales no refinados	Sémola
Muffins bajos en carbohidratos	Pan de *pumpernickel* 100% integral, sin molasas	Mijo
Rollitos bajos en carbohidratos	Pan de centeno 100% integral sin molasas	Pasta de trigo integral
Chips bajos en carbohidratos	Pan de masa agria 100% integral	Pasta, arroz integral
Pasta baja en carbohidratos	Alforfón *(kasha)*	Pita, 100% de trigo integral
Salvado de avena	*Bulgur*	Pizza de queso con masa 100% de trigo integral
Pretzels de trigo integral	Colada de maíz	Cereal de arroz inflado integral, sin azúcar agregado
Avena tradicional	Cuscús de trigo integral	Arroz basmati integral sin procesar
Tortillas bajas en carbohidratos	Pan crujiente 100% integral	
Salvado de trigo	Flatbreak 100% integral	
Germen de trigo sin azúcar agregado		
Wraps bajos en carbohidratos		

Tostadas Melba,
100% de centeno o
de trigo integral
Müesli sin azúcar
agregado
Pizza baja en
carbohidratos
Palomitas de maíz
sin aceites
hidrogenados
Tortilla de maíz o de
trigo 100% integral
Wrap, 100% de trigo
integral

Arroz integral
Trigo rallado
Arroz salvaje

FRUTAS

1. CONSUMA CON FRECUENCIA	2. CONSUMA CON MODERACIÓN	3. CONSUMA OCASIONALMENTE
Manzana	Duraz023nos elatados en almíbar	Bananos
Moras	Duraznos secos	Cóctel de arándanos rojos sin azúcar agregado
Arándanos azules	Duraznos frescos	Jugo de arándanos rojos sin azúcar agregado
Cerezas	Uvas verdes y rojas	
Arándanos rojos	Jugo de toronja sin azúcar agregado	
Toronja	Kiwi	Cóctel de frutas enlatado en su jugo
Naranja	Mango	Jugo de uva
Melocotón	Melón *cantaloupe*	Jugo de naranja
Pera	Melón *honeydew*	Ciruelas pasas
Ciruela	Nectarina	Pasas
Pomegranate	Papaya	
Frambuesas	Piña fresca	
Fresas	Sandía	
Mandarina		

Apéndice 5

EL ESTILO DE VIDAD Y LA PIRÁMIDE DE ATKINS

ATKINS PUEDE AYUDARLE

Atkins Nutritionals, Inc. está trabajando constantemente para el mejoramiento de la salud y la nutrición de las personas alrededor del mundo.

Uno de los pasos para alcanzar este logro tan monumental ha sido el desarrollo de la Pirámide Nutricional del Estilo de Vida Atkins, una estrategia nutricional basada en un estilo de vida de carbohidratos controlados y una forma de ayudar a más de cien millones de americanos que están perdiendo la batalla contra la obesidad, la batalla de la pérdida de peso y la del mantenimiento del peso perdido. Recientemente, los Miembros del Consejo de Médicos de Atkins presentaron la Pirámide (que encontrará abajo) al personal de la Casa Blanca para Asuntos Domésticos sobre salud y nutrición, así como a representantes del Comité para los Parámetros Dietarios del Departamento de Agricultura de los Estados Unidos (USDA) y del Departamento de Salud y Servicios Humanos y a los representantes del Food and Drug Administration.

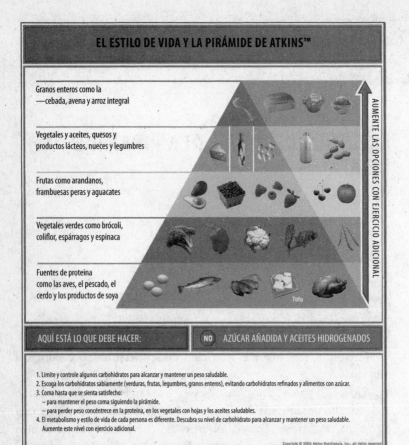

EL ESTILO DE VIDA Y LA PIRÁMIDE DE ATKINS™

Granos enteros como la
—cebada, avena y arroz integral

Vegetales y aceites, quesos y
productos lácteos, nueces y legumbres

Frutas como arandanos,
frambuesas peras y aguacates

Vegetales verdes como brócoli,
coliflor, espárragos y espinaca

Fuentes de proteina
como las aves, el pescado, el
cerdo y los productos de soya

Tofu

AUMENTE LAS OPCIONES CON EJERCICIO ADICIONAL

AQUÍ ESTÁ LO QUE DEBE HACER:　　NO　AZÚCAR AÑADIDA Y ACEITES HIDROGENADOS

1. Limite y controle algunos carbohidratos para alcanzar y mantener un peso saludable.
2. Escoga los carbohidratos sabiamente (verduras, frutas, legumbres, granos enteros), evitando carbohidratos refinados y alimentos con azúcar.
3. Coma hasta que se sienta satisfecho:
   – para mantener el peso coma siguiendo la pirámide.
   – para perder peso concéntrece en la proteína, en los vegetales con hojas y los aceites saludables.
4. El metabolismo y estilo de vida de cada persona es diferente. Descubra su nivel de carbohidrato para alcanzar y mantener un peso saludable.
   Aumente este nivel con ejercicio adicional.

Apéndice 6

MEDICAMENTOS PARA LA HIPERTENSIÓN

Esta lista se provee simplemente para ayudarle a entender la clasificacción de algún medicamento que usted esté tomando o que su doctor quiere que tome. No es para apoyar ningún medicamento en particular.

DIURÉTICOS

Tiazidas

Ingrediente genérico: bendroflumetiazida
Marca: Naturetin

Ingrediente genérico: bencetiazida
Marca: Exna

Ingrediente genérico: clorotiazida
Marcas: Diurigen, Diuril

Ingrediente genérico: clorotalidona
Marcas: Hygroton, Thalitone

Ingrediente genérico: hidroclorotiazida
Marcas: Esidrex, Ezide, HydroDIURIL, Hydro-Par, Microzide, Oretic

Ingrediente genérico: hidroflumetiazida
Marcas: Diucardin, Saluron

Ingrediente genérico: indapamida
Marca: Lozol

Ingrediente genérico: metilclotiazida
Marcas: Aquatensen, Enduron

Ingrediente genérico: metolazona
Marcas: Mykrox, Zaroxolyn

Ingrediente genérico: politiazida
Marca: Renese

Ingrediente genérico: quinetazona
Marca: Hydromox

Ingrediente genérico: triclormetiazida
Marcas: Diurese, Metahydrin, Naqua

Diuréticos de Asa

Ingrediente genérico: bumetanida
Marca: Bumex

Ingrediente genérico: ácido etacrínico
Marca: Edecrin

Ingrediente genérico: Furosemida
Marca: Lasix

Ingrediente genérico: torsemida
Marca: Demadex

Diuréticos/ Diuréticos de Asa

Ingrediente genérico: hidroclortiazida y triamtereno
Marcas: Maxzide, Maxzide-25

Diuréticos/antagonistas de aldosterona

Ingrediente genérico: espironolactona
Marca: Aldactone

Ingredientes genéricos: espironolactona e hidroclorotiazida
Marca: Aldactazide

INHIBIDORES ACE

Ingrediente genérico: benazepril
Marca: Lotensin

Ingrediente genérico: captopril
Marca: Capoten

Ingrediente genérico: enalapril
Marca: Vasotec

Ingrediente genérico: fosinopril
Marca: Monopril

Ingrediente genérico: lisinopril
Marca: Prinivil, Zestril

Ingrediente genérico: quinapril
Marca: Accupril

Ingrediente genérico: ramipril
Marca: Altace

Ingrediente genérico: trandolapril
Marca: Mavik

Bloqueadores de Canales de Calcio

Ingrediente genérico: amlopidina
Marca: Norvasc

Ingrediente genérico: diltiazam
Marcas: Cardizem, Cartia, Dilacor, Diltia, Tiamate, Tiazac

Ingrediente genérico: Felodipina
Marca: Plendil

Ingrediente genérico: Israpidina
Marca: DynaCirc

Ingrediente genérico: nicardipina
Marca: Cardene

Ingrediente genérico: nifedipina
Marcas: Adalat, Procardia

Ingrediente genérico: verapamil
Marcas: Calan, Covera, Isoptin, Verelan

Beta Bloqueadores

Ingrediente genérico: atenolol
Marca: Tenormin

Ingrediente genérico: labetalol
Marcas: Nomodyne, Trandate

Ingrediente genérico: metoprolol
Marcas: Lopressor, Toprol

Ingrediente genérico: nadolol
Marca: Corgard

Ingrediente genérico: penbutolol
Marca: Levatol

Ingrediente genérico: propanolol
Marca: Inderal

Ingrediente genérico: sotalol
Marcas: Betapace, Sorine

Ingrediente genérico: timolol
Marca: Blocadren

ARBs

Ingrediente genérico: irbesartan
Marca: Avapro

Ingrediente genérico: losartan
Marca: Cozaar

Ingrediente genérico: valsartan
Marca: Diovan

Notas de Referencia

Introducción

1. Centers for Disease Control and Prevention, "At a Glance: Diabetes: Disabling, Deadly, and on the Rise 2004," available at: http://www.cdc.gov/nccdphp/aag/aag_ddt.htm, accessed on April 7, 2004.

2. American Diabetes Association, "Diabetes and Cardiovascular (Heart) Disease," available at: http://www.diabetes.org/diabetes-statistics/heart-disease.jsp, accessed on April 7, 2004.

3. Garnt, P. J., Davies, J. A., "Cardiovascular Diseases and Diabetes," 2002, In: Textbook of Diabetes, Pickup, J. C. et al. (Eds.), Blackwell Publishing, 3rd Edition.

4. American Diabetes Association, "Diabetes and Cardiovascular (Heart) Disease," available at: http://www.diabetes.org/diabetes-statistics/heart-disease.jsp, accessed on April 7, 2004.

5. Piette, J. D., Heisler, M., Wagner, T. H., "Problems Paying out-of-Pocket Medication Costs Among Older Adults with Diabetes," Diabetes Care, 27(2), 2004, pages 384–391.

6. Centers for Disease Control and Prevention, "At a Glance: Diabetes: Disabling, Deadly, and on the Rise 2004," available at: http://www.cdc.gov/nccdphp/aag/aag_ddt.htm, accessed on April 7, 2004.

7. Centers for Disease Control and Prevention, "National Diabetes Fact Sheet: United States, November 2003," available at: http://www.cdc.gov/diabetes/pubs/factsheet.htm, accessed on April 7, 2004.

Capítulo 1: Las Encrucijadas de la Diabetes

1. National Institute of Diabetes and Digestive and Kidney Diseases. National Diabetes Statistics Fact Sheet: General Information and National Estimates on Diabetes in the United States, 2003. Bethesda, MD: U. S. Department of Health and Human Services, National Institutes of Health, 2003.

2. National Institute of Diabetes and Digestive and Kidney Diseases. National Diabetes Statistics Fact Sheet: General Information and National Estimates on Diabetes in the United States, 2003. Bethesda, MD: U. S. Department of Health and Human Services, National Institutes of Health, 2003.

3. Expert Committee on the Diagnosis and Classification of Diabetes Mellitus, "Report of the Expert Committee on the Diagnosis and Classification of Diabetes Mellitus," *Diabetes Care,* 26(1S), 2003, pages S5–S20.

4. Genuth, S., Alberti, K. G., Bennett, P., et al., "Follow-up Report on the Diagnosis of Diabetes Mellitus," *Diabetes Care,* 26(11), 2003, pages 3160–3167.

5. King, H., Aubert, R. E., Herman, W. H., "Global Burden of Diabetes, 1995–2025: Prevalence, Numerical Estimates, and Projections," *Diabetes Care,* 21(9), 1998, pages 1414–1431.

6. World Health Organization. "Diabetes Estimates and Projections," available at: http://www.who.int/ncd/dia/databases4.htm, accessed on February 24, 2004.

7. Expert Committee on the Diagnosis and Classification of Diabetes Mellitus, "Report of the Expert Committee on the Diagnosis and Classification of Diabetes Mellitus," *Diabetes Care,* 26(1S), 2003, pages S5–S20.

8. Expert Committee on the Diagnosis and Classification of Diabetes Mellitus, "Report of the Expert Committee on the Diagnosis and

Classification of Diabetes Mellitus," *Diabetes Care,* 26(1S), 2003, pages S5–20.

9. National Institute of Diabetes and Digestive and Kidney Diseases. National Diabetes Statistics Fact Sheet: General Information and National Estimates on Diabetes in the United States, 2003. Bethesda, MD: U. S. Department of Health and Human Services, National Institutes of Health, 2003.

10. "Diagnosis and Classification of Diabetes Mellitus," *Diabetes Care,* 27(1S), 2004, pages S5-S10.

11. Ovalle, F., Azziz, R., "Insulin Resistance, Polycystic Ovary Syndrome, and Type 2 Diabetes Mellitus," *Fertility and Sterility,* 77(6), 2002, pages 1095–1105.

12. Knochenhauer, E. S., Key, T. J., Kahsar-Miller, M., et al., "Prevalence of the Polycystic Ovary Syndrome in Unselected Black and White Women of the Southeastern United States: A Prospective Study," *Journal of Clinical Endocrinology and Metabolism,* 83(9), 1998, pages 3078–3082.

13. Knochenhauer, E. S., Key, T. J., Kahsar-Miller, M., et al., "Prevalence of the Polycystic Ovary Syndrome in Unselected Black and White Women of the Southeastern United States: A Prospective Study," *Journal of Clinical Endocrinology and Metabolism,* 83(9), 1998, pages 3078–3082.

14. "Diagnosis and Classification of Diabetes Mellitus," *Diabetes Care,* 27(1S), 2004, pages S5-S10.

15. Fagot-Campagna, A., Pettitt, D. J., Engelgau, M. M., et al., "Type 2 Diabetes Among North American Children and Adolescents: An Epidemiologic Review and a Public Health Perspective," *Journal of Pediatrics,* 136(5), 2000, pages 664–672.

16. Michels, K. B., Solomon, C. G., Hu, F. B., et al., "Type 2 Diabetes and Subsequent Incidence of Breast Cancer in the Nurses' Health Study," *Diabetes Care,* 26(6), 2003, pages 1752–1758.

17. National Institute of Diabetes and Digestive and Kidney Diseases. National Diabetes Statistics Fact Sheet: General Information and National Estimates on Diabetes in the United States, 2003. Bethesda, MD: U. S. Department of Health and Human Services, National Institutes of Health, 2003.

18. National Institute of Diabetes and Digestive and Kidney Diseases.

National Diabetes Statistics Fact Sheet: General Information and National Estimates on Diabetes in the United States, 2003. Bethesda, MD: U. S. Department of Health and Human Services, National Institutes of Health, 2003.

Capítulo 2: El Camino Equivocado: Un Largo Recorrido hacia la Diabetes

1. DeFronzo, R. A., Bonadonna, R. C., Ferrannini, E., "Pathogenesis of NIDDM. A Balanced Overview," *Diabetes Care,* 15(3), 1992, pages 318–368.
2. Barzilay, J. I., Freedland, E. S., "Inflammation and Its Relationship to Insulin Resistance, Type 2 Diabetes Mellitus, and Endothelial Dysfunction," *Metabolic Syndrome and Related Disorders,* 1(1), 2003, pages 55–67.
3. Grundy, S. M., "Inflammation, Hypertension, and the Metabolic Syndrome," *Journal of the American Medical Association,* 290(22), 2003, pages 3000–3002.
4. Caballero, A. E., "Endothelial Dysfunction in Obesity and Insulin Resistance: A Road to Diabetes and Heart Disease," *Obesity Research,* 11(11), 2003, pages 1278–1289.
5. Vernon, M. C., Mavropoulos, J., Transue, M., et al., "Clinical Experience of a Carbohydrate-Restricted Diet: Effect on Diabetes Mellitus," *Metabolic Syndrome and Related Disorders,* 1(3), 2003, pages 233–237.
6. Yancy, W. S., Vernon, M. C., Westman, E. C., "A Pilot Trial of a Low-Carbohydrate, Ketogenic Diet in Patients with Type 2 Diabetes," *Metabolic Syndrome and Related Disorders,* 1(3), 2003, pages 239–243.
7. National Institute of Diabetes and Digestive and Kidney Diseases. National Diabetes Statistics Fact Sheet: General Information and National Estimates on Diabetes in the United States, 2003. Bethesda, MD: U. S. Department of Health and Human Services, National Institutes of Health, 2003.
8. Harris, M. I., "Undiagnosed NIDDM: Clinical and Public Health Issues," *Diabetes Care,* 16(4), 1993, pages 642–652.
9. Expert Committee on the Diagnosis and Classification of Diabetes Mellitus, "Report of the Expert Committee on the Diagnosis and

Classification of Diabetes Mellitus," *Diabetes Care,* 26(1S), 2003, pages S5-S20.

Capítulo 3: Sopesando el Factor de Riesgo Número Uno

1. Chan, J. M., Rimm, E. B., Colditz, G. A., et al., "Obesity, Fat Distribution, and Weight Gain as Risk Factors for Clinical Diabetes in Men," *Diabetes Care,* 17(9), 1994, pages 961–969.
2. Colditz, G. A., Willett, W. C., Rotnitzky, A., et al., "Weight Gain as a Risk Factor for Clinical Diabetes Mellitus in Women," *Annals of Internal Medicine,* 122(7), 1995, pages 481–486.
3. Pi-Sunyer, F. X., "The Obesity Epidemic: Pathophysiology and Consequences of Obesity," *Obesity Research,* 10(2S), 2002, pages 97S-104S.
4. Burke, J. P., Williams, K., Narayan, K. M., et al., "A Population Perspective on Diabetes Prevention: Whom Should We Target for Preventing Weight Gain?" *Diabetes Care,* 26(7), 2003, pages 1999–2004.
5. National Heart, Lung, and Blood Institute, "Clinical Guidelines on the Identification, Evaluation, and Treatment of Overweight and Obesity in Adults: Executive Summary. Expert Panel on the Identification, Evaluation, and Treatment of Overweight in Adults," 1998.
6. Heiat, A. National Institutes of Health (NIH: the NIH Consensus Conference on Health Implications of Obesity in 1985); United States Department of Agriculture (the 1990 Department of Agriculture's Dietary Guidelines for Americans); National Heart, Lung, and Blood Institute., "Impact of Age on Definition of Standards for Ideal Weight," *Preventive Cardiology,* 6(2), 2003, pages 104–107.
7. Aronne, L. J., Segal, K. R., "Adiposity and Fat Distribution Outcome Measures: Assessment and Clinical Implications," *Obesity Research,* 10(1S), 2002, pages 14S-21S.
8. Chan, J. M., Rimm, E. B., Colditz, G. A., et al., "Obesity, Fat Distribution, and Weight Gain as Risk Factors for Clinical Diabetes in Men," *Diabetes Care,* 17(9), 1994, pages 961–969.
9. Colditz, G. A., Willett, W. C., Rotnitzky, A., et al., "Weight Gain as a

Risk Factor for Clinical Diabetes Mellitus in Women," *Annals of Internal Medicine*, 122(7), 1995, pages 481–486.

10. Colditz, G. A., Willett, W. C., Rotnitzky, A., et al., "Weight Gain as a Risk Factor for Clinical Diabetes Mellitus in Women," *Annals of Internal Medicine*, 122(7), 1995, pages 481–486.

11. Chan, J. M., Rimm, E. B., Colditz, G. A., et al., "Obesity, Fat Distribution, and Weight Gain as Risk Factors for Clinical Diabetes in Men," *Diabetes Care*, 17(9), 1994, pages 961–969.

12. Seidell, J. C., Kahn, H. S., Williamson, D. F., et al., "Report from a Centers for Disease Control and Prevention Workshop on Use of Adult Anthropometry for Public Health and Primary Health Care," *American Journal of Clinical Nutrition*, 73(1), 2001, pages 123–126.

13. Kahn, H. S., Valdez, R., "Metabolic Risks Identified by the Combination of Enlarged Waist and Elevated Triacylglycerol Concentration," *American Journal of Clinical Nutrition*, 78(5), 2003, pages 928–934.

14. Janssen, I., Katzmarzyk, P. T., Ross, R., "Waist Circumference and Not Body Mass Index Explains Obesity-Related Health Risk," *American Journal of Clinical Nutrition*, 79(3), 2004, pages 379–384.

15. Janssen, I., Katzmarzyk, P. T., Ross, R., "Waist Circumference and Not Body Mass Index Explains Obesity-Related Health Risk," *American Journal of Clinical Nutrition*, 79(3), 2004, pages 379–384.

16. Wannamethee, S. G., Shaper, A. G., "Alcohol, Body Weight, and Weight Gain in Middle-Aged Men," *American Journal of Clinical Nutrition*, 77(5), 2003, pages 1312–1317.

17. Bernstein, R. K., "Dr. Bernstein's Diabetes Solution: The Complete Guide to Achieving Normal Blood Sugars Revised & Updated," 2003, Little Brown & Company, Revised Edition, page 480.

Capítulo 4: Un Quinteto Mortal: Conozca el Síndrome Metabólico

1. Reaven, G. M., "Banting Lecture 1988. Role of Insulin Resistance in Human Disease," *Diabetes*, 37(12), 1988, pages 1595–1607.

2. Calle, E. E., Thun, M. J., Petrelli, J. M., et al., "Body-Mass Index and

Mortality in a Prospective Cohort of U. S. Adults," *New England Journal of Medicine*, 341(15), 1999, pages 1097–1105.

3. Arcaro, G., Cretti, A., Balzano, S., et al., "Insulin Causes Endothelial Dysfunction in Humans: Sites and Mechanisms," *Circulation*, 105(5), 2002, pages 576–582.

4. Reaven, G. M., "Banting Lecture 1988. Role of Insulin Resistance in Human Disease," *Diabetes*, 37(12), 1988, pages 1595–1607.

5. Expert Panel on Detection, Evaluation, and Treatment of High Blood Cholesterol in Adults, "Executive Summary of the Third Report of the National Cholesterol Education Program (NCEP) Expert Panel on Detection, Evaluation, and Treatment of High Blood Cholesterol in Adults (Adult Treatment Panel III)," *Journal of the American Medical Association*, 285(19), 2001, pages 2486–2497.

6. Ford, E. S., Giles, W. H., "A Comparison of the Prevalence of the Metabolic Syndrome Using Two Proposed Definitions," *Diabetes Care*, 26(3), 2003, pages 575–581.

7. Expert Panel on Detection, Evaluation, and Treatment of High Blood Cholesterol in Adults, "Executive Summary of the Third Report of the National Cholesterol Education Program (NCEP) Expert Panel on Detection, Evaluation, and Treatment of High Blood Cholesterol in Adults (Adult Treatment Panel III)," *Journal of the American Medical Association*, 285(19), 2001, pages 2486–2497.

8. Ford, E. S., Giles, W. H., Dietz, W. H., "Prevalence of the Metabolic Syndrome Among US Adults: Findings from the Third National Health and Nutrition Examination Survey," *Journal of the American Medical Association*, 287(3), 2002, pages 356–359.

9. Alberti, K. G., Zimmet, P. Z., "Definition, Diagnosis and Classification of Diabetes Mellitus and Its Complications. Part 1: Diagnosis and Classification of Diabetes Mellitus Provisional Report of a WHO Consultation," *Diabetic Medicine*, 15(7), 1998, pages 539–553.

10. Alberti, K. G., Zimmet, P. Z., "Definition, Diagnosis and Classification of Diabetes Mellitus and Its Complications. Part 1: Diagnosis and Classification of Diabetes Mellitus Provisional Report of a WHO Consultation," *Diabetic Medicine*, 15(7), 1998, pages 539–553.

11. Ford, E. S., Giles, W. H., "A Comparison of the Prevalence of the

Metabolic Syndrome Using Two Proposed Definitions," *Diabetes Care,* 26(3), 2003, pages 575–581.

12. Alexander, C. M., Landsman, P. B., Teutsch, S. M., et al., "NCEP-Defined Metabolic Syndrome, Diabetes, and Prevalence of Coronary Heart Disease among NHANES III Participants Age 50 Years and Older," *Diabetes,* 52(5), 2003, pages 1210–1214.

13. Seidell, J. C., Kahn, H. S., Williamson, D. F., et al., "Report from a Centers for Disease Control and Prevention Workshop on Use of Adult Anthropometry for Public Health and Primary Health Care," *American Journal of Clinical Nutrition,* 73(1), 2001, pages 123–126.

14. Kahn, H. S., Valdez, R., "Metabolic Risks Identified by the Combination of Enlarged Waist and Elevated Triacylglycerol Concentration," *American Journal of Clinical Nutrition,* 78(5), 2003, pages 928–934.

15. Janssen, I., Katzmarzyk, P. T., Ross, R., "Waist Circumference and Not Body Mass Index Explains Obesity-Related Health Risk," *American Journal of Clinical Nutrition,* 79(3), 2004, pages 379–384.

16. Aronne, L. J., Segal, K. R., "Adiposity and Fat Distribution Outcome Measures: Assessment and Clinical Implications," *Obesity Research,* 10(1S), 2002, pages 14S-21S.

17. Pi-Sunyer, F. X., "The Obesity Epidemic: Pathophysiology and Consequences of Obesity," *Obesity Research,* 10(2S), 2002, pages 97S-104S.

18. Ruderman, N., Chisholm, D., Pi-Sunyer, X., et al., "The Metabolically Obese, Normal-Weight Individual Revisited," *Diabetes,* 47(5), 1998, pages 699–713.

19. Sattar, N., Gaw, A., Scherbakova, O., et al., "Metabolic Syndrome with and Without C-Reactive Protein as a Predictor of Coronary Heart Disease and Diabetes in the West of Scotland Coronary Prevention Study," *Circulation,* 108(4), 2003, pages 414–419.

20. Hudgins, L. C., "Effect of High-Carbohydrate Feeding on Triglyceride and Saturated Fatty Acid Synthesis," *Proceedings of the Society for Experimental Biology and Medicine,* 225(3), 2000, pages 178–183.

21. Hudgins, L. C., Hellerstein, M. K., Seidman, C. E., et al., "Relation-

ship Between Carbohydrate-Induced Hypertriglyceridemia and Fatty Acid Synthesis in Lean and Obese Subjects," *Journal of Lipid Research*, 41(4), 2000, pages 595–604.

22. American Heart Association, "Carbohydrates and Sugars," available at: http://www.americanheart.org, accessed February 27, 2004.

23. Volek, J. S., Sharman, M. J., Love, D. M., et al., "Body Composition and Hormonal Responses to a Carbohydrate-Restricted Diet," *Metabolism: Clinical and Experimental*, 51(7), 2002, pages 864–870.

24. Layman, D. K., "The Role of Leucine in Weight Loss Diets and Glucose Homeostasis," *Journal of Nutrition*, 133(1), 2003, pages 261S–267S.

25. Layman, D. K., Boileau, R. A., Erickson, D. J., et al., "A Reduced Ratio of Dietary Carbohydrate to Protein Improves Body Composition and Blood Lipid Profiles During Weight Loss in Adult Women," *Journal of Nutrition*, 133(2), 2003, pages 411–417.

26. Westerterp-Plantenga, M. S., "The Significance of Protein in Food Intake and Body Weight Regulation," *Current Opinion in Clinical Nutrition and Metabolic Care*, 6(6), 2003, pages 635–638.

27. Asztalos, B., Lefevre, M., Wong, L., et al., "Differential Response to Low-Fat Diet Between Low and Normal HDL-Cholesterol Subjects," *Journal of Lipid Research*, 41(3), 2000, pages 321–328.

28. Aro, A., Pietinen, P., Valsta, L. M., et al., "Effects of Reduced-Fat Diets with Different Fatty Acid Compositions on Serum Lipoprotein Lipids and Apolipoproteins," *Public Health Nutrition*, 1(2), 1998, pages 109–116.

29. Berglund, L., Oliver, E. H., Fontanez, N., et al., "HDL-Subpopulation Patterns in Response to Reductions in Dietary Total and Saturated Fat Intakes in Healthy Subjects," *American Journal of Clinical Nutrition*, 70(6), 1999, pages 992–1000.

30. Brehm, B. J., Seeley, R. J., Daniels, S. R., et al., "A Randomized Trial Comparing a Very Low Carbohydrate Diet and a Calorie-Restricted Low Fat Diet on Body Weight and Cardiovascular Risk Factors in Healthy Women," *Journal of Clinical Endocrinology and Metabolism*, 88(4), 2003, pages 1617–1623.

31. Foster, G. D., Wyatt, H. R., Hill, J. O., et al., "A Randomized Trial of a Low-Carbohydrate Diet for Obesity," *New England Journal of Medicine*, 348(21), 2003, pages 2082–2090.

32. O'Brien, K. D., Brehm, B. J., Seeley, R. J., "Greater Reduction in Inflammatory Markers with Low Carbohydrate Diet Than with a Calorically Matched Low Fat Diet," Presented at American Heart Association's Scientific Sessions 2002 on Tuesday, November 19, 2002, Abstract ID: 117597.

33. Samaha, F. F., Iqbal, N., Seshadri, P., et al., "A Low-Carbohydrate as Compared with a Low-Fat Diet in Severe Obesity," *New England Journal of Medicine*, 348(21), 2003, pages 2074–2081.

34. Sharman, M. J., Kraemer, W. J., Love, D. M., et al., "A Ketogenic Diet Favorably Affects Serum Biomarkers for Cardiovascular Disease in Normal-Weight Men," *Journal of Nutrition*, 132(7), 2002, pages 1879–1885.

35. Sondike, S. B., Copperman, N., Jacobson, M. S., "Effects of a Low-Carbohydrate Diet on Weight Loss and Cardiovascular Risk Factor in Overweight Adolescents," *Journal of Pediatrics*, 142(3), 2003, pages 253–258.

36. Volek, J. S., Sharman, M. J., Gomez, A. L., et al., "An Isoenergetic Very Low Carbohydrate Diet Improves Serum HDL Cholesterol and Triacylglycerol Concentrations, the Total Cholesterol to HDL Cholesterol Ratio and Postprandial Pipemic Responses Compared with a Low Fat Diet in Normal Weight, Normolipidemic Women," *Journal of Nutrition*, 133(9), 2003, pages 2756–2761.

37. Westman, E. C., Yancy, W. S., Edman, J. S., et al., "Effect of 6-Month Adherence to a Very Low Carbohydrate Diet Program," *American Journal of Medicine*, 113(1), 2002, pages 30–36.

38. Westman, E. C., Yancy, W. S., Jr., Guyton, J. S., "Effect of a Low Carbohydrate Ketogenic Diet Program on Fasting Lipid Subfractions," *Circulation*, 106(19(SII)), 2002, page 727.

39. Chobanian, A. V., Bakris, G. L., Black, H. R., et al., "Seventh Report of the Joint National Committee on Prevention, Detection, Evaluation, and Treatment of High Blood Pressure," *Hypertension*, 42(6), 2003, pages 1206–1252.

40. Ford, E. S., Giles, W. H., "A Comparison of the Prevalence of the Metabolic Syndrome Using Two Proposed Definitions," *Diabetes Care*, 26(3), 2003, pages 575–581.

41. Ridker, P. M., Morrow, D. A., "C-Reactive Protein, Inflammation, and Coronary Risk," *Cardiology Clinics*, 21(3), 2003, pages 315–325.

42. Reaven, G., "Syndrome X," *Current Treatment Options in Cardio-vascular Medicine,* 3(4), 2001, pages 323–332.

43. Layman, D. K., Boileau, R. A., Erickson, D. J., et al., "A Reduced Ratio of Dietary Carbohydrate to Protein Improves Body Composition and Blood Lipid Profiles During Weight Loss in Adult Women," *Journal of Nutrition,* 133(2), 2003, pages 411–417.

44. Volek, J. S., Sharman, M. J., Love, D. M., et al., "Body Composition and Hormonal Responses to a Carbohydrate-Restricted Diet," *Metabolism: Clinical and Experimental,* 51(7), 2002, pages 864–870.

Capítulo 5: Advertencia: Prediabetes

1. Expert Committee on the Diagnosis and Classification of Diabetes Mellitus, "Report of the Expert Committee on the Diagnosis and Classification of Diabetes Mellitus," *Diabetes Care,* 26(1S), 2003, pages S5-S20.

2. Expert Committee on the Diagnosis and Classification of Diabetes Mellitus, "Report of the Expert Committee on the Diagnosis and Classification of Diabetes Mellitus," *Diabetes Care,* 26(1S), 2003, pages S5-S20.

3. National Institute of Diabetes and Digestive and Kidney Diseases, "Insulin Resistance and Pre-Diabetes," November 2003, available at: http://www.diabetes.niddk.nih.gov/dm/pubs/insulinresistance/index. htm, accessed on February 27, 2004.

4. American Diabetes Association, "Standards of Medical Care for Patients with Diabetes Mellitus," *Diabetes Care,* 26(1S), 2003, pages S33-S50.

5. Dallo, F. J., Weller, S. C., "Effectiveness of Diabetes Mellitus Screening Recommendations," *Proceedings of the National Academy of Sciences of the United States of America,* 100(18), 2003, pages 10574–10579.

6. Dallo, F. J., Weller, S. C., "Effectiveness of Diabetes Mellitus Screening Recommendations," *Proceedings of the National Academy of Sciences of the United States of America,* 100(18), 2003, pages 10574–10579.

7. Bjornholt, J. V., Erikssen, G., Aaser, E., et al., "Fasting Blood Glu-

cose: An Underestimated Risk Factor for Cardiovascular Death. Results from a 22-Year Follow-up of Healthy Nondiabetic Men," *Diabetes Care,* 22(1), 1999, pages 45–49.

8. Saydah, S. H., Loria, C. M., Eberhardt, M. S., et al., "Subclinical States of Glucose Intolerance and Risk of Death in the U. S," *Diabetes Care,* 24(3), 2001, pages 447–453.

9. Norhammar, A., Tenerz, A., Nilsson, G., et al., "Glucose Metabolism in Patients with Acute Myocardial Infarction and no Previous Diagnosis of Diabetes Mellitus: A Prospective Study," *Lancet,* 359(9324), 2002, pages 2140–2144.

10. de Vegt, F., Dekker, J. M., Jager, A., et al., "Relation of Impaired Fasting and Postload Glucose with Incident Type 2 Diabetes in a Dutch Population: The Hoorn Study," *Journal of the American Medical Association,* 285(16), 2001, pages 2109–2113.

Capítulo 6: Diagnóstico: Diabetes

1. Reaven, G., "Syndrome X," *Current Treatment Options in Cardiovascular Medicine,* 3(4), 2001, pages 323–332.

2. Saydah, S. H., Fradkin, J., Cowie, C. C,, "Poor Control of Risk Factors for Vascular Disease among Adults with Previously Diagnosed Diabetes," *Journal of the American Medical Association,* 291(3), 2004, pages 335–342.

Capítulo 8: Fenómenos Paralelos: Hipertensión y Altos Niveles de Azúcar en la Sangre

1. Chobanian, A. V., Bakris, G. L., Black, H. R., et al., "The Seventh Report of the Joint National Committee on Prevention, Detection, Evaluation, and Treatment of High Blood Pressure: The JNC 7 Report," *Journal of the American Medical Association,* 289(19), 2003, pages 2560–2572.

2. Chobanian, A. V., Bakris, G. L., Black, H. R., et al., "The Seventh Report of the Joint National Committee on Prevention, Detection, Evaluation, and Treatment of High Blood Pressure: The JNC 7 Report," *Journal of the American Medical Association,* 289(19), 2003, pages 2560–2572.

3. "Research Notebook, New Guidelines Set Lower Mark for High Blood Pressure," *FDA Consumer Magazine,* 37(4), available at http://www.fda.gov/fdac/403_toc.html, accessed on April 24, 2004.

4. Nesbitt, S. D., Julius, S., "Prehypertension: A Possible Target for Antihypertensive Medication," *Current Hypertension Reports,* 2(4), 2000, pages 356–361.

5. US Department of Health and Human Services, "JNC 7 Express: The Seventh Report of the Joint National Committee on Prevention, Detection, Evaluation, and Treatment of High Blood Pressure," May 2003, NIH Publication No. 03–4233, available at: http://www.nhbli.nih.gov/guidelines/hypertension/jncintro.htm, accessed on February 27, 2004.

6. US Department of Health and Human Services, "JNC 7 Express: The Seventh Report of the Joint National Committee on Prevention, Detection, Evaluation, and Treatment of High Blood Pressure," May 2003, NIH Publication No. 03–4233, available at: http://www.nhbli.nih.gov/guidelines/hypertension/jncintro.htm, accessed on February 27, 2004.

7. Sowers, J. R., Epstein, M., Frohlich, E. D., "Diabetes, Hypertension, and Cardiovascular Disease: An Update," *Hypertension,* 37(4), 2001, pages 1053–1059.

8. US Department of Health and Human Services, "JNC 7 Express: The Seventh Report of the Joint National Committee on Prevention, Detection, Evaluation, and Treatment of High Blood Pressure," May 2003, NIH Publication No. 03–4233, available at: http://www.nhbli.nih.gov/guidelines/hypertension/jncintro.htm, accessed on February 27, 2004.

9. Gress, T. W., Nieto, F. J., Shahar, E., et al., "Hypertension and Antihypertensive Therapy as Risk Factors for Type 2 Diabetes Mellitus. Atherosclerosis Risk in Communities Study," *New England Journal of Medicine,* 342(13), 2000, pages 905–912.

10. Henry, P., Thomas, F., Benetos, A., et al., "Impaired Fasting Glucose, Blood Pressure and Cardiovascular Disease Mortality," *Hypertension,* 40(4), 2002, pages 458–463.

11. American Diabetes Association, "Treatment of Hypertension in Adults with Diabetes," *Diabetes Care,* 25(1), 2002, pages 199–201.

12. Arauz-Pacheco, C., Parrott, M. A., Raskin, P., "Hypertension Management in Adults with Diabetes," *Diabetes Care,* 27(1S), 2004, pages S65-S67.

13. Vaskonen, T., "Dietary Minerals and Modification of Cardiovascular Risk Factors," *Journal of Nutritional Biochemistry,* 14(9), 2003, pages 492–506.

14. Quinones-Galvan, A., Ferrannini, E., "Renal Effects of Insulin in Man," *Journal of Nephrology,* 10(4), 1997, pages 188–191.

15. Phinney, S. D., Bistrian, B. R., Evans, W. J., et al., "The Human Metabolic Response to Chronic Ketosis without Caloric Restriction: Preservation of Submaximal Exercise Capability with Reduced Carbohydrate Oxidation," *Metabolism: Clinical and Experimental,* 32(8), 1983, pages 769–776.

16. Whelton, S. P., Chin, A., Xin, X., et al., "Effect of Aerobic Exercise on Blood Pressure: A Meta-Analysis of Randomized, Controlled Trials," *Annals of Internal Medicine,* 136(7), 2002, pages 493–503.

17. Bjorntorp, P., "Do Stress Reactions Cause Abdominal Obesity and Comorbidities?" *Obesity Reviews,* 2(2), 2001, pages 73–86.

18. Brunner, E. J., Hemingway, H., Walker, B. R., et al., "Adrenocortical, Autonomic, and Inflammatory Causes of the Metabolic Syndrome: Nested Case-Control Study," *Circulation,* 106(21), 2002, pages 2659–2665.

19. Bjorntorp, P., "Do Stress Reactions Cause Abdominal Obesity and Comorbidities?" *Obesity Reviews,* 2(2), 2001, pages 73–86.

20. Brunner, E. J., Hemingway, H., Walker, B. R., et al., "Adrenocortical, Autonomic, and Inflammatory Causes of the Metabolic Syndrome: Nested Case-Control Study," *Circulation,* 106(21), 2002, pages 2659–2665.

21. Leproult, R., Van Reeth, O., Byrne, M. M., et al., "Sleepiness, Performance, and Neuroendocrine Function During Sleep Deprivation: Effects of Exposure to Bright Light or Exercise," *Journal of Biological Rhythms,* 12(3), 1997, pages 245–258.

22. Vgontzas, A. N., Tsigos, C., Bixler, E. O., et al., "Chronic Insomnia and Activity of the Stress System: A Preliminary Study," *Journal of Psychosomatic Research,* 45(1S), 1998, pages 21–31.

23. Arauz-Pacheco, C., Parrott, M. A., Raskin, P., "Hypertension Man-

agement in Adults with Diabetes," *Diabetes Care,* 27(1S), 2004, pages S65-S67.

24. Gress, T. W., Nieto, F. J., Shahar, E., et al., "Hypertension and Anti-hypertensive Therapy as Risk Factors for Type 2 Diabetes Mellitus. Atherosclerosis Risk in Communities Study," *New England Journal of Medicine,* 342(13), 2000, pages 905–912.

25. Pollare, T., Lithell, H., Berne, C., "A Comparison of the Effects of Hydrochlorothiazide and Captopril on Glucose and Lipid Metabolism in Patients with Hypertension," *New England Journal of Medicine,* 321(13), 1989, pages 868–873.

26. Alderman, M. H., Cohen, H., Madhavan, S., "Diabetes and Cardiovascular Events in Hypertensive Patients," *Hypertension,* 33(5), 1999, pages 1130–1134.

27. Dunder, K., Lind, L., Zethelius, B., et al., "Increase in Blood Glucose Concentration During Antihypertensive Treatment as a Predictor of Myocardial Infarction: Population Based Cohort Study," *British Medical Journal,* 326(7391), 2003, page 681–686.

28. Quinones-Galvan, A., Ferrannini, E., "Renal Effects of Insulin in Man," *Journal of Nephrology,* 10(4), 1997, pages 188–191.

29. Mora-Rodriguez, R., Hodgkinson, B. J., Byerley, L. O., et al., "Effects of Beta-Adrenergic Receptor Stimulation and Blockade on Substrate Metabolism During Submaximal Exercise," *American Journal of Physiology. Endocrinology and Metabolism,* 280(5), 2001, pages E752–760.

30. Imazu, M., "Hypertension and Insulin Disorders," *Current Hypertension Reports,* 4(6), 2002, pages 477–482.

31. Mills, G. A., Horn, J. R., "Beta-Blockers and Glucose Control," *Drug Intelligence and Clinical Pharmacy,* 19(4), 1985, pages 246–251.

32. Marcus, A. O., "Safety of Drugs Commonly Used to Treat Hypertension, Dyslipidemia, and Type 2 Diabetes (the Metabolic Syndrome): Part 1," *Diabetes Technology & Therapeutics,* 2(1), 2000, pages 101–110.

33. Devoy, M. A., Tomson, C. R., Edmunds, M. E., et al., "Deterioration in Renal Function Associated with Angiotensin Converting Enzyme Inhibitor Therapy Is Not Always Reversible," *Journal of Internal Medicine,* 232(6), 1992, pages 493–498.

34. Wargo, K. A., Chong, K., Chan, E. C., "Acute Renal Failure Secondary to Angiotensin II Receptor Blockade in a Patient with Bilateral Renal Artery Stenosis," *Pharmacotherapy,* 23(9), 2003, pages 1199–1204.

Capítulo 9: La Conexión Cardiaca

1. Garnt, P. J., Davies, J. A., "Cardiovascular Diseases and Diabetes," In: Textbook of Diabetes, Pickup, J. C. & Williams, G. (Eds.), Blackwell Publishing, 3rd Edition, 2002. Malden, MA.

2. American Heart Association. Heart Disease and Stroke Statistics-2004 Update. Dallas, Tex.: American Heart Association, 2003.

3. Haffner, S. M., Lehto, S., Ronnemaa, T., et al., "Mortality from Coronary Heart Disease in Subjects with Type 2 Diabetes and in Nondiabetic Subjects with and without Prior Myocardial Infarction," *New England Journal of Medicine,* 339(4), 1998, pages 229–234.

4. Hu, F. B., Stampfer, M. J., Solomon, C. G., et al., "The Impact of Diabetes Mellitus on Mortality from All Causes and Coronary Heart Disease in Women: 20 Years of Follow-Up," *Archives of Internal Medicine,* 161(14), 2001, pages 1717–1723.

5. Balkau, B., Shipley, M., Jarrett, R. J., et al., "High Blood Glucose Concentration Is a Risk Factor for Mortality in Middle-Aged Nondiabetic Men. 20-Year Follow-up in the Whitehall Study, the Paris Prospective Study, and the Helsinki Policemen Study," *Diabetes Care,* 21(3), 1998, pages 360–367.

6. Kenchaiah, S., Evans, J. C., Levy, D., et al., "Obesity and the Risk of Heart Failure," *New England Journal of Medicine,* 347(5), 2002, pages 305–313.

7. Kirpichnikov, D., McFarlane, S. I., Sowers, J. R., "Heart Failure in Diabetic Patients: Utility of Beta-Blockade," *Journal of Cardiac Failure,* 9(4), 2003, pages 333–344.

8. Gaziano, J. M., Hennekens, C. H., O'Donnell, C. J., et al., "Fasting Triglycerides, High-Density Lipoprotein, and Risk of Myocardial Infarction," *Circulation,* 96(8), 1997, pages 2520–2525.

9. Abbasi, F., McLaughlin, T., Lamendola, C., et al., "High Carbohydrate Diets, Triglyceride-Rich Lipoproteins, and Coronary Heart

Disease Risk," *American Journal of Cardiology,* 85(1), 2000, pages 45–48.

10. Assmann, G., Schulte, H., Funke, H., et al., "The Emergence of Triglycerides as a Significant Independent Risk Factor in Coronary Artery Disease," *European Heart Journal,* 19 Suppl M, 1998, pages M8-M14.

11. St-Pierre, A. C., Ruel, I. L., Cantin, B., et al., "Comparison of Various Electrophoretic Characteristics of LDL Particles and Their Relationship to the Risk of Ischemic Heart Disease," *Circulation,* 104(19), 2001, pages 2295–2299.

12. Garvey, W. T., Kwon, S., Zheng, D., et al., "Effects of Insulin Resistance and Type 2 Diabetes on Lipoprotein Subclass Particle Size and Concentration Determined by Nuclear Magnetic Resonance," *Diabetes,* 52(2), 2003, pages 453–462.

13. Hickey, J. T., Hickey, L., Yancy, W. S. J., et al., "Clinical Use of a Carbohydrate-Restricted Diet to Treat the Dyslipidemia of the Metabolic Syndrome," *Metabolic Syndrome and Related Disorders,* 1(3), 2003, pages 227–232.

14. Westman, E. C., Yancy, W. S., Jr., Guyton, J. S., "Effect of a Low Carbohydrate Ketogenic Diet Program on Fasting Lipid Subfractions," *Circulation,* 106(19(SII)), 2002, page 727.

15. Luc, G., Bard, J. M., Arveiler, D., et al., "Lipoprotein (a) as a Predictor of Coronary Heart Disease: The Prime Study," *Atherosclerosis,* 163(2), 2002, pages 377–384.

16. Gotto, A. M., Jr., Brinton, E. A., "Assessing Low Levels of High-Density Lipoprotein Cholesterol as a Risk Factor in Coronary Heart Disease: A Working Group Report and Update," *Journal of the American College of Cardiology,* 43(5), 2004, pages 717–724.

17. Hickey, J. T., Hickey, L., Yancy, W. S. J., et al., "Clinical Use of a Carbohydrate-Restricted Diet to Treat the Dyslipidemia of the Metabolic Syndrome," *Metabolic Syndrome and Related Disorders,* 1(3), 2003, pages 227–232.

18. Westman, E. C., Mavropoulos, J., Yancy, W. S., et al., "A Review of Low-Carbohydrate Ketogenic Diets," *Current Atherosclerosis Reports,* 5(6), 2003, pages 476–483.

19. Hudgins, L. C., "Effect of High-Carbohydrate Feeding on Triglyc-

eride and Saturated Fatty Acid Synthesis," *Proceedings of the Society for Experimental Biology and Medicine*, 225(3), 2000, pages 178–183.

20. Hudgins, L. C., Hellerstein, M. K., Seidman, C. E., et al., "Relationship between Carbohydrate-Induced Hypertriglyceridemia and Fatty Acid Synthesis in Lean and Obese Subjects," *Journal of Lipid Research*, 41(4), 2000, pages 595–604.

21. Gaziano, J. M., Hennekens, C. H., O'Donnell, C. J., et al., "Fasting Triglycerides, High-Density Lipoprotein, and Risk of Myocardial Infarction," *Circulation*, 96(8), 1997, pages 2520–2525.

22. Austin, M. A., Hokanson, J. E., Edwards, K. L., "Hypertriglyceridemia as a Cardiovascular Risk Factor," *American Journal of Cardiology*, 81(4A), 1998, pages 7B-12B.

23. Expert Panel on Detection, Evaluation, And Treatment of High Blood Cholesterol In Adults, "Executive Summary of the Third Report of the National Cholesterol Education Program (NCEP) Expert Panel on Detection, Evaluation, and Treatment of High Blood Cholesterol in Adults (Adult Treatment Panel III)," *Journal of the American Medical Association*, 285(19), 2001, pages 2486–2497.

24. Ashton, E., Liew, D., Krum, H., "Should Patients with Chronic Heart Failure Be Treated with 'Statins'?" *Heart Failure Monitor*, 3(3), 2003, pages 82–86.

25. Ashton, E., Liew, D., Krum, H., "Should Patients with Chronic Heart Failure Be Treated with 'Statins'?" *Heart Failure Monitor*, 3(3), 2003, pages 82–86.

26. Westman, E. C., Mavropoulos, J., Yancy, W. S., et al., "A Review of Low-Carbohydrate Ketogenic Diets," *Current Atherosclerosis Reports*, 5(6), 2003, pages 476–483.

27. Arcaro, G., Cretti, A., Balzano, S., et al., "Insulin Causes Endothelial Dysfunction in Humans: Sites and Mechanisms," *Circulation*, 105(5), 2002, pages 576–582.

28. Festa, A., Hanley, A. J., Tracy, R. P., et al., "Inflammation in the Prediabetic State Is Related to Increased Insulin Resistance Rather Than Decreased Insulin Secretion," *Circulation*, 108(15), 2003, pages 1822–1830.

29. Caballero, A. E., "Endothelial Dysfunction in Obesity and Insulin

Resistance: A Road to Diabetes and Heart Disease," *Obesity Research*, 11(11), 2003, pages 1278–1289.

30. Expert Panel on Detection, Evaluation, And Treatment of High Blood Cholesterol In Adults, "Executive Summary of the Third Report of the National Cholesterol Education Program (NCEP) Expert Panel on Detection, Evaluation, and Treatment of High Blood Cholesterol in Adults (Adult Treatment Panel III)," *Journal of the American Medical Association*, 285(19), 2001, pages 2486–2497.

31. Fedder, D. O., Koro, C. E., L'Italien, G. J., "New National Cholesterol Education Program III Guidelines for Primary Prevention Lipid-Lowering Drug Therapy: Projected Impact on the Size, Sex, and Age Distribution of the Treatment-Eligible Population," *Circulation*, 105(2), 2002, pages 152–156.

32. Reaven, G., "Syndrome X," *Current Treatment Options in Cardiovascular Medicine*, 3(4), 2001, pages 323–332.

33. Sharman, M. J., Kraemer, W. J., Love, D. M., et al., "A Ketogenic Diet Favorably Affects Serum Biomarkers for Cardiovascular Disease in Normal-Weight Men," *Journal of Nutrition*, 132(7), 2002, pages 1879–1885.

34. Volek, J. S., Sharman, M. J., Gomez, A. L., et al., "An Isoenergetic Very Low Carbohydrate Diet Improves Serum HDL Cholesterol and Triacylglycerol Concentrations, the Total Cholesterol to HDL Cholesterol Ratio and Postprandial Pipemic Responses Compared with a Low Fat Diet in Normal Weight, Normolipidemic Women," *Journal of Nutrition*, 133(9), 2003, pages 2756–2761.

35. Hudgins, L. C., "Effect of High-Carbohydrate Feeding on Triglyceride and Saturated Fatty Acid Synthesis," *Proceedings of the Society for Experimental Biology and Medicine*, 225(3), 2000, pages 178–183.

36. Caballero, A. E., "Endothelial Dysfunction in Obesity and Insulin Resistance: A Road to Diabetes and Heart Disease," *Obesity Research*, 11(11), 2003, pages 1278–1289.

37. Hoogeveen, E. K., Kostense, P. J., Jakobs, C., et al., "Hyperhomocysteinemia Increases Risk of Death, Especially in Type 2 Diabetes: 5-Year Follow-up of the Hoorn Study," *Circulation*, 101(13), 2000, pages 1506–1511.

38. Soinio, M., Marniemi, J., Laakso, M., et al., "Elevated Plasma Homocysteine Level Is an Independent Predictor of Coronary Heart Disease Events in Patients with Type 2 Diabetes Mellitus," *Annals of Internal Medicine*, 140(2), 2004, pages 94–100.

39. Buysschaert, M., Dramais, A. S., Wallemacq, P. E., et al., "Hyperhomocysteinemia in Type 2 Diabetes: Relationship to Macroangiopathy, Nephropathy, and Insulin Resistance," *Diabetes Care*, 23(12), 2000, pages 1816–1822.

40. Ridker, P. M., Cushman, M., Stampfer, M. J., et al., "Inflammation, Aspirin, and the Risk of Cardiovascular Disease in Apparently Healthy Men," *New England Journal of Medicine*, 336(14), 1997, pages 973–979.

41. Ridker, P. M., Hennekens, C. H., Buring, J. E., et al., "C-Reactive Protein and Other Markers of Inflammation in the Prediction of Cardiovascular Disease in Women," *New England Journal of Medicine*, 342(12), 2000, pages 836–843.

42. Forouhi, N. G., Sattar, N., McKeigue, P. M., "Relation of C-Reactive Protein to Body Fat Distribution and Features of the Metabolic Syndrome in Europeans and South Asians," *International Journal of Obesity and Related Metabolic Disorders*, 25(9), 2001, pages 1327–1331.

43. Ziccardi, P., Nappo, F., Giugliano, G., et al., "Reduction of Inflammatory Cytokine Concentrations and Improvement of Endothelial Functions in Obese Women after Weight Loss Over One Year," *Circulation*, 105(7), 2002, pages 804–809.

44. Volek, J. S., Sharman, M. J., Gomez, A. L., et al., "An Isoenergetic Very Low Carbohydrate Diet Improves Serum HDL Cholesterol and Triacylglycerol Concentrations, the Total Cholesterol to HDL Cholesterol Ratio and Postprandial Pipemic Responses Compared with a Low Fat Diet in Normal Weight, Normolipidemic Women," *Journal of Nutrition*, 133(9), 2003, pages 2756–2761.

45. Ford, E. S., "The Metabolic Syndrome and C-Reactive Protein, Fibrinogen, and Leukocyte Count: Findings from the Third National Health and Nutrition Examination Survey," *Atherosclerosis*, 168(2), 2003, pages 351–358.

Capítulo 10: El Programa Atkins para el Control del Azúcar Sanguíneo

1. Atkins, R. C., *Dr. Atkins' New Diet Revolution,* Avon Books, 2002.
2. Atkins, R. C., *Atkins for Life,* 1st edition, St. Martin's Press, 2003.
3. Atkins Health & Medical Information Services, *The Atkins Essentials: A Two-Week Program to Jump-start Your Low Carb Lifestyle,* Avon Books, 2003.
4. Atkins, R. C., *Dr. Atkins' New Carbohydrate Gram Counter,* M. Evans & Company Inc., 2002.
5. Gandhi, T. K., Weingart, S. N., Borus, J., et al., "Adverse Drug Events in Ambulatory Care," *New England Journal of Medicine,* 348(16), 2003, pages 1556–1564.
6. Lazarou, J., Pomeranz, B. H., Corey, P. N., "Incidence of Adverse Drug Reactions in Hospitalized Patients: A Meta-Analysis of Prospective Studies," *Journal of the American Medical Association,* 279(15), 1998, pages 1200–1205.
7. Whelton, P. K., Appel, L. J., Espeland, M. A., et al., "Sodium Reduction and Weight Loss in the Treatment of Hypertension in Older Persons: A Randomized Controlled Trial of Nonpharmacologic Interventions in the Elderly (TONE). TONE Collaborative Research Group," *Journal of the American Medical Association,* 279(11), 1998, pages 839–846.

Capítulo 12: La Importancia de las Grasas Saludables

1. Simopoulos, A. P., "The Importance of the Ratio of Omega-6/Omega-3 Essential Fatty Acids," *Biomedicine and Pharmacotherapy,* 56(8), 2002, pages 365–379.
2. Sharman, M. J., Kraemer, W. J., Love, D. M., et al., "A Ketogenic Diet Favorably Affects Serum Biomarkers for Cardiovascular Disease in Normal-Weight Men," *Journal of Nutrition,* 132(7), 2002, pages 1879–1885.
3. Hays, J. H., Gorman, R. T., Shakir, K. M., "Results of Use of Metformin and Replacement of Starch with Saturated Fat in Diets of Patients with Type 2 Diabetes," *Endocrine Practice,* 8(3), 2002, pages 177–183.
4. Hu, F. B., Stampfer, M. J., Manson, J. E., et al., "Dietary Saturated

Fats and Their Food Sources in Relation to the Risk of Coronary Heart Disease in Women," *American Journal of Clinical Nutrition,* 70(6), 1999, pages 1001–1008.

5. He, K., Merchant, A., Rimm, E. B., et al., "Dietary Fat Intake and Risk of Stroke in Male US Healthcare Professionals: 14 Year Prospective Cohort Study," *British Medical Journal,* 327(7418), 2003, pages 777–782.

6. Salmeron, J., Manson, J. E., Stampfer, M. J., et al., "Dietary Fiber, Glycemic Load, and Risk of Non-Insulin-Dependent Diabetes Mellitus in Women," *Journal of the American Medical Association,* 277(6), 1997, pages 472–477.

7. Mensink, R. P., Katan, M. B., "Effect of Monounsaturated Fatty Acids Versus Complex Carbohydrates on High-Density Lipoproteins in Healthy Men and Women," *Lancet,* 1(8525), 1987, pages 122–125.

8. Lee, K. W., Lip, G. Y., "The Role of Omega-3 Fatty Acids in the Secondary Prevention of Cardiovascular Disease," *The Quarterly Journal of Medicine,* 96(7), 2003, pages 465–480.

9. Kris-Etherton, P. M., Harris, W. S., Appel, L. J., "Fish Consumption, Fish Oil, Omega-3 Fatty Acids, and Cardiovascular Disease," *Arteriosclerosis, Thrombosis, and Vascular Biology,* 23(2), 2003, pages e20–30.

10. Kris-Etherton, P. M., Harris, W. S., Appel, L. J., "Omega-3 Fatty Acids and Cardiovascular Disease: New Recommendations from the American Heart Association," *Arteriosclerosis, Thrombosis, and Vascular Biology,* 23(2), 2003, pages 151–152.

11. Erkkila, A. T., Lehto, S., Pyorala, K., et al., "N-3 Fatty Acids and 5-Y Risks of Death and Cardiovascular Disease Events in Patients with Coronary Artery Disease," *American Journal of Clinical Nutrition,* 78(1), 2003, pages 65–71.

12. Friedberg, C. E., Janssen, M. J., Heine, R. J., et al., "Fish Oil and Glycemic Control in Diabetes. A Meta-Analysis," *Diabetes Care,* 21(4), 1998, pages 494–500.

13. Lee, K. W., Lip, G. Y., "The Role of Omega-3 Fatty Acids in the Secondary Prevention of Cardiovascular Disease," *The Quarterly Journal of Medicine,* 96(7), 2003, pages 465–480.

14. Toft, I., Bonaa, K. H., Ingebretsen, O. C., et al., "Effects of N-3

Polyunsaturated Fatty Acids on Glucose Homeostasis and Blood Pressure in Essential Hypertension. A Randomized, Controlled Trial," *Annals of Internal Medicine,* 123(12), 1995, pages 911–918.

15. Foran, S. E., Flood, J. G., Lewandrowski, K. B., "Measurement of Mercury Levels in Concentrated Over-the-Counter Fish Oil Preparations: Is Fish Oil Healthier Than Fish?" *Archives of Pathology and Laboratory Medicine,* 127(12), 2003, pages 1603–1605.

16. Wen, Z. Y., Chen, F., "Heterotrophic Production of Eicosapentaenoic Acid by Microalgae," *Biotechnology Advances,* 21(4), 2003, pages 273–294.

17. Crawford, M., Galli, C., Visioli, F., et al., "Role of Plant-Derived Omega-3 Fatty Acids in Human Nutrition," *Annals of Nutrition and Metabolism,* 44(5–6), 2000, pages 263–265.

18. Ascherio, A., "Epidemiologic Studies on Dietary Fats and Coronary Heart Disease," *American Journal of Medicine,* 113(S9B), 2002, pages 9S–12S.

19. Sacks, F. M., Katan, M., "Randomized Clinical Trials on the Effects of Dietary Fat and Carbohydrate on Plasma Lipoproteins and Cardiovascular Disease," *American Journal of Medicine,* 113(S9B), 2002, pages 13S–24S.

20. Willett, W. C., Ascherio, A., "Trans Fatty Acids: Are the Effects Only Marginal?" *American Journal of Public Health,* 84(5), 1994, pages 722–724.

Capítulo 13: La Importancia de las Proteínas

1. Schnohr, P., Thomsen, O. O., Riis Hansen, P., et al., "Egg Consumption and High-Density-Lipoprotein Cholesterol," *Journal of Internal Medicine,* 235(3), 1994, pages 249–251.

2. Knopp, R. H., Retzlaff, B., Fish, B., et al., "Effects of Insulin Resistance and Obesity on Lipoproteins and Sensitivity to Egg Feeding," *Arteriosclerosis, Thrombosis, and Vascular Biology,* 23(8), 2003, pages 1437–1443.

3. Reaven, G. M., Abbasi, F., Bernhart, S., et al., "Insulin Resistance, Dietary Cholesterol, and Cholesterol Concentration in Postmenopausal Women," *Metabolism: Clinical and Experimental,* 50(5), 2001, pages 594–597.

4. Layman, D. K., "The Role of Leucine in Weight Loss Diets and Glucose Homeostasis," *Journal of Nutrition,* 133(1S), 2003, pages 261S-267S.

5. Gannon, M. C., Nuttall, F. Q., Saeed, A., et al., "An Increase in Dietary Protein Improves the Blood Glucose Response in Persons with Type 2 Diabetes," *American Journal of Clinical Nutrition,* 78(4), 2003, pages 734–741.

6. Layman, D. K., Shiue, H., Sather, C., et al., "Increased Dietary Protein Modifies Glucose and Insulin Homeostasis in Adult Women During Weight Loss," *Journal of Nutrition,* 133(2), 2003, pages 405–410.

7. Layman, D. K., Baum, J. I., "Dietary Protein Impact on Glycemic Control During Weight Loss," *Journal of Nutrition,* 134(4), 2004, pages 968S-973S.

8. Hu, F. B., Stampfer, M. J., Manson, J. E., et al., "Dietary Protein and Risk of Ischemic Heart Disease in Women," *American Journal of Clinical Nutrition,* 70(2), 1999, pages 221–227.

9. Stamler, J., Elliott, P., Kesteloot, H., et al., "Inverse Relation of Dietary Protein Markers with Blood Pressure. Findings for 10,020 Men and Women in the INTERSALT Study. INTERSALT Cooperative Research Group. International Study of Salt and Blood Pressure," *Circulation,* 94(7), 1996, pages 1629–1634.

10. Facchini, F. S., Saylor, K. L., "A Low-Iron-Available, Polyphenol-Enriched, Carbohydrate-Restricted Diet to Slow Progression of Diabetic Nephropathy," *Diabetes,* 52(5), 2003, pages 1204–1209.

11. Jameel, N., Pugh, J. A., Mitchell, B. D., et al., "Dietary Protein Intake Is Not Correlated with Clinical Proteinuria in NIDDM," *Diabetes Care,* 15(2), 1992, pages 178–183.

12. Meloni, C., Morosetti, M., Suraci, C., et al., "Severe Dietary Protein Restriction in Overt Diabetic Nephropathy: Benefits or Risks?" *Journal of Renal Nutrition,* 12(2), 2002, pages 96–101.

13. Hegsted, M., Schuette, S. A., Zemel, M. B., et al., "Urinary Calcium and Calcium Balance in Young Men as Affected by Level of Protein and Phosphorus Intake," *Journal of Nutrition,* 111(3), 1981, pages 553–562.

14. Spencer, H., Kramer, L., DeBartolo, M., et al., "Further Studies of the Effect of a High Protein Diet as Meat on Calcium Metabolism,"

American Journal of Clinical Nutrition, 37(6), 1983, pages 924–929.

15. Kerstetter, J. E., O'Brien, K. O., Insogna, K. L., "Dietary Protein Affects Intestinal Calcium Absorption," *American Journal of Clinical Nutrition,* 68(4), 1998, pages 859–865.

16. Hannan, M. T., Tucker, K. L., Dawson-Hughes, B., et al., "Effect of Dietary Protein on Bone Loss in Elderly Men and Women: The Framingham Osteoporosis Study," *Journal of Bone and Mineral Research,* 15(12), 2000, pages 2504–2512.

17. Dawson-Hughes, B., Harris, S. S., "Calcium Intake Influences the Association of Protein Intake with Rates of Bone Loss in Elderly Men and Women," *American Journal of Clinical Nutrition,* 75(4), 2002, pages 773–779.

18. Dawson-Hughes, B., Harris, S. S., Rasmussen, H., et al., "Effect of Dietary Protein Supplements on Calcium Excretion in Healthy Older Men and Women," *Journal of Clinical Endocrinology and Metabolism,* 89(3), 2004, pages 1169–1173.

19. Kurzer, M. S., "Phytoestrogen Supplement Use by Women," *Journal of Nutrition,* 133(6), 2003, pages 1983S-1986S.

Capítulo 14: El Nivel Glicémico de Atkins

1. Jenkins, D. J., Wolever, T. M., Taylor, R. H., et al., "Glycemic Index of Foods: A Physiological Basis for Carbohydrate Exchange," *American Journal of Clinical Nutrition,* 34(3), 1981, pages 362–366.

2. Salmeron, J., Manson, J. E., Stampfer, M. J., et al., "Dietary Fiber, Glycemic Load, and Risk of Non-Insulin-Dependent Diabetes Mellitus in Women," *Journal of the American Medical Association,* 277(6), 1997, pages 472–477.

3. Ludwig, D. S., "Glycemic Load Comes of Age," *Journal of Nutrition,* 133(9), 2003, pages 2695–2696.

4. Liu, S., Willett, W. C., Stampfer, M. J., et al., "A Prospective Study of Dietary Glycemic Load, Carbohydrate Intake, and Risk of Coronary Heart Disease in US Women," *American Journal of Clinical Nutrition,* 71(6), 2000, pages 1455–1461.

5. Ford, E. S., Liu, S., "Glycemic Index and Serum High-Density

Lipoprotein Cholesterol Concentration among US Adults," *Archives of Internal Medicine,* 161(4), 2001, pages 572–576.

6. Liu, S., Manson, J. E., Stampfer, M. J., et al., "Dietary Glycemic Load Assessed by Food-Frequency Questionnaire in Relation to Plasma High-Density-Lipoprotein Cholesterol and Fasting Plasma Triacylglycerols in Postmenopausal Women," *American Journal of Clinical Nutrition,* 73(3), 2001, pages 560–566.

7. Ludwig, D. S., Majzoub, J. A., Al-Zahrani, A., et al., "High Glycemic Index Foods, Overeating, and Obesity," *Pediatrics,* 103(3), 1999, page E26:1–6.

8. Jarvi, A. E., Karlstrom, B. E., Granfeldt, Y. E., et al., "Improved Glycemic Control and Lipid Profile and Normalized Fibrinolytic Activity on a Low-Glycemic Index Diet in Type 2 Diabetic Patients," *Diabetes Care,* 22(1), 1999, pages 10–18.

Capítulo 15: Información sobre la Fibra

1. Atkins, R. C., *Dr. Atkins' New Carbohydrate Gram Counter,* M. Evans & Company Inc., 2002.

2. Institute of Medicine of the National Academies, "Dietary Reference Intakes for Energy, Carbohydrates, Fiber, Fat, Fatty Acids, Cholesterol, Protein, and Amino Acids," available at: http://books. nap. edu/books/0309085373/html/index. html, accessed on April 9, 2004.

3. Bialostosky, K., et al, "Dietary Intake of Macronutrients, Micronutrients, and Other Constituents: United States, 1988–94," *Vital Health Statistics,* 11(245), 2002.

Capítulo 16: La Cosecha Abundante

1. Bazzano, L. A., He, J., Ogden, L. G., et al., "Fruit and Vegetable Intake and Risk of Cardiovascular Disease in US Adults: The First National Health and Nutrition Examination Survey Epidemiologic Follow-up Study," *American Journal of Clinical Nutrition,* 76(1), 2002, pages 93–99.

2. Bazzano, L. A., He, J., Ogden, L. G., et al., "Fruit and Vegetable Intake and Risk of Cardiovascular Disease in US Adults: The First National Health and Nutrition Examination Survey Epidemio-

logic Follow-up Study," *American Journal of Clinical Nutrition,* 76(1), 2002, pages 93–99.

3. Williams, D. E., Wareham, N. J., Cox, B. D., et al., "Frequent Salad Vegetable Consumption Is Associated with a Reduction in the Risk of Diabetes Mellitus," *Journal of Clinical Epidemiology,* 52(4), 1999, pages 329–335.

4. Johnston, C. S., Taylor, C. A., Hampl, J. S., "More Americans Are Eating '5 a Day' but Intakes of Dark Green and Cruciferous Vegetables Remain Low," *Journal of Nutrition,* 130(12), 2000, pages 3063–3067.

5. Foster-Powell, K., Holt, S. H., Brand-Miller, J. C., "International Table of Glycemic Index and Glycemic Load Values: 2002," *American Journal of Clinical Nutrition,* 76(1), 2002, pages 5–56.

6. Sullivan, M. J., Scott, R. L., "Postprandial Glycemic Response to Orange Juice and Nondiet Cola: Is There a Difference?" *Diabetes Educator,* 17(4), 1991, pages 274–278.

7. Bolton, R. P., Heaton, K. W., Burroughs, L. F., "The Role of Dietary Fiber in Satiety, Glucose, and Insulin: Studies with Fruit and Fruit Juice," *American Journal of Clinical Nutrition,* 34(2), 1981, pages 211–217.

8. Gannon, M. C., Nuttall, F. Q., Krezowski, P. A., et al., "The Serum Insulin and Plasma Glucose Responses to Milk and Fruit Products in Type 2 (Non-Insulin-Dependent) Diabetic Patients," *Diabetologia,* 29(11), 1986, pages 784–791.

9. Hayden, M. R., Tyagi, S. C., "Islet Redox Stress: The Manifold Toxicities of Insulin Resistance, Metabolic Syndrome and Amylin Derived Islet Amyloid in Type 2 Diabetes Mellitus," *Journal of the Pancreas,* 3(4), 2002, pages 86–108.

10. Hayden, M. R., Tyagi, S. C., "Islet Redox Stress: The Manifold Toxicities of Insulin Resistance, Metabolic Syndrome and Amylin Derived Islet Amyloid in Type 2 Diabetes Mellitus," *Journal of the Pancreas,* 3(4), 2002, pages 86–108.

11. Nelson, J. L., Bernstein, P. S., Schmidt, M. C., et al., "Dietary Modification and Moderate Antioxidant Supplementation Differentially Affect Serum Carotenoids, Antioxidant Levels and Markers of Oxidative Stress in Older Humans," *Journal of Nutrition,* 133(10), 2003, pages 3117–3123.

12. Ford, E. S., Mokdad, A. H., Giles, W. H., et al., "The Metabolic Syndrome and Antioxidant Concentrations: Findings from the Third National Health and Nutrition Examination Survey," *Diabetes,* 52(9), 2003, pages 2346–2352.

13. Fung, T. T., Manson, J. E., Solomon, C. G., et al., "The Association Between Magnesium Intake and Fasting Insulin Concentration in Healthy Middle-Aged Women," *Journal of the American College of Nutrition,* 22(6), 2003, pages 533–538.

14. Seddon, J. M., Ajani, U. A., Sperduto, R. D., et al., "Dietary Carotenoids, Vitamins A, C, and E, and Advanced Age-Related Macular Degeneration. Eye Disease Case-Control Study Group," *Journal of the American Medical Association,* 272(18), 1994, pages 1413–1420.

Capítulo 17: Controle sus Carbohidratos ¡y Disfrútelo!

1. Wursch, P., Pi-Sunyer, F. X., "The Role of Viscous Soluble Fiber in the Metabolic Control of Diabetes. A Review with Special Emphasis on Cereals Rich in Beta-Glucan," *Diabetes Care,* 20(11), 1997, pages 1774–1780.

2. Foster-Powell, K., Holt, S. H., Brand-Miller, J. C., "International Table of Glycemic Index and Glycemic Load Values: 2002," *American Journal of Clinical Nutrition,* 76(1), 2002, pages 5–56.

3. Chiasson, J. L., Josse, R. G., Gomis, R., et al., "Acarbose for Prevention of Type 2 Diabetes Mellitus: The STOP-NIDDM Randomised Trial," *Lancet,* 359(9323), 2002, pages 2072–2077.

4. Kaiser, T., Sawicki, P. T., "Acarbose for Prevention of Diabetes, Hypertension and Cardiovascular Events? A Critical Analysis of the STOP-NIDDM Data," *Diabetologia,* 47(3), 2004, pages 575–580.

Capítulo 18: El País del Azúcar

1. USDA, "Major Trends in U. S. Food Supply, 1909–99," *FoodReview,* 23(1), 2000, pages 8–15.

2. Sullivan, M. J., Scott, R. L., "Postprandial Glycemic Response to Orange Juice and Nondiet Cola: Is There a Difference?" *Diabetes Educator,* 17(4), 1991, pages 274–278.

3. Natah, S. S., Hussien, K. R., Tuominen, J. A., et al., "Metabolic Response to Lactitol and Xylitol in Healthy Men," *American Journal of Clinical Nutrition,* 65(4), 1997, pages 947–950.
4. USDA, "Major Trends in U. S. Food Supply, 1909–99," *FoodReview,* 23(1), 2000, pages 8–15.
5. Elliott, S. S., Keim, N. L., Stern, J. S., et al., "Fructose, Weight Gain, and the Insulin Resistance Syndrome," *American Journal of Clinical Nutrition,* 76(5), 2002, pages 911–922.

Capítulo 19: ¡Beba a Su Salud!

1. Foster-Powell, K., Holt, S. H., Brand-Miller, J. C., "International Table of Glycemic Index and Glycemic Load Values: 2002," *American Journal of Clinical Nutrition,* 76(1), 2002, pages 5–56.
2. Bolton, R. P., Heaton, K. W., Burroughs, L. F., "The Role of Dietary Fiber in Satiety, Glucose, and Insulin: Studies with Fruit and Fruit Juice," *American Journal of Clinical Nutrition,* 34(2), 1981, pages 211–217.
3. Gannon, M. C., Nuttall, F. Q., Krezowski, P. A., et al., "The Serum Insulin and Plasma Glucose Responses to Milk and Fruit Products in Type 2 (Non-Insulin-Dependent) Diabetic Patients," *Diabetologia,* 29(11), 1986, pages 784–791.
4. Sullivan, M. J., Scott, R. L., "Postprandial Glycemic Response to Orange Juice and Nondiet Cola: Is There a Difference?" *Diabetes Educator,* 17(4), 1991, pages 274–278.
5. Zemel, M. B., "Role of Dietary Calcium and Dairy Products in Modulating Adiposity," *Lipids,* 38(2), 2003, pages 139–146.
6. Kerr, D., Sherwin, R. S., Pavalkis, F., et al., "Effect of Caffeine on the Recognition of and Responses to Hypoglycemia in Humans," *Annals of Internal Medicine,* 119(8), 1993, pages 799–804.
7. Keijzers, G. B., De Galan, B. E., Tack, C. J., et al., "Caffeine Can Decrease Insulin Sensitivity in Humans," *Diabetes Care,* 25(2), 2002, pages 364–369.
8. Thong, F. S., Derave, W., Kiens, B., et al., "Caffeine-Induced Impairment of Insulin Action but Not Insulin Signaling in Human Skeletal Muscle Is Reduced by Exercise," *Diabetes,* 51(3), 2002, pages 583–590.

9. Sesso, H. D., Gaziano, J. M., Buring, J. E., et al., "Coffee and Tea In-take and the Risk of Myocardial Infarction," *American Journal of Epidemiology,* 149(2), 1999, pages 162–167.

10. Hegarty, V. M., May, H. M., Khaw, K. T., "Tea Drinking and Bone Mineral Density in Older Women," *American Journal of Clinical Nutrition,* 71(4), 2000, pages 1003–1007.

11. Dulloo, A. G., Duret, C., Rohrer, D., et al., "Efficacy of a Green Tea Extract Rich in Catechin Polyphenols and Caffeine in Increasing 24-H Energy Expenditure and Fat Oxidation in Humans," *American Journal of Clinical Nutrition,* 70(6), 1999, pages 1040–1045.

12. Hosoda, K., Wang, M. F., Liao, M. L., et al., "Antihyperglycemic Effect of Oolong Tea in Type 2 Diabetes," *Diabetes Care,* 26(6), 2003, pages 1714–1718.

13. Caimi, G., Carollo, C., Lo Presti, R., "Diabetes Mellitus: Oxidative Stress and Wine," *Current Medical Research and Opinion,* 19(7), 2003, pages 581–586.

14. Avogaro, A., Sambataro, M., Marangoni, A., et al., "Moderate Alcohol Consumption, Glucose Metabolism and Lipolysis: The Effect on Adiponectin and Tumor Necrosis Factor Alpha," *Journal of Endocrinological Investigation,* 26(12), 2003, pages 1213–1218.

15. Lange, J., Arends, J., Willms, B., "Alcohol-Induced Hypoglycemia in Type I Diabetic Patients," *Medizinisohe Klinik (Munich),* 86(11), 1991, pages 551–554.

16. Swade, T. F., Emanuele, N. V., "Alcohol & Diabetes," *Comprehensive Therapy,* 23(2), 1997, pages 135–140.

17. Sacks, D. B., Bruns, D. E., Goldstein, D. E., et al., "Guidelines and Recommendations for Laboratory Analysis in the Diagnosis and Management of Diabetes Mellitus," *Clinical Chemistry,* 48(3), 2002, pages 436–472.

Capítulo 20: Obtenga Ayuda Adicional: Suplementos para el Control del Azúcar Sanguíneo

1. Fletcher, R. H., Fairfield, K. M., "Vitamins for Chronic Disease Prevention in Adults: Clinical Applications," *Journal of the American Medical Association,* 287(23), 2002, pages 3127–3129.

2. Barringer, T. A., Kirk, J. K., Santaniello, A. C., et al., "Effect of a

Multivitamin and Mineral Supplement on Infection and Quality of Life. A Randomized, Double-Blind, Placebo-Controlled Trial," *Annals of Internal Medicine,* 138(5), 2003, pages 365–371.

3. Hayden, M. R., Tyagi, S. C., "Islet Redox Stress: The Manifold Toxicities of Insulin Resistance, Metabolic Syndrome and Amylin Derived Islet Amyloid in Type 2 Diabetes Mellitus," *Journal of the Pancreas,* 3(4), 2002, pages 86–108.

4. Jiang, R., Manson, J. E., Meigs, J. B., et al., "Body Iron Stores in Relation to Risk of Type 2 Diabetes in Apparently Healthy Women," *Journal of the American Medical Association,* 291(6), 2004, pages 711–717.

5. Hayden, M. R., Tyagi, S. C., "Islet Redox Stress: The Manifold Toxicities of Insulin Resistance, Metabolic Syndrome and Amylin Derived Islet Amyloid in Type 2 Diabetes Mellitus," *Journal of the Pancreas,* 3(4), 2002, pages 86–108.

6. Sinclair, A. J., Taylor, P. B., Lunec, J., et al., "Low Plasma Ascorbate Levels in Patients with Type 2 Diabetes Mellitus Consuming Adequate Dietary Vitamin C," *Diabetic Medicine,* 11(9), 1994, pages 893–898.

7. Sargeant, L. A., Wareham, N. J., Bingham, S., et al., "Vitamin C and Hyperglycemia in the European Prospective Investigation into Cancer—Norfolk (EPIC-Norfolk) Study: A Population-Based Study," *Diabetes Care,* 23(6), 2000, pages 726–732.

8. Natali, A., Sironi, A. M., Toschi, E., et al., "Effect of Vitamin C on Forearm Blood Flow and Glucose Metabolism in Essential Hypertension," *Arteriosclerosis, Thrombosis, and Vascular Biology,* 20(11), 2000, pages 2401–2406.

9. Ting, H. H., Timimi, F. K., Boles, K. S., et al., "Vitamin C Improves Endothelium-Dependent Vasodilation in Patients with Non-Insulin-Dependent Diabetes Mellitus," *Journal of Clinical Investigation,* 97(1), 1996, pages 22–28

10. Carr, A., Frei, B., "The Role of Natural Antioxidants in Preserving the Biological Activity of Endothelium-Derived Nitric Oxide," *Free Radical Biology and Medicine,* 28(12), 2000, pages 1806–1814.

11. Price, K. D., Price, K. S., Reynolds, R. D., " Hyperglycemia-Induced Ascorbic Acid Deficiency Promotes Endothelial Dysfunction and

the Development of Atherosclerosis," *Atherosclerosis,* 158(1), 2001, pages 1–12.

12. Trumbo, P., Schlicker, S., Yates, A. A., et al., "Dietary Reference Intakes for Energy, Carbohydrate, Fiber, Fat, Fatty Acids, Cholesterol, Protein and Amino Acids," *Journal of the American Dietetic Association,* 102(11), 2002, pages 1621–1630.

13. Paolisso, G., D'Amore, A., Galzerano, D., et al., "Daily Vitamin E Supplements Improve Metabolic Control but Not Insulin Secretion in Elderly Type II Diabetic Patients," *Diabetes Care,* 16(11), 1993, pages 1433–1437.

14. Devaraj, S., Jialal, I., "Low-Density Lipoprotein Postsecretory Modification, Monocyte Function, and Circulating Adhesion Molecules in Type 2 Diabetic Patients with and without Macrovascular Complications: The Effect of Alpha-Tocopherol Supplementation," *Circulation,* 102(2), 2000, pages 191–196.

15. Trumbo, P., Schlicker, S., Yates, A. A., et al., "Dietary Reference Intakes for Energy, Carbohydrate, Fiber, Fat, Fatty Acids, Cholesterol, Protein and Amino Acids," *Journal of the American Dietetic Association,* 102(11), 2002, pages 1621–1630.

16. Ametov, A. S., Barinov, A., Dyck, P. J., et al., "The Sensory Symptoms of Diabetic Polyneuropathy Are Improved with Alpha-Lipoic Acid: The Sydney Trial," *Diabetes Care,* 26(3), 2003, pages 770–776.

17. Maebashi, M., Makino, Y., Kurukawa, Y., et al., "Therapeutic Evaluation of the Effect of Biotin on Hyperglycemia in Patients with Non-Insulin Dependent Diabetes Mellitus," *Journal of Clinical Biochemistry and Nutrition,* 14, 1993, pages 211–218.

18. McCarty, M. F., "Toward Practical Prevention of Type 2 Diabetes," *Medical Hypotheses,* 54(5), 2000, pages 786–793.

19. McCarty, M. F., "Toward a Wholly Nutritional Therapy for Type 2 Diabetes," *Medical Hypotheses,* 54(3), 2000, pages 483–487.

20. Koutsikos, D., Agroyannis, B., Tzanatos-Exarchou, H., "Biotin for Diabetic Peripheral Neuropathy," *Biomedicine and Pharmacotherapy,* 44(10), 1990, pages 511–514.

21. Maffucci, T., Brancaccio, A., Piccolo, E., et al., "Insulin Induces Phosphatidylinositol-3-Phosphate Formation through Tc10 Activation," *EMBO Journal,* 22(16), 2003, pages 4178–4189.

22. Jones, A. W., Geisbuhler, B. B., Shukla, S. D., et al., "Altered Bio-

chemical and Functional Responses in Aorta from Hypertensive Rats," *Hypertension,* 11(6 Pt 2), 1988, pages 627–634.

23. Anderson, R. A., "Chromium, Glucose Intolerance and Diabetes," *Journal of the American College of Nutrition,* 17(6), 1998, pages 548–555.

24. Ducros, V., "Chromium Metabolism. A Literature Review," *Biological Trace Element Research,* 32, 1992, pages 65–77.

25. Anderson, R. A., Cheng, N., Bryden, N. A., et al., "Elevated Intakes of Supplemental Chromium Improve Glucose and Insulin Variables in Individuals with Type 2 Diabetes," *Diabetes,* 46(11), 1997, pages 1786–1791.

26. Anderson, R. A., "Chromium, Glucose Intolerance and Diabetes," *Journal of the American College of Nutrition,* 17(6), 1998, pages 548–555.

27. Stearns, D. M., Silveira, S. M., Wolf, K. K., et al., "Chromium(III) Tris(Picolinate) Is Mutagenic at the Hypoxanthine (Guanine) Phosphoribosyltransferase Locus in Chinese Hamster Ovary Cells," *Mutation Research,* 513(1–2), 2002, pages 135–142.

28. Kao, W. H., Folsom, A. R., Nieto, F. J., et al., "Serum and Dietary Magnesium and the Risk for Type 2 Diabetes Mellitus: The Atherosclerosis Risk in Communities Study," *Archives of Internal Medicine,* 159(18), 1999, pages 2151–2159.

29. Rodriguez-Moran, M., Guerrero-Romero, F., "Oral Magnesium Supplementation Improves Insulin Sensitivity and Metabolic Control in Type 2 Diabetic Subjects: A Randomized Double-Blind Controlled Trial," *Diabetes Care,* 26(4), 2003, pages 1147–1152.

30. White, J. R., Campbell, R. K., "Magnesium and Diabetes: A Review," *The Annals of Pharmacotherapy,* 27(6), 1993, pages 775–780.

31. Bauman, W. A., Shaw, S., Jayatilleke, E., et al., "Increased Intake of Calcium Reverses Vitamin B12 Malabsorption Induced by Metformin," *Diabetes Care,* 23(9), 2000, pages 1227–1231.

32. Trumbo, P., Schlicker, S., Yates, A. A., et al., "Dietary Reference Intakes for Energy, Carbohydrate, Fiber, Fat, Fatty Acids, Cholesterol, Protein and Amino Acids," *Journal of the American Dietetic Association,* 102(11), 2002, pages 1621–1630.

33. Zemel, M. B., "Role of Dietary Calcium and Dairy Products in Modulating Adiposity," *Lipids,* 38(2), 2003, pages 139–146.

34. DiSilvestro, R. A., "Zinc in Relation to Diabetes and Oxidative Disease," *Journal of Nutrition*, 130(5S), 2000, pages 1509S-1511S.

35. Chausmer, A. B., "Zinc, Insulin and Diabetes," *Journal of the American College of Nutrition*, 17(2), 1998, pages 109–115.

36. Fernandez-Real, J. M., Lopez-Bermejo, A., Ricart, W., "Cross-Talk between Iron Metabolism and Diabetes," *Diabetes*, 51(8), 2002, pages 2348–2354.

37. Jiang, R., Manson, J. E., Meigs, J. B., et al., "Body Iron Stores in Relation to Risk of Type 2 Diabetes in Apparently Healthy Women," *Journal of the American Medical Association*, 291(6), 2004, pages 711–717.

38. Hodgson, J. M., Watts, G. F., Playford, D. A., et al., "Coenzyme Q10 Improves Blood Pressure and Glycaemic Control: A Controlled Trial in Subjects with Type 2 Diabetes," *European Journal of Clinical Nutrition*, 56(11), 2002, pages 1137–1142.

39. van Loon, L. J., Kruijshoop, M., Menheere, P. P., et al., "Amino Acid Ingestion Strongly Enhances Insulin Secretion in Patients with Long-Term Type 2 Diabetes," *Diabetes Care*, 26(3), 2003, pages 625–630.

40. Layman, D. K., Shiue, H., Sather, C., et al., "Increased Dietary Protein Modifies Glucose and Insulin Homeostasis in Adult Women During Weight Loss," *Journal of Nutrition*, 133(2), 2003, pages 405–410.

41. Muller, D. M., Seim, H., Kiess, W., et al., "Effects of Oral L-Carnitine Supplementation on in Vivo Long-Chain Fatty Acid Oxidation in Healthy Adults," *Metabolism: Clinical and Experimental*, 51(11), 2002, pages 1389–1391.

42. Mingrone, G., Greco, A. V., Capristo, E., et al., "L-Carnitine Improves Glucose Disposal in Type 2 Diabetic Patients," *Journal of the American College of Nutrition*, 18(1), 1999, pages 77–82.

Capítulo 21: Obtenga Ayuda Adicional: Suplementos para la Salud del Corazón

1. Natali, A., Sironi, A. M., Toschi, E., et al., "Effect of Vitamin C on Forearm Blood Flow and Glucose Metabolism in Essential Hyper-

tension," *Arteriosclerosis, Thrombosis, and Vascular Biology,* 20(11), 2000, pages 2401–2406.

2. Reaven, P. D., Herold, D. A., Barnett, J., et al., "Effects of Vitamin E on Susceptibility of Low-Density Lipoprotein and Low-Density Lipoprotein Subfractions to Oxidation and on Protein Glycation in NIDDM," *Diabetes Care,* 18(6), 1995, pages 807–816.

3. Dreon, D. M., Fernstrom, H. A., Campos, H., et al., "Change in Dietary Saturated Fat Intake Is Correlated with Change in Mass of Large Low-Density-Lipoprotein Particles in Men," *American Journal of Clinical Nutrition,* 67(5), 1998, pages 828–836.

4. Hickey, J. T., Hickey, L., Yancy, W. S. J., et al., "Clinical Use of a Carbohydrate-Restricted Diet to Treat the Dyslipidemia of the Metabolic Syndrome," *Metabolic Syndrome and Related Disorders,* 1(3), 2003, pages 227–232.

5. Devaraj, S., Jialal, I., "Low-Density Lipoprotein Postsecretory Modification, Monocyte Function, and Circulating Adhesion Molecules in Type 2 Diabetic Patients with and without Macrovascular Complications: The Effect of Alpha-Tocopherol Supplementation," *Circulation,* 102(2), 2000, pages 191–196.

6. Hoogeveen, E. K., Kostense, P. J., Jakobs, C., et al., "Hyperhomocysteinemia Increases Risk of Death, Especially in Type 2 Diabetes: 5-Year Follow-up of the Hoorn Study," *Circulation,* 101(13), 2000, pages 1506–1511.

7. Buysschaert, M., Dramais, A. S., Wallemacq, P. E., et al., "Hyperhomocysteinemia in Type 2 Diabetes: Relationship to Macroangiopathy, Nephropathy, and Insulin Resistance," *Diabetes Care,* 23(12), 2000, pages 1816–1822.

8. Passaro, A., Calzoni, F., Volpato, S., et al., "Effect of Metabolic Control on Homocysteine Levels in Type 2 Diabetic Patients: A 3-Year Follow-Up," *Journal of Internal Medicine,* 254(3), 2003, pages 264–271.

9. Desouza, C., Keebler, M., McNamara, D. B., et al., "Drugs Affecting Homocysteine Metabolism: Impact on Cardiovascular Risk," *Drugs,* 62(4), 2002, pages 605–616.

10. Passaro, A., Calzoni, F., Volpato, S., et al., "Effect of Metabolic Control on Homocysteine Levels in Type 2 Diabetic Patients: A 3-Year Follow-Up," *Journal of Internal Medicine,* 254(3), 2003, pages 264–271.

11. Mayer, O., Filipovsky, J., Hromadka, M., et al., "Treatment of Hyperhomocysteinemia with Folic Acid: Effects on Homocysteine Levels, Coagulation Status, and Oxidative Stress Markers," *Journal of Cardiovascular Pharmacology*, 39(6), 2002, pages 851–857.

12. Lipsy, R. J., "Overview of Pharmacologic Therapy for the Treatment of Dyslipidemia," *Journal of Managed Care Pharmacy*, 9(S1), 2003, pages 9–12.

13. Wang, W., Basinger, A., Neese, R. A., et al., "Effects of Nicotinic Acid on Fatty Acid Kinetics, Fuel Selection, and Pathways of Glucose Production in Women," *American Journal of Physiology, Endocrinology and Metabolism*, 279(1), 2000, pages E50–59.

14. Prisco, D., Rogasi, P. G., Matucci, M., et al., "Effect of Oral Treatment with Pantethine on Platelet and Plasma Phospholipids in IIa Hyperlipoproteinemia," *Angiology*, 38(3), 1987, pages 241–247.

15. Klevay, L. M., Milne, D. B., "Low Dietary Magnesium Increases Supraventricular Ectopy," *American Journal of Clinical Nutrition*, 75(3), 2002, pages 550–554.

16. Rukshin, V., Shah, P. K., Cercek, B., et al., "Comparative Antithrombotic Effects of Magnesium Sulfate and the Platelet Glycoprotein IIb/IIIa Inhibitors Tirofiban and Eptifibatide in a Canine Model of Stent Thrombosis," *Circulation*, 105(16), 2002, pages 1970–1975.

17. Rude, R., Manoogian, C., Ehrlich, L., et al., "Mechanisms of Blood Pressure Regulation by Magnesium in Man," *Magnesium*, 8(5–6), 1989, pages 266–273.

18. Militante, J. D., Lombardini, J. B., "Treatment of Hypertension with Oral Taurine: Experimental and Clinical Studies," *Amino Acids*, 23(4), 2002, pages 381–393.

19. Schaffer, S. W., Lombardini, J. B., Azuma, J., "Interaction between the Actions of Taurine and Angiotensin II," *Amino Acids*, 18(4), 2000, pages 305–318.

20. Schuller-Levis, G. B., Park, E., "Taurine: New Implications for an Old Amino Acid," *FEMS Microbiology Letters*, 226(2), 2003, pages 195–202.

21. Toft, I., Bonaa, K. H., Ingebretsen, O. C., et al., "Effects of N-3 Polyunsaturated Fatty Acids on Glucose Homeostasis and Blood Pressure in Essential Hypertension. A Randomized, Controlled

Trial," *Annals of Internal Medicine*, 123(12), 1995, pages 911–918.

22. Kris-Etherton, P. M., Harris, W. S., Appel, L. J., "Fish Consumption, Fish Oil, Omega-3 Fatty Acids, and Cardiovascular Disease," *Arteriosclerosis, Thrombosis, and Vascular Biology*, 23(2), 2003, pages e20–30.

23. Kris-Etherton, P. M., Harris, W. S., Appel, L. J., "Omega-3 Fatty Acids and Cardiovascular Disease: New Recommendations from the American Heart Association," *Arteriosclerosis, Thrombosis, and Vascular Biology*, 23(2), 2003, pages 151–152.

24. Friedberg, C. E., Janssen, M. J., Heine, R. J., et al., "Fish Oil and Glycemic Control in Diabetes. A Meta-Analysis," *Diabetes Care*, 21(4), 1998, pages 494–500.

25. Lee, K. W., Lip, G. Y., "The Role of Omega-3 Fatty Acids in the Secondary Prevention of Cardiovascular Disease," *QJM*, 96(7), 2003, pages 465–480.

26. Jackson, P. R., Wallis, E. J., Haq, I. U., et al., "Statins for Primary Prevention: At What Coronary Risk Is Safety Assured?" *British Journal of Clinical Pharmacology*, 52(4), 2001, pages 439–446.

Capítulo 22: Aléjese de la Diabetes

1. Helmrich, S. P., Ragland, D. R., Leung, R. W., et al., "Physical Activity and Reduced Occurrence of Non-Insulin-Dependent Diabetes Mellitus," *New England Journal of Medicine*, 325(3), 1991, pages 147–152.

2. Pan, X. R., Li, G. W., Hu, Y. H., et al., "Effects of Diet and Exercise in Preventing NIDDM in People with Impaired Glucose Tolerance. The Da Qing Igt and Diabetes Study," *Diabetes Care*, 20(4), 1997, pages 537–544.

3. Boule, N. G., Haddad, E., Kenny, G. P., et al., "Effects of Exercise on Glycemic Control and Body Mass in Type 2 Diabetes Mellitus: A Meta-Analysis of Controlled Clinical Trials," *Journal of the American Medical Association*, 286(10), 2001, pages 1218–1227.

4. Pate, R. R., Pratt, M., Blair, S. N., et al., "Physical Activity and Public Health. A Recommendation from the Centers for Disease Control and Prevention and the American College of Sports Medicine,"

Journal of the American Medical Association, 273(5), 1995, pages 402–407.

5. Myers, J., Prakash, M., Froelicher, V., et al., "Exercise Capacity and Mortality among Men Referred for Exercise Testing," *New England Journal of Medicine,* 346(11), 2002, pages 793–801.

6. Lee, I. M., Sesso, H. D., Oguma, Y., et al., "Relative Intensity of Physical Activity and Risk of Coronary Heart Disease," *Circulation,* 107(8), 2003, pages 1110–1116.

Capítulo 23: Su Programa Personal de Ejercicios

1. Albert, C. M., Mittleman, M. A., Chae, C. U., et al., "Triggering of Sudden Death from Cardiac Causes by Vigorous Exertion," *New England Journal of Medicine,* 343(19), 2000, pages 1355–1361.

2. Hu, F. B., Sigal, R. J., Rich-Edwards, J. W., et al., "Walking Compared with Vigorous Physical Activity and Risk of Type 2 Diabetes in Women: A Prospective Study," *Journal of the American Medical Association,* 282(15), 1999, pages 1433–1439.

Capítulo 24: No es Sólo Grasa Infantil

1. Centers for Disease Control and Prevention, CDC At a Glance: "Diabetes: Disabling, Deadly, and on the Rise 2004," available at: http://www.cdc.gov/nccdphp/aag/pdf/aag_ddt2004.pdf, accessed on April 15, 2004.

2. American Heart Association, "Obesity and Overweight in Children," available at: http://www.americanheart.org/presenter.jhtml? identifier=4670, accessed on April 15, 2004.

3. WHO Global Strategy on Diet, Physical Activity and Health, "Fact Sheet: Obesity and Overweight," 2003, available at: http://www .who.int/hpr/NPH/docs/gs_obesity.pdf, accessed on April 20, 2004.

4. Halford, J. C., Gillespie, J., Brown, V., et al., "Food Advertisements Induce Food Consumption in Both Lean and Obese Children," *Obesity Research,* 12(1), 2004, page 171.

5. Dwyer, J. T., Michell, P., Cosentino, C., et al., "Fat-Sugar See-Saw in School Lunches: Impact of a Low Fat Intervention," *Journal of Adolescent Health,* 32(6), 2003, pages 428–435.

6. American Academy of Pediatrics Committee on School Health, "Soft Drinks in Schools," *Pediatrics,* 113(1 Pt 1), 2004, pages 152–154.

7. Dews, P. B., O'Brien, C. P., Bergman, J., "Caffeine: Behavioral Effects of Withdrawal and Related Issues," *Food and Chemical Toxicology,* 40(9), 2002, pages 1257–1261.

8. Ludwig, D. S., Peterson, K. E., Gortmaker, S. L., "Relation Between Consumption of Sugar-Sweetened Drinks and Childhood Obesity: A Prospective, Observational Analysis," *Lancet,* 357(9255), 2001, pages 505–508.

9. Harnack, L., Stang, J., Story, M., "Soft Drink Consumption among US Children and Adolescents: Nutritional Consequences," *Journal of the American Dietetic Association,* 99(4), 1999, pages 436–441.

10. Caballero, B., "Global Patterns of Child Health: The Role of Nutrition," *Annals of Nutrition and Metabolism,* 46 (11S), 2002, pages 3–7.

11. Wyshak, G., "Teenaged Girls, Carbonated Beverage Consumption, and Bone Fractures," *Archives of Pediatrics and Adolescent Medicine,* 154(6), 2000, pages 610–613.

12. Nicklas, T., Johnson, R., "Position of the American Dietetic Association: Dietary Guidance for Healthy Children Ages 2 to 11 Years," *Journal of the American Dietetic Association,* 104(4), 2004, pages 660–677.

13. Block, G., Smith, J., "New Nutrition Analysis Shows Results of Kids' Simple Fruit and Vegetable Substitutions," March 2002, available at: http://www.dole5aday.com/Media/Press/RecentReleases/031602.jsp?topmenu=5, accessed on April 21, 2004.

14. Giammattei, J., Blix, G., Marshak, H. H., et al., "Television Watching and Soft Drink Consumption: Associations with Obesity in 11-to 13-Year-Old Schoolchildren," *Archives of Pediatrics and Adolescent Medicine,* 157(9), 2003, pages 882–886.

15. Guo, S. S., Wu, W., Chumlea, W. C., et al., "Predicting Overweight and Obesity in Adulthood from Body Mass Index Values in Childhood and Adolescence," *American Journal of Clinical Nutrition,* 76(3), 2002, pages 653–658.

16. Whitaker, R. C., Wright, J. A., Pepe, M. S., et al., "Predicting Obesity

in Young Adulthood from Childhood and Parental Obesity," *New England Journal of Medicine,* 337(13), 1997, pages 869–873.

17. Ferraro, K. F., Thorpe, R. J., Jr., Wilkinson, J. A., "The Life Course of Severe Obesity: Does Childhood Overweight Matter?" *Journals of Gerontology. Series B, Psychological Sciences and Social Sciences,* 58(2), 2003, pages S110–119.

18. Gunnell, D. J., Frankel, S. J., Nanchahal, K., et al., "Childhood Obesity and Adult Cardiovascular Mortality: A 57-Y Follow-Up Study Based on the Boyd Orr Cohort," *American Journal of Clinical Nutrition,* 67(6), 1998, pages 1111–1118.

19. Engeland, A., Bjorge, T., Sogaard, A. J., et al., "Body Mass Index in Adolescence in Relation to Total Mortality: 32-Year Follow-Up of 227,000 Norwegian Boys and Girls," *American Journal of Epidemiology,* 157(6), 2003, pages 517–523.

20. Berenson, G. S., Wattigney, W. A., Tracy, R. E., et al., "Atherosclerosis of the Aorta and Coronary Arteries and Cardiovascular Risk Factors in Persons Aged 6 to 30 Years and Studied at Necropsy (the Bogalusa Heart Study)," *American Journal of Cardiology,* 70(9), 1992, pages 851–858.

21. Chu, N. F., Rimm, E. B., Wang, D. J., et al., "Clustering of Cardiovascular Disease Risk Factors Among Obese Schoolchildren: The Taipei Children Heart Study," *American Journal of Clinical Nutrition,* 67(6), 1998, pages 1141–1146.

22. Sorof, J. M., Lai, D., Turner, J., et al., "Overweight, Ethnicity, and the Prevalence of Hypertension in School-Aged Children," *Pediatrics,* 113(3 Pt 1), 2004, pages 475–482.

23. Cook, S., Weitzman, M., Auinger, P., et al., "Prevalence of a Metabolic Syndrome Phenotype in Adolescents: Findings from the Third National Health and Nutrition Examination Survey, 1988–1994," *Archives of Pediatrics and Adolescent Medicine,* 157(8), 2003, pages 821–827.

24. Cruz, M. L., Weigensberg, M. J., Huang, T. T., et al., "The Metabolic Syndrome in Overweight Hispanic Youth and the Role of Insulin Sensitivity," *Journal of Clinical Endocrinology and Metabolism,* 2004, 89(1), pages 108–13.

25. Sinha, R., Fisch, G., Teague, B., et al., "Prevalence of Impaired Glucose Tolerance Among Children and Adolescents with Marked

Obesity," *New England Journal of Medicine,* 346(11), 2002, pages 802–810.

26. von Mutius, E., Schwartz, J., Neas, L. M., et al., "Relation of Body Mass Index to Asthma and Atopy in Children: The National Health and Nutrition Examination Study III," *Thorax,* 56(11), 2001, pages 835–838.

27. Edmunds, L., Waters, E., Elliott, E. J., "Evidence Based Pediatrics: Evidence Based Management of Childhood Obesity," *BMJ,* 323(7318), 2001, pages 916–919.

28. Bray, G. A., "Obesity and Reproduction," *Human Reproduction,* 12(1S), 1997, pages 26–32.

29. Franks, S., "Adult Polycystic Ovary Syndrome Begins in Childhood," *Best Practice Research. Clinical Endocrinology &Metabolism,* 16(2), 2002, pages 263–272.

30. Lewy, V. D., Danadian, K., Witchel, S. F., et al., "Early Metabolic Abnormalities in Adolescent Girls with Polycystic Ovarian Syndrome," *Journal of Pediatrics,* 138(1), 2001, pages 38–44.

31. Lumeng, J. C., Gannon, K., Cabral, H. J., et al., "Association Between Clinically Meaningful Behavior Problems and Overweight in Children," *Pediatrics,* 2003, 112(5), pages 1138–1145.

32. Schwimmer, J. B., Burwinkle, T. M., Varni, J. W., "Health-Related Quality of Life of Severely Obese Children and Adolescents," *Journal of the American Medical Association,* 2003, 289, pages 1813–1819.

33. Sondike, S. B., Copperman, N., Jacobson, M. S., "Effects of a Low-Carbohydrate Diet on Weight Loss and Cardiovascular Risk Factor in Overweight Adolescents," *Journal of Pediatrics,* 2003, 142(3), pages 253–258.

Capítulo 25: Su Hijo(a) y la Diabetes de Tipo 2

1. American Diabetes Association, "Type 2 Diabetes in Children and Adolescents. American Diabetes Association," *Diabetes Care,* 23(3), 2000, pages 381–389.

2. American Diabetes Association, "Type 2 Diabetes in Children and

Adolescents. American Diabetes Association," *Diabetes Care,* 23(3), 2000, pages 381–389.

3. Pinhas-Hamiel, O., Dolan, L. M., Daniels, S. R., et al., "Increased Incidence of Non-Insulin-Dependent Diabetes Mellitus among Adolescents," *Journal of Pediatrics,* 128(5 Pt 1), 1996, pages 608–615.

4. Fagot-Campagna, A., Pettitt, D. J., Engelgau, M. M., et al., "Type 2. Diabetes among North American Children and Adolescents: An Epidemiologic Review and a Public Health Perspective," *Journal of Pediatrics,* 136(5), 2000, pages 664–672.

5. Alberti, K. G., Zimmet, P. Z., "Definition, Diagnosis and Classification of Diabetes Mellitus and Its Complications. Part 1: Diagnosis and Classification of Diabetes Mellitus Provisional Report of a WHO Consultation," *Diabetic Medicine,* 15(7), 1998, pages 539–553.

6. American Diabetes Association, "Type 2 Diabetes in Children and Adolescents. American Diabetes Association," *Diabetes Care,* 23(3), 2000, pages 381–389.

7. Kibirige, M., Metcalf, B., Renuka, R., et al., "Testing the Accelerator Hypothesis: The Relationship Between Body Mass and Age at Diagnosis of Type 1 Diabetes," *Diabetes Care,* 26(10), 2003, pages 2865–2870.

8. Libman, I. M., Pietropaolo, M., Arslanian, S. A., et al., "Evidence for Heterogeneous Pathogenesis of Insulin-Treated Diabetes in Black and White Children," *Diabetes Care,* 26(10), 2003, pages 2876–2882.

9. Dean, H., "Diagnostic Criteria for Non-Insulin Dependent Diabetes in Youth (NIDDM-Y)," *Clinical Pediatrics,* 37(2), 1998, pages 67–71.

10. National Institute of Diabetes and Digestive and Kidney Diseases. National Diabetes Statistics Fact Sheet: General Information and National Estimates on Diabetes in the United States, 2003. Bethesda, MD: U. S. Department of Health and Human Services, National Institutes of Health, 2003.

11. Waldhor, T., Schober, E., Rami, B., et al., "The Prevalence of IDDM in the First Degree Relatives of Children Newly Diagnosed with

Iddm in Austria—a Population-Based Study. Austrian Diabetes Incidence Study Group," *Experimental and Clinical Endocrinology and Diabetes,* 107(5), 1999, pages 323–327.

12. Redondo, M. J., Yu, L., Hawa, M., et al., "Heterogeneity of Type I Diabetes: Analysis of Monozygotic Twins in Great Britain and the United States," *Diabetologia,* 44(3), 2001, pages 354–362.

13. American Diabetes Association, "Type 2 Diabetes in Children and Adolescents. American Diabetes Association," *Diabetes Care,* 23(3), 2000, pages 381–389.

14. Jones, K. L., "Non-Insulin Dependent Diabetes in Children and Adolescents: The Therapeutic Challenge," *Clinical Pediatrics,* 37(2), 1998, pages 103–110.

15. Stuart, C. A., Driscoll, M. S., Lundquist, K. F., et al., "Acanthosis Nigricans," *Journal of Basic and Clinical Physiology and Pharmacology,* 9(2–4), 1998, pages 407–418.

16. Smith, C. P., Archibald, H. R., Thomas, J. M., et al., "Basal and Stimulated Insulin Levels Rise with Advancing Puberty," *Clinical Endocrinology,* 28(1), 1988, pages 7–14.

17. Onyemere, K. U., Lipton, R. B., "Parental History and Early-Onset Type 2 Diabetes in African Americans and Latinos in Chicago," *Journal of Pediatrics,* 141(6), 2002, pages 825–829.

18. Svensson, M., Sundkvist, G., Arnqvist, H. J., et al., "Signs of Nephropathy May Occur Early in Young Adults with Diabetes Despite Modern Diabetes Management: Results from the Nationwide Population-Based Diabetes Incidence Study in Sweden (DISS)," *Diabetes Care,* 26(10), 2003, pages 2903–2909.

19. Henricsson, M., Nystrom, L., Blohme, G., et al., "The Incidence of Retinopathy 10 Years after Diagnosis in Young Adult People with Diabetes: Results from the Nationwide Population-Based Diabetes Incidence Study in Sweden (DISS)," *Diabetes Care,* 26(2), 2003, pages 349–354.

20. Hillier, T. A., Pedula, K. L., "Complications in Young Adults with Early-Onset Type 2 Diabetes: Losing the Relative Protection of Youth," *Diabetes Care,* 26(11), 2003, pages 2999–3005.

21. Hillier, T. A., Pedula, K. L., "Complications in Young Adults with Early-Onset Type 2 Diabetes: Losing the Relative Protection of Youth," *Diabetes Care,* 26(11), 2003, pages 2999–3005.

22. Dean, H., Flett, B., "Natural History of Type 2 Diabetes Diagnosed in Childhood: Long-Term Follow-Up in Young Adult Years," Diabetes, 51(S2), 2002, Abstract 99-OR, pages A24-A25.

23. Bray, G. A., "Obesity and Reproduction," *Human Reproduction,* 12(S1), 1997, pages 26–32.

Índice Temático

Índice de las Recetas